User Guidelines for English Journals in Psychiatry

精神病学英文期刊使用指南

郑伟　宁玉萍◎主编

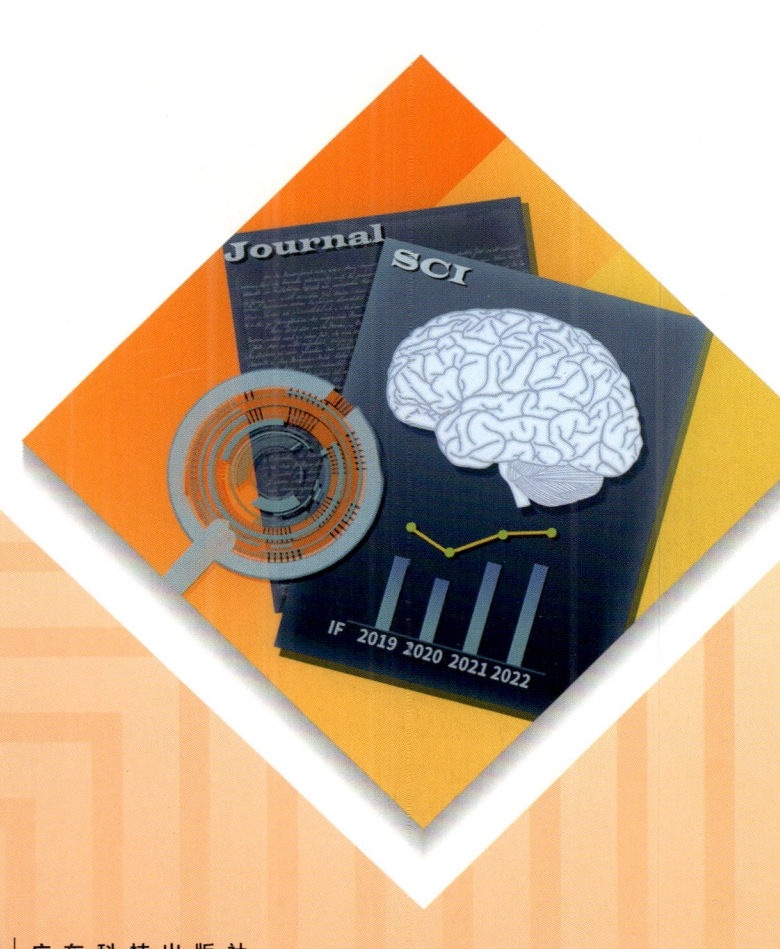

广东科技出版社
全国优秀出版社
·广州·

图书在版编目（CIP）数据

精神病学英文期刊使用指南/郑伟，宁玉萍主编. —广州：广东科技出版社，2024.8

ISBN 978-7-5359-8202-5

Ⅰ.①精… Ⅱ.①郑…②宁… Ⅲ.①精神病学—英文—期刊—使用方法 Ⅳ.①R74

中国国家版本馆CIP数据核字（2024）第002626号

精神病学英文期刊使用指南
Jingshenbingxue Yingwen Qikan Shiyong Zhinan

出 版 人：	严奉强
责任编辑：	严　旻
装帧设计：	创溢文化
责任校对：	李云柯　于强强
责任印制：	彭海波
出版发行：	广东科技出版社
	（广州市环市东路水荫路11号　邮政编码：510075）
销售热线：	020-37607413
	https://www.gdstp.com.cn
E-mail：	gdkjbw@nfcb.com.cn
经　　销：	广东新华发行集团股份有限公司
印　　刷：	广州一龙印刷有限公司
	（广州市增城区荔新九路43号1幢自编101房　邮政编码：511340）
规　　格：	890 mm×1 240 mm　1/16　印张15.75　字数400千
版　　次：	2024年8月第1版
	2024年8月第1次印刷
定　　价：	85.00元

如发现因印装质量问题影响阅读，请与广东科技出版社印制室联系调换（电话：020-37607272）。

《精神病学英文期刊使用指南》编委会

主　编：郑　伟　宁玉萍
副主编：黄兴兵　蔡东滨　杨欣湖　周华荣
编　者（按姓氏笔画为序）

史战明	重庆市江北区第二人民医院
宁玉萍	广州医科大学附属脑科医院
刘　瑞	首都医科大学附属北京安定医院
刘沣毅	新乡医学院第二附属医院
刘其蔓	广州医科大学附属脑科医院
孙文喜	苏州市广济医院
杨欣湖	广州医科大学附属脑科医院
杨健文	广州医科大学附属脑科医院
位彦鸽	新乡医学院第二附属医院
冷传芳	临沂市精神卫生中心
张　训	广州医科大学附属脑科医院
周华荣	广州医科大学附属脑科医院
郑　伟	广州医科大学附属脑科医院
郑　微	厦门市仙岳医院
胡伟光	石家庄市人民医院
钟　怡	浙江大学医学院附属精神卫生中心
姜文龙	大庆市第三医院
莫　宇	广西壮族自治区脑科医院
涂唯维	广东交通职业技术学院
黄兴兵	广州医科大学附属脑科医院
覃振捐	广西壮族自治区脑科医院
蓝贤俊	广西壮族自治区脑科医院
蔡东滨	深圳市中医院
谭健强	广州医科大学附属脑科医院

主编简介

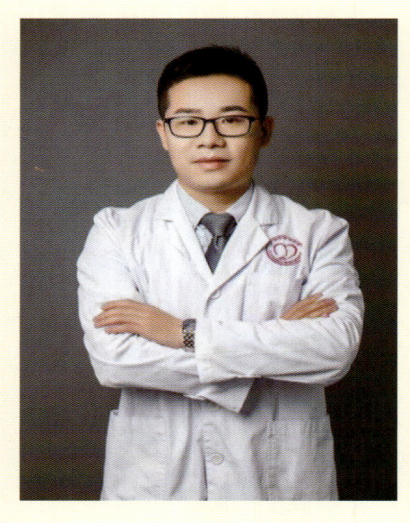

郑伟，医学博士，副研究员，硕士研究生导师，现任广州医科大学附属脑科医院物理治疗科主任（学科带头人）。

- 华南地区精神心理专科物理治疗分联盟负责人；中国神经科学学会精神病学基础与临床分会委员、中国心理卫生协会残疾人心理卫生分会委员、中华医学会精神医学分会精神康复委员、中国康复医学会精神卫生康复专委会青年工作组委员、广东省医院协会精神康复物理治疗分组副组长、广东省心理卫生协会心理健康管理专业委员会副主任委员。

- 获2023年全球前2%顶尖科学家称号，发表中英文论文210余篇，包括在 *World Psychiatry*（IF = 40.5）、*JAMA Oncology*（IF = 24.5）、*JAMA Psychiatry*（IF = 17.4）等国际期刊发表SCI论文160余篇，其中以第一作者或通讯作者发表SCI论文100余篇，累计影响因子超过800分。

- 主持国家自然科学基金青年项目1项和省市级课题8项；参与多项国家自然科学基金项目；授权发明专利1项，实用新型专利31项。目前担任 *Alpha Psychiatry* 主编、*Current Psychopharmacology* 编委、*BMC Psychiatry* 编委、*Journal of Personalized Medicine* 编委、*General Psychiatry* 青年编委、《中国当代医药》特约编委、《四川精神卫生》青年编委副主任委员，为 *British Journal of Psychiatry* 等30余个SCI期刊审稿。

- 研究方向：精神分裂症、心境障碍、精神药理学、物理治疗、meta-analysis等方面的临床研究。目前致力于：物理治疗/氯胺酮/艾司氯胺酮治疗抑郁症的相关研究。

Introduction to the authors

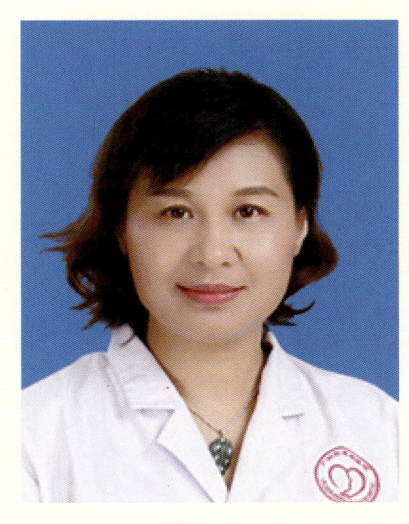

宁玉萍，医学博士，主任医师，现任广州医科大学附属脑科医院党委书记、广州医科大学精神卫生学院院长。

• 广东省神经科学疾病研究重点实验室主任、国家临床重点专科带头人、广东省精神疾病转化医学工程技术研究中心负责人、广州市精神疾病临床转化实验室负责人，兼任中国老年医学学会认知障碍分会副会长、中国医师协会精神科医师分会常委、中华医学会精神医学分会委员、广东省医师协会精神科医师分会主任委员、广东省医院协会副会长、国家自然科学基金委（神经/精神疾病）同行评审专家等。任 Neuropsychiatric Disease and Treatment 副主编，《中华精神科杂志》以及《中华老年医学杂志》《中国神经精神疾病杂志》和 Journal of Alzheimer's Disease 编委。

• 作为项目负责人曾获广东省科技进步奖二等奖、中国仪器仪表学会科技进步二等奖、广州市科技进步二等奖。作为课题负责人主持国家重点研发计划1项，国家自然科学基金面上项目2项，科技部"973""863"支撑计划等子课题5项，以及广东省科技重大专项、广州市科技重点特色项目多项。发表研究论文210余篇，其中SCI收录130篇。培养硕士、博士研究生70余人。

• 荣获"广东省医学领军人才""广东省三八红旗手""广州市十佳青年""广州市优秀专家（A证）""广东省优秀院长""中国精神卫生领域杰出科技工作者""杰出精神科医师""广州市医学领军人才""广州市高层次卫生重点人才""广州市高层次人才"等称号。

序言

医学作为一门应用科学，临床实践和科研缺一不可。科研工作者于学术职业生涯中在国际期刊上发表高质量英文文章，是大势所趋。SCI等一流的国际英文期刊具有在国际专业领域影响力大、高水平审稿专家多、受众群体多的特点，对想要扩大研究影响力、提高科研水平的临床和科研医护工作者、广大医学生等而言，在其中发表文章是最佳选择之一。

投稿医学期刊，须以熟悉投稿期刊及投稿流程为前提，而了解目标英文期刊基本信息、影响力指数和收录偏好及要求是选择期刊并成功发表的关键因素之一。在此过程中，需要对相关期刊进行筛选、分析后才能决定其是否为目标期刊。国内目前尚无一套系统的且针对不同医学专业的英文期刊投稿指南。因此，我们编写了一系列医学专业英文期刊的投稿指南，助力广大科研工作者熟悉英文期刊并提高文章发表效率。《精神病学英文期刊使用指南》为本系列第一本指南书籍。

本书基于各位编者撰写论文、投稿英文期刊的经验编写而成，从微观的角度，系统而详尽地介绍了精神病学领域国际英文期刊的具体信息。本书是一本供投稿精神病学英文期刊的临床和科研医护工作者、广大医学生查阅的工具书和指南。

最后，借此机会谨向本书的所有编者、工作人员及其单位表示衷心的感谢。尽管编者们反复核对、字斟句酌，本系列指南难免会存在疏漏和偏差之处。欢迎各位专家读者提出宝贵意见，我们将在再版时与时俱进，加以完善。

愿读者们垂橐而入，稇载而归！

是为序。

广州医科大学附属脑科医院党委书记
宁玉萍
2024年5月

Instruction 使用说明

《精神病学英文期刊使用指南》作为一本实用的精神病学英文期刊的指南工具书，从微观的角度详尽介绍了精神病学相关英文期刊的具体信息，其中包括期刊的简介、影响力以及投稿指南。

期刊所有的影响力指标均为2023年5月公布的最新数据（包括影响因子、JCI及JCR分区、历年文章数及引用数、Cite Score的指标及排名、自引率、h-index）。

期刊名称按照官网2023年8月的最新期刊名称更新。其余的相关信息更新截至2024年2月。由于各大期刊官网的介绍会定期更新，本指南提供的信息存在一定时限性，仅供各位读者参考。

本书分为两个章节：第一章"精神病学SCI期刊"和第二章"精神病学ESCI期刊"。第一章根据SCI期刊2022年度影响因子的高低分为相应的五节：分值10分以上（包括10分）、5~10分（包括5分）、3~5分（包括3分）、1~3分（包括1分）、1分以下。每小节SCI期刊根据期刊英文名称的首字母顺序（A~Z）进行排列。ESCI期刊分两类：有影响因子和无影响因子。本书将有影响因子的ESCI期刊统一编入第一章，并在目录和正文中的期刊名称后加上"*"以示区分。第二章则按照ESCI期刊英文名称的首字母顺序（A~Z）进行排列，便于读者快速查找期刊。由于无影响因子的ESCI期刊在投稿时极少被关注，且本书篇幅有限，因此第二章只介绍3本无影响因子的ESCI期刊。在使用时，读者若已知某一期刊的影响因子、引文指标，或影响因子、引文指标的大致范围，可以直接找到该期刊所在章节，并根据期刊英文名称首字母进行查找，可快速锁定目标期刊的页码。

在每一本期刊的页面，均列出了该期刊的详细信息，主要分为以下三部分内容。

第一部分：简介，包括期刊的简介、出版国家或地区、主办单位、出版商、出版周期、主编（含邮箱）、年发文量、收录的数据库、官方网址。

第二部分：影响力，包括期刊近年文章数、引用数和影响因子走势图（采用的是对数坐标轴），JCR分区，JCI分区，中国科学院分区，CiteScore指标，CiteScore排名，SJR 2021，SNIP 2021，自引率，h-index。

第三部分：投稿指南，包括稿件收录偏好、接收率、审稿周期、出版模式、来稿类型、参考文献。

其中，值得注意的是，以上三部分内容的数据主要来源于各个期刊的官方网站。当期刊的官方网站无法查询到相关数据时，笔者团队则通过以下途径获取以下数据并进行补充。

1. 本指南共涉及261本期刊，此数据来源于Journal Citation Reports（JCR）网站（网址：https://jcr.clarivate.com/）。

2. "CiteScore指标、CiteScore排名、SJR 2021和SNIP 2021"来源于Scopus数据库（网址：https://www.scopus.com/sources.uri?zone=TopNavBar&oriin=searchbasic）。

3. "近年文章数、引用数和影响因子，自引率，h-index"来源于SCImagc Journal Rank（SJR）网站（网址：https://www.scimagojr.com/journalrank.php）。

4. "收录的数据库"来源于Journal Guide网站（网址：https://www.journalguide.com/）。

5. "JCR分区和JCI分区"来源于Web of Science网站（网址：https://www.webofscience.com/）。

6. "中国科学院分区、出版商、出版国家或地区"来源于Letpub网站（网址：https://www.letpub.com.cn/index.php?page=journalapp）。

相关词汇解释：

AMA：American Medical Association，美国医学协会，它是美国最大的医学组织。AMA文献引用格式用于美国医学协会出版的期刊中，也广泛用于医学领域，撰写医学研究报告等。

APA： American Psychological Association，美国心理学协会。APA文献引用格式是一个被广泛接受的研究论文引用文献撰写格式，特别针对社会科学领域的研究，规范学术文献的引用和参考文献的撰写方法，以及图表、注脚和附录的编排方式。

CiteScore： Scopus发布的CiteScore 指标是一些用于衡量 Scopus 中连续出版物的全面、透明、实时且免费的指标。例如：CiteScore 2021 计算方法是期刊在2018—2021年5种同行评审文献类型（论文、综述、会议论文、数据论文和书籍章节）的引用次数除以在这 4 年中被编入 Scopus 索引并发表的同行评审文献数。

ESCI： Emerging Sources Citation Index，是科睿唯安公司于2015年在Web of Science最新发布的数据库。致力于向全球的学者提供优质的期刊数据资源，囊括了经选拔的高质量、同行评审期刊的索引数据库。ESCI旨在扩展Web of Science的出版物收录范围，收录具有区域重要性和新兴科技领域的高质量、同行评审出版物。

Harvard Style： Harvard Reference System，即哈佛参考文献注释体系。它是20世纪50年代起源于美国学术界的一种引用格式。与其他常见引用格式相比，哈佛格式采用作者–日期法（auther- date method），与AMA格式类似。

h-index： h指数或h因子（h-factor）。它是一种评价学术成就的新方法，其发明者为赫希。h代表"高引用次数"（high citations），h-index是指该期刊有h篇文章至少被引用h次，是一项简单易懂的评估指标，不像平均值会受极端值影响，可呈现出多数文章的被引用表现。

IF： Impact Factor，影响因子，某一期刊的文章在特定年份或时期被引用的频率，是衡量学术期刊影响力的一个重要指标。

ISSN： International Standard Serial Number，国际标准连续出版物号。每一种期刊只有一个ISSN号，当期刊名称相同时，可以用ISSN号进行鉴别。ISSN-print为印刷版国际刊号，ISSN-online为电子版国际刊号。

JCI： Journal Citation Indicator，期刊引文指标。它是衡量期刊在最近三年内发表的可引用项目（文献和审阅）的平均类别归一化引文影响力。

JCR： Journal Citation Reports，期刊引证报告。作为一种评价期刊的重要工具及目前国际上通行的一个期刊评价指标，1975年由美国科学情报研究所开始出版，包括科学版（science edition）和社会科学版（social science edition）两个版本，每年6月份发布一次。

SCI： Science Citation Index。以S. C. 布拉德福（S. C. Bradford）文献离散律理论、E. 加菲尔德（E. Garfield）引文分析理论为主要基础，通过对论文的被引用频次等的统计，对学术期刊和科研成果进行多方位的评价研究，从而评判一个国家或地区、科研单位、个人的科研产出绩效，来反映其在国际上的学术水平。SCI是国际上被公认的值得借鉴的科技文献检索工具。

SJR： SCImago Journal Rank，SCImago期刊排名。SCImago 期刊等级衡量是经过加权后的期刊受引用次数，其引用次数的加权值由施引期刊的学科领域和声望决定。

SNIP： Source Normalized Impact per Paper，每篇文章均来源于期刊标准影响指标，将实际受引用情况对照期刊所属学科领域中的预期受引用情况进行衡量，在一定程度上修正了不同领域文献引用差异造成的评价误差。

OA： Open Access（开放获取模式）期刊将出版成本转移到作者及其供资机构。主要特征：①通常由作者、资助者、国家或机构支付出版费用。②作者签署知识共享协议，通过描述文章内容使用情况的知识共享许可来解决版权问题。③全世界的读者都可以无限制访问文章。

订阅出版模式： Subscription，是一种传统模式，不需要作者支付费用，主要特征：①文章由期刊、出版商或协会付费出版，文章只能通过订阅获得。②作者签署版权转让许可，不保留版权。期刊不发表开放获取模式的文章，但可能会专门发表一些其他免费获取文章。③图书馆、机构、公司、个人等付费访问。

混合出版模式： Subscription Hybrid/Hybrid OA，在读者和作者之间分配成本，既可以按照开放获取模式发表文章，也可以按照订阅出版模式发表文章，作者选择其中一种即可。

编者
2024年5月

Contents 目录

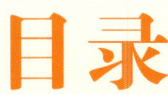

第一章 精神病学SCI期刊 ⋯⋯⋯⋯⋯ 001

第一节 影响因子10分及以上期刊 ⋯⋯⋯⋯⋯ 001

- American Journal of Psychiatry ⋯⋯⋯⋯ 001
- Biological Psychiatry ⋯⋯⋯⋯ 002
- Brain, Behavior, and Immunity ⋯⋯⋯⋯ 003
- British Journal of Psychiatry ⋯⋯⋯⋯ 004
- General Psychiatry* ⋯⋯⋯⋯ 005
- JAMA Psychiatry ⋯⋯⋯⋯ 006
- Journal of Anxiety Disorders ⋯⋯⋯⋯ 007
- Journal of Neurology, Neurosurgery and Psychiatry ⋯⋯⋯⋯ 007
- Journal of the American Academy of Child and Adolescent Psychiatry ⋯⋯⋯⋯ 008
- Lancet Psychiatry ⋯⋯⋯⋯ 009
- Molecular Psychiatry ⋯⋯⋯⋯ 010
- Psychiatry and Clinical Neurosciences ⋯⋯⋯⋯ 011
- Psychiatry Research ⋯⋯⋯⋯ 012
- Psychotherapy and Psychosomatics ⋯⋯⋯⋯ 013
- World Psychiatry ⋯⋯⋯⋯ 014

第二节 影响因子5分至10分（包括5分）期刊 ⋯ 016

- Acta Psychiatrica Scandinavica ⋯⋯⋯⋯ 016
- Addiction ⋯⋯⋯⋯ 017
- American Journal of Geriatric Psychiatry ⋯⋯⋯⋯ 018
- Asian Journal of Psychiatry ⋯⋯⋯⋯ 018
- Bipolar Disorders ⋯⋯⋯⋯ 019
- BJPsych Open ⋯⋯⋯⋯ 020
- BMJ Mental Health ⋯⋯⋯⋯ 021
- Body Image ⋯⋯⋯⋯ 022
- Brazilian Journal of Psychiatry ⋯⋯⋯⋯ 023
- Child and Adolescent Mental Health ⋯⋯⋯⋯ 024
- Child and Adolescent Psychiatry and Mental Health ⋯⋯⋯⋯ 025
- CNS Drugs ⋯⋯⋯⋯ 026
- Comprehensive Psychiatry ⋯⋯⋯⋯ 027
- Current Opinion in Psychiatry ⋯⋯⋯⋯ 028
- Current Psychiatry Reports ⋯⋯⋯⋯ 029
- Depression and Anxiety ⋯⋯⋯⋯ 029
- Epidemiology and Psychiatric Sciences ⋯⋯⋯⋯ 030
- European Child & Adolescent Psychiatry ⋯⋯⋯⋯ 031
- European Journal of Psychotraumatology ⋯⋯⋯⋯ 032
- European Neuropsychopharmacology ⋯⋯⋯⋯ 033
- European Psychiatry ⋯⋯⋯⋯ 034
- General Hospital Psychiatry ⋯⋯⋯⋯ 035
- International Journal of Eating Disorders ⋯⋯⋯⋯ 036
- International Journal of Mental Health and Addiction ⋯⋯⋯⋯ 037
- International Journal of Mental Health Nursing ⋯⋯⋯⋯ 038
- International Journal of Social Psychiatry ⋯⋯⋯⋯ 039
- International Psychogeriatrics ⋯⋯⋯⋯ 039
- Irish Journal of Psychological Medicine* ⋯⋯⋯⋯ 040
- JMIR Mental Health ⋯⋯⋯⋯ 041
- Journal of Affective Disorders ⋯⋯⋯⋯ 042
- Journal of Behavioral Addictions ⋯⋯⋯⋯ 043
- Journal of Child Psychology and Psychiatry ⋯⋯⋯⋯ 044
- Journal of Clinical Psychiatry ⋯⋯⋯⋯ 045
- Mental Illness ⋯⋯⋯⋯ 046
- Neuropsychopharmacology ⋯⋯⋯⋯ 046
- Progress in Neuro-Psychopharmacology & Biological Psychiatry ⋯⋯⋯⋯ 047
- Psychological Medicine ⋯⋯⋯⋯ 048
- Psychological Trauma-Theory Research Practice and Policy ⋯⋯⋯⋯ 049
- Revista de Psiquiatría y Salud Mental ⋯⋯⋯⋯ 050
- Schizophrenia ⋯⋯⋯⋯ 051
- Schizophrenia Bulletin ⋯⋯⋯⋯ 052
- Translational Psychiatry ⋯⋯⋯⋯ 053

第三节 影响因子3分至5分（包括3分）期刊 ⋯ 054

- Acta Neuropsychiatrica ⋯⋯⋯⋯ 054
- Aging & Mental Health ⋯⋯⋯⋯ 055
- Annals of General Psychiatry ⋯⋯⋯⋯ 056

Anxiety, Stress, & Coping ·············· 056
Archives of Women's Mental Health ·············· 057
Asia-Pacific Psychiatry ·············· 058
Australian & New Zealand
  Journal of Psychiatry ·············· 060
Behavior Therapy ·············· 060
Behavioral Sleep Medicine ·············· 061
BMC Psychiatry ·············· 062
Borderline Personality Disorder and Emotion
  Dysregulation ·············· 063
Canadian Journal of Psychiatry-Revue
  Canadienne De Psychiatrie ·············· 064
Clinical Psychological Science ·············· 065
CNS Spectrums ·············· 066
Crisis-The Journal of Crisis Intervention and
  Suicide Prevention ·············· 067
Drug and Alcohol Dependence ·············· 068
Eating Disorders ·············· 069
European Addiction Research ·············· 070
European Archives of Psychiatry and Clinical
  Neuroscience ·············· 071
Frontiers in Psychiatry ·············· 072
Gambridge Prisms: Global Mental Health ·············· 073
Harvard Review of Psychiatry ·············· 074
Indian Journal of Psychiatry ·············· 075
International Journal of Bipolar Disorders ·············· 076
International Journal of Geriatric Psychiatry ·············· 077
International Journal of Mental Health
  Systems ·············· 078
International Journal of Methods in Psychiatric
  Research ·············· 079
International Journal of
  Neuropsychopharmacology ·············· 079
International Journal of Psychiatry in Clinical
  Practice ·············· 080
Internet Interventions-The Application of
  Information Technology in Mental and
  Behavioural Health ·············· 081
Journal of Abnormal Psychology ·············· 082
Journal of Attention Disorders ·············· 083
Journal of Eating Disorders ·············· 084
Journal of Psychiatric Research ·············· 085
Journal of Psychiatry & Neuroscience ·············· 086
Journal of Psychopharmacology ·············· 086

Journal of Psychosomatic Obstetrics &
  Gynecology ·············· 087
Journal of Psychosomatic Research ·············· 088
Journal of Trauma & Dissociation ·············· 089
Journal of Traumatic Stress ·············· 090
Mental Health and Physical Activity ·············· 091
Mindfulness ·············· 092
Neuropsychiatric Disease and Treatment ·············· 093
Neuropsychobiology ·············· 094
Pharmacopsychiatry ·············· 095
Psychiatric Quarterly ·············· 096
Psychiatric Services ·············· 096
Psychology and Psychotherapy-Theory
  Research and Practice ·············· 098
Psychoneuroendocrinology ·············· 099
Psychopathology ·············· 100
Psychopharmacology ·············· 100
Psychosomatic Medicine ·············· 101
Schizophrenia Research ·············· 102
Social Psychiatry and Psychiatric Epidemiology ··· 103
Stress and Health ·············· 104
Suicide and Life-threatening Behavior ·············· 105
Therapeutic Advances in Psychopharmacology ··· 106
World Journal of Biological Psychiatry ·············· 107
World Journal of Psychiatry ·············· 108
第四节　影响因子1分至3分（包括1分）期刊 ··· 109
Academic Psychiatry ·············· 109
Actas Espanolas de Psiquiatria ·············· 110
Advances in Mental Health* ·············· 111
Advances in Mental Health and Intellectual
  Disabilities* ·············· 112
American Journal of Medical Genetics Part B:
  Neuropsychiatric Genetics ·············· 113
Annals of Clinical Psychiatry ·············· 114
Archives of Psychiatric Nursing ·············· 115
Archives of Suicide Research ·············· 115
Arquivos de Neuro-Psiquiatria ·············· 116
Australasian Psychiatry ·············· 117
Behavioral Medicine ·············· 118
BioPsychoSocial Medicine ·············· 119
BJPsych Bulletin* ·············· 120
Bulletin of the Menninger Clinic ·············· 121
Child and Adolescent Psychiatric Clinics of
  North America ·············· 122

Child Psychiatry & Human Development ········ 123
Clinical Case Studies ·············· 124
Clinical Child Psychology and Psychiatry ········ 125
Clinical EEG and Neuroscience ············ 126
Clinical Gerontologist ·············· 127
Cognitive Neuropsychiatry ············ 128
Community Mental Health Journal ······· 129
Criminal Behaviour and Mental Health ········ 130
Culture Medicine and Psychiatry ··········· 130
Current Behavioral Neuroscience Reports* ······ 131
Dementia and Geriatric Cognitive Disorders ····· 132
Dusunen Adam-Journal of Psychiatry and
 Neurological Sciences* ············ 133
Early Intervention in Psychiatry ············ 134
Eating and Weight Disorders–Studies on
 Anorexia Bulimia and Obesity ········· 135
Eating Behaviors ················ 136
L' Encéphale-Revue De Psychiatrie Clinique
 Biologique Et Therapeutique ·········· 137
Epilepsy & Behavior ············· 138
The European Journal of Psychiatry* ·········· 139
European Journal of Trauma & Dissociation ····· 139
Experimental and Clinical Psychopharmacology
 ·· 140
Human Psychopharmacology-Clinical and
 Experimental ················ 141
International Clinical Psychopharmacology ······ 142
International Journal of Clinical and
 Experimental Hypnosis ············ 143
International Journal of Cognitive Therapy ······· 144
International Journal of Forensic Mental Health
 ·· 145
International Journal of Law and Psychiatry ······ 146
International Journal of Mental Health
 Promotion ················· 147
International Journal of Psychiatry in Medicine ··· 147
International Review of Psychiatry ··········· 148
Intervention: Journal of Mental Health and
 Psychosocial Support in Conflict Affected
 Areas* ·············· 149
Iranian Journal of Psychiatry and Behavioral
 Sciences* ·············· 150
Issues in Mental Health Nursing ············ 151
Journal of Aggression, Maltreatment & Trauma ··· 152

Journal of Behavior Therapy and Experimental
 Psychiatry ················ 153
Journal of Child and Adolescent
 Psychopharmacology ············ 154
Journal of Child and Family Studies ········· 155
Journal of Clinical Psychopharmacology ········ 156
Journal of Dual Diagnosis ············ 156
Journal of ECT ················ 158
Journal of Experimental Psychopathology ········ 158
The Journal of Forensic Psychiatry &
 Psychology ················ 159
Journal of Gay & Lesbian Mental Health* ········ 160
Journal of Geriatric Psychiatry and Neurology ··· 161
The Journal of Mental Health Policy and
 Economics ················ 162
Journal of Mental Health Research in
 Intellectual Disabilities ············ 163
The Journal of Mental Health Training,
 Education and Practice* ············ 164
The Journal of Nervous and Mental Disease ······ 165
The Journal of Neuropsychiatry and Clinical
 Neurosciences ············ 166
Journal of Obsessive-Compulsive and Related
 Disorders ················ 167
Journal of Personality Disorders ············ 168
Journal of Psychiatric and Mental Health
 Nursing ················ 168
Journal of Psychiatric Practice ············ 170
Journal of the Academy of Consultation-Liaison
 Psychiatry ················ 170
The Journal of the American Academy of
 Psychiatry and the Law ············ 171
Journal of the American Psychiatric Nurses
 Association ················ 172
Journal of the American Psychoanalytic
 Association ················ 173
Journal of the Canadian Academy of Child and
 Adolescent Psychiatry* ············ 174
Journal of the International Neuropsychological
 Society ················ 175
Journal of the Korean Academy of Child and
 Adolescent Psychiatry* ············ 176
Mental Health Religion & Culture ············ 177
Mental Health Review Journal* ············ 178

Nervenarzt	178
Neuropsychiatrie	179
Nordic Journal of Psychiatry	180
Personality and Mental Health	181
Perspectives in Psychiatric Care	182
Psychiatria Polska	183
Psychiatric Clinics of North America	184
Psychiatric Rehabilitation Journal	185
Psychiatrische Praxis	186
Psychiatry Investigation	186
Psychiatry, Psychology and Law	187
Psychiatry Research-Neuroimaging	188
Psychiatry-Interpersonal and Biological Processes	189
Psychogeriatrics	190
Psychosis-Psychological Social and Integrative Approaches	191
Research in Autism Spectrum Disorders	192
Rivista di Psichiatria	193
Salud Mental	194
Scandinavian Journal of Child and Adolescent Psychiatry and Psychology*	194
Schizophrenia Research and Treatment*	195
Schizophrenia Research-Cognition	196
South African Journal of Psychiatry	197
Substance Use & Misuse	198
Transcultural Psychiatry	199
Trends in Psychiatry and Psychotherapy*	200
Zeitschrift für Kinder-und Jugendpsychiatrie und Psychotherapie	201

第五节　影响因子1分以下期刊 202

Acta Psiquiátrica y Psicológica de América Latina*	202
Alpha Psychiatry	203
Anadolu Psikiyatri Dergisi-Anatolian Journal of Psychiatry	204
Annales Medico-Psychologiques	204
Annals of Indian Psychiatry*	205
Archives of Psychiatry and Psychotherapy	206
Balint–Journal*	207
British Journal of Psychotherapy*	208
Contemporary Psychoanalysis	209
Current Psychiatry Research and Reviews*	210
L'Évolution Psychiatrique	211

Forensische Psychiatrie, Psychologie, Kriminologie*	211
Fortschritte der Neurologie. Psychiatrie	212
Gériatrie et Psychologie Neuropsychiatrie du Vieillissement	213
History of Psychiatry	214
Iranian Journal of Psychiatry and Clinical Psychology*	215
Israel Journal of Psychiatry and Related Sciences	215
Journal of Mental Health and Human Behaviour*	216
Journal of Psychiatric Nursing*	217
Journal of Psychopathology*	218
Klinik Psikiyatri Dergisi-Turkish Journal of Clinical Psychiatry*	219
Minerva Psychiatry*	220
Neurocase	221
Neuropsychiatria i Neuropsychologia*	222
Postepy Psychiatrii i Neurologii*	222
Praxis der Kinderpsychologie und Kinderpsychiatrie	223
Psychiatria i Psychologia Kliniczna-Journal of Psychiatry and Clinical Psychology	224
Psychiatric Annals	225
Psychiatrie de L'Enfant	226
Psychiatry and Behavioral Sciences*	226
Psychiatry and Clinical Psychopharmacology	227
Psychoterapia	228
Recht & Psychiatrie	229
Santé Mentale au Québec*	230
Suchttherapie	230
Türk Psikiyatri Dergisi	231
Verhaltenstherapie	232
Zeitschrift für Psychosomatische Medizin und Psychotherapie	233

第二章　精神病学ESCI期刊 235

Archives of Clinical Psychiatry	235
BJPsych Advances	236
Psychiatria Danubina	236

附录　数据库名称中英对照表 238

第一章 精神病学SCI期刊

第一节 影响因子10分及以上期刊

American Journal of Psychiatry

1 简介

American Journal of Psychiatry，简称AM J PSYCHIAT（ISSN-print：0002-953X；ISSN-online：1535-7228）是世界上阅读最广泛的精神病学期刊之一，对于所有精神科医生和其他精神卫生专业人员来说，这是一本不可或缺的杂志，没有任何一本精神病学杂志能像该期刊一样带来广泛而直接的影响。

出版国家或地区：美国（the United States）

主办单位：美国精神病学协会（American Psychiatric Association）

出版商：American Psychiatric Association

出版周期：每年12期

主编：Ned H. Kalin, MD; University of Wisconsin School of Medicine and Public Health, Madison, the United States; E-mail: nkalin@wisc.edu

年发文量：共185篇

收录的数据库：BCI, CAB Abstracts, EBSCO: CINAHL, EMBASE, Excellence in Research for Australia, MEDLINE, PsycINFO, Scopus, Web of Science

官方网址：https://ajp.psychiatryonline.org/

2 影响力

JCR分区：Psychiatry-SCIE（Q1：5/155）；Psychiatry-SSCI（Q1：5/143）

JCI分区：Psychiatry-SCIE（Q1：3/258）；Psychiatry-SSCI（Q1：3/258）

中国科学院分区：大类-医学（1区）；小类-精神病学（1区）

CiteScore指标：21.5

CiteScore排名：5/529

SJR 2021：4.434

SNIP 2021：4.043

自引率：1.74%

h-index：366

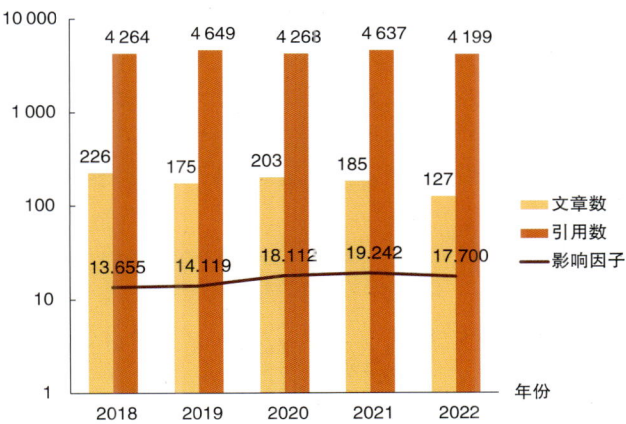

图1-1 American Journal of Psychiatry历年文章数、引用数和影响因子走势图

3 投稿指南

稿件收录偏好：该期刊接收未发表过的原始材料。这包括专题讨论会、会议记录、交易、特邀文章或任何类型报告的组成部分，而不考虑读者的身份。

接收率：不详

审稿周期：平均时间是2～4周

出版模式：订阅出版模式

来稿类型：

[1] 原创性研究：正文≤3 500字，插图和/或表格≤5个，摘要≤250字，参考文献≤40篇

[2] 简短报告：正文=1 000～1 200字

[3] 临床病例会议：正文≤2 000字，参考文献≤20篇

[4] 综述类型文章：正文≤5 000字，插图和/或表格≤5个，摘要≤250字，参考文献≤50篇

[5] 给编辑的信：正文≤５００字，参考文献≤6篇，作者≤3位

[6] 优先数据信件：正文=1 300～1 500字（无摘要），插图和/或表格≤2个

[7] 述评：编辑约稿

参考文献：遵循ＡＭＡ风格；文中引用格式

"(1)"，文献样式"1. Zheng W, Li XH, Yang XH, et al: Adjunctive memantine for schizophrenia: a meta-analysis of randomized, double-blind, placebo-controlled trials. Psychol Med 2018; 48: 72-81"

Biological Psychiatry

1 简介

Biological Psychiatry，简称*BIOL PSYCHIAT*（ISSN-print：0006-3223；ISSN-online：1873-2402），创刊于1969年，是美国生物精神病学协会（the Society of Biological Psychiatry）的正式期刊，也是该协会的第一本期刊。该协会的宗旨是促进在思想、情感和行为障碍的本质、原因、机制和治疗方面的科学研究和教育。本着这一使命，这份经同行评审的国际杂志发表了原创的基础研究、转化和临床机制研究的新颖结果，促进了我们对精神疾病及其治疗的进一步理解。该期刊也鼓励发表与研究领域相关的综述和评论。

出版国家或地区：美国（the United States）
主办单位：美国生物精神病学协会
出版商：Elsevier
出版周期：每年24期
主编：John H. Krystal, MD；Yale University, Department of Psychiatry, New Haven, Connecticut, the United States；E-mail：john.krystal@yale.edu
年发文量：共301篇
收录的数据库：BCI，Beck Medical Information，Chemical Abstracts Service，Current Contents，EMBASE，Focus On: Psychopharmacology，Inpharma，Mental Health Abstracts，PsycINFO，PubMed，MEDLINE，Reference Update，Referativnyi Zhurnal VINTI-RAN（Russian Academy of Sciences），Scopus，SCI，Selected List of Tables of Contents of Psychiatric Periodicals
官方网址：https://www.sciencedirect.com/journal/biological-psychiatry

2 影响力

JCR分区：Psychiatry-SCIE（Q1: 12/155）；Neurosciences-SCIE（Q1: 17/272）
JCI分区：Psychiatry-SCIE（Q1: 10/264）；Neurosciences-SCIE(Q1: 14/306)
中国科学院分区：大类-医学（1区）；小类-精神病学（1区），小类-神经科学（1区）
CiteScore指标：21.5
CiteScore排名：2/43
SJR 2021：4.224
SNIP 2021：2.957
自引率：2.82%
h-index：333

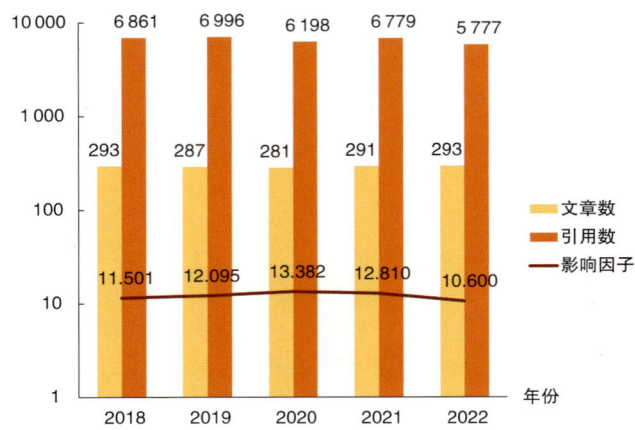

图1-2 *Biological Psychiatry*历年文章数、引用数和影响因子走势图

3 投稿指南

稿件收录偏好：该期刊发表与主要神经精神疾病的病理生理学和临床实践相关的新成果报告。鼓励基础和临床神经科学方面的文献投稿，特别是关于遗传和环境危险因素、神经回路和神经化学以及重要的新治疗方法的文献投稿。
接收率：小于10%
审稿周期：初审平均时间为2.2周，平均审稿时间为3.9周
出版模式：混合出版模式（开放获取：4 840美元/篇）
来稿类型：
[1] 原始性论文：正文≈1 000字，摘要≤250字
[2] 交流：正文≈4 000字，摘要≤250字
[3] 综述类型文章：正文≈4 000字，摘要≤250字，参考文献≤150篇
[4] 技术与方法：正文≈3 000字，摘要≤150字，插图和/或表格≤2个
[5] 通讯：正文≈1 000字，插图和/或表格=1~2个
[6] 评论和社论：正文≈1 500字，插图和/或表格=1个，参考文献≤10篇
[7] 早期职业调查员评论：正文≈1 500字，插图和/或表格=1个，参考文献≤10篇
[8] 临床评论：正文≈1 500字，插图和/或表格=1个，参考文献≤10篇

参考文献：文中引用格式"(1)"，文献样式"Zheng W, Li XH, Yang XH, Cai DB, Ungvari GS, Ng CH, et al. (2018): Adjunctive memantine for schizophrenia: a meta-analysis of randomized, double-blind, placebo-controlled trials. Psychol Med 48: 72-81."

Brain, Behavior, and Immunity

1 简介

Brain，Behavior，and Immunity，简称*BRAIN BEHAV IMMUN*（ISSN-print：0889-1591；ISSN-online：1090-2139），创刊于1987年，是美国精神神经免疫学研究学会（The PsychoNeuroImmunology Research Society，PNIRS）的官方期刊。这本创新期刊发表了经过同行评审的基础研究、实验和临床研究，涉及人类和动物的行为、神经、内分泌和免疫系统的相互作用，是一份国际性、跨学科的期刊。

出版国家或地区：美国（the United States）
主办单位：美国精神神经免疫学研究学会
出版商：Elsevier
出版周期：每年8期
主编：C. M. Pariante, MD, PhD; King's College London, Institute of Psychiatry, Psychology and Neuroscience, The Maurice Wohl Clinical Neuroscience Institute, Cutcombe Road, SE5 9RT, London, the United Kingdom; E-mail: carmine.pariante@kcl.ac.uk.
年发文量：共366篇
收录的数据库：BCI，EMBASE，Excellence in Research for Australia，CAB Abstracts，MEDLINE，PsycINFO，Scopus，Web of Science
官方网址：https://www.sciencedirect.com/journal/brain-behavior-and-immunity

2 影响力

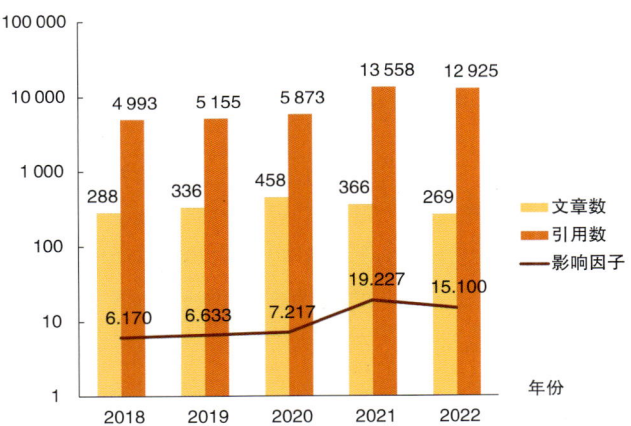

图1-3 *Brain，Behavior，and Immunity*历年文章数、引用数和影响因子走势图

JCR分区：Psychiatry-SCIE（Q1：6/155）；Neurosciences-SCIE（Q1）；Immunology-SCIE（Q1）
JCI分区：暂无
中国科学院分区：大类-医学（1区）；小类-精神病学（2区），小类-神经科学（2区），小类-免疫学（2区）
CiteScore指标：24.30
CiteScore排名：2/79
SJR 2021：3.033
SNIP 2021：2.324
自引率：2%
***h*-index**：127

3 投稿指南

稿件收录偏好：该期刊致力于神经科学、免疫学、综合生理学、行为生物学、精神病学、心理学和临床医学的原创研究，包括分子、细胞、社会和整个生物或机体水平的研究。
接收率：19%
审稿周期：初审平均时间为2.3周，平均审稿时间为4.6周
出版模式：混合出版模式（开放获取：4 350美元/篇）
来稿类型：
[1] 原始性论文：正文≈6 000字
[2] 综述类型文章：正文≈6 000字，参考文献≤100篇，插图和/或表格≥1个
[3] 短篇交流：正文≈3 500字，摘要≤250字，参考文献≤150篇
[4] 评论：正文=900～1 000字，参考文献=5～10篇
[5] 观点：正文=900～1 000字，参考文献=5～10篇
[6] 给编辑的信：正文≤500字，参考文献≤5篇
参考文献：文中引用格式"(Zheng et al., 2018)"，文献样式"Zheng, W., Li, X. H., Yang, X. H., Cai, D. B., Ungvari, G. S., Ng, C. H., Ning, Y. P., Xiang, Y. T., 2018. Adjunctive memantine for schizophrenia: a meta-analysis of randomized, double-blind, placebo-controlled trials. Psychol Med 48(1), 72-81."

British Journal of Psychiatry

1 简介

British Journal of Psychiatry，简称*BRIT J PSYCHIAT*（ISSN-print：0007-1250；ISSN-online：1472-1465）是一份领先的国际同行评审期刊，涵盖了精神病学的所有分支，并特别强调每个主题的临床内容。该期刊每月以英国皇家精神病学会（Royal College of Psychiatrists）的名义出版，致力于改善精神疾病的预防、调查、诊断、治疗和护理，以及促进全球精神卫生的发展。

出版国家或地区：英国（the United Kingdom）
主办单位：英国皇家精神科医学院
出版商：Cambridge University Press
出版周期：每年12期
主编：Gin Malhi，prof；University of Sydney，Australia；E-mail：gin.malhi@sydney.edu.au。
年发文量：共187篇
收录的数据库：ECT，BCI，CAB Abstracts，EBSCO：CINAHL，Excellence in Research for Australia，MEDLINE，PsycINFO，Scopus，Web of Science
官方网址：https://www.cambridge.org/core/journals/the-british-journal-of-psychiatry

2 影响力

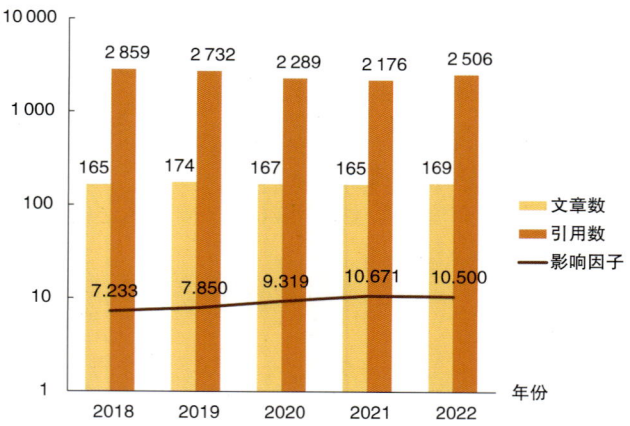

图1-4 *British Journal of Psychiatry*历年文章数、引用数和影响因子走势图

JCR分区：Psychiatry-SCIE（Q1：17/155）；Psychiatry-SSCI（Q1：10/143）
JCI分区：Psychiatry-SCIE（Q1：17/258）；Psychiatry-SSCI（Q1：17/258）
中国科学院分区：大类-医学（1区）；小类-精神病学（1区）
CiteScore指标：10.7
CiteScore排名：24/529
SJR 2021：2.136
SNIP 2021：2.717
自引率：1.22%
h-index：239

3 投稿指南

稿件收录偏好：该期刊除了收录来自世界各地的权威原创研究论文，还发表社论、评论文章、对有争议文章的简短报告，它还设置了一个全面的书评部分和一个生动的消息灵通人士的通讯专栏。

接收率：约6%
审稿周期：初审平均时间为7天
出版模式：混合出版模式（开放获取：4 920美元/篇）
来稿类型：

[1] 原始性论文：正文＝3 000～4 000字，摘要≤250字，参考文献≤25篇，插图和/或表格≤4个

[2] 综述类型文章：正文≤6 000字，摘要≤250字，参考文献≤75篇，插图和/或表格≤7个

[3] 短篇报道：正文≤1 200字，参考文献≤10篇，插图和/或表格≤1个

[4] 编辑的评论：正文≤1 500字，参考文献≤10篇，插图和/或表格≤1个

[5] 分析：正文≤2 500字，参考文献≤25篇，插图和/或表格≤1个

[6] 文章评论：正文≤1 200字，参考文献≤5篇

[7] 通讯和给编辑的信：正文≤500字，参考文献≤5篇

参考文献：采用Vancouver格式；文中引用格式"[1]"，文献样式"1 Zheng, W, Li, XH, Yang, XH, Cai, DB, Ungvari, GS, Ng, CH, et al. Adjunctive memantine for schizophrenia: a meta-analysis of randomized, double-blind, placebo-controlled trials. Psychol Med 2018; 48: 72-81."

General Psychiatry*

1 简介

General Psychiatry,简称G PSYCH（ISSN-print：2096-5923；ISSN-online：2517-729X）。《普通精神病学》是一本开放性期刊,自1959年以来一直提供领先的精神病学研究,原名《上海精神医学》,创刊于1959年,是我国第一本精神病学专业期刊,也是国内唯一一本精神心理科学英文期刊,主要发表与精神病学及脑疾病神经科学相关的原创性研究、新研究方法、病例报告,特色栏目为精神疾病相关的生物统计学研究、荟萃分析系统综述、专题论坛和精神心理健康相关的脑科学研究。

出版国家或地区：中国（China）
主办单位：上海精神卫生中心（Shanghai Mental Health Center）
出版商：BMJ Publishing Group
出版周期：每年6期
主编：Yifeng Xu, MD, MSc; Shanghai Jiao Tong University School of Medicine, Shanghai Mental Health Center, Shanghai, China; E-mail：不详
年发文量：共49篇
收录的数据库：Web of Science Core Collection, ESCI, PubMed Central, Scopus, DOAJ, Google Scholar
官方网址：https://gpsych.bmj.com/

2 影响力

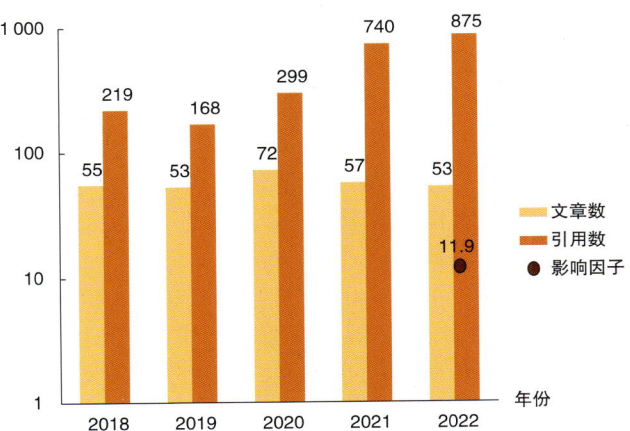

图1-5 General Psychiatry历年文章数、引用数和影响因子走势图

JCR分区：未收录
JCI分区：Psychiatry-ESCI（Q1：32/258）
中国科学院分区：大类-医学（1区）；小类-精神与心理卫生（1区）
CiteScore指标：11.6
CiteScore排名：19/529
SJR 2021：1.012
SNIP 2021：2.911
自引率：暂无
h-index：23

3 投稿指南

稿件收录偏好：该期刊收录与精神健康相关的所有主题稿件,包括基础神经科学、临床实践、流行病学和卫生服务方面的研究。接收关于新研究的原创论文,以及对发表过的高质量研究的新方面进行二次分析的报告。还考虑收录系统评价、荟萃分析及与精神病学相关的生物统计学和方法学问题的论文、评论,关于以往研究发表的信件,以及心理健康专业人士感兴趣的争议问题与不同观点的论坛文章。

接收率：28%
审稿周期：初审时间约34天
出版模式：开放获取模式
来稿类型：

[1] 原创研究：全文≤5 500字,摘要≤350字,表格和/或插图≤5个,参考文献≤30篇

[2] 系统评价和荟萃分析：全文≤6 500字,摘要≤250字,表格/插图≤5个,参考文献=50～100篇

[3] 综述：全文≤6 500字,摘要≤350字,表格和/或插图≤6个,参考文献=50～100篇

[4] 评论：全文≤2 500字,表格和/或插图≤2个,参考文献≤15篇

[5] 信件：全文≤2 000字,表格和/或插图≤2个,参考文献≤15篇

[6] 专题论坛文章：全文=1 500～4 000字,参考文献≤30篇

[7] 病例报告：全文≤2 000字,表格和/或插图≤1个,参考文献≤10篇

[8] 精神病学研究方法：全文≤3 000字,参考文献≤30篇

[9] 精神病学生物统计方法：全文≤3 000字,参考文献≤30篇

[10] 通讯：全文≤2 000字,表格和/或插图≤1个,参考文献≤15篇

参考文献：文中引用格式"[1]",文献样式"1. Zheng W, Li X H, Yang X H, et al. Adjunctive memantine for schizophrenia: a meta-analysis of randomized, double-blind, placebo-controlled trials. Psychological Medicine 2018; 48(1): 72-81."

JAMA Psychiatry

1 简介

JAMA Psychiatry，简称JAMA PSYCHIAT（ISSN-print：2168-622X；ISSN-online：2168-6238），是一本面向精神病学、心理健康、行为科学等相关领域的临床医生、学者和研究人员的国际同行评审期刊。The Archives of Neurology & Psychiatry于1919年开始出版，并于1959年成为两种独立的期刊：Archives of Neurology和Archives of General Psychiatry。2013年，他们的名字分别改为JAMA Neurology和JAMA Psychiatry。JAMA Psychiatry是一本同行评审的普通医学的专业出版物，JAMA Network的旗下期刊之一。

出版国家或地区：美国（the United States）
主办单位：美国医学协会（American Medical Association）
出版商：S. Karger AG
出版周期：每年12期
主编：Dost Öngür, MD, PhD; Harvard Medical School, McLean Hospital, Belmont, Massachusetts, the United States; E-mail: jamapsych@jamanetwork.org
年发文量：共224篇
收录的数据库：BCI, EBSCO: CINAHL, EBSCO: MEDLINE, PsycINFO, Scopus, Web of Science
官方网址：https://jamanetwork.com/journals/jamapsychiatry

2 影响力

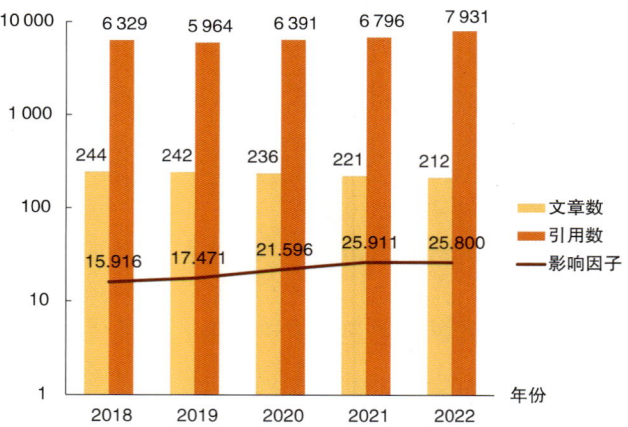

图1-6 JAMA Psychiatry历年文章数、引用数和影响因子走势图

JCR分区：Psychiatry-SCIE（Q1: 3/155）；Psychiatry-SSCI（Q1:3/144）
JCI分区：Psychiatry-SCIE（Q1: 3/264）；
中国科学院分区：大类-医学（1区）；小类-精神病学（1区）
CiteScore指标：27.7
CiteScore排名：4/529
SJR 2021：5.590
SNIP 2021：5.599
自引率：1.8%
h-index：47

3 投稿指南

稿件收录偏好：该期刊致力于为精神病学、精神卫生、行为科学和相关领域的临床医师、学者和研究人员发表原创的、最先进的研究成果和评论。该期刊试图告知和教育读者，并激发读者辩论、探索精神疾病的性质、原因，以及强调治疗和公共卫生重要性。

接收率：约9%
审稿周期：初审2天左右，平均审稿时间是33天
出版模式：混合出版模式（开放获取：5 000美元/篇）
来稿类型：

[1] 原创性研究：正文≈3 000字，插图和/或表格≤5个
[2] 简短报告：正文≈1 200字，参考文献=15篇，插图和/或表格≤3个
[3] 研究信件：正文≈600字，作者≤7位，参考文献≤6篇，插图和/或表格≤2个
[4] 系统综述：正文≈3 000字，参考文献=50~75篇，插图和/或表格≤5个
[5] 叙述性综述：正文=2 000~3 500字，参考文献=50~75篇，插图和/或表格≤5个
[6] 特殊的交流：正文≈3 000字，参考文献=50篇，插图和/或表格≤4个
[7] 神经科学与精神病学论文：正文=1 000~1 200字，插图和/或表格=1个，参考文献≤7篇，作者≤3位
[8] 观点：正文≈400字，参考文献≤5篇（其中一篇参考文献为近期发表的文章），作者≤3位
[9] 给编辑的信：正文≈500字，参考文献≤6篇，作者≤3位

参考文献：遵循AMA风格；文中引用格式"[1]"，文献样式"1. Zheng W, Li XH, Yang XH, et al. Adjunctive memantine for schizophrenia: a meta-analysis of randomized, double-blind, placebo-controlled trials. *Psychol Med.* 2018; 48(1): 72-81. doi: 10.1017/S0033291717001271"

Journal of Anxiety Disorders

1 简介

Journal of Anxiety Disorders，简称J ANXIETY DISORD（ISSN-print：0887-6185；ISSN-online：1873-7897）是一本跨学科期刊，发表关于所有年龄组（儿童、青少年、成年人和老年人）焦虑障碍方面的研究论文。以前被归类为焦虑症（强迫症、创伤后应激障碍）和新的焦虑症类别的论文也在杂志发表的范围内。

出版国家或地区：英国（the United Kingdom）
主办单位：不详
出版商：Elsevier
出版周期：每年8期
主编：Gordon J. G. Asmundson, PhD；University of Regina，Regina，Saskatchewan，Canada；E-mail：gordon.asmundson@uregina.ca
年发文量：共100篇
收录的数据库：BCI, Current Contents: Social & Behavioral Sciences, Elsevier, Google Scholar, Pascal Francis, PsycINFO, PubMed, MEDLINE, Scopus
官方网址：https://www.journals.elsevier.com/journal-of-anxiety-disorders

2 影响力

JCR分区：Psychiatry-SSCI（Q1：6/143）；Psychology, Clinical-SSCI（Q1）
JCI分区：不详
中国科学院分区：大类-医学（2区）；小类-精神病学（2区），小类-心理学：临床（2区）
CiteScore指标：10.2
CiteScore排名：8/292
SJR 2021：2.697
SNIP 2021：2.849
自引率：2.87%
h-index：126

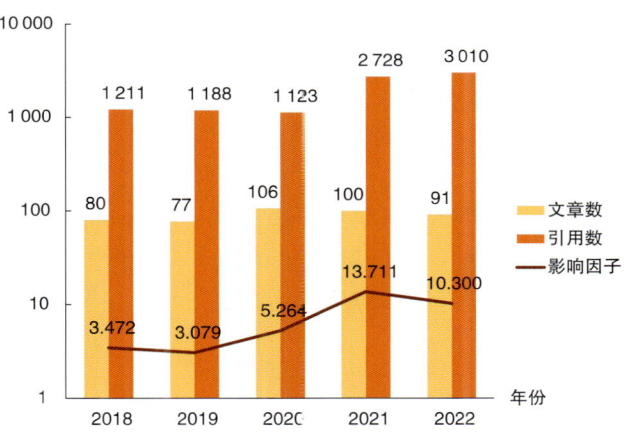

图1-7 Journal of Anxiety Disorders历年文章数、引用数和影响因子走势图

3 投稿指南

稿件收录偏好：该期刊重点研究领域包括传统、行为、认知和生物学评估，诊断和分类，心理社会和精神药理学治疗，遗传学，流行病学，预防。适合提交对该领域当前知识有实质性贡献的理论和综述文章。
接收率：不详
审稿周期：初审平均时间为21.4周，审稿平均时间为35.1周
出版模式：混合出版模式（开放获取：4 100美元/篇）
来稿类型：不详
参考文献：文中引用格式"(Zheng et al., 2018)"，文献样式"Zheng, W., Li, X. H., Yang, X. H., Cai, D. B., Ungvari, G. S., Ng, C. H., Wang, S. B., Wang, Y. Y., Ning, Y. P., Xiang, Y. T. (2018). Adjunctive memantine for schizophrenia: a meta-analysis of randomized, double-blind, placebo-controlled trials. *Psychol Med, 48*(1), 72-81.https://doi.org/10.1017/S0033291717001271"

Journal of Neurology, Neurosurgery and Psychiatry

1 简介

Journal of Neurology, Neurosurgery and Psychiatry，简称J NEUROL NEUROSUR PS（ISSN-print：0022-3050；ISSN-online：1468-330X），它的目标是发表来自世界各地的最具开创性和最前沿的研究。其研究涵盖了整个神经科学流派，重点关注常见疾病（卒中、多发性硬化、帕金森病、癫痫、周围神经病、蛛网膜下腔出血和神经精神病），并对这些领域出现的棘手问题［如肌萎缩侧索硬化（amyotrophic lateral sclerosis，ALS）］有浓厚的兴趣。

出版国家或地区：英国（the United Kingdom）

主办单位：不详

出版商：BMJ Publishing Group

出版周期：每年12期

主编：Karen L. Furie；Warren Alpert Medical School of Brown University，Providence，RI，the United States；E-mail：jnnp@bmj.com

年发文量：共259篇

收录的数据库：EBSCO：CINAHL，Clinical Medicine，EMBASE，Google Scholar，MEDLINE：Index Medicus，PubMed Central：BMJ Open Access Special Collection，Scopus，SCI，Science Citation Index Expanded

官方网址：https://jnnp.bmj.com

自引率：2.43%

h-index：216

3 投稿指南

稿件收录偏好：由于其要求文章与临床实践直接相关，因此，该期刊一般不发表基于动物实验或正常神经系统功能研究的论文，而发表关于临床类型的认知神经心理学的论文，同时如果儿科论文与成人神经病学相关，且被普遍关注将考虑录用。关于已知疾病相关基因新突变的研究不太可能被发表，除非它们与新的表型相关或提供新的病理生理学信息。该期刊也发表少量受到普遍关注的与生活质量和卫生经济学相关论文。

接收率：约9%

审稿周期：初审平均时间42天，从接收到发表的时间约为27天

出版模式：混合出版模式（开放获取：3 860美元/篇）

来稿类型：

[1] 原创性研究：正文≤3 500字，插图和/或表格≤8个，摘要≤250字，参考文献≤40篇

[2] 系统综述：正文≤3 500字，插图和/或表格≤8个，摘要≤250字，参考文献≤40篇

[3] 叙述性综述：正文≤5 000字，插图和/或表格≤5个，参考文献≤40篇

[4] 简短报告：正文≤1 200字，插图和/或表格≤1个，摘要≤200字，参考文献≤15篇

[5] 社论：正文≤1 500字，插图和/或表格≤1个，参考文献≤25篇

[6] 编辑的评论：正文≤500字，参考文献≤4篇

[7] 给编辑的信：正文≤1 000字，插图和/或表格≤1个，参考文献≤5篇

[8] 神经病学病例报告：正文≤500字，作者≤4位，参考文献≤5篇

[9] 特殊的文章：正文＝3 000～5 000字，插图和/或表格＝1～5个，参考文献≤40篇

参考文献：文中引用格式"[1]"，文献样式"1. Zheng W, Li XH, Yang XH, et al. Adjunctive memantine for schizophrenia: a meta-analysis of randomized, double-blind, placebo-controlled trials. *Psychol Med* 2018; 48: 72-81. doi:10.1017/S0033291717001271"

2 影响力

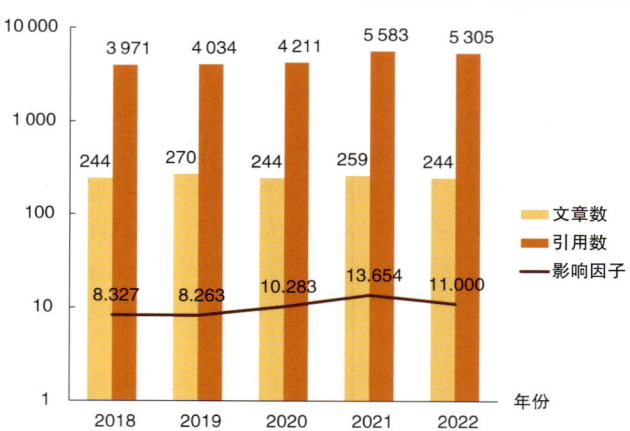

图1-8 Journal of Neurology，Neurosurgery and Psychiatry历年文章数、引用数和影响因子走势图

JCR分区：Psychiatry-SCIE（Q1：8/155）；Clinical Neurology-SCIE（Q1：7/212）；Surgery-SCIE（Q1：3/213）

JCI分区：Psychiatry-SCIE（Q1：10/258）；Clinical Neurology-SCIE（Q1：7/267）；Surgery-SCIE（Q1：6/282）

中国科学院分区：大类-医学（1区）；小类-精神病学（1区），小类-临床神经病学（1区），小类-外科（1区）

CiteScore指标：15.1

CiteScore排名：11/529

SJR 2021：2.922

SNIP 2021：2.972

Journal of the American Academy of Child and Adolescent Psychiatry

1 简介

Journal of the American Academy of Child and Adolescent Psychiatry，简称J AM ACAD CHILD PSY（ISSN-print：0890-8567；ISSN-online：1527-5418），旨在通过发表与儿童和青少年精神卫生领域

相关的理论、科学和临床的原创性研究和论文，促进全球儿童和家庭的幸福。

出版国家或地区：荷兰（Netherlands）

主办单位：美国儿童和青少年精神病学学会（American Academy of Child and Adolescent Psychiatry）

出版商：Elsevier

出版周期：每年12期

主编：Douglas K. Novins，MD；Elsevier Science BV，PO BOX 211，Amsterdam，Netherlands，1 000 AE；E-mail：support@jaacap.org.

年发文量：共233篇

收录的数据库：EBSCO: CINAHL，EMBASE，MEDLINE，PsycINFO，Scopus，Web of Science

官方网址：https://www.jaacap.org

2 影响力

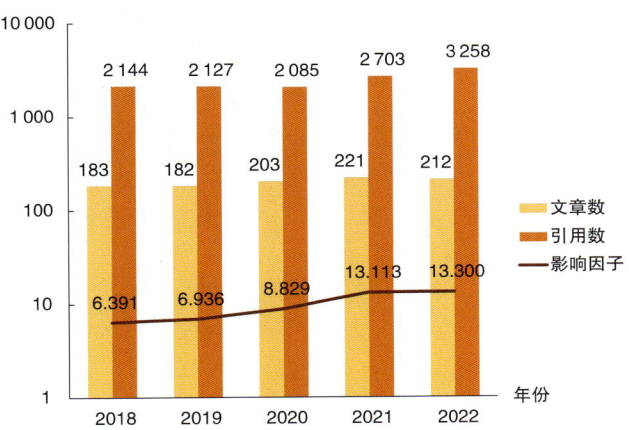

图1-9　*Journal of the American Academy of Child and Adolescent Psychiatry*历年文章数、引用数和影响因子走势图

JCR分区：Psychiatry-SCIE（Q1：12/155）；Psychiatry-SSCI（Q1：7/143）；Pediatrics-SCIE（Q1）；Psychology, Developmental-SSCI（Q1）

JCI分区：不详

中国科学院分区：大类-医学（1区），小类-精神病学（1区），小类-儿科（1区），小类-心理学：发育（1区）

CiteScore指标：13.3

CiteScore排名：13/529

SJR 2021：3.579

SNIP 2021：3.594

自引率：2.86%

h-index：253

3 投稿指南

稿件收录偏好：该期刊接收的材料侧重于种族、种族主义、社会正义和卫生公平等对儿童和青少年精神卫生的影响。这些文章可能包括新研究、综述、临床观点、翻译、评论、附件和书评等。

接收率：约30%

审稿周期：审稿平均时间为4～6周

出版模式：混合出版模式（开放获取：3 000美元/篇）

来稿类型：

[1] 原创性研究：正文≤4 500字，插图和/或表格≤5个，参考文献≤50篇

[2] 系统综述：正文≤5 000字，插图和/或表格≤5个，参考文献≤100篇

[3] 叙述性综述：正文≤5 000字，插图和/或表格≤5个，参考文献≤100篇

[4] 翻译：正文≤1 500字，插图和/或表格≤1个，参考文献≤9篇

[5] 临床展望：正文≤1 500字，插图和/或表格≤1个，参考文献≤9篇

[6] 社论：正文=750～1 200字，参考文献≤9篇

[7] 评论：正文=750～1 200字，参考文献≤9篇

[8] 叙述性评论：正文≤800字

[9] 图书论坛：正文=900～1 200字，参考文献篇数有限制

[10] 给编辑的信：正文≤750字，插图和/或表格≤1个，参考文献≤5篇

[11] 儿童及青少年艺术作品：图像质量（分辨率）≥300 dpi

参考文献：遵循AMA风格（11th）；文中引用格式"[1]"，文献样式"1. Zheng W, Li XH, Yang XH, et al. Adjunctive memantine for schizophrenia: A meta-analysis of randomized, double-blind, placebo-controlled trials. Psychol Med. 2018; 48: 72-81. https://doi.org/10.1017/S0033291717001271"

Lancet Psychiatry

1 简介

Lancet Psychiatry，简称*LANCET PSYCHIAT*（ISSN-print：2215-0374；ISSN-online：2215-0366）发表倡导改变或阐明精神病学实践的原始研究。该期刊考虑的主题包括精神药理学、心理疗法和社会心理方法，以及治疗生命历程中的所有精神疾病。涵盖了支持这些领域发展的创新治疗和生物学研

究，提供这方面服务的新方法，以及在社会精神病学领域促进精神疾病治疗发展的新思维方式。

出版国家或地区：英国（the United Kingdom）
主办单位：不详
出版商：Elsevier
出版周期：每年12期
主编：Joan Marsh，MD；The Boulevard，Langford Lane，Kidlington，Oxford，the United Kingdom；E-mail：psychiatry@lancet.com
年发文量：共294篇
收录的数据库：Crossref，Current Contents：Clinical Medicine，Current Contents：Social & Behavioral Sciences，EMBASE，Essential Science Indicators，MEDLINE，PsycINFO，PubMed，Scopus，Web of Science：Science Citation Index Expanded，SSCI
官方网址：https://www.thelancet.com/journals/lanpsy/home

2 影响力

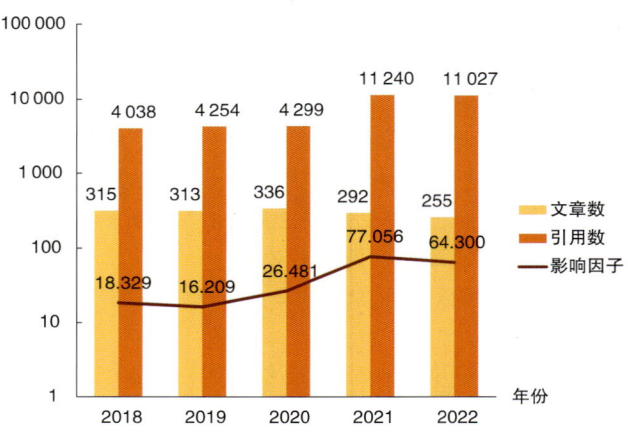

图1-10 Lancet Psychiatry历年文章数、引用数和影响因子走势图

JCR分区：Psychiatry-SCIE（Q1：2/155）；Psychiatry-SSCI（Q1：2/143）
JCI分区：Psychiatry-SCIE（Q1：2/258）；Psychiatry-SSCI（Q1：2/258）
中国科学院分区：大类-医学（1区）；小类-精神病学（1区）
CiteScore指标：37.8
CiteScore排名：2/529
SJR 2021：8.932
SNIP 2021：12.624
自引率：0.98%
h-index：107

3 投稿指南

稿件收录偏好：发表涵盖精神病学各个方面的文章，类型包括综述、个人观点、评论、通讯和新闻，以求推动临床实践的进步和促进卫生政策的积极变化。
接收率：偏低
审稿周期：快速审稿时间为3～5天，接收后，发表时间约10周
出版模式：混合出版模式（开放获取：6 000美元/篇）
来稿类型：

[1] 原创性研究：正文≤3 500字（随机对照试验≤4 500字），摘要≤250字，参考文献≤30篇
[2] 综述类型文章：正文≤4 500字，总结≤150字，参考文献≤100篇
[3] 社论：由柳叶刀精神病学编辑部撰写
[4] 评论：正文≤750字，插图和/或表格≤1个，参考文献≤10篇
[5] 通讯：正文≤400字，插图和/或表格≤1个，参考文献≤5篇，作者≤5位
[6] 深刻见解：正文≤2 000字
[7] 个人观点：正文≈4 500字，插图和/或表格≤1个，参考文献≤75篇

参考文献：文中引用格式"[1]"，文献样式"1 Zheng W, Li XH, Yang XH, et al. Adjunctive memantine for schizophrenia: a meta-analysis of randomized, double-blind, placebo-controlled trials. *Psychol Med* 2018; 48: 72-81."

Molecular Psychiatry

1 简介

Molecular Psychiatry，简称MOL PSYCHIATR（ISSN-print：1359-4184；ISSN-online：1476-5578）发表旨在阐明精神疾病及其治疗的生物学机制的文章。重点是临床前研究和临床研究的结合，包括细胞、分子、整合、临床、影像和精神药理学的研究。

出版国家或地区：英国（the United Kingdom）
主办单位：不详
出版商：Springer
出版周期：每年12期
主编：Julio Licinio，MD；SUNY Upstate Medical University，the United States；E-mail：

MolecularPsychiatry@us.nature.com

年发文量：共747篇

收录的数据库：Current Contents，Current Contents，Life Sciences，EMBASE: Excerpta Medica，MEDLINE，Index Medicus，Neuroscience Citation Index，PsycINFO，Research Alert，SCI，Web of Science: Science Citation Index Expanded，SciSearch

官方网址：https://www.nature.com/mp/

2 影响力

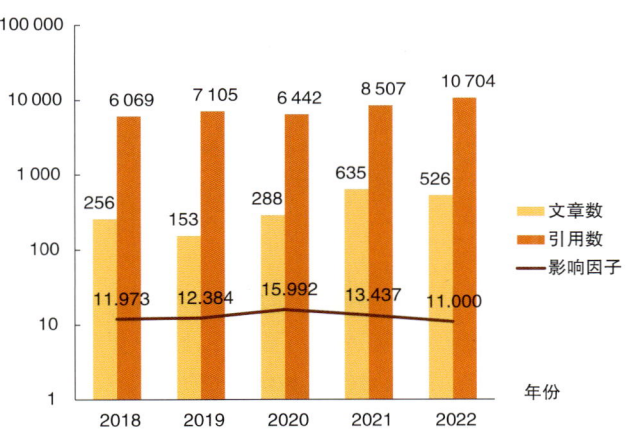

图1-11 Molecular Psychiatry历年文章数、引用数和影响因子走势图

JCR分区：Psychiatry-SCIE（Q1：11/155）；Biochemistry & Molecular Biology- SCIE（Q1：19/297）；Neurosciences-SCIE（Q1：13/275）

JCI分区：Psychiatry-SCIE（Q1：6/258）；Biochemistry & Molecular Biology- SCIE（Q1：11/322）；Neurosciences-SCIE（Q1：8/306）

中国科学院分区：大类-医学（1区）；小类-精神病学（1区），小类-神经科学（1区），小类-生化与分子生物学（1区）

CiteScore指标：19.5

CiteScore排名：6/529

SJR 2021：4.390

SNIP 2021：3.484

自引率：5.89%

h-index：225

3 投稿指南

稿件收录偏好：重点关注临床前研究和临床研究衔接类的文章，包括细胞、分子、整合、临床、影像和精神药理学的研究。除了发表原创文章，还提供新闻、评论、评论和即时通讯。

接收率：偏低

审稿周期：初审平均时间为22天

出版模式：混合出版模式（开放获取：4 990美元/篇）

来稿类型：

[1] 原创性研究：正文≈5 000字，摘要≈300字，背景介绍≈1 500字，参考文献≤100篇，插图和/或表格≤6个

[2] 综述类型文章：正文≈6 000字，摘要≈300字，参考文献≤250篇

[3] 系统综述：正文≤6 000字，摘要≤300字，插图和/或表格≤6个，参考文献≤250篇

[4] 即时通讯：正文≈4 000字，摘要≈300字，背景介绍≈1 500字，参考文献≤100篇，插图和/或表格≤6个

[5] 专家综述：正文≈6 000字，摘要≈300字，参考文献≤250篇，有编辑部邀请

[6] 通讯：正文≈1 000字，插图和/或表格≤1个，参考文献≤15篇

[7] 新闻：正文≈2 000字，插图和/或表格≤1个，参考文献≤15篇

[8] 展望：正文≈4 000字，摘要≈300字，插图和/或表格≤4个，参考文献≤100篇

[9] 评论：正文≈1 500字，插图和/或表格≤2个，参考文献≤15篇

参考文献：文中引用格式"[1]"，文献样式"1. Zheng W, Li XH, Yang XH, Cai DB, Ungvari GS, Ng CH, et al. Adjunctive memantine for schizophrenia: a meta-analysis of randomized, double-blind, placebo-controlled trials. Psychol Med. 2018; 48: 72-81."

Psychiatry and Clinical Neurosciences

1 简介

Psychiatry and Clinical Neurosciences，简称PSYCHIAT CLIN NEUROS（ISSN-print：1323-1316；ISSN-online：1440-1819），是日本精神病学和神经病学学会（Japanese Society of Psychiatry and Neurology）的官方国际期刊，自1933年出版以来，发表精神病学和相关神经科学各个研究领域的论文。其使命是成为一个国际精神病学的学术中心期刊，以及成为一本在东亚精神病学领域有价值及传播影响力的领先期刊。

出版国家或地区：日本（Japan）

主办单位：日本精神病学和神经病学学会

出版商：Wiley-Blackwell

出版周期：每年12期

主编：Tadafumi Kato, Tokyo, Japan; Hidehiko Takahashi, Tokyo, Japan; E-mail: pcn@wiley.com

年发文量：共96篇

收录的数据库：Abstracts in Anthropology, Academic Search, EBSCO: Academic Search Alumni Edition, Academic Search Premier, Biological Abstracts, Biological Science Database, Chemical Abstracts Service, Current Contents: Clinical Medicine, EMBASE, Health & Medical Collection, ProQuest: Health Research Premium Collection, ProQuest: Hospital Premium Collection, InfoTrac, Journal Citation Reports: Science Edition, MEDLINE, PubMed, Natural Science Collection, PASCAL Database, ProQuest Central, Psychology & Behavioral Sciences Collection, Psychology Collection, PsycINFO: Psychological Abstracts, PSYNDEX, PubMed Dietary Supplement Subset, Web of Science: Science Citation Index Expanded, SciTech Premium Collection

官方网址：https://onlinelibrary.wiley.com/journal/14401819

2 影响力

JCR分区：Psychiatry-SCIE（Q1：14/155）；Clinical Neurology-SCIE（Q1：10/212）；Neurosciences-SCIE（Q1：16/275）

JCI分区：Psychiatry-SCIE（Q1：68/258）；Clinical Neurology-SCIE（Q1：72/267）；Neurosciences-SCIE（Q1：92/306）

中国科学院分区：大类-医学（3区）；小类-精神病学（3区），小类-神经科学（3区），小类-临床神经病学（3区）

CiteScore指标：9.1
CiteScore排名：35/529
SJR 2021：1.348
SNIP 2021：1.684

自引率：1.25%
h-index：82

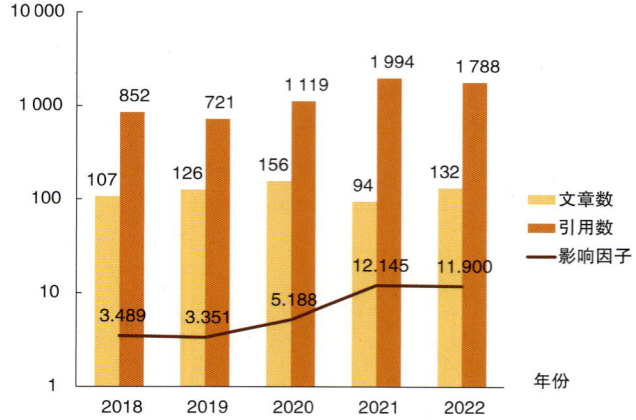

图1-12 *Psychiatry and Clinical Neurosciences*历年文章数、引用数和影响因子走势图

3 投稿指南

稿件收录偏好：该期刊文章涉及精神病学及相关临床或转化神经科学的所有研究领域，也有综述文章、常规文章、给编辑的信和研究快报。

接收率：偏低

审稿周期：初审平均时间为20天

出版模式：混合出版模式（开放获取：2 000美元/篇）

来稿类型：

[1] 原创性研究：正文≤5 000字，摘要≤250字
[2] 综述类文章：正文≤7 500字，摘要≤250字
[3] 给编辑的信：正文≤750字，参考文献≤10篇
[4] 研究信件：正文≤750字，参考文献≤10篇，插图和/或表格≤1个，作者≤10位

参考文献：文中引用格式"[1]"，文献样式"1 Zheng W, Li XH, Yang XH *et al*. Adjunctive memantine for schizophrenia: a meta-analysis of randomized, double-blind, placebo-controlled trials. Psychol Med. 2018; 48: 72-81."

Psychiatry Research

1 简介

Psychiatry Research，简称PSYCHIAT RES（ISSN-print：0165-1781；ISSN-online：1872-7123），是一本提供精神病学领域完整研究报告和综述的快速出版服务的期刊。

出版国家或地区：荷兰（Netherlands）

主办单位：不详

出版商：Elsevier

出版周期：每年12期

主编：Lynn E. DeLisi, MD；Cambridge Hospital, Cambridge, Massachusetts, the United States; E-mail: ldelisi@challiance.org.

年发文量：共625篇

收录的数据库：BCI, Chemical Abstracts Service, Current Contents: Life Sciences, EMBASE,

PsycINFO，MEDLINE，PubMed，Scopus，SIIC Data Bases

官方网址：https://www.sciencedirect.com/journal/psychiatry-research

2 影响力

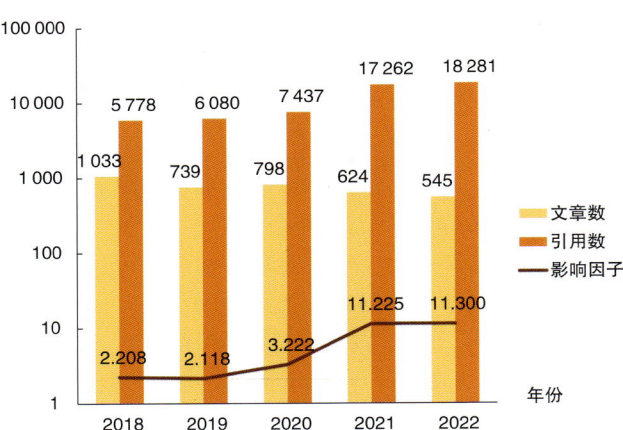

图1-13 *Psychiatry Research*历年文章数、引用数和影响因子走势图

JCR分区：Psychiatry-SCIE（Q1：16/155）；Psychiatry-SSCI（Q1：9/144）

JCI分区：Psychiatry-SCIE（Q1：30/258）；Psychiatry-SSCI（Q1：30/258）

中国科学院分区：大类-医学（2区）；小类-精神病学（3区）

CiteScore指标：8.7

CiteScore排名：42/529

SJR 2021：1.656

SNIP 2021：2.049

自引率：1.91%

h-index：147

3 投稿指南

稿件收录偏好：接收有关精神疾病的生物化学、生理、神经解剖学、遗传、神经认知和社会心理决定因素方面的论文。接收对精神疾病的原因或原因进行假设的评估，药物和非药物精神治疗的评估与精神疾病的动物或神经化学模型相关的基础神经科学研究，方法学的进展，如仪器、临床量表和直接适用于精神病学研究的检测。也对精神病学研究中及时发表的主题进行综述；还接收致编辑的信、病例报告、对先前发表论文的评论或二次数据分析。

接收率：偏低

审稿周期：审稿平均时间为8.4周

出版模式：混合出版模式（开放获取：3 120美元/篇）

来稿类型：

[1] 原创性研究：正文≤5 000字

[2] 短篇交流：正文≤1 500字，摘要≤100字，插图和/或表格≤1个

[3] 病例报告：正文=750～1 000字，参考文献≤5篇，不可以有插图和/或表格

[4] 通讯：正文=750～1 000字，参考文献≤5篇，不可以有插图和/或表格

参考文献：文中引用格式"（Zheng et al., 2018）"，文献样式"Zheng, W., Li, X.H., Yang, X.H., Cai, D.B., Ungvari, G.S., Ng, C.H., Wang, S.B., Wang, Y.Y., Ning, Y.P., Xiang, Y.T., 2018. Adjunctive memantine for schizophrenia: a meta-analysis of randomized, double-blind, placebo-controlled trials. Psychol Med 48, 72-81. https://doi.org/10.1017/S0033291717001271"

Psychotherapy and Psychosomatics

1 简介

Psychotherapy and Psychosomatics，简称*PSYCHOTHER PSYCHOSOM*（ISSN-print：0033-3190；ISSN-online：1423-0348），自1953年出版以来，在独立性、原创性和方法严谨性方面的声誉逐渐提高。它预测并发展了与心身医学、心理疗法研究和精神药理学有关的新研究路线。目前，它是该领域被引频次最高的期刊之一，为评估和治疗中有争议的问题和创新提供了一个独特的论坛。作为国际心身医学学院和国际心理治疗联盟的官方杂志，它是面向执业临床医生和研究人员的医学和行为科学之间前沿信息平台。

出版国家或地区：瑞士（Switzerland）

主办单位：国际心身医学学院和国际心理治疗联盟（International College of Psychosomatic Medicine and International Federation for Psychotherapy）

出版商：S. Karger AG

出版周期：每年6期

主编：Fiammetta Cosci, MD, MSc, PhD；University of Florence, Florence, Italy；E-mail：fiammetta.cosci@unifi.it

Jenny Guidi；University of Bologna, Bologna, Italy；E-mail：jenny.guidi2@unibo.it

年发文量：共54篇

收录的数据库：Academic Search，BIOSIS

Previews，EBSCO：CINAHL Complete，Current Contents：Clinical Medicine，Current Contents：Social & Behavioral Sciences，EMBASE，EMCARE，Family & Society Studies Worldwide，Google Scholar，ProQuest：Health Research Premium Collection，Health & Medical Collection，MEDLINE，Medical Database，Pathway Studio，ProQuest Central，PsycINFO，PubMed，Scopus，SCI，Web of Science：Science Citation Index Expanded，STM Source，WorldCat

官方网址： https://www.karger.com/PPS

中国科学院分区： 大类-医学（1区）；小类-精神病学（1区），小类-心理学（1区）
CiteScore指标： 17.0
CiteScore排名： 9/529
SJR 2021： 4.032
SNIP 2021： 3.783
自引率： 7.94%
h-index： 103

2 影响力

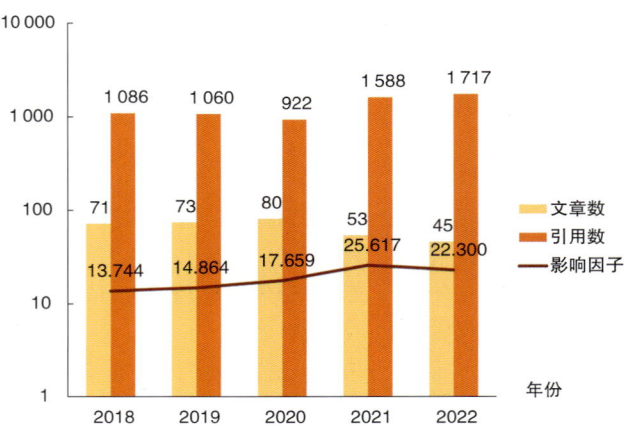

图1-14 *Psychotherapy and Psychosomatics*历年文章数、引用数和影响因子走势图

JCR分区： Psychiatry-SCIE（Q1：4/155）；Psychiatry-SSCI（Q1：4/143）；Psychology-SCIE（Q1：2/80）

JCI分区： Psychiatry-SCIE（Q1：5/258）；Psychiatry-SSCI（Q1：5/258）；Psychology-SCIE（Q1：4/90）

3 投稿指南

稿件收录偏好： 该期刊以当前和有关争议问题的社论和评论为特色。范围包括：在评估和治疗方面的创新、最初的调查、文章的更新、活跃通讯。它已经成为当前研究和实践的独特和重要的参考，以及在医学和行为科学之间连接创新思维的家园。

接收率： 10%
审稿周期： 初审平均时间为7天
出版模式： 混合出版模式（开放获取：35 000字起，每5 000字520美元）
来稿类型：

[1] 原创性研究：摘要≤250字
[2] 综述类型文章：摘要≤250字
[3] 系统综述：摘要≤250字
[4] 社论：需编辑部邀请
[5] 给编辑的信：正文≤500字，参考文献≤10篇

参考文献： 文中引用格式"[1]"，文献样式"1. Zheng W, Li XH, Yang XH, Cai DB, Ungvari GS, Ng CH, et al. Adjunctive memantine for schizophrenia: a meta-analysis of randomized, double-blind, placebo-controlled trials. Psychol Med 2018; 48(1): 72-81."

World Psychiatry

1 简介

World Psychiatry，简称WORLD PSYCHIATRY（ISSN-print：1723-8617；ISSN-online：2051-5545），旨在传播关于精神卫生领域真正重要的临床、服务和研究进展的信息。

出版国家或地区： 意大利（Italy）
主办单位： 世界精神病学协会（World Psychiatric Association）
出版商： Wiley-Blackwell
出版周期： 每年3期
主编： Mario Maj；Department of Psychiatry, University of Naples SUN, Largo Madonna delle Grazie, 80138 Naples, Italy；E-mail：mario.maj@unicampania.it
年发文量： 共54篇
收录的数据库： Abstracts in Anthropology，EMBASE，ProQuest：Health Research Premium Collection，ProQuest：Hospital Premium Collection，ProQuest Central，ProQuest：Psychology Database，PsycINFO：Psychological Abstracts，PubMed via PMC deposit，SCI，Web of Science：Science Citation Index Expanded，Scopus

官方网址： https://onlinelibrary.wiley.com/journal/20515545

2 影响力

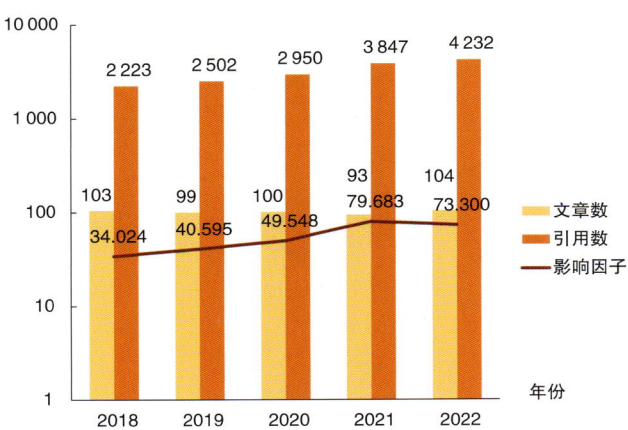

图1-15 World Psychiatry 历年文章数、引用数和影响因子走势图

JCR分区：Psychiatry-SCIE（Q1：1/155）；Psychiatry-SSCI（Q1：1/143）

JCI分区：Psychiatry-SCIE（Q1：1/258）；Psychiatry-SSCI（Q1：1/258）

中国科学院分区：大类-医学（1区）；小类-精神病学（1区）

CiteScore指标：53.2
CiteScore排名：1/529
SJR 2021：12.991
SNIP 2021：11.571
自引率：7.94%
h-index：109

3 投稿指南

稿件收录偏好：该期刊主要收录精神卫生领域的临床研究进展及服务的英文论文。

接收率：极低

审稿周期：不详

出版模式：开放获取模式

来稿类型：不详

参考文献：文中引用格式"[1]"，文献样式"1. Zheng W, Li XH, Yang XH, et al. Adjunctive memantine for schizophrenia: a meta-analysis of randomized, double-blind, Placebocontrolled trials. Psychol Med 2018; 48: 72-81."

第二节 影响因子5分至10分（包括5分）期刊

Acta Psychiatrica Scandinavica

1 简介

Acta Psychiatrica Scandinavica，简称 *ACTA PSYCHIAT SCAND*（ISSN-print：0001-690X；ISSN-online：1600-0447），是一本国际同行评审期刊，专注于临床精神病学专家和精神病学研究人员的研究成果，旨在促进精神病学的科学研究和实践。

出版国家或地区：英国（the United Kingdom）
主办单位：不详
出版商：John Wiley and Sons Inc.
出版周期：每年12期
主编：Ida Hageman；Mental Health Services in the Capital Region of Denmark, Copenhagen, Denmark；E-mail：ActaPsych.office@wiley.com
年发文量：共111篇
收录的数据库：BCI，CAB Abstracts，EMBASE，Excellence in Research for Australia，MEDLINE，PsycINFO，Scopus，Web of Science
官方网址：https://onlinelibrary.wiley.com/journal/10.1111/(ISSN)1600-0447

2 影响力

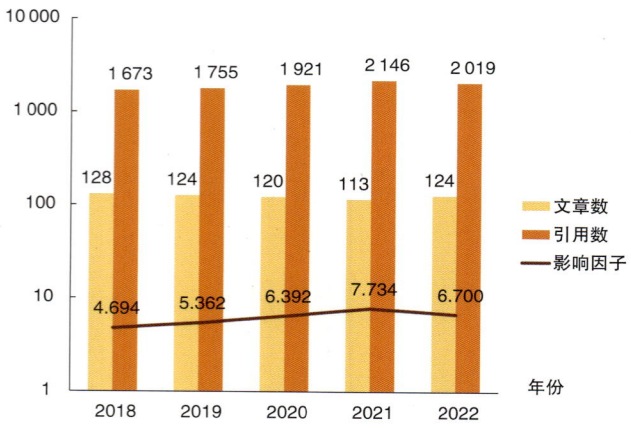

图1-16 *Acta Psychiatrica Scandinavica* 历年文章数、引用数和影响因子走势图

JCR分区：Psychiatry-SCIE（Q1：27/157）；Psychiatry-SSCI（Q1：20/143）
JCI分区：Psychiatry-SCIE（Q1：33/258）；Psychiatry-SSCI（Q1：33/258）
中国科学院分区：大类-医学（2区）；小类-精神病学（2区）
CiteScore指标：10.5
CiteScore排名：25/529
SJR 2021：2.558
SNIP 2021：2.341
自引率：2.21%
h-index：153

3 投稿指南

稿件收录偏好：该期刊主要关注临床精神病学，其中转化精神病学对其来说是一个越来越重要的话题。因此，该期刊欢迎作者提交基于临床精神病学和更多转化精神病学研究（如临床前和流行病学研究）的稿件。在准备向该期刊投稿时，作者应强调研究问题和研究结果的临床意义。仅基于临床前研究（如动物模型）的稿件通常不建议在该期刊发表。

接收率：不详
审稿周期：6～12周
出版模式：混合出版模式（开放获取：4 430美元/篇）
来稿类型：
[1] 原创性研究：正文≈3 500字
[2] 系统综述：正文≈3 500字
[3] 实践研究
[4] 研究信件：正文≈1 000字，作者≤7位，参考文献≤5篇，插图/表格≤1个
[5] 给编辑的信：正文≈1 000字，参考文献≤5篇，插图和/或表格≤1个

参考文献：遵循AMA风格；文中引用格式"[1]"，文献样式"1. Zheng W, Li XH, Yang XH, et al. Adjunctive memantine for schizophrenia: a meta-analysis of randomized, double-blind, placebo-controlled trials. *Psychol Med*.2018; 48(1): 72-81. doi:10.1017/S0033291717001271"

Addiction

1 简介

Addiction（ISSN-print：0965-2140；ISSN-online：1360-0443），该期刊出版关于药物和行为成瘾的同行评审的研究报告，汇集了许多不同学科的研究。它创刊于1884年，是成瘾研究学会（Society for the Study of Addiction）的官方期刊，它提供了一个充满活力的辩论论坛，内容包括社论、评论、该领域主要人物的采访，以及书评等。

出版国家或地区：英国（the United Kingdom）
主办单位：成瘾研究学会
出版商：Wiley-Blackwell
出版周期：每年12期
主编：John Marsden；National Addiction Centre，P048，Institute of Psychiatry, Psychology and Neuroscience，4 Windsor Walk，London，the United Kingdom；E-mail：gill@addictionjournal.org
年发文量：共487篇
收录的数据库：BCI，CAB Abstracts，EBSCO：CINAHL，Excellence in Research for Australia，IBSS，MEDLINE，PsycINFO，Scopus，Web of Science
官方网址：https://onlinelibrary.wiley.com/journal/13600443

2 影响力

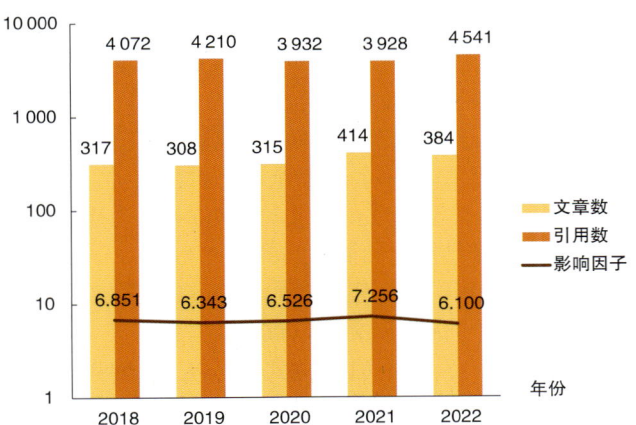

图1-17 *Addiction*历年文章数、引用数和影响因子走势图

JCR分区：Psychiatry-SCIE（Q1：31/155）；Psychiatry-SSCI（Q1：25/143）
JCI分区：Psychiatry-SCIE（Q1：27/258）；Psychiatry-SSCI（Q1：27/258）
中国科学院分区：大类-医学（1区）；小类-精神病学（1区），小类-药物滥用（1区）
CiteScore指标：9.8
CiteScore排名：32/529
SJR 2021：2.058
SNIP 2021：2.254
自引率：6.91%
***h*-index**：202

3 投稿指南

稿件收录偏好：该期刊包括与成瘾有关的人类实验、流行病学、社会科学、历史、临床和政策研究，但研究不限于酒精、阿片类物质、兴奋剂、大麻素、烟草和赌博领域。除了原创性研究，该期刊还刊登社论、评论、综述、信件和书评，但不发表单个临床病例报告及动物研究。
接收率：约20%
审稿周期：初审时间在1周内，审稿平均时间是6周，有重要发现的稿件审稿时间为2～3周
出版模式：混合出版模式（开放获取：4 170美元/篇）
来稿类型：

[1] 原创性研究：简短的定量报告≤2 000字，参考文献≤15篇；观察性研究≤3 500字；其他类型研究≤4 500字

[2] 分析计划的预注册

[3] 综述：正文≈4 500字

[4] 给编辑的信：正文≤500字，参考文献≤19篇

[5] 成瘾相关的历史研究：正文≥3 500字

[6] 数据观点：正文≤2 000字，参考文献≤19篇

[7] 专著：正文≈10 000字（不包括参考文献、摘要、标题、表格和插图），结构化摘要≤300字

[8] 研究协议：正文≈4 500字

参考文献：遵循Vancouver风格；文中引用格式"[1]"，文献样式"1. Zheng W, Li XH, Yang XH, Cai DB, Ungvari GS, Ng CH, et al. Adjunctive memantine for schizophrenia: a meta-analysis of randomized, double-blind, placebo-controlled trials. *Psychol Med*. 2018; 48(1): 72-81."

为了方便作者，在初始提交时可以使用任何广泛使用的参考格式。

American Journal of Geriatric Psychiatry

1 简介

American Journal of Geriatric Psychiatry，简称 AM J GERIAT PSYCHIAT（ISSN-print：1064-7481；ISSN-online：1545-7214），是快速发展的老年精神病学领域的权威信息来源。该期刊包括经同行评审的文章，内容涉及老年精神疾病的诊断和分类、老年人心理健康的流行病学和生物学相关因素，以及精神药理学和其他躯体治疗。

出版国家或地区：美国（the United States）
主办单位：美国老年精神病学协会（American Association for Geriatric Psychiatry）
出版商：Elsevier
出版周期：每年12期
主编：Charles F. Reynolds Ⅲ，MD；Pittsburgh, PA, the United States；E-mail：geriatricpsych@stellarmed.com
年发文量：共227篇
收录的数据库：EBSCO: CINAHL，Excellence in Research for Australia，MEDLINE，PsycINFO，Scopus，Web of Science
官方网址：https://www.ajgponline.org/

2 影响力

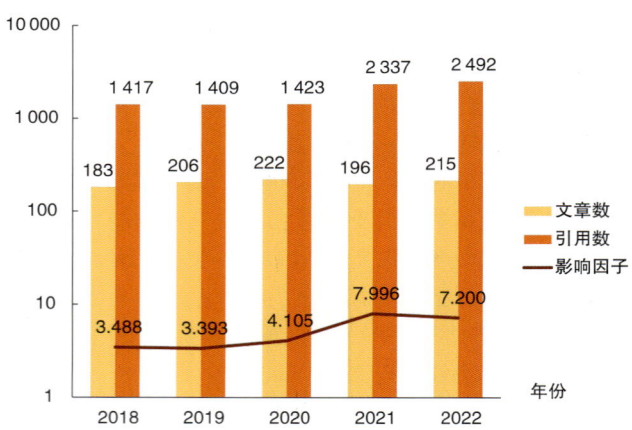

图1-18 American Journal of Geriatric Psychiatry 历年文章数、引用数和影响因子走势图

JCR分区：Psychiatry-SCIE（Q1：23/155）；Psychiatry-SSCI（Q1：17/143）
JCI分区：Psychiatry-SCIE（Q1：28/258）；Psychiatry-SSCI（Q1：82/258）
中国科学院分区：大类-医学（1区）；小类-精神病学（2区），小类-老年医学（2区）
CiteScore指标：9.0
CiteScore排名：5/106
SJR 2021：1.940
SNIP 2021：2.105
自引率：5.05%
h-index：129

3 投稿指南

稿件收录偏好：主题包括老年精神障碍的诊断和分类、精神药物学以及老年精神病学的躯体治疗，也包括评述和给编辑的信。
接收率：不详
审稿周期：不详
出版模式：混合出版模式（开放获取：4 400美元/篇）
来稿类型：

[1] 原创性研究：正文≤3 000字，结构化摘要≤250字，参考文献≤40篇
[2] 简短报告：正文≤1 500字（不含参考文献），结构化摘要≤150字，参考文献≤10篇，插图和/或表格≤1个
[3] 临床评论文章：正文≤5 000字（含正文、参考文献、摘要），非结构化摘要≤250字，参考文献≤75篇，插图和/或表格≤4个
[4] 关于老年心理健康的治疗研究：正文≤3 500字，叙述性摘要≤250字，参考文献≤50篇，插图≤1个
[5] 综述类型文章：正文≤7 500字（含摘要、参考文献），非结构化摘要≤250字
[6] 给编辑的信：正文≤500字，参考文献≤5篇
[7] 科学自传：正文≤5 000字

参考文献：文中引用格式"[1]"，文献样式"1. Zheng W, Li XH, Yang XH, et al. Adjunctive memantine for schizophrenia: a meta-analysis of randomized, double-blind, placebo-controlled trials. Psychol Med 2018; 48: 72-81"

Asian Journal of Psychiatry

1 简介

Asian Journal of Psychiatry，简称ASIAN J PSYCHIATR（ISSN-print：1876-2018；ISSN-online：1876-2026），是一本服务精神科医生、精神卫生临床医生、神经科医生、内科医生、精神卫生专业学生

和参与精神卫生政策制定者的综合性精神病学期刊。

出版国家或地区：荷兰（Netherlands）
主办单位：不详
出版商：Elsevier
出版周期：每年12期
主编：Rajiv Tandon，MD；Western Michigan University，Department of Psychiatry，Kalamazoo，Michigan，the United States；E-mail：rajiv.tandon@med.wmich.edu
年发文量：共351篇
收录的数据库：Cabell's Directory，EMBASE，Google Scholar，PsycINFO，PubMed，MEDLINE，Scopus，Web of Science：Science Citation Index Expanded，Science Direct
官方网址：https://www.sciencedirect.com/journal/asian-journal-of-psychiatry

2 影响力

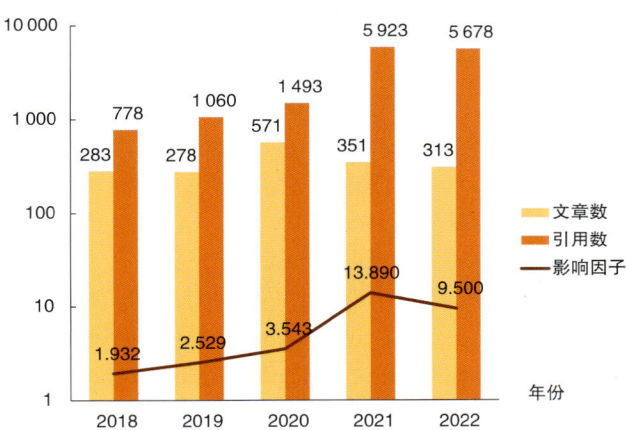

图1-19 *Asian Journal of Psychiatry*历年文章数、引用数和影响因子走势图

JCR分区：Psychiatry-SCIE（Q1：7/155）
JCI分区：Psychiatry-SCIE（Q1：29/258）
中国科学院分区：大类-医学（4区）；小类-精神病学（4区）
CiteScore指标：7.9
CiteScore排名：55/529
SJR 2021：1.436
SNIP 2021：2.013
自引率：3.88%
h-index：47

3 投稿指南

稿件收录偏好：该期刊集中与亚洲相关的精神病学研究，包括与精神病学相关的临床前、临床、服务系统和政策发展方面的研究，突出该地区与精神卫生相关的社会文化多样性。
接收率：不详
审稿周期：初审时间约3.4周，平均审稿时间为4周
出版模式：混合出版模式（开放获取：3 100美元/篇）
来稿类型：
[1] 完整性论文：正文＝2 000～3 000字
[2] 短篇报告：正文＝1 000～1 500字
[3] 给编辑的信：正文＝600～800字，参考文献≤10篇，插图和/或表格≤1个
参考文献：文中引用格式"（Zheng et al.，2018）"，文献样式"Zheng, W., Li, X.H., Yang, X.H., Cai, D.B., Ungvari, G.S., Ng, C.H., et al., 2018. Adjunctive memantine for schizophrenia: a meta-analysis of randomized, double-blind, placebo-controlled trials. Psychol Med. 48, 72-81."

Bipolar Disorders

1 简介

Bipolar Disorders，简称*BIPOLAR DISORD*（ISSN-print：1398-5647；ISSN-online：1399-5618），是一本发表与双相情感障碍及相关疾病的基本机制、临床方面或治疗相关的所有研究的国际期刊。国际双相情感障碍协会（International Society for Bipolar Disorders）于1999年成立。同年，该协会的官方期刊问世。它的目的是为该领域的创新研究提供一个国际渠道。该期刊具有出色的影响因子，对生物精神病学界产生了巨大影响，是研究人员的宝贵资源。

出版国家或地区：丹麦（Denmark）
主办单位：国际双相情感障碍协会
出版商：John Wiley and Sons
出版周期：每年12期
主编：Gin S. Malhi，Prof；The University of Sydney，Australia；E-mail：BDIedoffice@wiley.com
年发文量：共161篇
收录的数据库：EMBASE，Excellence in Research for Australia，MEDLINE，PsycINFO，Scopus，Web of Science，
官方网址：https://onlinelibrary.wiley.com/journal/13995618

2 影响力

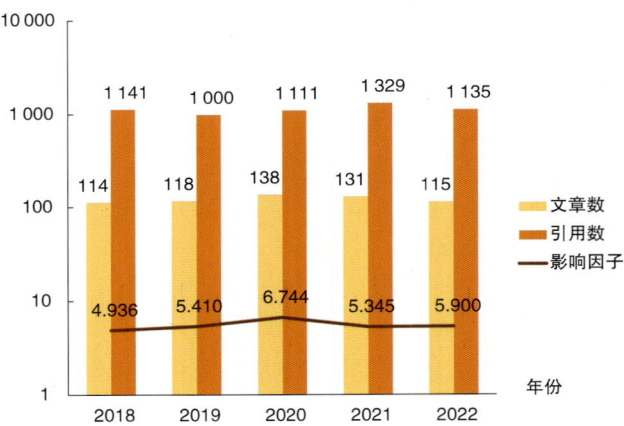

图1-20 Bipolar Disorders历年文章数、引用数和影响因子走势图

JCR分区：Psychiatry-SCIE（Q2：38/155）；Clinical Neurology-SCIE（Q1：30/212）；Neurosciences-SCIE（Q2：45/272）

JCI分区：Psychiatry-SCIE（Q1：64/264）；Clinical Neurology-SCIE（Q1：74/269）；Neurosciences-SCIE（Q1：91/306）

中国科学院分区：大类-医学（2区）；小类-精神病学（3区），小类-临床神经病学（3区），小类-神经科学（3区）

CiteScore指标：8.6

CiteScore排名：44/529

SJR 2021：1.914

SNIP 2021：1.962

自引率：11.52%

h-index：132

3 投稿指南

稿件收录偏好：该刊收录双相情感障碍领域的研究：生物化学、生理、神经精神药理学、神经解剖学、神经病理学、遗传学、脑成像、流行病学、现象学、临床治疗等。还包含新治疗策略发展的论文，以及关于分裂情感障碍和抑郁症主题的论文。

接收率：29%

审稿周期：不详

出版模式：混合出版模式（开放获取：4 430美元/篇）

来稿类型：

[1] 原创性研究：正文≤5 000字，参考文献≤50篇

[2] 综述类型文章：正文=4 000～7 500字，参考文献≤100篇

[3] 社论：正文≤2 000字，参考文献≤5篇

[4] 辩论：正文≤1 200字，参考文献≤5篇

[5] 评论：正文≤800字，参考文献≤5篇

[6] 给编辑的信：正文≤400字，参考文献≤3篇

[7] 病例报告：正文=800～1 500字，参考文献≤5篇

[8] "Musing"简短叙述性文章：正文≤600字，参考文献≤3篇

参考文献：遵循AMA风格；文中引用格式"[1]"，文献样式"1. Zheng W, Li XH, Yang XH, et al. Adjunctive memantine for schizophrenia: a meta-analysis of randomized, double-blind, placebo-controlled trials. Psychol Med.2018；48(1): 72-81."

BJPsych Open

1 简介

BJPsych Open，简称*BJPSYCH OPEN*（ISSN-online：2056-4724），是一本高质量、仅限网络上的开放获取期刊，用于发表精神病学和心理健康相关学科的所有合理方法论研究。除了原创研究，该期刊还出版研究方案，多种评论类型（包括叙述性评论、系统评论和现实主义评论）以及专题实践和研究结果的政策和分析。

出版国家或地区：英国（the United Kingdom）

主办单位：英国皇家精神病学学院（Royal College of Psychiatrists）

出版商：Cambridge University Press

出版周期：每年6期

主编：Kenneth R., MD；FRCPsych, DLFAPA, FAES Department of Psychiatry, Rutgers Robert Wood Johnson Medical School, the United States

Kaufman AM; Visiting Professor, Institute of Psychiatry, Psychology and Neuroscience, King's College London, the United Kingdom；E-mail: BJPOpen@rcpsych.ac.uk

年发文量：共117篇

收录的数据库：ProQuest：Health Research Premium Collection, ProQuest：Hospital Premium Collection, ProQuest Central, PsycINFO, ProQuest：Psychology Database, Scopus, Web of Science

官方网址：https://www.cambridge.org/core/journals/bjpsych-open

2 影响力

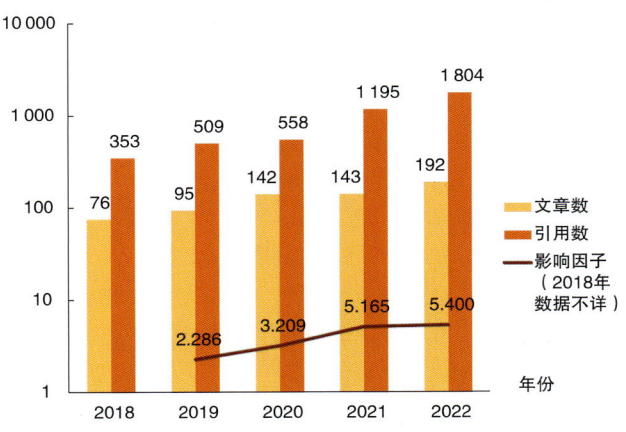

图1-21　*BJPsych Open*历年文章数、引用数和影响因子走势图

JCR分区：Psychiatry-SCIE（Q2：56/155）；Psychiatry-SSCI（Q2：42/143）
JCI分区：Psychiatry-SCIE（Q2：81/258）；Psychiatry-SSCI（Q2：81/258）
中国科学院分区：大类-医学（3区）；小类-精神病学（3区）
CiteScore指标：4.3
CiteScore排名：178/529
SJR 2021：1.214
SNIP 2021：1.474
自引率：1.42%
h-index：27

3 投稿指南

稿件收录偏好：发表与临床相关、准确且合乎道德的研究。它提供了一种更灵活的期刊形式，不受纸质出版物的页数限制，可以发表研究、协议，以及多种综述类型（系统综述优先）、病例报告、专题实践和研究结果的政策和分析。

接收率：约51%
审稿周期：从提交到第一个决定的中位时间为38天，从提交到最终决定的中位时间为90.5天
出版模式：混合出版模式（开放获取：2 150美元/篇）
来稿类型：

[1] 原创性研究：正文＝3 000～5 000字，参考文献≤40篇，插图和/或表格≤5个
[2] 综述：字数，参考文献和图表均无限制
[3] 简短报告：正文≤1 200字，参考文献≤15篇，插图和/或表格≤1个
[4] 社论：正文≤1 500字，参考文献≤15篇，插图和/或表格≤1个
[5] 评论：正文≤1 200字，参考文献≤20篇，作者照片分辨率≥300 dpi，简短传记≤25字
[6] 给编辑的信：正文≤500字，参考文献≤5篇
[7] 病例报告：正文＝2 000～3 000字，图表无限制

参考文献：遵循Vancouver风格；文中引用格式"¹"，文献样式"1. Zheng W, Li XH, Yang XH, Cai DB, Ungvari GS, Ng CH, et al. Adjunctive memantine for schizophrenia: a meta-analysis of randomized, double-blind, placebo-controlled trials. Psychol Med 2018; 48(1): 72-81."

BMJ Mental Health

1 简介

BMJ Mental Health，曾用名：*Evidence-Based Mental Health*，简称*EVID-BASED MENT HEAL*（ISSN-online：2755-9734），旨在为研究人员和精神卫生从业人员提供关于该领域最新发展情况及其临床应用的临床综述、研究和建议。

出版国家或地区：英国（the United Kingdom）
主办单位：BMJ Publishing Group
出版商：BMJ Publishing Group
出版周期：每年4期
主编：Andrea Cipriani；Oxford University, Oxford, the United Kingdom；E-mail：andrea.cipriani@psych.ox.ac.uk
年发文量：共30篇
收录的数据库：EBSCO: CINAHL，Excellence in Research for Australia，MEDLINE，Scopus
官方网址：https://ebmh.bmj.com

2 影响力

JCR分区：Psychiatry-SCIE（Q1：48/155）
JCI分区：Psychiatry-SCIE（Q1：13/264）
中国科学院分区：大类-医学（2区）；小类-精神病学（2区）
CiteScore指标：15.2
CiteScore排名：10/529
SJR 2021：3.433
SNIP 2021：3.839
自引率：0.93%
h-index：37

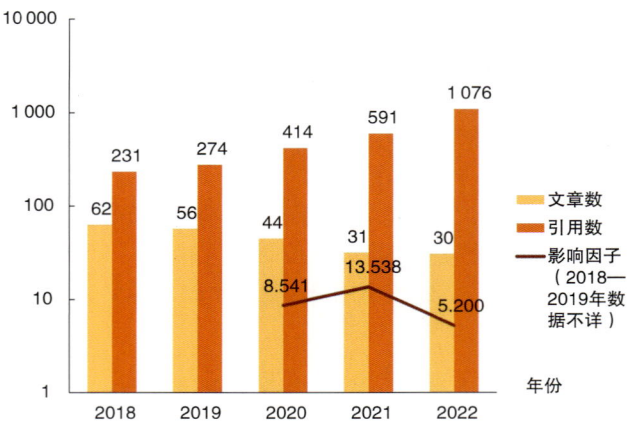

图1-22 *BMJ Mental Health*历年文章数、引用数和影响因子走势图

3 投稿指南

稿件收录偏好：该期刊主要收集精神卫生领域最新发展情况及其临床应用的临床综述、研究和意见。此外，该期刊提供个案会议、专家评论和实用的统计文章，便于临床医生将学习到的循证方法应用于临床实践中。

接收率：约21%

审稿周期：初审平均中位时间为3天，审稿平均中位时间为39天。

出版模式：开放获取模式（3 090英镑/篇）

来稿类型：

[1] 原始性论文：正文≤3 500字，摘要≤250字，参考文献≤30篇，插图和/或表格≤4个

[2] 综述类型文章：正文≤3 000字，摘要≤250字，参考文献≤50篇，插图和/或表格≤4个

[3] 系统性综述：正文≤3 500字，摘要≤250字，参考文献≤50篇，插图和/或表格≤5个

[4] 社论：正文≤1 500字，参考文献≤20篇

[5] 观点：正文≤1 500字，摘要≤250字，参考文献≤20篇，插图和/或表格≤2个

[6] 统计实例：正文≤3 500字，摘要≤250字，参考文献≤30篇，插图和/或表格≤5个

[7] 信件：正文≤400字，参考文献≤5篇，插图和/或表格≤2个

参考文献：文中引用格式"[1]"，文献样式"1. Zheng W, Li XH, Yang XH, *et al*. Adjunctive memantine for schizophrenia: a meta-analysis of randomized, double-blind, placebo-controlled trials. *Psychol Med* 2018; 48: 72-81."

Body Image

1 简介

Body Image，简称BODY IMAGE（ISSN-print：1740-1445；ISSN-online：1873-6807），是一本国际同行评审的期刊，发表有关身体形象和人类体貌的高质量科学文章。身体形象代表了一个人对自己身体的"内部看法"，即他们对自己身体的感觉、认知、想法和信念，这些都会影响他们对身体的行为方式。该期刊研究包括心理科学、其他社会和行为科学以及医学和健康科学。

出版国家或地区：美国（the United States）

主办单位：不详

出版商：Elsevier

出版周期：每年4期

主编：Tracy Tylka, PhD；The Ohio State University，Department of Psychology，1465 Mt.Vernon Avenue，43210-1351，Columbus, Ohio, the United States；E-mail：tylka.2@osu.edu。

年发文量：共129篇

收录的数据库：EBSCO：CINAHL, Excellence in Research for Australia, MEDLINE, PsycINFO, Scopus, Web of Science

官方网址：https://www.sciencedirect.com/journal/body-image

2 影响力

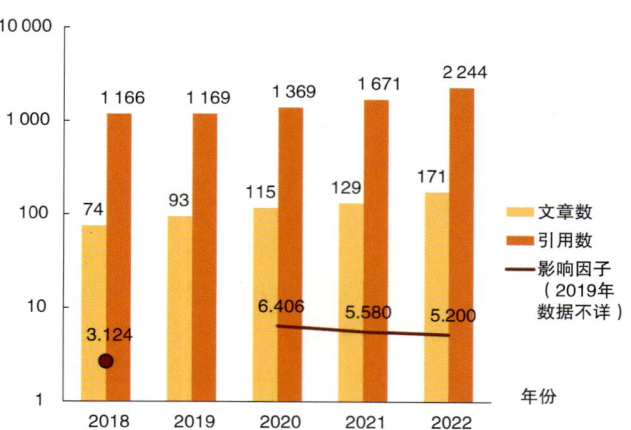

图1-23 *Body Image*历年文章数、引用数和影响因子走势图

JCR分区：Psychiatry-SSCI（Q2：37/155）；Psychology, Clinical-SSCI（Q1：23/131）；Psychology, Multidisciplinary-SSCI（Q1：20/143）

JCI分区：Psychiatry-SSCI（Q1：24/258）；Psychology, Clinical-SSCI（Q1：17/178）；Psychology, Multidisciplinary-SSCI（Q1：25/211）

中国科学院分区：大类-心理学（1区）；小类-精神病学（1区），小类-心理学：临床（1区），小类-心理学：综合（1区）

CiteScore指标：7.7

CiteScore排名：Social Psychology 16/296；General Psychology 19/209；Applied Psychology 22/230

SJR 2021：1.566

SNIP 2021：2.142

自引率：23.18%

h-index：89

3 投稿指南

稿件收录偏好：该期刊致力于发表各种类型的文章，包括原创性研究、简短的研究报告、理论和评论、综述类型文章（系统评论和荟萃分析）、量表开发、协议，以及可用于推动身体形象的研究等。

接收率：不详

审稿周期：初审时间3.8周左右，审稿平均时间8.3周

出版模式：混合出版模式（开放获取：3 850美元/篇）

来稿类型：（除了信件，字数、图表和参考文献方面没有明确限制）

[1] 原创性研究
[2] 系统评价/荟萃分析
[3] 方法论/协议类型文章
[4] 非预期/零结果的文章
[5] 量表开发/改编文章
[6] 重复研究
[7] 理论评论文章
[8] 给编辑的信：正文≤3 000字，参考文献≤30篇，图表不限

参考文献：遵循APA风格；文中引用格式"(Zheng et al., 2018)"，文献样式"Zheng, W., Li, X. H., Yang, X. H., Cai, D. B., Ungvari, G. S., Ng, C.H., Wang, Y. Y., Xiang, Y. T.（2018）. Adjunctive memantine for schizophrenia: a meta-analysis of randomized, double-blind, placebo-controlled trials. *Psychological Medicine, 48*(1), 72-81. https://doi.org/10.1017/S0033291717001271"

Brazilian Journal of Psychiatry

1 简介

Brazilian Journal of Psychiatry，简称*BRAZ J PSYCHIAT*（ISSN-print：1516-4446；ISSN-online：1809-452X），是巴西精神病学协会（Associacao Brasileira de Psiquiatria）的官方出版物。前身是*Revista Brasileira de Psiquiatria*，每2个月出版1次。发表精神病学相关领域的原创作品。

出版国家或地区：巴西（Brazil）

主办单位：巴西精神病学协会

出版商：Associação Brasileira de Psiquiatria

出版周期：每年6期

主编：Andre Brunoni；Universidade de São Paulo，Brazil；E-mail：不详

Antonio Egidio Nardi；Universidade Federal do Rio de Janeiro, Brazil；E-mail：editorial@abp.org.br

年发文量：共125篇

收录的数据库：British Nursing Index，BCI，CAB Abstracts，EBSCO: CINAHL，Excellence in Research for Australia，MEDLINE，PsycINFO，Scopus，Web of Science

官方网址：http://www.bjp.org.br/

2 影响力

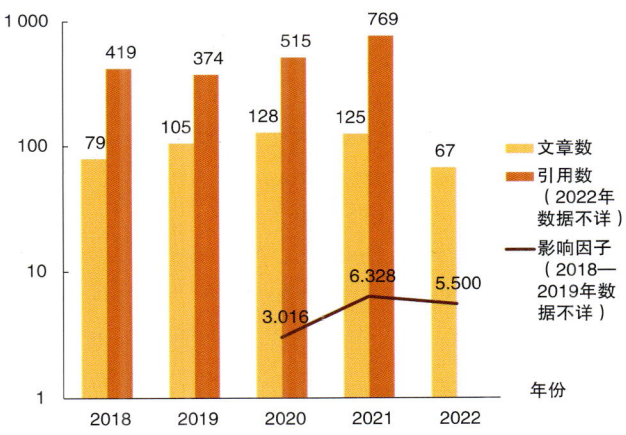

图1-24 *Brazilian Journal of Psychiatry*历年文章数、引用数和影响因子走势图

JCR分区：Psychiatry-SCIE（Q2：40/155）；Psychiatry-SSCI（Q1：30/143）

JCI分区：Psychiatry-SCIE（Q2：126/258）；Psychiatry-SSCI（Q2：126/258）

中国科学院分区：大类-医学（3区）；小类-精神病学（3区）

CiteScore指标：4.6

CiteScore排名：164/529

SJR 2021：0.774

SNIP 2021：1.221
自引率：3.64%
h-index：58

3 投稿指南

稿件收录偏好：该期刊致力于发表精神病学所有领域的原创作品，重点关注公共卫生、临床流行病学、基础科学和与生态环境相关的心理健康问题。

接收率：不详
审稿周期：不详
出版模式：不详
来稿类型：

[1] 原创性研究：正文≤5 000字，参考文献≤40篇，插图和/或表格≤6个

[2] 综述：正文≤6 000字，参考文献不限，插图和/或表格≤6个

[3] 简短交流：正文≤1 500字，参考文献≤15篇，插图和/或表格≤2个

[4] 给编辑的信：正文≤500字，参考文献≤5篇，插图和/或表格≤1个

[5] 社论：正文≤900字，参考文献≤5篇，插图和/或表格≤1个

参考文献：文中引用格式"[1]"，文献样式"1. Zheng W, Li X H, Yang X H, Cai D B, Ungvari G S, Ng C H, et al. Adjunctive memantine for schizophrenia: a meta-analysis of randomized, double-blind, placebo-controlled trials. Psychological Medicine. 2018; 48(1), 72-81."

Child and Adolescent Mental Health

1 简介

Child and Adolescent Mental Health，简称CHILD ADOL MENT H-UK（ISSN-print：1475-357X；ISSN-online：1475-3588），是由John Wiley & Sons代表儿童与青少年心理健康协会（Association for Child and Adolescent Mental Health）出版的医学期刊。该期刊邀请国际上从事儿童和青少年精神卫生服务研究相关的学者和临床医生进行同行评审，并发表该领域研究的临床创新干预措施方法的原创文章和报告。

出版国家或地区：英国（United Kingdom）
主办单位：儿童与青少年心理健康协会
出版商：John Wiley and Sons Inc
出版周期：每年4期
主编：Bernadka Dubicka, MD, PhD；Consultant Child and Adolescent Psychiatrist, Pennine Care Foundation Trust and Honorary Professor, University of Manchester, United Kingdom；E-mail：bernadka.dubicka@manchester.ac.uk
年发文量：共95篇
收录的数据库：Academic Search，EBSCO：Academic Search Alumni Edition，EBSCO：Academic Search Premier，Criminal Justice Abstracts，Current Contents，EMBASE，ProQuest：Health Research Premium Collection，ProQuest：Hospital Premium Collection，MEDLINE，PubMed，ProQuest Central，Psychology & Behavioral Sciences Collection，Psychology Collection，Psychology Database，PsycINFO；PsycINFO：Psychological Abstracts，Scopus，Web of Science

官方网址：https://acamh.onlinelibrary.wiley.com/journal/14753588

2 影响力

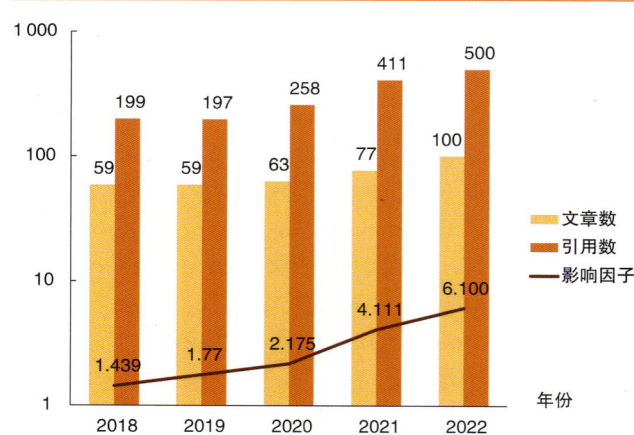

图1-25 *Child and Adolescent Mental Health*历年文章数、引用数和影响因子走势图

JCR分区：Psychiatry-SCIE（Q2：76/155）；Psychiatry-SSCI（Q2：52/143）；Pediatrics-SCIE（Q1：20/130）；Psychology, Clinical-SSCI（Q2：41/131）

JCI分区：Psychiatry-SCIE（Q3：131/258）；Psychiatry-SSCI（Q3：131/258）；Pediatrics-SCIE（Q2：85/184）；Psychology, Clinical-SSCI（Q3：90/178）

中国科学院分区：大类-医学（3区）；小类-精神病学（3区），小类-儿科（3区），小类-心理学：临床（3区）

CiteScore指标：2.3
CiteScore排名：136/298

SJR 2021：0.378
SNIP 2021：0.997
自引率：2.26%
h-index：50

3 投稿指南

稿件收录偏好：该期刊的主要目的是促进临床医生、卫生服务研究人员与儿童青少年及其家庭之间的关系，以及发表心理健康的循证临床实践和临床导向的研究。该期刊所有发表的论文应与心理健康从业者直接相关，并能够清楚地阐明研究内容在该领域的临床意义。

接收率：约18%
审稿周期：不详
出版模式：混合出版模式（开放获取：3 190美元/篇）
来稿类型：

[1] 原创性研究：正文≤5 500字
[2] 综述类型文章：正文≤8 000字（不包括图表）或正文≤10 000字（包括图表）
[3] 简短研究：正文≈1 500字，参考文献≤12篇，插图和/或表格≤1个
[4] 叙事类文章（儿童和成人精神健康的医学人文）正文=1 500～2 000字，参考文献≤8篇
[5] 给编辑的信：正文=500～700字，插图和/或表格≤1个
[6] 实践创新文章：正文≤2 200字，参考文献≤8篇
[7] 辩论类文章：正文≤1 000字，参考文献≤7篇
[8] 技术问题类文章：正文=1 000～1 500字，参考文献≤7篇

参考文献：遵循APA风格；文中引用格式"(Zheng et al., 2018)"，文献样式"Zheng, W., Li, X. H., Yang, X. H., Cai, D. B., Ungvari, G. S., Ng, C. H., ... & Xiang, Y. T.(2018). Adjunctive memantine for schizophrenia: a meta-analysis of randomized, double-blind, placebo-controlled trials. *Psychological Medicine*, 48(1), 72-81. https://doi.org/10.1017/S0033291717001271"

Child and Adolescent Psychiatry and Mental Health

1 简介

Child and Adolescent Psychiatry and Mental Health，简称*CHILD ADOL PSYCH MEN*（ISSN-online：1753-2000），是国际儿童和青少年精神病学及相关专业协会（International Association for Child and Adolescent Psychiatry and Allied Professions）的官方期刊，是一份开放的在线期刊，为不同文化背景的儿童和青少年心理健康提供一个快速和全面的科学交流平台。它是一个科学严谨和广泛开放的论坛，用于跨学科和跨文化的研究及信息交流，涉及精神病学专家、儿科医生、心理学专家、神经科学专家的相关学者和研究人员。

出版国家或地区：英国（the United Kingdom）
主办单位：国际儿童和青少年精神病学及相关专业协会
出版商：Springer
出版周期：每年12期
主编：Andreas Witt；PhD；Dipl.-Psych.；Universitäre Psychiatrische Dienste Bern，Switzerland；E-mail：不详
年发文量：共81篇
收录的数据库：DOAJ，EMBASE，Excellence in Research for Australia，PsycINFO，Scopus

官方网址：https://capmh.biomedcentral.com/

2 影响力

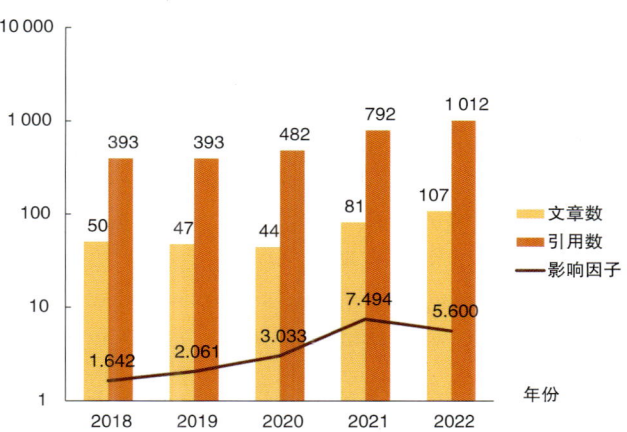

图1-26 *Child and Adolescent Psychiatry and Mental Health*历年文章数、引用数和影响因子走势图

JCR分区：Pediatrics-SCIE（Q1：7/130）；Psychiatry-SCIE（Q1：29/155）；Psychiatry-SSCI（Q1：23/143）

JCI分区：Pediatrics-SCIE（Q1：18/184）；Psychiatry-SCIE（Q1：38/258）；Psychiatry-SSCI（Q1：38/258）

中国科学院分区：大类-医学（3区）；小类-精神病学（3区），小类-儿科（2区）

CiteScore指标：5.6

CiteScore排名：Psychiatry and Mental Health 112/598；Pediatrics, Perinatology and Child Health 29/298

SJR 2021：1.560

SNIP 2021：2.381

自引率：2.23%

***h*-index**：49

3 投稿指南

稿件收录偏好：该期刊专注于发表改善儿童和青少年心理健康状况的诊断、预后和治疗的基础知识文章，旨在整合基础科学、临床研究和研究结果的实际应用。此外，还考虑传统期刊中仍未得到充分体现的方面，如发表儿童和青少年精神疾病的神经生物学和神经心理学相关文章。

接收率：不详

审稿周期：初审时间26天左右，审稿平均时间61天

出版模式：混合出版模式（开放获取：2 790美元/篇）

来稿类型：

[1] 原创性研究：正文≈3 000字，插图和/或表格≤5个

[2] 病例报道

[3] 综述类型文章：正文≈3 000字

[4] 评论：正文=800～1 200字

[5] 给编辑的信：正文=300～800字

参考文献：遵循Vancouver风格；文中引用格式"[1]"，文献样式"1. Zheng W, Li XH, Yang XH, Cai DB, Ungvari GS, Ng CH, et al. Adjunctive memantine for schizophrenia: a meta-analysis of randomized, double-blind, placebo-controlled trials. Psychol Med. 2018; 48(1): 72-81."

CNS Drugs

1 简介

CNS Drugs（ISSN-print：1172-7047；ISSN-online：1179-1934），为研究人员和医护人员提供治疗神经和精神疾病的药物疗法的重要信息。该期刊讨论与这些疾病的药物治疗相关的主要问题，包括主要类别药物的药理学、疗效和不良反应；新开发的药物和药物类别的信息；对神经和精神疾病的病因学的最新研究；具体临床情况的实际管理。

出版国家或地区：英国（the United Kingdom）

主办单位：不详

出版商：Springer

出版周期：每年12期

主编：Susan Pochon；Adis International Limited，Auckland，New Zealand；E-mail：Susan.Pochon@springer.com

年发文量：共92篇

收录的数据库：BCI，EBSCO: CINAHL，EMBASE，Excellence in Research for Australia，MEDLINE，PsycINFO，Scopus，Web of Science

官方网址：https://www.springer.com/40263

2 影响力

JCR分区：Clinical Neurology-SCIE（Q1：30/212）；Psychiatry-SCIE（Q1：38/155）；Pharmacology and Pharmacy-SCIE（Q1：42/279）

JCI分区：Clinical Neurology-SCIE（Q1：41/267）；Psychiatry-SCIE（Q1：44/258）；Pharmacology and Pharmacy-SCIE（Q1：48/361）

中国科学院分区：大类-医学（2区）；小类-精神病学（2区），小类-药学（1区），小类-临床神经病学（2区）

CiteScore指标：9.8

CiteScore排名：31/529

SJR 2021：1.263

SNIP 2021：1.866

自引率：1.93%

***h*-index**：115

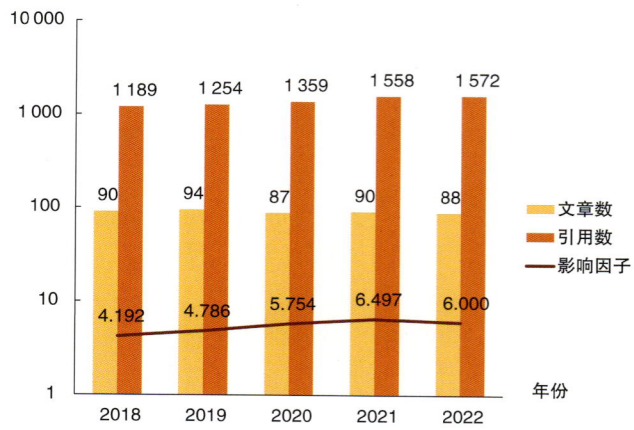

图1-27 *CNS Drugs*历年文章数、引用数和影响因子走势图

3 投稿指南

稿件收录偏好：该期刊致力于发表以下内容的文章：（1）有争议的或新出现的问题的概述性文章

（2）为管理神经和精神疾病的药理学方法提供了权威信息的叙述性综述。（3）使用PRISMA声明中列出的明确、系统的方法，整理经验性证据，回答特定的研究问题的系统性综述。（4）关于神经学和精神病学中新药物的特性和治疗位置的药物评论。（5）报告与临床实践有密切联系的研究结果的原创性研究。

接收率：不详

审稿周期：初审时间18天左右

出版模式：混合出版模式（开放获取：4 190美元/篇）

来稿类型：（参考文献、插图、表格的数量无限制）

[1] 综述类型文章：正文≤8 000字

[2] 观点或意见：正文≤8 000字

[3] 要闻（提供一个新兴领域发展现状的简短概述）：正文≤4 000字

[4] 治疗实践：正文≤8 000字

[5] 系统综述：正文≤10 000字

[6] 原创性研究：正文≤6 000字

[7] 给编辑的信：正文≤1 000字

[8] 社论/评论：正文≤1 500字

参考文献：文中引用格式"[1]"，文献样式"1. Zheng W, Li XH, Yang XH, et al. Adjunctive memantine for schizophrenia: a meta-analysis of randomized, double-blind, placebo-controlled trials. PsycholMed.2018；48(1)：72-81.https: //doi.org/10.1017/S0033291717001271"

Comprehensive Psychiatry

1 简介

Comprehensive Psychiatry，简称*COMPR PSYCHIAT*（ISSN-print：0010-440X；ISSN-online：1532-8384），是一本发表关于精神病学和心理健康方面的同行评审期刊。该期刊的使命是传播最前沿的知识，以改善患者照料情况，促进业内人士对精神疾病的理解。在不断得到国际编辑和同行评审团队的支持下，该期刊目标是发表高质量的论文，特别重视研究工作的临床意义，包括提高对精神病理学的理解。该期刊鼓励作者采用易懂的方法来介绍他们的研究结果，以促进临床医生和其他有关各方的充分参与。

出版国家或地区：美国（the United States）

主办单位：美国精神病理学协会（American Psychopathological Association）

出版商：Elsevier

出版周期：每年8期

主编：N. Fineberg，MBBS MA MRCPsych；University of Hertfordshire，Hatfield，the United Kingdom；E-mail：不详

年发文量：共62篇

收录的数据库：BCI，CAB Abstracts，EBSCO：CINAHL，Excellence in Research for Australia，MEDLINE，PsycINFO，Scopus，Web of Science

官方网址：https://www.sciencedirect.com/journal/comprehensive-psychiatry

2 影响力

JCR分区：Psychiatry-SCIE（Q1：33/155）；Psychiatry-SSCI（Q1：26/143）

JCI分区：Psychiatry-SCIE（Q1：37/258）；Psychiatry-SSCI（Q1：37/258）

中国科学院分区：大类-医学（2区）；小类-精神病学（2区）

CiteScore指标：8.7

CiteScore排名：Psychiatry and Mental Health 43/529；Clinical Psychology 15/292

SJR 2021：1.570

SNIP 2021：2.059

自引率：0.72%

h-index：112

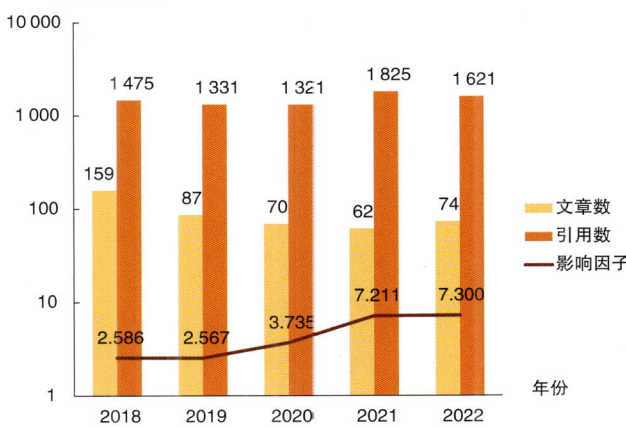

图1-28 *Comprehensive Psychiatry*历年文章数、引用数和影响因子走势图

3 投稿指南

稿件收录偏好：该期刊致力于发表各种类型的文章，涵盖了精神病学和心理学的各个方面，从系统回顾和荟萃分析到原创性研究（全文或简要报告）、评论和给编辑的信等。

接收率：不详

审稿周期：初审时间4.3周左右，审稿平均时间

6.1周

出版模式：混合出版模式（开放获取：2 610美元/篇）

来稿类型：各种类型的文章，未限制字数、图表数量

参考文献：文中引用格式"[1]"，文献样式"[1] Zheng W, Li XH, Yang XH, Cai DB, Ungvari GS, Ng CH, et al. Adjunctive memantine for schizophrenia: a meta-analysis of randomized, double-blind, placebo-controlled trials. Psychol Med 2018; 48(1): 72-81. https://doi.org/10.1017/S0033291717001271."

Current Opinion in Psychiatry

1 简介

Current Opinion in Psychiatry，简称*CURR OPIN PSYCHIATR*（ISSN-print：0951-7367；ISSN-online：1473-6578），是一份涵盖了精神病学领域最有趣和最重要进展的双月刊。内容包括精神分裂症、神经发育障碍和饮食障碍，以及五个特定领域的八个精神障碍的章节等，并对该领域发展提供专家评价。

出版国家或地区：美国（the United States）

主办单位：不详

出版商：Lippincott Williams and Wilkins Ltd

出版周期：每年6期

主编：David J. Kupfer，MD；University of Pittsburgh Medical Center，Western Psychiatric Institute and Clinic，the United States；E-mail：Kupferdj@upmc.edu

Norman Sartorius；Association for the Improvement of Mental Health（AMH），Switzerland；E-mail：Sartorius@normansartorius.com

年发文量：共86篇

收录的数据库：EBSCO: CINAHL，Excellence in Research for Australia，MEDLINE，PsycINFO，Scopus，Web of Science

官方网址：https://journals.lww.com/co-psychiatry/pages/default.aspx

2 影响力

JCR分区：Psychiatry-SCIE（Q1：27/155）；Psychiatry-SSCI（Q1：21/144）

JCI分区：Psychiatry-SCIE（Q3：153/258）；Psychiatry-SSCI（Q3：153/258）

中国科学院分区：大类-医学（2区）；小类-精神病学（2区）

CiteScore指标：7.3

CiteScore排名：63/529

SJR 2021：1.398

SNIP 2021：1.842

自引率：0.99%

h-index：94

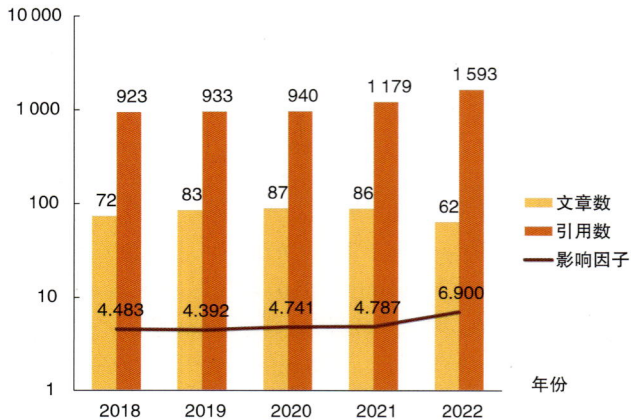

图1-29 *Current Opinion in Psychiatry*历年文章数、引用数和影响因子走势图

3 投稿指南

稿件收录偏好：只发表特邀文章。邀请专家从过去，尤其是从近12～18个月发表的原始文献中挑选出有趣或感兴趣的论文，进行简短的注释，并发表对该领域当前进展的看法，以这种系统的方式来帮助读者获得行业信息。

接收率：不详

审稿周期：6～12周

出版模式：混合出版模式（开放获取：3 360或4 141美元/篇）

来稿类型：

专家评论：正文≈2 500字（包括参考文献），关键词=3～5个，结论=50～100字，摘要≤200字，作者≤3位，图和/或表≤4个

参考文献：文中引用格式"[1]"，文献样式"1.Zheng W, Li XH, Yang XH, et al. Adjunctive memantine for schizophrenia: a meta-analysis of randomized, double-blind, placebo-controlled trials. *Psychol Med* 2018; 48: 72-81."

Current Psychiatry Reports

1 简介

Current Psychiatry Reports，简称*CURR PSYCHIAT REP*（ISSN-print：1523-3812；ISSN-online：1535-1645），该期刊阐明了当前最新的诊断、治疗、管理和预防精神疾病的方法，以清晰可读的形式介绍当前专家对精神病学进展的看法，收集并总结了近期关于精神病学的重要论文，提醒读者关注有价值的临床试验、网站和评论。

出版国家或地区：美国（the United States）
主办单位：不详
出版商：Springer
出版周期：每年12期
主编：Michelle B. Riba，MD；University of Michigan，Ann Arbor，Michigan，the United States；E-mail：不详
年发文量：共87篇
收录的数据库：EBSCO：CINAHL，MEDLINE，Scopus，Web of Science
官方网址：https://link.springer.com/journal/11920

2 影响力

JCR分区：Psychiatry-SCIE（Q1：22/155）；Psychiatry-SSCI（Q1：16/143）
JCI分区：Psychiatry-SCIE（Q2：113/258）；Psychiatry-SSCI（Q2：113/258）
中国科学院分区：大类-医学（2区）；小类-精神病学（2区）
CiteScore指标：10.1
CiteScore排名：27/529
SJR 2021：2.059
SNIP 2021：2.602
自引率：1.13%

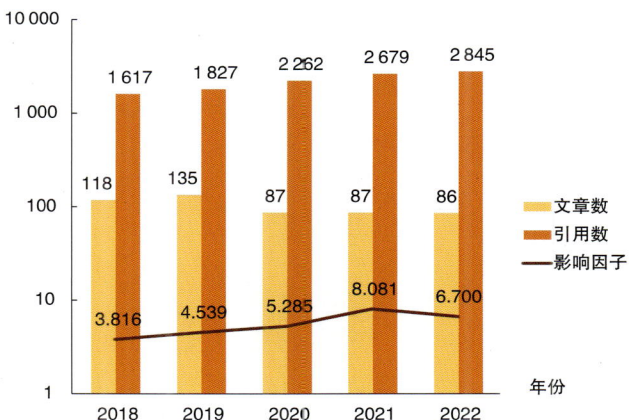

图1-30 *Current Psychiatry Reports*历年文章数、引用数和影响因子走势图

3 投稿指南

稿件收录偏好：该期刊致力于发表关于精神病学领域重要的深度评论文章。通过介绍清晰、深刻的评论，强调最近发表的具有重要意义的论文。
接收率：不详
审稿周期：初审时间3天左右
出版模式：混合出版模式（开放获取：4 190美元/篇）
来稿类型：
综述和特邀评论：摘要＝150～250字
参考文献：文中引用格式"[1]"，文献样式"1. Zheng W, Li XH, Yang XH, Cai DB, Ungvari GS, Ng CH, Wang SB, Wang YY, Ning YP, Xiang YT. Adjunctive memantine for schizophrenia: a meta-analysis of randomized, double-blind, placebo-controlled trials. Psychol Med. 2018; 48: 72-81. https://doi.org/10.1017/S0033291717001271"

Depression and Anxiety

1 简介

Depression and Anxiety，简称*DEPRESS ANXIETY*（ISSN-print：1091-4269；ISSN-online：1520-6394），是美国焦虑与抑郁协会（the Anxiety and Depression Association of America）的官方期刊，发表原创性研究和综述，内容需涉及心境障碍和焦虑障碍及相关现象的神经生物学（遗传学和神经影像学）、流行病学、实验精神病理学和治疗（心理治疗和药理学）方面。

出版国家或地区：美国（the United States）
主办单位：美国焦虑与抑郁协会
出版商：Hindawi
出版周期：每年12期
主编：Darin Dougherty；Massachusetts General Hospital，the United States；E-mail：dajrnl@wiley.com

年发文量：共115篇
收录的数据库：EBSCO: CINAHL，EMBASE，Excellence in Research for Australia，MEDLINE，PsycINFO，Scopus，Web of Science
官方网址：https://onlinelibrary.wiley.com/journal/10.1002/（ISSN）1520-6394

2 影响力

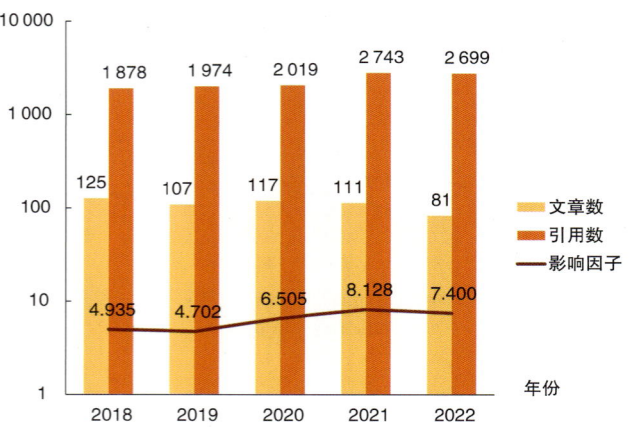

图1-31 *Depression and Anxiety*历年文章数、引用数和影响因子走势图

JCR分区：Psychiatry-SCIE（Q1：21/157）；Psychiatry-SSCI（Q1：15/143）；Psychology-SCIE（Q1：10/81）；Psychology, Clinical-SSCI（Q1：9/132）

JCI分区：Psychiatry-SCIE（Q1：20/258）；Psychiatry-SSCI（Q1：20/258）；Psychology-SCIE（Q1：9/90）；Psychology, Clinical-SSCI（Q1：12/178）

中国科学院分区：大类-医学（1区）；小类-精神病学（2区），小类-心理学（1区），小类-心理学：临床（1区）

CiteScore指标：11.1

CiteScore排名：Psychiatry and Mental Health 23/529；Clinical Psychology 6/292

SJR 2021：2.657

SNIP 2021：2.678

自引率：1.16%

h-index：138

3 投稿指南

稿件收录偏好：该期刊只发表原创性研究和综述类文章。优先刊登治疗和综述类型论文，以及对精神疾病患者的临床评估和护理的论文。

接收率：不详

审稿周期：不详

出版模式：开放获取模式（2 300美元/篇）

来稿类型：原创性研究和综述

参考文献：文中引用格式"（Zheng et al., 2018）"，文献样式"Zheng, W., Li, X. H., Yang, X. H., Cai, D. B., Ungvari, G. S., Ng, C. H., Wang, S. B. Wang, Y. Y., Ning, Y. P. & Xiang, Y. T.(2018). Adjunctive memantine for schizophrenia: a meta-analysis of randomized, double-blind, placebo-controlled trials. *Psychological Medicine*, 48(1), 72-81. https://doi.org/10.1017/S0033291717001271"

Epidemiology and Psychiatric Sciences

1 简介

Epidemiology and Psychiatric Sciences，简称*EPIDEMIOL PSYCH SCI*（ISSN-print：2045-7960；ISSN-online：2045-7979），是一本国际性的同行评审期刊，于2020年开放出版。该期刊的前身是Michele Tansella于1992年创办的*Epidemiologia e Psichiatria Sociale*。该期刊优先刊登最前沿的公共心理健康和政策、心理健康服务和系统的研究以及流行病学和社会精神病学领域的研究。

出版国家或地区：英国（the United Kingdom）

主办单位：不详

出版商：Cambridge University Press

出版周期：每年12期

主编：Corrado Barbui；University of Verona, Italy；E-mail：lsmith@cambridge.org

年发文量：共67篇

收录的数据库：BCI，EBSCO: CINAHL，Scopus，MEDLINE，PsycINFO，Web of Science

官方网址：https://www.cambridge.org/core/journals/epidemiology-and-psychiatric-sciences

2 影响力

JCR分区：Psychiatry-SCIE（Q1：25/155）；Psychiatry-SSCI（Q1：18/143）

JCI分区：Psychiatry-SCIE（Q1：25/258）；Psychiatry-SSCI（Q1：25/258）

中国科学院分区：大类-医学（1区）；小类-精神病学（1区）

CiteScore指标：9.8

CiteScore排名：Psychiatry and Mental Health 30/529；Public Health，Environmental and Occupational

Health 21/562；Epidemiology 13/108

SJR 2021：1.747

SNIP 2021：2.142

自引率：1.08%

h-index：53

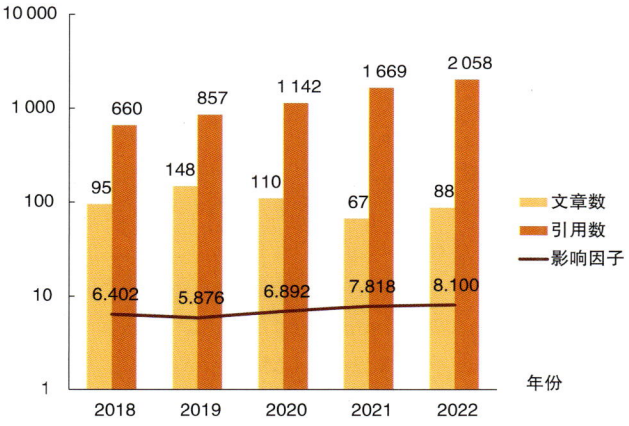

图1-32 *Epidemiology and Psychiatric Sciences*历年文章数、引用数和影响因子走势图

3 投稿指南

稿件收录偏好：优先考虑有关心理健康服务研究的原创性研究和系统综述。

接收率：不详

审稿周期：不详

出版模式：混合出版模式（开放获取：3 255美元/篇）

来稿类型：

[1] 原创性研究：正文≤4 000字，插图和/或表格≤6个

[2] 社论：正文≤3 000字

[3] 专题文章：正文≤4 000字，插图和/或表格≤6个

[4] 观点：正文≤1 500字

[5] 系统综述和荟萃分析：正文≤4 000字，插图和/或表格≤7个

参考文献：遵循Harvard Style风格；文中引用格式"(Zheng et al., 2018)"，文献样式"Zheng, W, Li, X H, Yang, X H, Cai, D B, Ungvari, G S, Ng, C H, Wang, S B, Wang, Y Y, Ning, Y P and Xiang, Y T(2018) Adjunctive memantine for schizophrenia: a meta-analysis of randomized, double-blind, placebo-controlled trials. *Psychological Medicine* 48(1), 72-81."

European Child & Adolescent Psychiatry

1 简介

European Child & Adolescent Psychiatry，简称*EUR CHILD ADOLES PSY*（ISSN-print：1018-8827；ISSN-online：1435-165X），是欧洲唯一一本完全致力于儿童和青少年精神病学的同行评审期刊。它旨在促进对儿童和青少年精神病理学的广泛了解。实证研究是它的基础，而临床相关性是它的特点。

出版国家或地区：德国（Germany）

主办单位：不详

出版商：Springer

出版周期：每年12期

主编：Pieter J. Hoekstra；University Medical Centre Groningen，Netherlands；E-mail：p.hoekstra@accare.nl。

年发文量：共339篇

收录的数据库：EBSCO: CINAHL，Excellence in Research for Australia，MEDLINE，PsycINFO，Scopus，Web of Science

官方网址：https://link.springer.com/journal/787

2 影响力

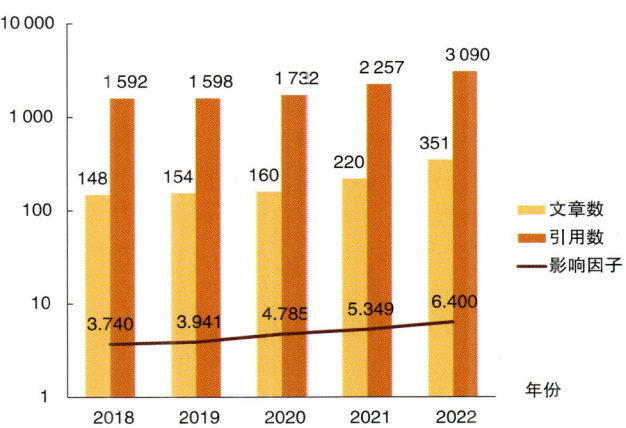

图1-33 *European Child & Adolescent Psychiatry*历年文章数、引用数和影响因子走势图

JCR分区：Pediatrics-SCIE（Q1：12/130）；Psychiatry-SCIE（Q2：51/155）；Psychiatry-SSCI（Q2：39/143）；Psychology, developmental-SSCI（Q1：13/78）

JCI分区：Pediatrics-SCIE（Q1：17/184）；Psychiatry-SCIE（Q2：35/258）；Psychiatry-SSCI（Q2：36/258）；Psychology, developmental（Q1：

16/92）

中国科学院分区：大类-医学（2区）；小类-精神病学（2区），小类-儿科（1区），小类-心理学：发育（2区）

CiteScore指标：7.9

CiteScore排名：Psychiatry and Mental Health 57/529；Pediatrics, Perinatology and Child Health 14/298；Developmental and Educational Psychology 20/341

SJR 2021：1.696

SNIP 2021：2.173

自引率：6.29%

h-index：100

3 投稿指南

稿件收录偏好：涉及神经精神病学、认知神经科学、遗传学、神经影像学、药理学和相关领域的论文，鼓励来自世界各地的投稿。

接收率：不详

审稿周期：初审平均中位时间11天

出版模式：混合出版模式（开放获取：3 990美元/篇）

来稿类型：

[1] 原创性研究：正文≤6 000字

[2] 综述：正文≤12 000字

[3] 给编辑的信：正文≤1 500字，参考文献≤10篇，插图和/或表格≤1个，作者≤3位

参考文献：文中引用格式"[1]"，文献样式"1. Zheng W, Li XH, Yang XH, Cai DB, Ungvari GS, Ng CH, et al. (2018) Adjunctive memantine for schizophrenia: a meta-analysis of randomized, double-blind, placebo-controlled trials. Psychological Medicine 48: 72-81. https://doi.org/10.1017/S0033291717001271"

European Journal of Psychotraumatology

1 简介

European Journal of Psychotraumatology，简称*EUR J PSYCHOTRAUMAT*（ISSN-print：2000-8198；ISSN-online：2000-8066），是由欧洲创伤应激研究学会（European Society for Traumatic Stress Studies）主办的同行评审的开放性跨学科期刊。旨在利用最新研究或临床经验，让学者、临床医生和研究人员参与到理解、预防、治疗压力和创伤后果的重要问题中，问题包括但不限于创伤后应激障碍、抑郁症、药物滥用、倦怠以及神经生物学或生理学后果。该期刊与ESTSS的使命相同，即推进传播有关创伤性压力的科学知识。论文可能涉及个别事件、重复或慢性（复杂）创伤、大规模的灾难或暴力事件。

出版国家或地区：瑞典（Sweden）

主办单位：欧洲创伤应激研究学会

出版商：Taylor & Francis Group

出版周期：每年12期

主编：Miranda Olff，PhD；Amsterdam University Medical Centers，Netherlands；E-mail：m.olff@amsterdamumc.nl

年发文量：共201篇

收录的数据库：DOAJ，PsycINFO，Web of Science

官方网址：https://www.tandfonline.com/toc/zept20/current

2 影响力

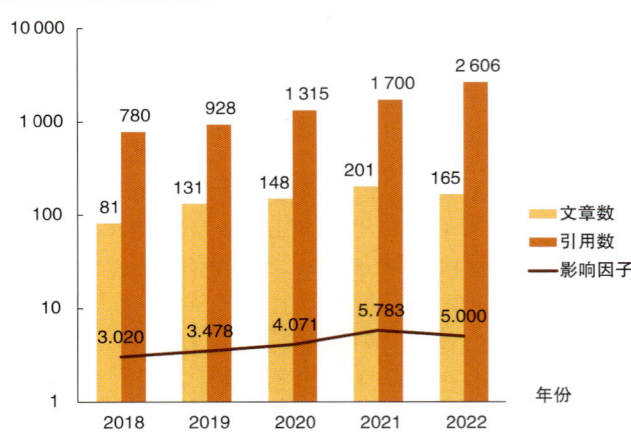

图1-34 *European Journal of Psychotraumatology*历年文章数、引用数和影响因子走势图

JCR分区：Psychiatry-SSCI（Q1：34/143）；Psychology, Clinical-SSCI（Q1：22/131）

JCI分区：Psychiatry-SSCI（Q1：54/258）；Psychology, Clinical-SSCI（Q1：42/178）

中国科学院分区：大类-医学（2区）；小类-精神病学（2区），小类-心理学：临床（2区）

CiteScore指标：5.3

CiteScore排名：126/529

SJR 2021：1.482

SNIP 2021：1.700

自引率：15.61%

h-index：49

3 投稿指南

稿件收录偏好： 该期刊发表定量和定性的研究。希望吸引来自不同专业背景的学者和从业人员投稿，包括但不限于从事心理健康、社会科学、健康和福利服务领域的人员。欢迎来自各地的投稿。

接收率： 约62%

审稿周期： 初审平均时间是37天，审稿平均时间是42天，从接受到在线发表的平均时间是50天

出版模式： 开放获取模式（1 860美元/篇）

来稿类型：

[1] 原创性研究：正文≤6 000字
[2] 综述（包括荟萃分析）：正文≤6 000字
[3] 简短报告：正文≤3 000字
[4] 病例报告：正文≤3 000字
[5] 协议（或）研究方案：正文≤6 000字
[6] 临床实践：正文≤6 000字
[7] 给编辑的信：正文≤1 000字，插图和/或表格≤1个
[8] 书评：正文≤1 000字，插图和/或表格≤1个
[9] 社论：正文≤300字
[10] 会议摘要：正文≤500字

参考文献： 可以采用任何风格或格式，只要应用一致的学术引用格式即可

European Neuropsychopharmacology

1 简介

European Neuropsychopharmacology，简称*EUR NEUROPSYCHOPHARM*（ISSN-print：0924-977X；ISSN-online：1873-7862），是欧洲神经精神药理学学院（European College of Neuropsychopharmacology）的官方出版物。根据该学院的使命，该期刊专注于临床和基础科学的研究，以促进对大脑功能和人类行为的理解，并能转化为改进的治疗方法和影响公共精神卫生。近年来，神经科学和基因组学的基础知识和实验技术方面已取得了令人振奋的进展，然而，这些发现的临床转化却比较缓慢，该期刊旨在通过推广重要的研究结果来缩小这一差距。这些研究结果将促进对精神障碍生物学基础的理解，以及对治疗方法的发展和改进产生重大影响，为精神障碍预防和康复铺平道路。

出版国家或地区： 荷兰（Netherlands）
主办单位： 欧洲神经精神药理学学院
出版商： Elsevier
出版周期： 每年12期
主编： Eduard Vieta, MD, PhD; Universitat de Barcelona Institute of Neurosciences, Barcelona, Spain; E-mail：evieta@clinic.cat
年发文量： 共154篇
收录的数据库： BCI, CAB Abstracts, EMBASE, Excellence in Research for Australia, MEDLINE, PsycINFO, Scopus, Web of Science
官方网址： https://www.sciencedirect.com/journals/european-neuropsychopharmacology

2 影响力

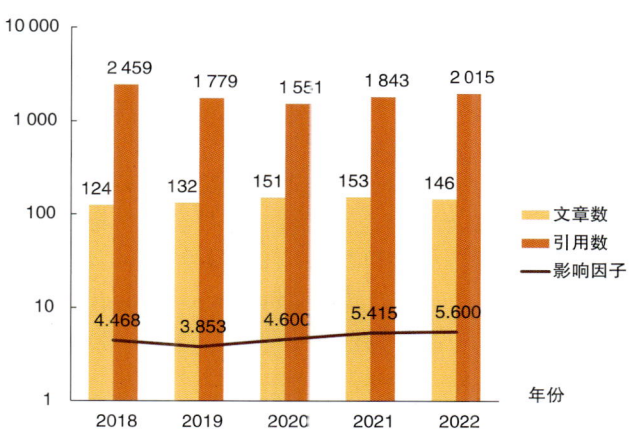

图1-35 *European Neuropsychopharmacology*历年文章数、引用数和影响因子走势图

JCR分区： Psychiatry-SCIE（Q2：49/155）；Clinical Neurology-SCIE（Q1：48/212）；Neurosciences-SCIE（Q2：77/275）；Pharmacology and Pharmacy-SCIE（Q1：63/279）

JCI分区： Psychiatry-SCIE（Q2：65/258）；Clinical Neurology-SCIE（Q1：66/267）；Neurosciences-SCIE（Q2：83/306）

中国科学院分区： 大类-医学（2区）；小类-精神病学（2区），小类-临床神经病学（2区），小类-神经科学（2区），小类-药学（2区）

CiteScore指标： 6.9

CiteScore排名： Psychiatry and Mental Health 77/529；Pharmacology（medical）38/255；Neurology（clinical）62/359

SJR 2021： 1.324
SNIP 2021： 1.190
自引率： 2.99%

h-index：118

3 投稿指南

稿件收录偏好：专注于临床和基础科学的研究。
接收率：约30%
审稿周期：初审时间为7.8周
出版模式：混合出版模式（开放获取：3 000美元/篇）
来稿类型：
[1] 原创性研究：正文≤6 500字，参考文献≤80篇
[2] 简短报告：正文≤2 500字，参考文献≤25篇
[3] 专题评论：正文不限字数，参考文献≤150篇
[4] 给编辑的信：正文≤500字，参考文献≤5篇
[5] 观点：正文≤1 000字，参考文献≤10篇，插图≤1个，作者≤2位
参考文献：文中引用格式"（Zheng et al., 2018）"，文献样式"Zheng, W., Li, X.H., Yang, X.H., Cai, D.B., Ungvari, G.S., Ng, C.H., et al., 2018. Adjunctive memantine for schizophrenia: a meta-analysis of randomized, double-blind, placebo-controlled trials. Psychol Med. 48, 72-81."

European Psychiatry

1 简介

European Psychiatry，简称*EUR PSYCHIAT*（ISSN-print：0924-9338；ISSN-online：1778-3585），是欧洲精神病学会（European Psychiatric Association）的官方期刊，是一份经过同行评审的开放获取期刊，旨在提供最先进的研究和政策，并激发精神病学、心理卫生、行为科学和神经科学相关的临床医生、科研工作者和为患者谋利益者进行讨论。

出版国家或地区：英国（the United Kingdom）
主办单位：欧洲精神病学会
出版商：Cambridge University Press
出版周期：每年8期
主编：Andrea Fiorillo，Professor of Psychiatry，University of Campania，Napoli，Italy
　　　　Sophia Frangou，MD，PhD，FRCPsych，Professor of Psychiatry；Icahn School of Medicine at Mount Sinai，New York，the United States．
E-mail：epjournal@cambridge.org
年发文量：共68篇
收录的数据库：BCI，EMBASE，Excellence in Research for Australia，MEDLINE，PsycINFO，Scopus，Web of Science
官方网址：https://www.cambridge.org/core/journals/european-psychiatry

2 影响力

JCR分区：Psychiatry-SCIE（Q1：35/155）；Psychiatry-SSCI（Q1：27/143）
JCI分区：Psychiatry-SCIE（Q1：44/258）；Psychiatry-SSCI（Q1：44/258）
中国科学院分区：大类-医学（2区）；小类-精神病学（2区）
CiteScore指标：7.7
CiteScore排名：61/529
SJR 2021：1.683
SNIP 2021：1.847
自引率：0.85%
h-index：100

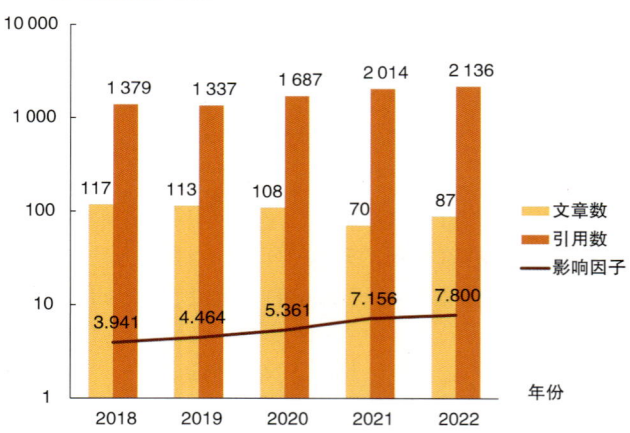

图1-36 *European Psychiatry*历年文章数、引用数和影响因子走势图

3 投稿指南

稿件收录偏好：该期刊致力于出版所有心理卫生领域的最新进展，包括诊断与治疗，临床及正常人的心理、行为和认知功能的生理基础。
接收率：不详
审稿周期：不详
出版模式：混合出版模式（开放获取：2 575美元/篇）
来稿类型：
[1] 原创性研究：正文≤3 500字，摘要≤250字
[2] 综述/荟萃分析：正文≤4 000字，摘

要≤250字

[3] 述评：述评≤1 000字，参考文献≤10篇，插图和/或表格≤1个

[4] 观点：观点≤1 500字，参考文献≤10篇，插图和/或表格≤1个

[5] EPA政策文件：正文≤3 500字，摘要≤250字，参考文献≤75篇，插图或表格≤5个

[6] EPA指导文件：正文≤3 500字，摘要≤250字，参考文献≤75篇，插图或表格≤5个

参考文献：遵循AMA风格；文中引用格式"[1]"，文献样式"[1] Zheng W, Li XH, Yang XH, Cai DB, Ungvari GS, Ng CH, Wang SB, Wang YY, Ning YP, Xiang YT. Adjunctive memantine for schizophrenia: a meta-analysis of randomized, double-blind, placebo-controlled trials. Psychol Med 2018;48:72-81.https://doi.org/10.1017/S0033291717001271"

General Hospital Psychiatry

1 简介

General Hospital Psychiatry，简称*GEN HOSP PSYCHIAT*（ISSN-print：0163-8343；ISSN-online：1873-7714），旨在探讨精神病学、医学、初级预防保健之间的联系，为临床及科研工作者探索健康与疾病提供平台。

出版国家或地区：美国（the United States）
主办单位：不详
出版商：Elsevier
出版周期：每年12期
主编：Jeff C. Huffman；Massachusetts General Hospital，Department of Psychiatry，Medford，Massachusetts，the United States；E-mail：jhuffman@partners.org
年发文量：共147篇
收录的数据库：BIOSIS Citation Index，EBSCO：CINAHL，Current Contents，EMBASE，PubMed，MEDLINE，PsycINFO，Scopus
官方网址：https://www.sciencedirect.com/journal/general-hospital-psychiatry

2 影响力

JCR分区：Psychiatry-SCIE（Q1：28/155）；Psychiatry-SSCI（Q1：21/143）
JCI分区：Psychiatry-SCIE（Q1：57/258）；Psychiatry-SSCI（Q1：57/258）
中国科学院分区：大类-医学（2区）；小类-精神病学（2区）
CiteScore指标：6.1
CiteScore排名：90/529
SJR 2021：1.446
SNIP 2021：1.659
自引率：3.37%
h-index：109

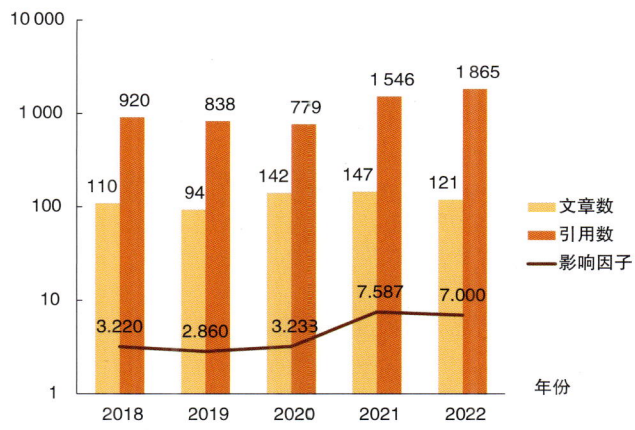

图1-37 *General Hospital Psychiatry*历年文章数、引用数和影响因子走势图

3 投稿指南

稿件收录偏好：该期刊致力于发表涉及生物心理社会医学方法（包括综合护理的模式），住院和门诊联络会诊精神病学，心身医学（包括躯体症状的研究、一般医疗环境中的评估方法，以及对特定医疗条件的人的评估和治疗），住院、急诊和心理危机干预；精神病学服务与一般医疗系统（例如，初级保健诊所、医院、国家政策）的关系；精神病学在初级保健、家庭实践和继续教育中的新方向；健康心理学等方面的文章。

接收率：不详
审稿周期：初审平均时间1.8周，审稿平均时间4.9周
出版模式：混合出版模式（开放获取：2 800美元/篇）
来稿类型：（期刊不收录案例报告）

[1] 常规文章（包括综述）：正文≤4 000字，插图和/或表格≤4个，摘要≤200字

[2] 简短报告：正文≤1 000字，插图和/或表格≤2个

[3] 给编辑的信：正文≤750字，插图和/或表格≤1个，参考文献≤10篇

[4] 述评：需要由杂志社邀请撰写

参考文献：遵循AMA风格；文中引用格式"[1]"，文献样式"[1] Zheng W, Li XH, Yang XH, Cai DB, Ungvari GS, Ng CH, Wang SB, Wang YY, Ning YP, Xiang YT. Adjunctive memantine for schizophrenia: a meta-analysis of randomized, double-blind, placebo-controlled trials. Psychol Med 2018; 48: 72-81."

International Journal of Eating Disorders

1 简介

International Journal of Eating Disorders，简称*INT J EAT DISORDER*（ISSN-print：0276-3478；ISSN-online：1098-108X），是一本面向精神病学、心理学、营养和饮食领域的国际同行评审期刊。期刊的使命是提高对治疗和预防进食障碍所需的科学知识的理解。

出版国家或地区：美国（the United States）
主办单位：不详
出版商：Wiley-Blackwell
出版周期：每年6期
主编：Ruth Striegel Weissman，PhD；Department of Psychology，Wesleyan University，Middletown，CT，the United States；E-mail：rweissman@wesleyan.edu
年发文量：共218篇
收录的数据库：BCI, CAB Abstracts, EBSCO: CINAHL, EMBASE, Excellence in Research for Australia, FSTA, MEDLINE, PsycINFO, Scopus, Web of Science
官方网址：https://onlinelibrary.wiley.com/journal/1098108x

2 影响力

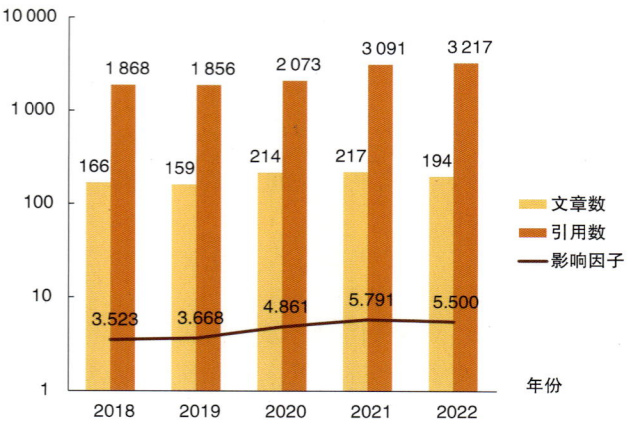

图1-38 *International Journal of Eating Disorders* 历年文章数、引用数和影响因子走势图

JCR分区：Psychiatry-SCIE（Q2：42/155）；Psychiatry-SSCI（Q1：33/143）；Psychology-SCIE（Q1：13/80）；Psychology, Clinical-SSCI（Q1：21/131）；Nutrition & Dietetics-SCIE（Q1：22/90）

JCI分区：Psychiatry-SCIE（Q1：38/258）；Psychiatry-SSCI（Q1：38/258）；Psychology-SCIE（Q1：16/90）；Psychology, Clinical-SSCI（Q1：29/178）；Nutrition & Dietetics-SCIE（Q1：12/109）

中国科学院分区：大类-医学（2区）；小类-营养学（2区），小类-精神病学（2区），小类-心理学（2区），小类-心理学：临床（2区）

CiteScore指标：7.3
CiteScore排名：64/529
SJR 2021：1.697
SNIP 2021：1.902
自引率：12.84%
***h*-index**：145

3 投稿指南

稿件收录偏好：致力于发表与进食障碍相关的理论、方法、病因、临床实践和政策方面的最新科学研究。该期刊也收录有助于理解、预防、治疗饮食失调的肥胖及健康饮食的理论和实证研究。

接收率：不详
审稿周期：初审时间22天左右
出版模式：混合出版模式（开放获取：4 940美元/篇）
来稿类型：

[1] 简短报告：正文≤2 000字，摘要≤250字，插图和/或表格≤2个

[2] 评论：正文≤2 000字，摘要≤200字，参考文献≤5篇

[3] 论坛：正文≤4 500字，摘要≤250字，插图和/或表格≤5个

[4] 原创性研究：正文≤4 500字，摘要≤250字，插图和/或表格≤8个

[5] 观点：正文≤750字，无摘要，参考文献≤5篇

[6] 注册研究：正文≤3 000字，摘要≤250字，插图和/或表格≤4个

[7] 综述：正文≤7 500字，摘要≤250字

[8] 聚焦：正文≤2 000字，摘要≤250字，插图

和/或表格≤2个

（此外，还可以有跨文化研究、基因研究等）

参考文献：遵循Harvard Style风格；文中引用格式"(Zheng et al., 2018)"，文献样式"Zheng, W., Li, X. H., Yang, X. H., Cai, D. B., Ungvari, G. S., Ng, C. H., & Xiang, Y. T.(2018). Adjunctive memantine for schizophrenia: a meta-analysis of randomized, double-blind, placebo-controlled trials. *Psychological Medicine*, 48(1), 72-81. https://doi.org/10.1017/S0033291717001271"

International Journal of Mental Health and Addiction

1 简介

International Journal of Mental Health and Addiction，简称INT J MENT HEALTH AD（ISSN-print：1557-1874；ISSN-online：1557-1882），旨在为精神卫生和成瘾相关研究、政策、病因学、文献综述以及预防和治疗方面的最新信息和发展提供一个论坛。该期刊的研究范围包括精神健康、物质成瘾、行为成瘾以及并发的精神健康和成瘾性障碍。其目标是通过发表高质量的同行评审文章，寻求和引导关于精神卫生和成瘾相关问题的国际辩论，并帮助理解精神卫生、成瘾及其并发症如何影响个人、家庭和社会。

出版国家或地区：美国（the United States）
主办单位：不详
出版商：Springer
出版周期：每年4期
主编：Telmo Mota Ronzani；Universidade Federal de Juiz de Fora，Brazil；E-mail：tm.ronzani@gmail.com
年发文量：共30篇
收录的数据库：Excellence in Research for Australia，PsycINFO，Scopus，Web of Science
官方网址：https://www.springer.com/journal/11469

2 影响力

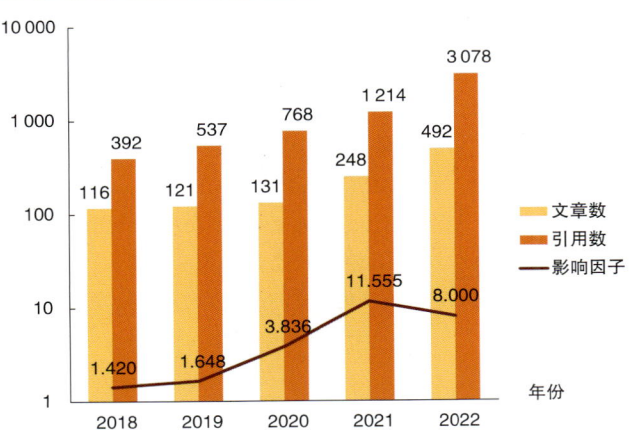

图1-39 *International Journal of Mental Health and Addiction*历年文章数、引用数和影响因子走势图

JCR分区：Psychiatry-SCIE（Q1：9/155）
JCI分区：Psychiatry-SCIE（Q1：18/258）

中国科学院分区：大类-医学（4区）；小类-精神病学（4区），小类-药物滥用（4区），小类-心理学：临床（4区）
CiteScore指标：6.8
CiteScore排名：82/529
SJR 2021：1.326
SNIP 2021：1.962
自引率：0.93%
h-index：37

3 投稿指南

稿件收录偏好：该期刊为心理学、社会学、人类学、犯罪学、公共卫生、历史、法律和文学等领域提供了广泛的报道。该期刊发表专题文章、综述文章、临床笔记、研究笔记、第一人称叙述、给编辑的信、评论、会议报告、书评和摘要。

接收率：约21%

审稿周期：初审平均中位时间为23天，审稿平均中位时间为39天

出版模式：混合出版模式（开放获取：3 490美元/篇）

来稿类型：

[1] 原始性论文：正文≤6 000字，摘要≤150字
[2] 综述类文章：正文≤6 000字，摘要≤150字
[3] 社论：不详
[4] 短篇报道：不详
[5] 临床病例报告：不详
[6] 评论：不详
[7] 新闻更新（研究、教育和临床）：不详
[8] 书评：不详
[9] 法律信件：不详

参考文献：遵循APA风格；文中引用格式"(Zheng et al., 2018)"，文献样式"Zheng, W., Li, X. H., Yang, X. H., Cai, D. B., Ungvari, G. S., Ng, C. H., Wang, S.B., Wang, Y.Y., Ning, Y.P., & Xiang, Y. T.(2018). Adjunctive memantine for schizophrenia: a meta-analysis of randomized, double-blind, placebo-controlled trials. *Psychological Medicine*, 48(1), 72-81. https://doi.org/10.1017/S0033291717001271"

International Journal of Mental Health Nursing

1 简介

International Journal of Mental Health Nursing，简称INT J MENT HEALTH NU（ISSN-print：1445-8330；ISSN-online：1447-0349），是澳大利亚心理卫生护理学院（Australian College of Mental Health Nurses）官方期刊，期刊关注心理卫生实践及研究的现状和发展，并为心理卫生问题的护理交流提供平台。

出版国家或地区：澳大利亚（Australia）
主办单位：澳大利亚心理卫生护理学院
出版商：Wiley-Blackwell
出版周期：每年6期
主编：Kim Usher；Professor and Head of School, School of Health, University of New England, Armidale, New South Wales, Australia；E-mail：ijmhn.eo@wiley.com
年发文量：共153篇
收录的数据库：British Nursing Index，EBSCO：CINAHL，Excellence in Research for Australia，MEDLINE，PsychINFO，Scopus，Web of Science
官方网址：https://onlinelibrary.wiley.com/journal/14470349

2 影响力

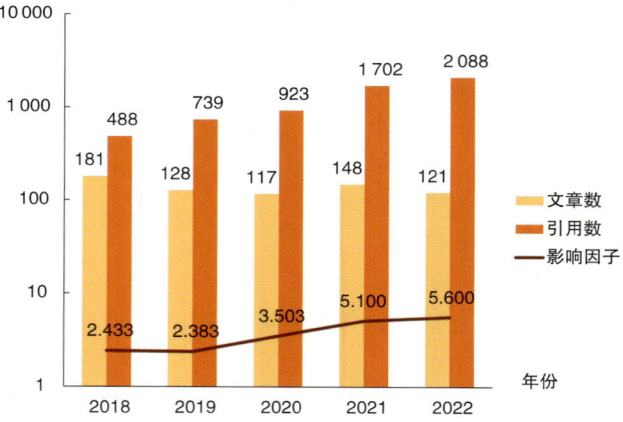

图1-40 *International Journal of Mental Health Nursing* 历年文章数、引用数和影响因子走势图

JCR分区：Psychiatry-SCIE（Q2：57/155）；Psychiatry-SSCI（Q2：43/143）；Nursing-SCIE（Q1：2/125）；Nursing-SSCI（Q1：2/123）
JCI分区：Psychiatry-SCIE（Q1：41/258）；Psychiatry-SSCI（Q1：41/258）；Nursing-SCIE（Q1：20/182）；Nursing-SSCI（Q1：20/182）
中国科学院分区：大类-医学（2区）；小类-护理（1区），小类-精神病学（2区）
CiteScore指标：6.50
CiteScore排名：3/39（Psychiatric Mental Health）
SJR 2021：1.23
SNIP 2021：1.50
自引率：8.9%
h-index：46

3 投稿指南

稿件收录偏好：该期刊致力于发表有关心理卫生护理实践和研究的发展、教育和培训、专业问题、管理方法、政策制定、伦理问题、理论探究和临床问题的文章。
接收率：不详
审稿周期：不详
出版模式：开放获取模式（4 580美元/篇）
来稿类型：
[1] 原创性研究：正文≤5 000字，参考文献≤50篇，参考文献来源须为英文
[2] 综述：正文≤8 000字，参考文献≤50篇，参考文献来源须为英文
[3] 专家意见：正文≤2 000字，参考文献≤5篇
[4] 观点：正文≤5 000字
[5] 述评：正文≤1 500字，参考文献≤5篇
[6] 给编辑的信：正文≤1 500字，参考文献≤5篇
参考文献：遵循Harvard风格；文中引用格式"（Zheng et al. 2018）"，文献样式"Zheng, W., Li, X. H., Yang, X. H., Cai, D. B., Ungvari, G. S., Ng, C. H., et al. (2018). Adjunctive memantine for schizophrenia: a meta-analysis of randomized, double-blind, placebo-controlled trials. *Psychological Medicine*, 48(1), 72-81."

International Journal of Social Psychiatry

1 简介

International Journal of Social Psychiatry，简称 INT J MENT HEALTH AD（ISSN-print：0020-7640；ISSN-online：1741-2854），创立于1954年，为传播与社会精神病学相关的信息提供了一个论坛。社会精神病学作为精神病学的一个分支，研究影响个人、社区的精神疾病的病因和结果中的社会、环境和文化因素。该期刊除了关注原始研究的研究报告外，还关注社会人类学、文化精神病学、社会学和精神卫生领域的其他交叉学科研究。

出版国家或地区：英国（the United Kingdom）
主办单位：不详
出版商：SAGE
出版周期：每年8期
主编：Dinesh Bhugra；Institute of Psychiatry, King's College London，the United Kingdom；E-mail：dinesh.bhugra@kcl.ac.uk
年发文量：共253篇
收录的数据库：EBSCO: CINAHL，Excellence in Research for Australia，IBSS，MEDLINE，PsycINFO，Scopus，Web of Science
官方网址：https://journals.sagepub.com/home/ISP

JCR分区：Psychiatry-SSCI（Q1：12/143）
JCI分区：未收录
中国科学院分区：大类-医学（4区）；小类-精神病学（4区）
CiteScore指标：9.1
CiteScore排名：37/529
SJR 2021：1.791
SNIP 2021：2.405
自引率：2.95%
h-index：68

3 投稿指南

稿件收录偏好：该期刊发表社会因素在精神疾病的起源、过程和转归中的作用研究，国际社会的精神卫生需求，人类学家、社会学家和其他学科与精神健康相关的论文；心理健康和服务的生物学方面的评论；关于需求评估和服务发展与评估的文章；以及具有国际影响和国际读者感兴趣的研究。
接收率：约30%
审稿周期：不详
出版模式：混合出版模式（开放获取：3 000美元/篇）
来稿类型：
[1] 原始性论文：正文≤4 000字
[2] 综述类文章：正文≤4 000字
[3] 给编辑的信：正文≤500字，参考文献≤10篇
[4] 短篇报道：正文≤1 000字
[5] 编辑评论：正文≤1 000字

参考文献：遵循APA风格；文中引用格式 "(Zheng et al., 2018)"，文献样式 "Zheng, W., Li, X. H., Yang, X. H., Cai, D. B., Ungvari, G. S., Ng, C. H., Wang, S.B., Wang, Y.Y., Ning, Y.P., & Xiang, Y. T.(2018). Adjunctive memantine for schizophrenia: A meta-analysis of randomized, double-blind, placebo-controlled trials. Psychological Medicine, 48(1), 72-81."

2 影响力

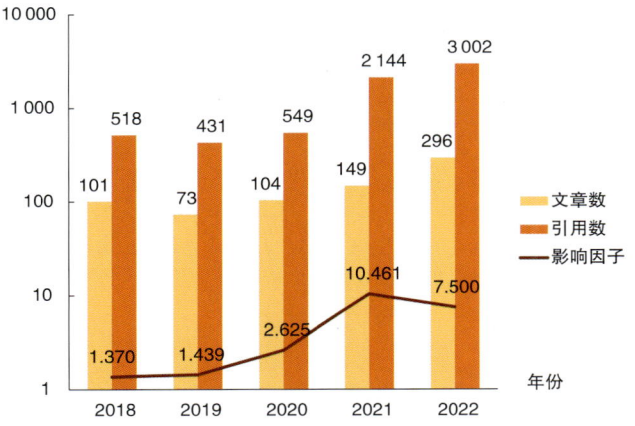

图1-41 International Journal of Social Psychiatry历年文章数、引用数和影响因子走势图

International Psychogeriatrics

1 简介

International Psychogeriatrics，简称INT PSYCHOGERIATR（ISSN-print：1041-6102；ISSN-online：1741-203X），是国际老年精神病学学会（International Psychogeriatric Association）的官方期刊，

主要发表老年精神病学领域的高质量原创研究论文。

出版国家或地区：英国（the United Kingdom）

主办单位：国际老年精神病学学会

出版周期：每年12期

出版商：Cambridge University Press

主编：Dilip V. Jeste；University of California，San Diego，CA，the United States；E-mail：ipaj-ed@cambridge.org

年发文量：共240篇

收录的数据库：CINAHL Information Systems，PsycINFO，PubMed，MEDLINE，Scopus，Web of Science

官方网址：https://www.cambridge.org/core/journals/international-psychogeriatrics

2 影响力

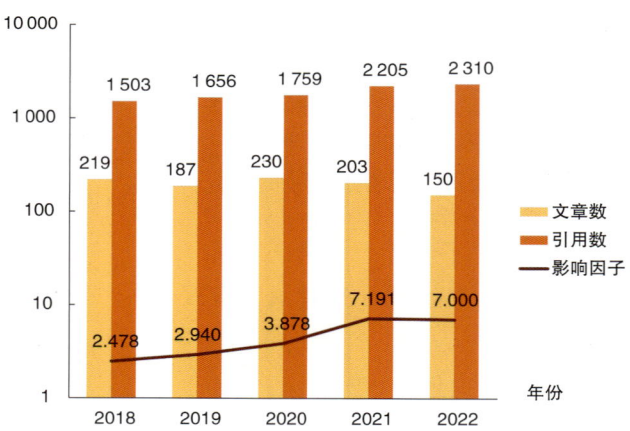

图1-42 *International Psychogeriatrics*历年文章数、引用数和影响因子走势图

JCR分区：Psychiatry-SCIE（Q1：34/155）；Geriatrics & Gerontology-SCIE（Q1：11/54）；Gerontology-SSCI（Q1：3/37）；Psychology-SCIE（Q1：12/80；Psychology, Clinical-SSCI（Q1：14/131）

JCI分区：Psychiatry-SCIE（Q1：62/258）；Geriatrics & Gerontology-SCIE（Q1：18/67）；Gerontology-SSCI（Q1：8/47）；Psychology-SCIE（Q1：19/90）；Psychology, Clinical-SSCI（Q1：48/178）

中国科学院分区：大类-医学（1区）；小类-老年医学（2区），小类-精神病学（2区），小类-心理学（2区），小类-心理学：临床（2区）

CiteScore指标：7.1

CiteScore排名：3/38

SJR 2021：1.029

SNIP 2021：1.493

自引率：7.42%

h-index：105

3 投稿指南

稿件收录偏好：该期刊发表老年精神病学领域的高质量原创研究论文，也收录与老龄化相关的心理卫生问题的文章。

接收率：不详

审稿周期：不详

出版模式：混合出版模式（开放获取：3 255美元/篇）

来稿类型：

[1] 原创性研究：正文≤5 000字，摘要≤250字，参考文献≤60篇

[2] 简短报告：正文≤2 000字，摘要≤250字，参考文献≤10篇，插图和/或表格≤2个

[3] 综述类型文章：正文≤6 000字，摘要≤250字，参考文献≤80篇

[4] 给编辑的信：正文≤750字，插图和/或表格≤1个，参考文献≤10篇

参考文献：遵循Harvard风格；文中引用格式"(Zheng et al., 2018)"，文献样式"Zheng, W., Li, X. H., Yang, X. H., Cai, D. B., Ungvari, G. S., Ng, C. H., and Xiang, Y. T.(2018). Adjunctive memantine for schizophrenia: a meta-analysis of randomized, double-blind, placebo-controlled trials. *Psychological Medicine*, 48(1), 72-81."

Irish Journal of Psychological Medicine*

1 简介

Irish Journal of Psychological Medicine，简称IRISH J PSYCHOL MED（ISSN-print：0790-9667；ISSN-online：2051-6967）。该期刊成立于1982年，是一个发表精神病学科学和实践的国际研究论坛。它的主要目的是向国内和国际读者传播原创性的科学研究，以促进心理健康的临床实践和服务发展。该期刊倡导提供高质量的临床护理和改善心理健康服务体验，并致力于通过发表新颖主题的研究来保持心理健康领域的活力和相关性。该期刊的优势和独特之处包括专注于临床精神病学、青少年心理健康和精神病学史，定期出版相关的专题和特刊。该期刊定期出版由某一特定研究领域的国际知名学者主编的特别主题版本，为临床医生、研究人员、政策制定者和所有对心理健康感兴趣的人士提供重要读物。

出版国家或地区：爱尔兰（Ireland）
主办单位：爱尔兰精神病学院（The College of Psychiatrists of Ireland）
出版商：Cambridge University Press
出版周期：每年4期
主编：John Lyne，Associate Professor；Royal College of Surgeons in Ireland and Wicklow Mental Health Services；Republic of Ireland；E-mail：john.paul.lyne@gmail.com
年发文量：45篇
收录的数据库：ESCI，Scopus
官方网址：https://www.cambridge.org/core/journals/irish-journal-of-psychological-medicine

2 影响力

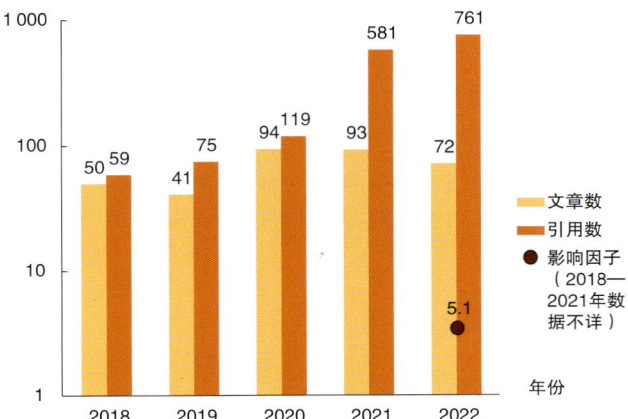

图1-43 *Irish Journal of Psychological Medicine*历年文章数、引用数和影响因子走势图

JCR分区：未收录
JCI分区：Psychiatry-ESCI（Q1：32/258）
中国科学院分区：大类-艺术与人文（1区）；小类-精神与心理卫生（1区）
CiteScore指标：5.2
CiteScore排名：132/529
SJR 2021：0.793
SNIP 2021：1.215
自引率：暂无
h-index：25

3 投稿指南

稿件收录偏好：该期刊致力于发表精神病学、心理医学和相关基础科学（神经科学、生物、心理和社会科学）方面的原创科学文章。
接收率：不详
审稿周期：不详
出版模式：混合出版模式（开放获取：3 255美元/篇）
来稿类型：
[1] 研究论文：全文（不包括标题、作者、摘要、插图和/或表格和参考文献）≤4 000字
[2] 简短报告：全文（不包括标题、作者、摘要、插图和/或表格和参考文献）≤2 000字
[3] 综述文章：全文（不包括标题、作者、摘要、插图和/或表格和参考文献）≤4 000字
[4] 审计文章：全文（不包括标题、作者、摘要、插图和/或表格和参考文献）≤4 000字
[5] 历史论文：全文（不包括标题、作者、摘要、插图和/或表格和参考文献）≤4 000字
[6] 社论：全文（不包括标题、作者、摘要和参考文献）≤1 500字
[7] 案例报告：全文（不包括标题、作者、摘要、插图和/或表格和参考文献）≤4 000字
[8] 透视文章：全文（不包括标题、作者、摘要、插图和/或表格和参考文献）≤4 000字
[9] 书评和给编辑的信：全文（不包括标题、作者和参考文献）≤1 000字

参考文献：文中引用格式"(Zheng et al., 2018)"，文献样式"Zheng W, Li X H, Yang X H, Cai D B, Ungvari G S, Ng C H, Wang S B, Wang Y Y, Ning Y P, Xiang Y T (2018). Adjunctive memantine for schizophrenia: a meta-analysis of randomized, double-blind, placebo-controlled trials. *Psychological Medicine* **48**(1), 72-81."

JMIR Mental Health

1 简介

JMIR Mental Health，简称*JMIR MENT HEALTH*（ISSN-print：2368-7959；ISSN-online：2368-7959），主要聚焦于数字健康、数字精神病学、数字心理、电子心理健康、互联网干预方面的问题，以促进心理健康的发展。

出版国家或地区：加拿大（Canada）
主办单位：不详
出版周期：每年12期
出版商：JMIR Publications Inc.
主编：John Torous，MD，MBI；Harvard Medical School，the United States；E-mail：jtorous@bidmc.harvard.edu

年发文量：共194篇

收录的数据库：EMBASE，Journal Citation Reports，PsycINFO，PubMed，PubMed Central，Scopus，Web of Science

官方网址：https://mental.jmir.org

2 影响力

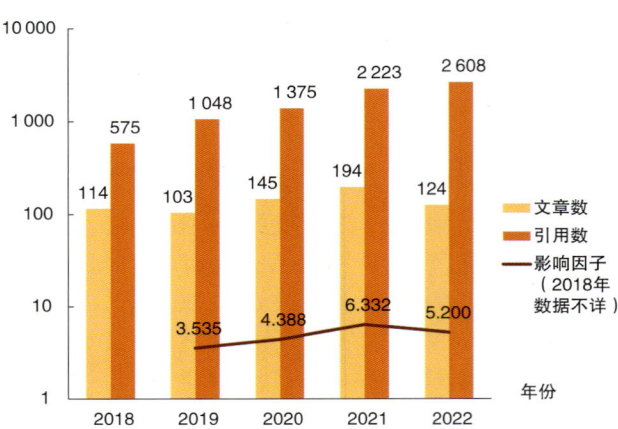

图1-44　*JMIR Mental Health*历年文章数、引用数和影响因子走势图

JCR分区：Psychiatry-SCIE（Q2：48/155）

JCI分区：Psychiatry-SCIE（Q1：53/264）

中国科学院分区：大类-医学（2区）；小类-精神病学（2区）

CiteScore指标：7.2

CiteScore排名：66/529

SJR 2021：1.365

SNIP 2021：1.747

自引率：7.02%

h-index：38

3 投稿指南

稿件收录偏好：该期刊致力于发表聚焦于数字健康、数字精神病学、数字心理、电子心理健康、互联网干预等方面的文章。

接收率：不详

审稿周期：不详

出版模式：开放获取模式（2 750美元/篇）

来稿类型：不详

参考文献：遵循AMA风格，文中引用格式"[1]"，文献样式"1. Zheng W, Li XH, Yang XH, Cai DB, Ungvari GS, Ng CH, et al. Adjunctive memantine for schizophrenia: a meta-analysis of randomized, double-blind, placebo-controlled trials. Psychol Med. 2018; 48(1): 72-81."

Journal of Affective Disorders

1 简介

Journal of Affective Disorders，简称*J AFFECT DISORDERS*（ISSN-print：0165-0327；ISSN-online：1573-2517），是Elsevier出版社旗下的国际情感障碍学会（International Society for Affective Disorders）官方期刊。

出版国家或地区：荷兰（Netherlands）

主办单位：国际情感障碍学会

出版商：Elsevier

出版周期：每年12期

主编：P. Brambilla, PhD, MD；University of Milan, Department of Medical Surgical and Transplant Physiopathology, Sforza 35, 20122, Milano, Italy；E-mail：paolo.brambilla1@unimi.it

J. C. Soares, PhD, MD；University of Texas Health Science Center at Houston, 6410 Fannin, 77225, Houston, Texas, Texas, the United States；E-mail：Jair.C.Soares@uth.tmc.edu

年发文量：共1 371篇

收录的数据库：BIOSIS Citation Index，Current Contents: Life Sciences，EMBASE，Informedicus，Pascal Francis，PsycINFO，PubMed，MEDLINE，Scopus，SIIC Data Bases

官方网址：https://www.sciencedirect.com/journal/journal-of-affective-disorders

2 影响力

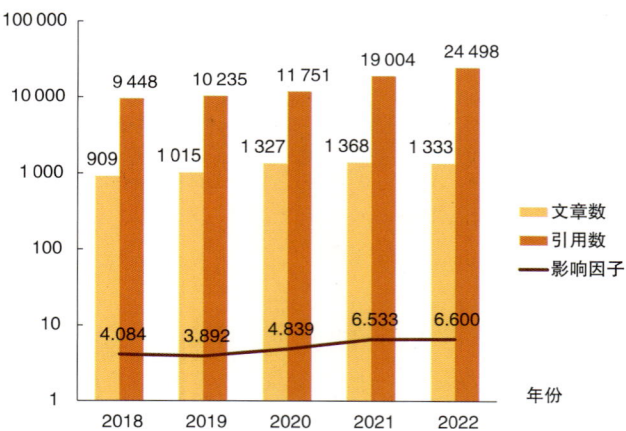

图1-45　*Journal of Affective Disorders*历年文章数、引用数和影响因子走势图

JCR分区：Psychiatry-SSCI（Q1：29/143）；

Clincal Neurology-SCIE（Q1：29/212）；Psychiatry-SCIE（Q1：37/155）

JCI分区：Psychiatry-SSCI（Q1：35/258）；Clincal Neurology-SCIE（Q1：32/267）；Psychiatry-SCIE（Q1：35/258）

中国科学院分区：大类-医学（2区）；小类-临床神经病学（2区），小类-精神病学（2区）

CiteScore指标：7.8

CiteScore排名：19/292

SJR 2021：1.791

SNIP 2021：1.950

自引率：6.17%

h-index：205

3 投稿指南

稿件收录偏好：该期刊致力于发表有关抑郁症、躁狂、心境障碍、情绪和人格、焦虑和压力方面的神经影像学、认知神经科学、遗传学、分子生物学、药理学、神经免疫内分泌学、干预和治疗试验的文章。

接收率：不详

审稿周期：初审时间平均7.5周，审稿时间平均10.3周

出版模式：混合出版模式（开放获取：3 210美元/篇）

来稿类型：

[1] 原创性研究：正文≤5 000字，插图和/或表格≤6个

[2] 综述或者荟萃分析：正文≤8 000字，插图和/或表格≤10个

[3] 简短报告：正文≤2 000字，参考文献≤20篇，插图和/或表格≤2个

[4] 通信：正文≤1 000字，参考文献≤10篇，插图和/或表格≤1个

参考文献：遵循Harvard风格；文中引用格式"(Zheng et al. 2018)"，文献样式"Zheng, W., Li, X. H., Yang, X. H., et al., (2018). Adjunctive memantine for schizophrenia: a meta-analysis of randomized, double-blind, placebo-controlled trials. Psychological Medicine, 48(1), 72-81."

Journal of Behavioral Addictions

1 简介

Journal of Behavioral Addictions，简称*J BEHAV ADDICT*（ISSN-print：2062-5871；ISSN-online：2063-5303），是国际成瘾期刊编辑协会（Juternational Society of Addiction Journal Edieors）的正式成员，期刊侧重于发表有关各种行为的成瘾模式，特别是冲动性障碍、强迫性障碍方面的文章。

出版国家或地区：匈牙利（Hungary）

主办单位：不详

出版商：AKADEMIAI KIADO ZRT

出版周期：每年4期

主编：Zsolt Demetrovics；Institute of Psychology, ELTE Eötvös Loránd University, Hungary；E-mail：jba@ppk.elte.hu

年发文量：共96篇

收录的数据库：PsycINFO，Web of Science

官方网址：https://akjournals.com/view/journals/2006/2006-overview.xml

2 影响力

JCR分区：Psychiatry-SCIE（Q1：26/155）；Psychiatry-SSCI（Q1：19/143）

JCI分区：Psychiatry-SCIE（Q1：34/258）；Psychiatry-SSCI（Q1：34/258）

中国科学院分区：大类-医学（2区）；小类-精神病学（2区）

CiteScore指标：11.50

CiteScore排名：5/292

SJR 2021：1.951

SNIP 2021：2.184

自引率：4.43%

h-index：56

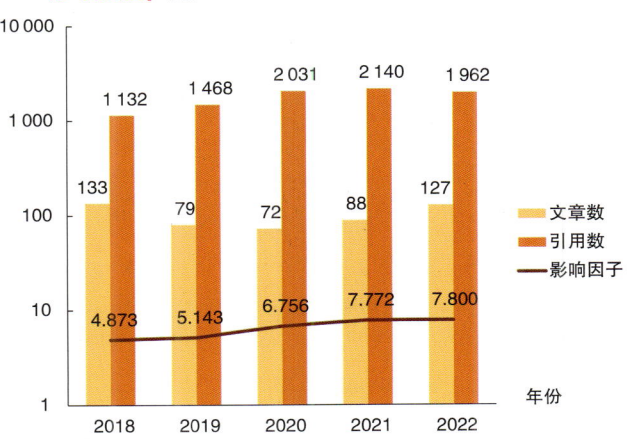

图1-46 *Journal of Behavioral Addictions*历年文章数、引用数和影响因子走势图

3 投稿指南

稿件收录偏好：该期刊致力于发表行为成瘾的流行病学、社会学和人类学方面的研究及遗传学、神经生物学、心理学和临床精神病学研究。

接收率：32%

审稿周期：不详

出版模式：开放获取模式（850欧元/篇，彩色插图40欧元/幅）

来稿类型：不详

参考文献：遵循APA风格；文中引用格式"(Zheng et al., 2018)"，文献样式"Zheng, W., Li, X. H., Yang, X. H., Cai, D. B., Ungvari, G. S., Ng, C. H., ... Xiang, Y. T.(2018). Adjunctive memantine for schizophrenia: a meta-analysis of randomized, double-blind, placebo-controlled trials. *Psychological Medicine, 48*(1), 72-81. https://doi.org/10.1017/S0033291717001271"

Journal of Child Psychology and Psychiatry

1 简介

Journal of Child Psychology and Psychiatry，简称 J CHILD PSYCHOL PSYC（ISSN-print：0021-9630；ISSN-online：1469-7610），是关注儿童和青少年心理与精神病学的国际期刊，主要发表有关儿童精神障碍的流行病学、诊断、心理治疗和精神药理学、行为、认知、神经科学、神经生物学和遗传方面的研究。

出版国家或地区：英国（the United Kingdom）

主办单位：不详

出版商：WILEY

出版周期：每年12期

主编：Edmund Sonuga-Barke；Kings College London，the United Kingdom；E-mail：publications@acamh.org

年发文量：共214篇

收录的数据库：British Nursing Index，BIOSIS Citation Index，EBSCO：CINAHL，Excellence in Research for Australia，MEDLINE，PsycINFO，Scopus，Web of Science

官方网址：https://acamh.onlinelibrary.wiley.com/journal/14697610

2 影响力

JCR分区：Psychiatry-SCIE（Q1：20/155）；Psychiatry-SSCI（Q1：14/143）；Psychology-SCIE（Q1：8/80）；Psychology, Developmental-SSCI（Q1：3/78）

JCI分区：Psychiatry-SCIE（Q1：22/258）；Psychiatry-SSCI（Q1：22/258）；Psychology-SCIE（Q1：10/90）；Psychology, Developmental-SSCI（Q1：6/92）

中国科学院分区：大类-医学（1区）；小类-精神病学（1区），小类-心理学（1区），小类-心理学：发育（1区）

CiteScore指标：13.10

CiteScore排名：3/298

SJR 2021：3.148

SNIP 2021：3.140

自引率：2.88%

h-index：221

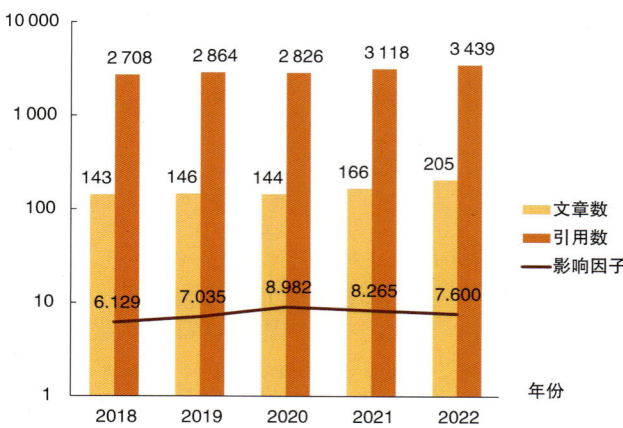

图1-47　*Journal of Child Psychology and Psychiatry*历年文章数、引用数和影响因子走势图

3 投稿指南

稿件收录偏好：该期刊致力于发表实验室研究、纵向研究、干预性研究，特别关注促进对精神病理学的理解并为理论和临床实践提供帮助的研究。

接收率：16%

审稿周期：5周

出版模式：开放获取模式（4 530美元/篇）

来稿类型：

[1] 原创性研究：正文≤5 000字，插图≤5个，表格≤5个，前言≈500字，讨论≈750字

[2] 综述/荟萃分析：正文≤5 000字

参考文献：遵循APA风格；文中引用格式"(Zheng et al., 2018)"，文献样式"Zheng, W., Li, X. H., Yang, X. H., Cai, D. B., Ungvari, G. S., Ng, C.

H., ... & Xiang, Y. T.(2018). Adjunctive memantine for schizophrenia: a meta-analysis of randomized, double-blind, placebo-controlled trials. *Psychological Medicine*, *48*(1), 72-81."

Journal of Clinical Psychiatry

1 简介

Journal of Clinical Psychiatry，简称*J CLIN PSYCHIAT*（ISSN-print：0160-6689；ISSN-online：1555-2101），是美国临床精神药理学学会（American Society of Clinical Psychopharmacology）的官方期刊。期刊成立于1939年，向精神科医生和其他医学专业人员提供心理健康主题的临床信息，同时探索提供诊断和治疗的最新进展。

出版国家或地区：美国（the United States）
主办单位：美国临床精神药理学学会
出版商：Physicians Postgraduate Press
出版周期：每年6期
主编：Marlene P. Freeman，MD；Massachusetts General Hospital and Harvard Medical School，Boston，Massachusetts，the United States；E-mail：mfreeman@psychiatrist.com
年发文量：共184篇
收录的数据库：CAB Abstracts，EMBASE，Excellence in Research for Australia，MEDLINE，PsycINFO，Scopus，Web of Science
官方网址：https://www.psychiatrist.com/jcp/

2 影响力

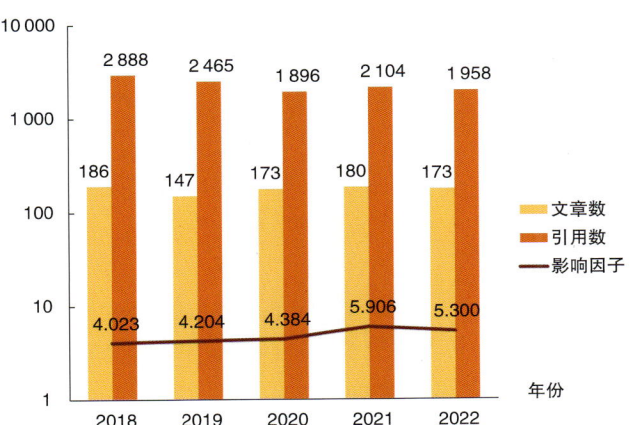

图1-48 *Journal of Clinical Psychiatry*历年文章数、引用数和影响因子走势图

JCR分区：Psychiatry-SCIE（Q1：41/155）；Psychiatry-SSCI（Q1：32/143）；Psychology, Clinical-SSCI（Q1：19/131）
JCI分区：Psychiatry-SCIE（Q1：57/258）；Psychiatry-SSCI（Q1：57/258）；Psychology, Clinical-SSCI（Q1：44/178）
中国科学院分区：大类-医学（2区）；小类-精神病学（3区），小类-心理学：临床（3区）
CiteScore指标：8.20
CiteScore排名：50/529
SJR 2021：1.362
SNIP 2021：2.227
自引率：不详
***h*-index**：212

3 投稿指南

稿件收录偏好：该期刊致力于发表包括抑郁症、双相情感障碍、精神分裂症、焦虑、成瘾、创伤后应激障碍和注意力缺陷或多动障碍等方面的文章。
接收率：22%
审稿周期：初审时间平均24天，审稿时间平均4.4个月
出版模式：混合出版模式（开放获取：5 000美元/篇）
来稿类型：

[1] 病例报告：正文≤600字，插图和/或表格≤1个

[2] 给编辑的信：正文≤600字，插图和/或表格≤1个

[3] 原创性研究：正文≤3 000字，摘要≤250字，插图和/或表格≤5个，参考文献≤75篇

[4] 综述/荟萃分析：正文≤5 000字，摘要≤250字，插图和/或表格≤5个，参考文献≤75篇

[5] 共识声明：正文≤5 000字，摘要≤250字，插图和/或表格≤5个，参考文献≤75篇

参考文献：遵循AMA风格；文中引用格式"[1]"，文献样式"1. Zheng W, Li XH, Yang XH, et al. Adjunctive memantine for schizophrenia: a meta-analysis of randomized, double-blind, placebo-controlled trials. *Psychol Med*. 2018; 48(1): 72-81. doi: 10.1017/S0033291717001271."

Mental Illness

1 简介

*Mental Illness*简称MENT ILLIN（ISSN-online：2036-7465），自2009年开始出版，是一本开放获取的同行评审学术期刊，主要发表有关精神疾病诊断和治疗最新进展的科技论文。

出版国家或地区：英格兰（England）
主办单位：不详
出版商：Hindawi
出版周期：不详
主编：Domenico De Berardis；Mental Health Center of Giulianova，ASL Teramo，Italy；E-mail：不详
年发文量：共1篇
收录的数据库：DOAJ，Scopus
官方网址：https://www.hindawi.com/journals/mij/

2 影响力

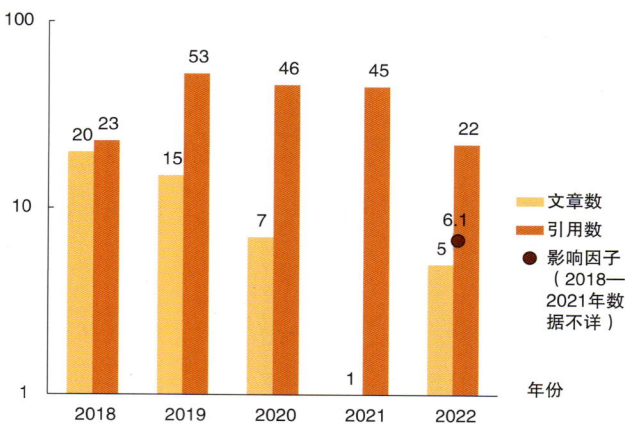

图1-49 *Mental Illness*历年文章数、引用数和影响因子走势图

JCR分区：未收录
JCI分区：Psychiatry-SCIE（Q4：227/264）
CiteScore指标：2.6
CiteScore排名：277/529
SJR 2021：0.277
SNIP 2021：0.691
自引率：0
h-index：13

3 投稿指南

稿件收录偏好：该期刊接收与精神卫生相关的所有主题的手稿，包括原创研究报告及综述。欢迎以下相关主题投稿：共病、精神疾病和躯体症状之间的联系、认知问题、新技术的使用［例如ALS和卒中患者的经颅磁刺激治疗、精神疾病与其他医学疾病的联系（如癌症和心脏病发作、心境障碍、精神疾病和药物滥用）］。

接收率：不详
审稿周期：不详
出版模式：开放获取模式（900美元/篇）
来稿类型：
[1] 原创性研究：包含系统评价，摘要≤300字
[2] 综述：摘要≤300字

参考文献：遵循Chicago风格，文中引用格式"[1]"，文献样式"［1］W.Zheng, X. H. Li, X. H. Yang, D. B. Cai, G. S. Ungvari, C. H. Ng, S. B. Wang, Y. Y. Wang, Y. P. Ning, and Y. T. Xiang, 'Adjunctive memantine for schizophrenia: a meta-analysis of randomized, double-blind, placebo-controlled trials,' *Psychological Medicine*, vol.48, no.1, pp.72-81, 2018."

Neuropsychopharmacology

1 简介

Neuropsychopharmacology，简称NEUROPSYCHOPHARMACOL（ISSN-print：0893-133X；ISSN-online：1740-634X），是美国神经心理药理学学院（American College of Neuropsychopharmacology）的官方出版物。期刊关注临床和基础科学方面的研究，这些研究可以促进对大脑和行为的理解，该期刊尤其关注与中枢神经系统内作用的药物的分子、细胞、生理和心理特性相关的研究，以及为下一代药物的开发确定新的分子靶点的研究。

出版国家或地区：英国（the United Kingdom）
主办单位：美国神经心理药理学学院
出版商：Springer nature
出版周期：每年13期
联合主编：Lisa M. Monteggia；PhD；Vanderbilt Brain Institute, Nashville, TN, the United States；E-mail：不详

Tony P. George；MD；University of Toronto, Toronto, ON, Canada；E-mail：tony.george@camh.ca
年发文量：共330篇
收录的数据库：Chemical Abstracts Service，

EBSCO，Global News Media，INFOTRIEVE，KESLI，MEDLINE，OVID，Portico，ProQuest，Scopus，Thomson Reuters

官方网址：https://www.nature.com/npp/index-html

2 影响力

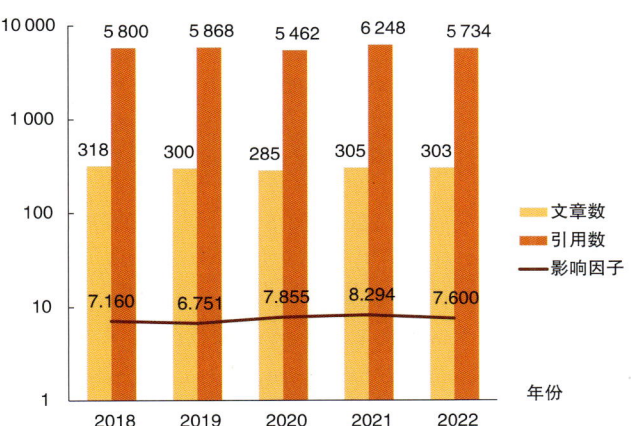

图1-50 *Neuropsychopharmacology*历年文章数、引用数和影响因子走势图

JCR分区：Psychiatry-SCIE（Q1：19/155）；Neurosciences-SCIE（Q1：31/275）；Pharmacology & Pharmacy-SCIE（Q1：21/279）

JCI分区：Psychiatry-SCIE（Q1：21/258）；Neurosciences-SCIE（Q1：20/306）；Pharmacology & Pharmacy-SCIE（Q1：18/361）

中国科学院分区：大类-医学（1区）；小类-神经科学（1区），小类-药学（1区），小类-精神病学（1区）

CiteScore指标：13
CiteScore排名：15/529
SJR 2021：2.277
SNIP 2021：2.010
自引率：2.33%
***h*-index**：227

3 投稿指南

稿件收录偏好：该期刊主要发表正常和病理行为生物学基础的研究，神经精神障碍的性质、病因和病理生理学研究，精神疾病的流行病学、诊断和治疗的生物学相关方面的研究。

接收率：不详
审稿周期：初审时间为30.8天
出版模式：开放获取模式（4 790美元/篇）
来稿类型：不详
参考文献：遵循AMA风格；文中引用格式"[1]"，文献样式"1. Zheng W, Li XH, Yang XH, Cai DB, Ungvari GS, Ng CH, et al. Adjunctive memantine for schizophrenia: a meta-analysis of randomized, double-blind, placebo-controlled trials. Psychol Med. 2018; 48(1): 72-81. doi: 10.1017/S0033291717001271."

Progress in Neuro-Psychopharmacology & Biological Psychiatry

1 简介

Progress in Neuro-Psychopharmacology & Biological Psychiatry，简称*PROG NEURO-PSYCHOPH*（ISSN-print：0278-5846；ISSN-online：1878-4216），是一份国际性多学科期刊。

出版国家或地区：英国（the United Kingdom）
主办单位：不详
出版商：Elsevier
出版周期：每年8期
主编：Louis Gendron；University of Sherbrooke，Department of Pharmacology-Physiology，3001，12th Avenue，Sherbrooke，J1H 5N4，Quebec，Canada；E-mail：Louis.Gendron@USherbrooke.ca
年发文量：共329篇
收录的数据库：BCI，Cambridge Scientific Abstracts，Chemical Abstracts Service，Current Contents，Elsevier BIOBASE，EMBASE，PubMed，MEDLINE，Research Alert，Scopus，Web of Science

官方网址：https://www.sciencedirect.com/journal/progress-in-neuro-psychopharmacology-and-biological-psychiatry

2 影响力

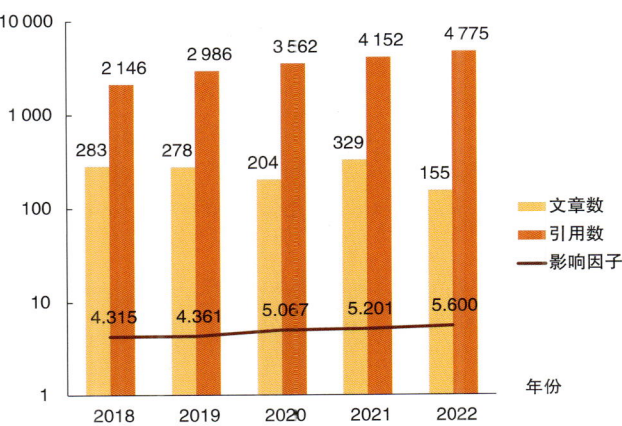

图1-51 *Progress in Neuro-Psychopharmacology & Biological Psychiatry*历年文章数、引用数和影响因子走势图

JCR分区：Psychiatry-SCIE（Q2：55/155）；Clinical Neurology-SCIE（Q2：55/212）；Neurosciences-SCIE（Q2：85/275）；Pharmacology & Pharmacy-SCIE（Q2：70/279）

JCI分区：Psychiatry-SCIE（Q1：49/258）；Clinical Neurology-SCIE（Q1：49/267）；Neurosciences-SCIE（Q1：63/306）；Pharmacology & Pharmacy-SCIE（Q1：61/361）

中国科学院分区：大类-医学（2区）；小类-药学（1区），小类-临床神经病学（2区），小类-神经科学（2区），小类-精神病学（2区）

CiteScore指标：9.5

CiteScore排名：5/43

SJR 2021：1.370

SNIP 2021：1.389

自引率：3.40%

h-index：134

3 投稿指南

稿件收录偏好：该期刊致力于快速发表有关神经精神药理学和生物精神病学实验和临床方面的权威评论或研究论文。作者如果发表关于生物提取物作用的研究，需要阐明提取物化合物的药理学活性分子底物和/或特异性受体结合特性。

接收率：不详

审稿周期：审稿平均时间为7.4周

出版模式：混合出版模式（开放获取：3 720美元/篇）

来稿类型：
[1] 原创性研究
[2] 综述

参考文献：遵循Harvard Style风格；文中引用格式"(Zheng et al. 2018)"，文献样式"Zheng, W., Li, X. H., Yang, X. H., Cai, D. B., Ungvari, G. S., Ng, C. H., Wang, S. B., Wang, Y. Y., Ning Y. P., Xiang, Y. T. 2018. Adjunctive memantine for schizophrenia: a meta-analysis of randomized, double-blind, placebo-controlled trials. Psychological Medicine. 48(1), 72-81."

Psychological Medicine

1 简介

Psychological Medicine，简称PSYCHOL MED（ISSN-print：0033-2917；ISSN-online：1469-8978），是精神病学、临床心理学及相关基础科学领域的国际领先杂志。该期刊发布世界范围内正在进行的关键研究的原创文章，以及由著名学者撰写的文献综述和简短的社论。

出版国家或地区：英国（the United Kingdom）

主办单位：不详

出版商：Cambridge University Press

出版周期：每年16期

主编：Kenneth S. Kendler；Virginia Institute for Psychiatric and Behavioral Genetics, Dept of Psychiatry, Virginia Commonwealth University, P O Box 980710, Richmond, VA 23298-0710, the United States

Robin M. Murray, Institute of Psychiatry, Psychology & Neuroscience, de Crespigny Park, Denmark Hill, London, SE5 8AF, United Kindom; E-mail：psychmed@cambridge.org

年发文量：共340篇

收录的数据库：Ad Referendum, Applied Social Sciences Index & Abstracts, Bibliographic Database, Cognition & Emotion Abstracts, Current Contents, Elsevier Science, EMBASE: Excerpta Medica, IBZ International Bibliography of Periodical Literature, IBR International Bibliography of Book, Psyc INFO: Psychological Abstracts, PsycINFO, PubMed, MEDLINE, Reviews of Scholarly Literature, Scopus

官方网址：http://journals.cambridge.org/action/displayJournal?jid=PSM

2 影响力

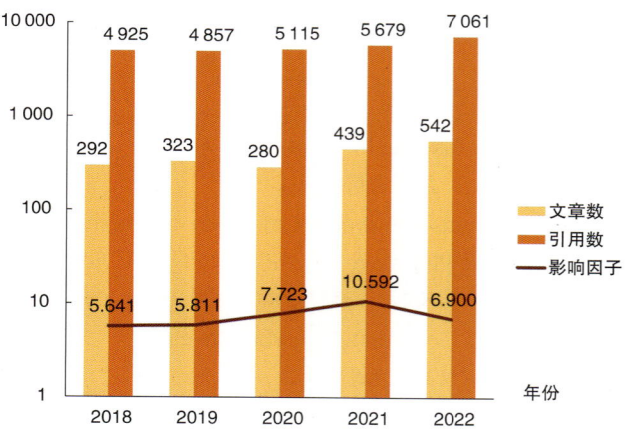

图1-52　*Psychological Medicine*历年文章数、引用数和影响因子走势图

JCR分区：Psychiatry-SCIE（Q1：18/155）；

Psychiatry-SSCI（Q1：11/143）；Psychology-SCIE（Q1：7/80）；Psychology, Clinical-SSCI（Q1：5/131）

JCI分区：Psychiatry-SCIE（Q1：15/258）；Psychiatry-SSCI（Q1：15/258）；Psychology-SCIE（Q1：7/90）；Psychology, Clinical-SSCI（Q1：9/178）

中国科学院分区：大类-医学（1区）；小类-精神病学（1区），小类-心理学（1区），小类-心理学：临床（1区）

CiteScore指标：11.5
CiteScore排名：42/529
SJR 2021：2.328
SNIP 2021：2.166
自引率：1.91%
h-index：220

3 投稿指南

稿件收录偏好：该期刊致力于发表精神病学、心理学相关方面和基础科学领域的原创性研究、综述、社论等文献。

接收率：不详
审稿周期：不详
出版模式：混合出版模式（开放获取：3 255美元/篇）
来稿类型：
[1] 原创性研究：正文≤4 500字，摘要≤250字，插图和/或表格≤5个
[2] 综述类型文章：正文≤4 500字，摘要≤250字，插图和/或表格≤5个
[3] 社论：正文≤3 500字，插图和/或表格≤5个
[4] 通讯：正文≤1 500字，参考文献≤20篇，插图和/或表格≤1个
[5] 评论：正文≤2 000字，参考文献≤20篇

参考文献：文中引用格式"(Zheng et al., 2018)"，文献样式"Zheng, W., Li, X. H., Yang, X. H., Cai, D. B., Ungvari, G. S., Ng, C. H., ... Xiang, Y. T.(2018). Adjunctive memantine for schizophrenia: a meta-analysis of randomized, double-blind, placebo-controlled trials. *Psychol Med*, 48, 72-81. doi:10.1017/S0033291717001271"

Psychological Trauma-Theory Research Practice and Policy

1 简介

Psychological Trauma-Theory Research Practice and Policy，简称PSYCHOL TRAUMA-US（ISSN-print：1942-9681；ISSN-online：1942-969X），是一本专注创伤心理影响的精神医学及心理学实证研究期刊，融合了创伤相关多学科、多领域的科学、理论、实践和政策信息，其中主要包括创伤的心理影响、创伤治疗、卫生服务、创伤服务、创伤的评估与诊断、文化敏感的创伤测量、创伤反应的病理生理学、神经影像学研究、流行病学和危险因素研究等话题。

出版国家或地区：美国（the United States）
主办单位：美国心理学协会（American Psychological Association）
出版商：American Psychological Association
出版周期：每年8期
主编：Kathleen A. Kendall-Tackett, PhD；Texas Tech University School of Medicine, Amarillo, the United States；E-mail: kkendallt@gmail.com
年发文量：共152篇
收录的数据库：Cabell's Directory of Publishing Opportunities in Psychology, EBSCO: CINAHL, Current Contents, Journal Citation Reports: Social Sciences Edition, MEDLINE, Mosby's Nursing Consult, OCLC, PsycINFO, PsycLine, SafetyLit, Scopus

官方网址：https://www.apa.org/pubs/journals/tra/

2 影响力

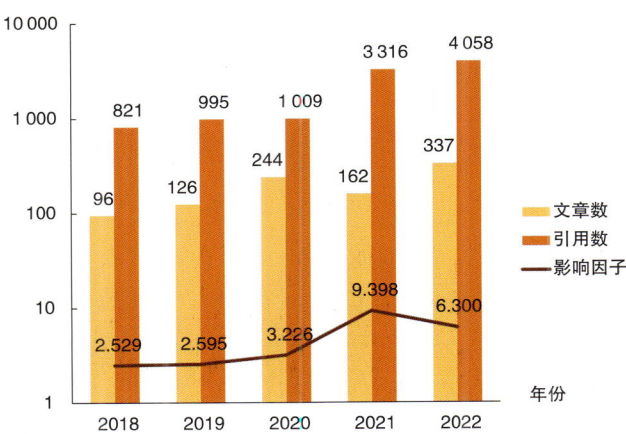

图1-53 *Psychological Trauma-Theory Research Practice and Policy* 历年文章数、引用数和影响因子走势图

JCR分区：Psychiatry-SSCI（Q1：13/143）；Psychology, Clinical-SSCI（Q1：7/131）

JCI分区：Psychology, Clinical-SSCI（Q1：7/178）；Psychiatry-SSCI（Q1：14/258）

中国科学院分区：大类-心理学（2区）；小类-精神病学，小类-心理学：临床（2区）

CiteScore指标：8.5

CiteScore排名：11/296

SJR 2021：1.963

SNIP 2021：2.649

自引率：1.79%

h-index：57

3 投稿指南

稿件收录偏好：该期刊致力于打造一个创伤相关的精神医学、心理学、病理生理学、神经影像学等跨学科实证研究论坛。欢迎以下内容的文章：贝叶斯统计在心理创伤研究中的应用，移民政策对遭受移民创伤的儿童、青年和家庭的影响，物质使用和创伤。

接收率：不详

审稿周期：不详

出版模式：混合出版模式（开放获取：不详）

来稿类型：

[1] 原创性研究及综述类文章：正文≤28页，摘要≤250字，关键词≤5个，临床影响声明≤100字

[2] 简短报告：正文≤12页，摘要≤250字，关键词≤5个，临床影响声明≤100字

[3] 评论型文章：正文≤28页，摘要≤250字，关键词≤5个

[4] 特刊专栏文章（只接受邀请）：正文≤28页，摘要≤250字，关键词≤5个，临床影响声明≤100字

[5] 给编辑的信：正文≤28页，摘要≤250字，关键词≤5个，临床影响声明≤100字

[6] 注册报告：正文≤28页，摘要≤250字，关键词≤5个，临床影响声明≤100字

参考文献：遵循APA风格；文中引用格式"(Zheng et al., 2018)"，文献样式"Zheng, W., Li, X. H., Yang, X. H., Cai, D. B., Ungvari, G. S., Ng, C. H., ... Xiang, Y. T.(2018). Adjunctive memantine for schizophrenia: a meta-analysis of randomized, double-blind, placebo-controlled trials. *Psychological Medicine*, 48(1), 72-81. https://doi.org/10.1017/S0033291717001271"

Revista de Psiquiatría y Salud Mental

1 简介

Revista de Psiquiatría y Salud Mental，简称*REV PSIQUIATR SALUD*（ISSN-print：1888-9891；ISSN-online：1989-4600），是西班牙精神病学学会和西班牙生物精神病学学会（Sociedad Española de Psiquiatría y Salud Mental）的正式出版物。该期刊旨在研究精神疾病与其病理过程，以及其心理社会影响，并传播与精神疾病和健康相关领域的科学进步信息。

出版国家或地区：西班牙（Spain）

主办单位：西班牙精神病学学会和西班牙生物精神病学学会

出版商：Elsevier

出版周期：每年4期

主编：Benedicto Crespo Facorro, MD, PhD; Professor and Chairman Department of Psychiatry, University of Seville, CIBERSAM, Sevilla, Spain; E-mail: benedicto.crespo.sspa@juntadeandalucia.es

年发文量：共77篇

收录的数据库：Hinari, MEDLINE, PubMed, Web of Science: Science Citation Index Expanded, Scopus

官方网址：http://www.sciencedirect.com/science/journal/18889891

2 影响力

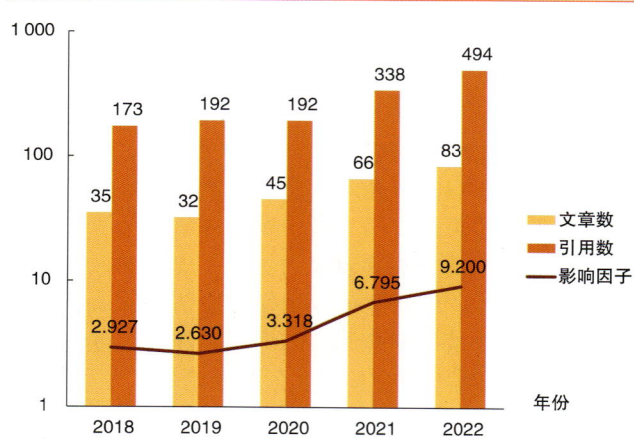

图1-54 *Revista de Psiquiatría y Salud Mental*历年文章数、引用数和影响因子走势图

JCR分区：Psychiatry-SCIE（Q1：36/155）；Psychiatry-SSCI（Q1：28/143）

JCI分区：Psychiatry-SCIE（Q3：142/258）；Psychiatry-SSCI（Q3：142/258）

中国科学院分区：大类-医学（3区）；小类-精神病学（3区）

CiteScore指标：5.4

CiteScore排名：123/529

SJR 2021：0.83

SNIP 2021：1.182
自引率：12.5%
h-index：26

3 投稿指南

稿件收录偏好：该期刊接收精神病学和精神健康医疗及其社会影响相关的未发表著作，还大量收录生物学、临床和心理社会领域相关的文章。

接收率：不详

审稿周期：初审平均时间3.6周

出版模式：混合出版模式［开放获取：570欧元/篇（科学信件及观点），其余文章：1 740欧元/篇］

来稿类型：

[1] 原创性研究：正文≤3 500字，参考文献≤40篇，摘要、介绍、材料和方法、结果和结论≤250字

[2] 简短原创文章：正文≤3 500字，参考文献≤15篇，插图和/或表格≤2个，摘要≤250字

[3] 综述类型文章：正文≤4 000字，参考文献≤75篇，插图和/或表格≤5个，总结≤150字

[4] 观点：作者≤3位，正文≤1 200字和/或≤1 000字，插图≤1个，参考文献≤10篇

[5] 临床试验和方案：正文≤3 000字，参考文献≤25篇，插图和/或表格≤5个，摘要、介绍、材料和方法、结果、结论≤250字

[6] 信件：正文≤750字，参考文献≤10篇

参考文献：文中引用格式"[1]"，文献样式"1. Zheng W, Li XH, Yang XH, Cai DB, Ungvari GS, Ng CH, et al. Adjunctive memantine for schizophrenia: a meta-analysis of randomized, double-blind, placebo-controlled trials. Psychol Med.2018; 48(1): 72-81. https://doi.org/10.1017/S0033291717001271"

Schizophrenia

1 简介

Schizophrenia，简称*SCHIZOPHR*（ISSN-online：2754-6993），原名*NPJ Schizophrenia*，创刊于2015年，是一本国际同行评审期刊，旨在发表广泛精神病谱系相关的高质量原创论文和评论文章。该期刊在行业细分领域中学术影响力较大，专业度很高。

出版国家或地区：英国（the United Kingdom）

主办单位：不详

出版商：Springer

出版周期：每年12期

主编：Robin Emsley，PhD；Professor Emeritas in Psychiatry in Faculty of Medicine and Health Sciences, University of Stellenbosch, Cape Town, South Africa；E-mail：journal@schizophreniaresearchsociety.org

年发文量：共61篇

收录的数据库：不详

官方网址：https://www.nature.com/npjschz

2 影响力

JCR分区：Psychiatry-SCIE（Q2：59/155）

JCI分区：Psychiatry-SCIE（Q1：57/258）

中国科学院分区：大类-医学（2区）；小类-精神病学（2区）

CiteScore指标：5.7

CiteScore排名：110/529

SJR 2021：1.477

SNIP 2021：1.464

自引率：3.2%
h-index：28

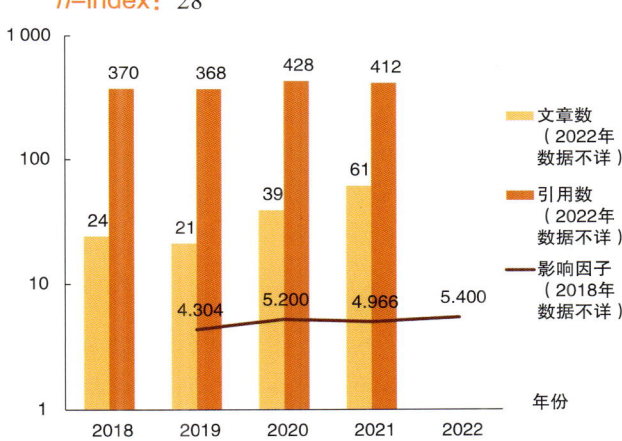

图1-55 *Schizophrenia*历年文章数、引用数和影响因子走势图

3 投稿指南

稿件收录偏好：该期刊致力于发表与精神疾病相关的高质量原创论文和评论文章，涉及从分子和基础研究到环境或社会研究，再到与转化和治疗相关的主题。该期刊发表关于广泛精神病谱系的论文，包括情感性精神病、双相情感障碍、高危精神状态、精神病症状以及精神病和其他疾病的重叠，并对原创文章的创新性有较高要求。

接收率：不详

审稿周期：初审时间6天左右，审稿平均时间43天

出版模式：开放获取模式（3 590美元/篇）

来稿类型：

[1] 原创性研究：正文＝4 000～4 500字，插图和/或表格≤10个，参考文献≤60篇

[2] 简短报告：正文＝1 000～1 500字，参考文献≤20篇，插图和/或表格≤2个

[3] 综述：正文＝3 000～4 000字，参考文献≤100篇

[4] 观点：正文≈3 000字，参考文献≤70篇

参考文献：遵循AMA风格；文中引用格式"[1]"，文献样式"1. Zheng W, et al. Adjunctive memantine for schizophrenia: a meta-analysis of randomized, double-blind, placebo-controlled trials. *Psychol Med*.**48**(1), 72-81(2018)."

Schizophrenia Bulletin

1 简介

Schizophrenia Bulletin，简称SCHIZOPHRENIA BULL（ISSN-print：0586-7614；ISSN-online：1745-1701），于1969年创刊，是由马里兰精神病研究中心（Maryland Psychiatric Research Center）、牛津大学出版社及精神分裂症国际研究学会（Schizophrenia International Research Society）联合出版，专注于精神分裂症及其相关疾病领域的研究期刊。

出版国家或地区：美国（the United States）

主办单位：马里兰精神病研究中心、精神分裂症国际研究学会

出版商：Oxford University Press

出版周期：每年6期

主编：James M. Gold，MD；University of Maryland School of Medicine，Department of Psychiatry，Maryland Psychiatric Research Center，Baltimore，the United States；E-mail：JGold@som.umaryland.edu

年发文量：共186篇

收录的数据库：BCI，EBSCO：CINAHL，EMBASE，Excellence in Research for Australia，MEDLINE，PsycINFO，Scopus，Web of Science

官方网址：https://academic.oup.com/schizophreniabulletin?login＝false

2 影响力

JCR分区：Psychiatry-SCIE（Q1：30/155）；Psychiatry-SSCI（Q1：24/143）

JCI分区：Psychiatry-SCIE（Q1：16/258）；Psychiatry-SSCI（Q1：16/258）

中国科学院分区：大类-医学（1区）；小类-精神病学（1区）

CiteScore指标：0.5

CiteScore排名：463/529

SJR 2021：0.585

SNIP 2021：0.682

自引率：4.2%

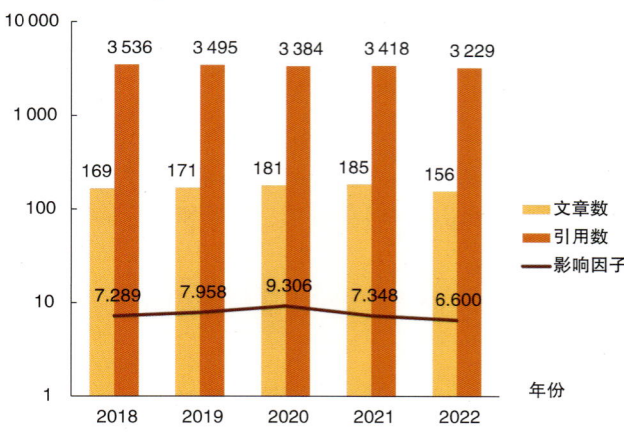

图1-56 *Schizophrenia Bulletin*历年文章数、引用数和影响因子走势图

3 投稿指南

稿件收录偏好：该期刊致力于发表有关精神分裂症及其相关疾病的病因学、病理生理学和治疗的最新研究，包括分子生物学及社会文化学的相关研究。该期刊接收有关临床和神经科学争议性议题及关于特定环境、遗传因素在精神分裂症中所起作用的文章。

接收率：不详

审稿周期：不详

出版模式：混合出版模式（开放获取：4 562美元/篇）

来稿类型：

[1] 原创性文章：正文≤4 000字

[2] 综述类型文章：正文≤5 000字

[3] 社论性文章：正文≤1 200字

[4] 第一人称文章：正文≤1 500字

[5] 特殊专栏类文章（只接受邀请）：正文＝750～4 000字

[6] 其他特殊专栏类文章：字数不限

参考文献：文中引用格式"[1]"，文献样式"1. Zheng W, Li XH, Yang XH, *et al*. Adjunctive memantine for schizophrenia: a meta-analysis of randomized, double-blind, placebo-controlled trials. *Psychol Med*. 2018; 48(1): 72-81."

Translational Psychiatry

1 简介

Translational Psychiatry，简称*TRANSL PSYCHIAT*（ISSN-online：2158-3188），是由Springer Nature出版的经同行评审的医学期刊。它是著名的《分子精神病学》（*Molecular Psychiatry*）的姐妹期刊。虽然这两本期刊都涵盖了生物精神病学领域的内容，但该期刊更侧重于转化方面的研究。

出版国家或地区： 英国（the United Kingdom）
主办单位： 不详
出版商： Springer
出版周期： 每年1期
主编： Julio Licinio，MD，PhD；Departments of Psychiatry, Pharmacology, Medicine, and Neuroscience & Physiology at SUNY Upstate Medical University，New York，the United States；E-mail：Julio.licinio@sahmri.com
年发文量： 共621篇
收录的数据库： British Library，Crossref，DOAJ，MEDLINE，PubMed，PubMed Central，Scopus，Web of Science
官方网址： https://www.nature.com/tp/

2 影响力

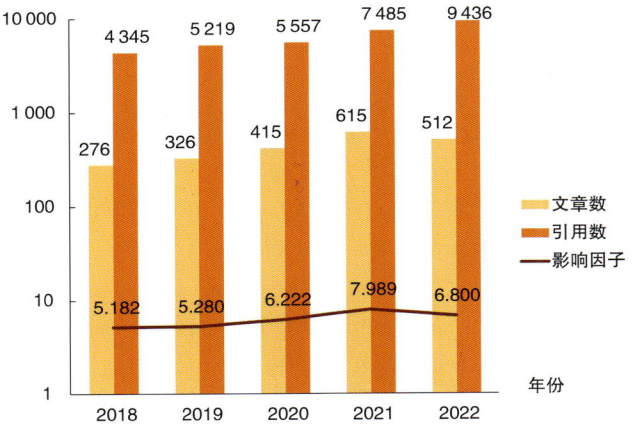

图1-57 *Translational Psychiatry*历年文章数、引用数和影响因子走势图

JCR分区： Psychiatry-SCIE（Q1：24/155）
JCI分区： Psychiatry-SCIE（Q1：25/258）
中国科学院分区： 大类-医学（1区）；小类-精神病学（1区）
CiteScore指标： 8.5
CiteScore排名： 45/529
SJR 2021： 2.076
SNIP 2021： 1.76
自引率： 3.4%
h-index：96

3 投稿指南

稿件收录偏好： 该期刊旨在通过直接研究精神疾病，并将新发现引入临床实践的研究中，来填补神经科学知识和治疗方法之间的空白。该期刊接收有关医学研究的所有领域的论文，包括但不限于分子生物学、遗传学、药理学、影像学和流行病学等领域，以促进及扩展转化精神病学领域的研究。

接收率： 不详
审稿周期： 初审平均时间40天
出版模式： 开放获取模式（4 790美元/篇）
来稿类型：

[1] 原创性文章：正文≤5 000字，插图和/或表格≤6个，参考文献≤100篇，摘要≤300字

[2] 综述类型文章：正文≤6 000字，插图和/或表格≤6个，参考文献≤250篇，摘要≤300字

[3] 研究信件：正文≤1 000字（带图信件≤1 200字），参考文献≤15篇，插图和/或表格≤1个

[4] 系统综述：正文≤6 000字，插图和/或表格≤6个，参考文献≤250篇，摘要≤300字

[5] 观点：正文≤4 000字，插图和/或表格≤4个，参考文献≤100篇，摘要≤300字

参考文献： 文中引用格式"[1]"，文献样式"1. Zheng W, Li XH, Yang XH, Cai DB, Ungvari GS, Ng CH, et al. Adjunctive memantine for schizophrenia: a meta-analysis of randomized, double-blind, placebo-controlled trials. Psychol Med. 2018; 48(1): 72-81."

第三节 影响因子3分至5分（包括3分）期刊

Acta Neuropsychiatrica

1 简介

Acta Neuropsychiatrica，简称*ACTA NEUROPSYCHIATR*（ISSN-print：0924-2708；ISSN-online：1601-5215），于1989年创刊，是一份双月刊的国际同行评审医学期刊，涵盖神经药理学、神经精神病学和神经科学的研究，并涉及神经精神疾病的病理生理学、神经生物学和治疗相关内容。

出版国家或地区：英国（the United Kingdom）
主办单位：斯堪的纳维亚神经精神药理学院（Scandinavian College of Neuropsychopharmacology）
出版商：Cambridge University Press
出版周期：每年6期
主编：Gregers Wegener；Translational Neuropsychiatry Unit，Department of Clinical Medicine，Aarhus University，Palle Juul Jensens Boulevard 99(A601)，DK-8200 Aarhus N，Denmark；E-mail：wegener@clin.au.dk
年发文量：共39篇
收录的数据库：EBSCO：Abstracts in Social Gerontology，Academic Search，EBSCO：Academic Search Premier，EMBASE，InfoTrac，Ingenta Select，Journal Clarivate Analytic，ProQuest，PsycINFO，PubMed，MEDLINE，Scopus
官方网址：https://onlinelibrary.wiley.com/journal/10.1111/%28ISSN%291601-5215

2 影响力

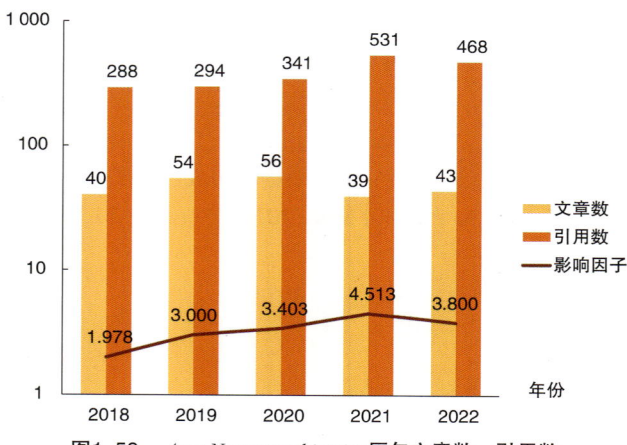

图1-58 *Acta Neuropsychiatrica*历年文章数、引用数和影响因子走势图

JCR分区：Psychiatry-SCIE（Q4：115/135）；Neurosciences-SCIE（Q4：232/252）
JCI分区：不详
中国科学院分区：大类-医学（4区）；小类-精神病学（4区），小类-神经科学（4区）
CiteScore指标：8.1
CiteScore排名：51/529
SJR 2021：0.827
SNIP 2021：0.961
自引率：2%
h-index：36

3 投稿指南

稿件收录偏好：作为一本高质量的精神病学原创研究论文和评论期刊，其涵盖了分子生物学、遗传学、药理学、影像学和流行病学等领域的研究，并包括精神病学及相关领域的基础发现、临床试验、临床指南、卫生政策等内容。
接收率：不详
审稿周期：不详
出版模式：混合出版模式（开放获取：3 255美元/篇）
来稿类型：

[1] 原创性研究：正文≤6 500字，插图和/或表格≤7个，关键词≤5个，摘要≤250字

[2] 研究简报：正文≤2 500字，插图和/或表格≤2个，关键词≤5个，摘要≤150字，参考文献≤25篇

[3] 短评：正文≤5 000字，插图和/或表格≤7个，关键词≤5个，摘要≤250字

[4] 方法方案文章：正文≤6 000字，插图和/或表格≤7个，关键词≤5个，摘要≤250字

[5] 文献综述：正文≤10 000字，插图和/或表格≤7个，关键词≤5个，摘要≤250字

[6] 观点类文章：正文≤10 000字，插图和/或表格≤7个，关键词≤5个，摘要≤250字

[7] 辩论类文章：正文≤2 500字，插图和/或表格≤7个，参考文献≤5篇

[8] 研究信件：正文750～1 000字，参考文献≤1篇，插图和/或表格≤1个

[9] 书籍评论（只接受邀请）

参考文献：文中引用格式"Zheng et al.(2018)"，文献样式"Zheng W, Li XH, Yang XH, Cai DB, Ungvari GS, Ng CH, Wang SB, Wang YY, Ning YP, Xiang YT. Adjunctive memantine for schizophrenia: a meta-analysis of randomized, double-blind, placebo-controlled trials. *Psychol Med*, 48:72-81. https://doi.org/10.1017/S0033291717001271."

Aging & Mental Health

1 简介

Aging & Mental Health，简称*AGING MENT HEALTH*（ISSN-print：1360-7863；ISSN-online：1364-6915），是Taylor and Francis出版集团旗下的一本国际同行评审期刊，主要研究老龄化对心理健康的生物学、心理学和社会学影响。

出版国家或地区：英国（the United Kingdom）
主办单位：不详
出版商：Taylor & Francis Group
出版周期：每年12期
主编：Martin Orrell，PhD；Institute of Mental Health，Nottingham，the United Kingdom；E-mail：m.orrell@nottingham.ac.uk
Benjamin Mast，PhD；University of Louisville，the United States；E-mail：b.mast@louisville.edu
Terry Lum，PhD；University of Hong Kong，Hong Kong，China；E-mail：tlum@hku.hk
年发文量：共471篇
收录的数据库：AgeInfo，AgeLine，Cumulative Index to Nursing & Allied Health Literature，Current Contents: Social & Behavioral Sciences，EMBASE，IBSS，Linguistics & Language Behavior Abstracts，MEDLINE，PsycINFO，Research Alert，Scopus，Social Services Abstracts，Sociological Abstracts
官方网址：https://www.tandfonline.com/toc/camh20/current

2 影响力

JCR分区：Psychiatry-SCIE（Q3）；Psychiatry-SSCI（Q2）；Geriatrics & Gerontology-SCIE（Q3）；Gerontology-SSCI（Q2）
JCI分区：不详
中国科学院分区：大类-医学（2区）；小类-精神病学（3区），小类-老年医学（3区）
CiteScore指标：5.5
CiteScore排名：不详
SJR 2021：0.994
SNIP 2021：1.656
自引率：7.93%

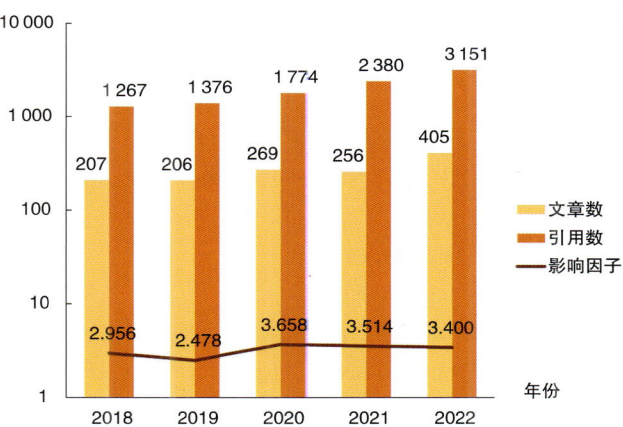

图1-59 *Aging & Mental Health*历年文章数、引用数和影响因子走势图

3 投稿指南

稿件收录偏好：该期刊为老龄化和心理健康议题提供了一个领先的国际论坛，以探讨老龄化过程和心理健康之间的关系，研究主题包括但不限于老化、心理学、病理老化、精神问题、衰老研究、老年医学治疗等领域的理论及临床研究内容。
接收率：约24%
审稿周期：初审平均时间是31天，审稿平均时间是70天，接收到出版的平均时间是19天
出版模式：混合出版模式（开放获取：3 710美元/篇）
来稿类型：

[1] 原创性研究：定量研究正文≤7 000字，定性研究正文≤8 000字
[2] 综述类型文章：正文≤8 000字
[3] 给编辑的信：正文≤8 000字
[4] 社论类文章：正文≤8 000字

参考文献：文中引用格式"(Zheng et al. 2018)"，文献样式"Zheng, W., Li, X. H., Yang, X. H., Cai, D. B., Ungvari, G. S., Ng, C. H., Wang, S. B., Wang, Y. Y., Ning, Y. P., & Xing, Y. T. (2018) Adjunctive memantine for schizophrenia: a meta-analysis of randomized, double-blind, placebo-controlled trials. *Psychol Med.* 48(1), 72-81."

Annals of General Psychiatry

1 简介

Annals of General Psychiatry，简称*ANN GEN PSYCHIATR*（ISSN：1744-859X），是由英国伦敦生物医学中心（BioMed Central Ltd.）于2000年创立的精神病学年鉴，涵盖了精神病学各领域的研究内容，包括基础和临床的神经科学及心理学研究。

出版国家或地区： 英国（the United Kingdom）
主办单位： 国际神经生物学和精神药理学学会（International Society of Neurobiology and Psychopharmacology）
出版商： BioMed Central
出版周期： 每年1期
主编： Maurizio Pompili, PhD; Sapienza University of Rome, Italy; E-mail: maurizio.pompili@unicatt.it
年发文量： 共55篇
收录的数据库： Citebase, DOAJ, EMBASE, OAIster, PsycINFO, PubMed, PubMed Central, Scopus, Socolar, Web of Science, Zetoc
官方网址： https://annals-general-psychiatry.biomedcentral.com/

2 影响力

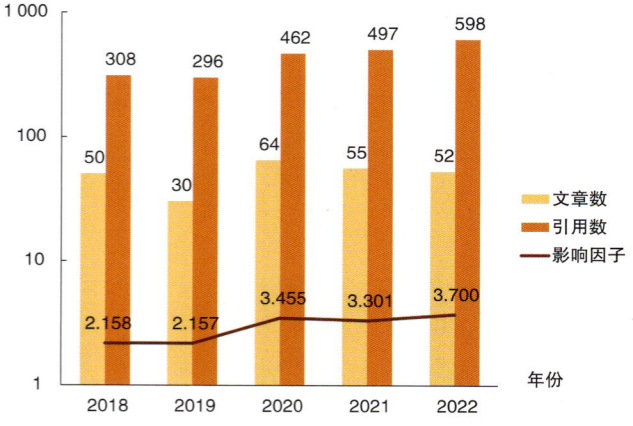

图1-60 *Annals of General Psychiatry*历年文章数、引用数和影响因子走势图

JCR分区： Psychiatry-SCIE（Q3：78/155）；Psychiatry-SSCI（Q3：54/155）
JCI分区： Psychiatry-SCIE（Q2：119/264）；Psychiatry-SSCI（Q1：131/258）
中国科学院分区： 大类-医学（3区）；小类-精神病学（3区）
CiteScore指标： 不详
CiteScore排名： 不详
SJR 2021： 1.074
SNIP 2021： 1.657
自引率： 0.98%
***h*-index：** 50

3 投稿指南

稿件收录偏好： 该期刊强调对疾病和健康的探究遵循循证医学的原则。该期刊广泛接收各类文章，包括但不限于精神药理学、法医精神病学、精神疾病、精神遗传学、情绪障碍等方面的研究。
接收率： 不详
审稿周期： 初审平均时间是27天，审稿平均时间是87天
出版模式： 混合出版模式（开放获取：2 690美元/篇）
来稿类型：
[1] 原创性研究：摘要≤350字，关键词=3~10个
[2] 病例报告：摘要≤350字，关键词=3~10个
[3] 综述类型文章：正文≈3 000字，摘要≤350字，关键词=3~10个
[4] 评论类文章：正文=800~1 200字，摘要≤350字，关键词=3~10个
参考文献： 文中引用格式"[1]"，文献样式"1. Zheng W, Li XH, Yang XH, Cai DB, Ungvari GS, Ng CH et al. Adjunctive memantine for schizophrenia: a meta-analysis of randomized, double-blind, placebo-controlled trials. Psychol Med. 2018; 48(1): 72-81."

Anxiety, Stress, & Coping

1 简介

*Anxiety, Stress, & Coping*简称*ANXIETY STRESS COPIN*（ISSN-print：1061-5806；ISSN-online：1477-2205），是由Taylor and Francis出版集团创办的并由同行评审的双月刊，该期刊主要关注涉及焦虑和压力应对过程的实验研究领域。

出版国家或地区： 英国（the United Kingdom）

主办单位：不详
出版商：Taylor & Francis Group
出版周期：每年6期
主编：Patrick Gaudreau，PhD；University of Ottawa，Canada；E-mail：pgaudreau@ottawa.ca
Anthony D. Mancini，PhD；Pace University，the United States；E-mail：amancini@pace.edu
年发文量：共81篇
收录的数据库：Cambridge Scientific Abstracts，Current Contents: Social and Behavioral Sciences，MEDLINE，Neurosciences Citation Index，PASCAL，Pilots，PsycINFO，Scopus，Sociological Abstracts，Studies on Women and Gender Abstracts，Web of Science
官方网址：https://www.tandfonline.com/loi/gasc20

2 影响力

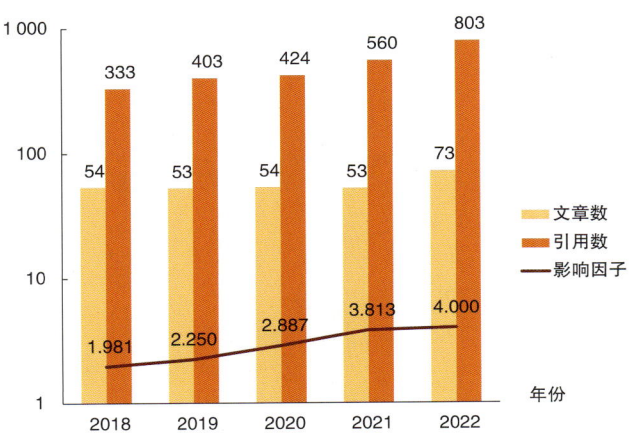

图1-61 *Anxiety, Stress, & Coping*历年文章数、引用数和影响因子走势图

JCR分区：Psychiatry-SCIE（Q2：61/155）；Psychology, Multidisciplinary-SCIE（Q2：44/148）
JCI分区：Psychiatry-SCIE（Q2：84/258）；Psychology, Multidisciplinary –SCIE（Q2：66/211）
中国科学院分区：大类-心理学（3区）；小类-心理学：综合（2区），小类-精神病学（3区）
CiteScore指标：4.9
CiteScore排名：37/376
SJR 2021：1.502
SNIP 2021：1.487
自引率：3.35%
h-index：74

3 投稿指南

稿件收录偏好：该期刊重点关注压力和焦虑心理、生理之间的关系，以及其与应对和恢复力的联系。该期刊欢迎方法新颖的、不同理论指导的多样化研究，包括各类的研究报告、理论性论文、解释性文献综述或荟萃分析。
接收率：约11%
审稿周期：初审平均时间在1天以内，审稿平均时间是104天，接收到发表平均时间为14天
出版模式：混合出版模式（开放获取：3 500美元/篇）
来稿类型：
[1] 研究类文章：正文≤30页，关键词=5~6个，摘要≤200字
[2] 综述类文章：正文≤30页，关键词=5~6个，摘要≤200字
[3] 简短报告：正文≤15页，关键词=5~6个，摘要≤200字
[4] 其他：正文≤30页，关键词≤5~6个，摘要≤200字
参考文献：文中引用格式"（Zheng et al., 2018）"，文献样式"Zheng, W., Li, X.H., Yang, X.H., Cai, D.B., Ungvari, G.S., Ng, C.H., Wang, S.B., Wang Y.Y., Ning, Y.P., &Xiang, Y.T. (2018) Adjunctive memantine for schizophrenia: a meta-analysis of randomized, double-blind, placebo-controlled trials. *Psychological Medicine, 48*(1), 72-81. https: //doi: 10.1017/S0033291717001271"

Archives of Women's Mental Health

1 简介

Archives of Women's Mental Health，简称ARCH WOMEN MENT HLTH（ISSN-print：1434-1816；ISSN-online：1435-1102），是马塞学会（Marcé Society）、北美社会心理妇产科学会（North American Society for Psychosocial Obstetrics and Gynecology）和国际妇女心理健康协会（International Association for Women's Mental Health）的官方期刊。该期刊创办的主要目标是促进精神科医生和妇产科医生之间的知识交流，其研究范围包括妇女身心失调的心理动力学、社会学及生物学、精神病学相关内容。
出版国家或地区：奥地利（Austria）
主办单位：马塞学会、北美妇产科心理社会学会和国际妇女心理健康协会
出版商：Springer

出版周期：每年6期

主编：Anita Riecher-Rössler, PhD; Medical Faculty, University of Basel, Kirchweg 17, Binningen, CH-4102, Switzerland; E-mail: anita.riecher@unibas.ch

年发文量：共105篇

收录的数据库：BFI List, Baidu, CLOCKSS, CNKI, CNPIEC, Current Contents: Clinical Medicine, Dimensions, EBSCO, EMBASE, EMCARE, Gale, Google Scholar, Japanese Science and Technology Agency, Journal Citation Reports: Science Edition, MEDLINE, Naver, OCLC: WorldCat Discovery, Portico, ProQuest: ExLibris Primo, ProQuest: ExLibris Summon, PsycINFO, PSYNDEX, Reaxys, SCImago, Scopus, Web of Science: Science Citation Index Expanded, Semantic Scholar, TD Net Discovery Service, UGC-CARE List（India）, Wanfang

官方网址：https://www.springer.com/journal/737

2 影响力

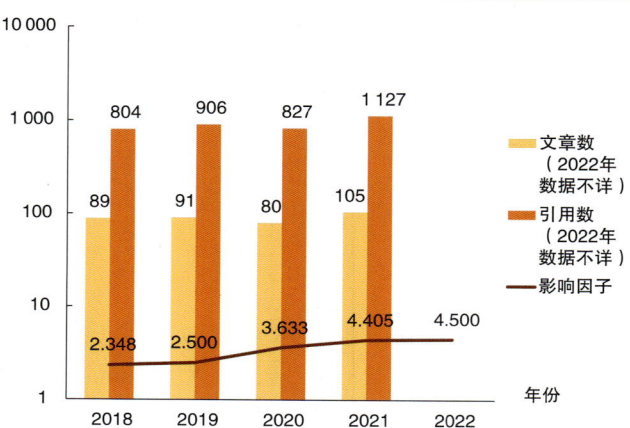

图1-62 Archives of Women's Mental Health历年文章数、引用数和影响因子走势图

JCR分区：Psychiatry-SCIE（Q2：72/155）
JCI分区：Psychiatry-SCIE（Q2：96/258）
中国科学院分区：大类-医学（2区）；小类-精神病学（3区）
CiteScore指标：5.8
CiteScore排名：22/188
SJR 2021：1.165
SNIP 2021：1.631
自引率：2.66%
h-index：82

3 投稿指南

稿件收录偏好：该期刊主要关注妇女精神病、身心失调的心理社会研究，同时欢迎精神病学、心理社会学、妇产科学之间的跨学科研究。该期刊接收研究论文、研究简报、评论文章、特约社论、历史观点、书评、给编辑的信以及会议摘要等不同类型的英文文章。

接收率：不详
审稿周期：不详
出版模式：混合出版模式（开放获取：3 590美元/篇）
来稿类型：
[1] 原创性研究：正文≤3 000字，摘要=150～200字，关键词≤5个
[2] 研究简报：正文≤1 500字，参考文献≤12篇，总结≤80字
[3] 综述类型文章：正文≤4 000字
[4] 给编辑的信：正文≤750字，参考文献≤5篇，插图和/或表格≤1个

参考文献：文中引用格式"(Zheng et al. 2018)"，文献样式"Zheng W, Li XH, Yang XH, Cai DB, Ungvari GS, Ng CH, Wang SB, Wang YY, Ning YP, Xiang YT. (2018) Adjunctive memantine for schizophrenia: a meta-analysis of randomized, double-blind, placebo-controlled trials. Psychol Med.48(1): 72-81. https://doi.org/10.1017/S0033291717001271."

Asia-Pacific Psychiatry

1 简介

Asia-Pacific Psychiatry，简称ASIA-PAC PSYCHIAT（ISSN-print：1758-5864；ISSN-online：1758-5872），是一份主要关注亚太地区国际精神病学期刊，也是环太平洋精神病学学院（Pacific Rim College of Psychiatrists）和亚洲精神病学协会联合会（Asian Federation of Psychiatric Associations）的官方期刊。该期刊使该地区的精神病学和精神卫生医护工作者能够与更多的国际读者分享该地区的研究、教育项目和临床经验，该期刊也为亚太地区的高质量研究提供了一个优质的专业平台。

出版国家或地区：澳大利亚（Australia）
主办单位：环太平洋精神病学学院和亚洲精神病学协会联合会
出版商：John Wiley and Sons Australia Ltd.
出版周期：每年4期
主编：Allan Tasman, PhD; Department of

Psychiatry University of Connecticut Health Center Farmington, Connecticut 06032, the United States; E-mail: allan.tasman@louisville.edu

年发文量：共68篇

收录的数据库：EBSCO: Academic Search Alumni Edition，EMBASE，ProQuest: Health & Medical Collection，ProQuest: Health Research Premium Collection，ProQuest: Hospital Premium Collection，Journal Citation Reports，MEDLINE，PubMed，ProQuest Central，Scopus，Web of Science

官方网址：https://onlinelibrary.wiley.com/journal/17585872

2 影响力

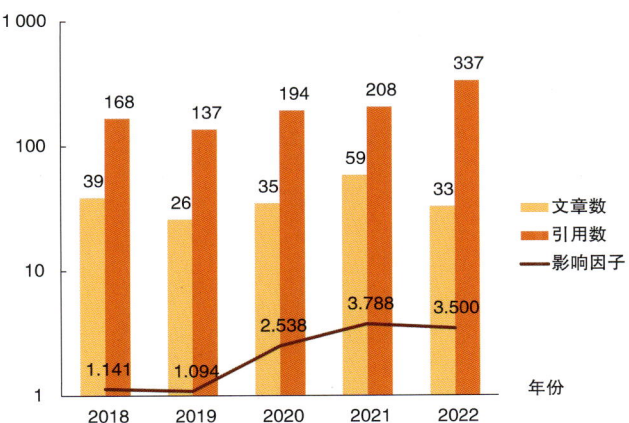

图1-63 Asia-Pacific Psychiatry历年文章数、引用数和影响因子走势图

JCR分区：Psychiatry-SCIE（Q1：3/155）；Psychiatry-SSCI（Q1：3/143）

JCI分区：Psychiatry-SCIE（Q1：4/258）；Psychiatry-SSCI（Q1：4/258）

中国科学院分区：大类-医学（3区）；小类-精神病学（3区）

CiteScore指标：27.7

CiteScore排名：4/529

SJR 2021：5.59

SNIP 2021：5.599

自引率：2.99%

h-index：26

3 投稿指南

稿件收录偏好：作为亚太地区的精神病学期刊，该期刊强调亚洲地区社会文化、种族和经济差异导致的精神行为、治疗和结果多样性的相关研究，并与以其他地区为重点的主流精神病学期刊或亚洲及太平洋沿岸国家的主流精神病学期刊区别开来。

接收率：不详

审稿周期：不详

出版模式：混合出版模式（开放获取：3 240美元/篇）

来稿类型：

[1] 社论类文章（只接受邀请）：正文≤1 500字，参考文献≤5篇，无摘要

[2] 综述类型文章：正文≤5 000字，摘要≤250字

[3] 原创类文章：正文≤3 500字，摘要≤250字（包括介绍、方法、结果、结论4个部分）

[4] 简短报告：正文≤1 250字，摘要≤100字，插图和/或表格≤1个

[5] 指导方针：摘要≤250字

[6] 会议报告、国别报告（只接受邀请）：摘要≤250字

[7] 图片、视频类精神病学稿件：正文≤250字，无摘要，单面板图片≤2张

[8] 临床病例讨论会文章：正文≤4 500字，参考文献≤20篇，无摘要，插图和/或表格≤4个

[9] 辩论类文章（只接受邀请）：正文≤1 500字，参考文献≤5篇，无摘要

[10] 给编辑的信：正文≈300字，参考文献≤5篇，无摘要

[11] 研究重点（只接受邀请）：字数由编辑决定

[12] 青年精神科医生论坛：无摘要，字数由编辑决定，参考文献≤5篇

参考文献：文中引用格式"(Zheng et al., 2018)"，文献样式"Zheng, W., Li, X. H., Yang, X. H., Cai, D. B., Ungvari, G. S., Ng, C. H., Wang, S. B., Wang Y. Y., Ning, Y. P., & Xiang, Y. T.(2018). Adjunctive memantine for schizophrenia: a meta-analysis of randomized, double-blind, placebo-controlled trials. *Psychological Medicine, 48* (1), 72-81. https://doi.org/10.1017/S0033291717001271"

Australian & New Zealand Journal of Psychiatry

1 简介

Australian & New Zealand Journal of Psychiatry，简称*AUST NZ J PSYCHIAT*（ISSN-print：0004-8674；ISSN-online：1440-1614），是澳大利亚和新西兰皇家精神病学学院（The Royal Australian and New Zealand College of Psychiatrists）的官方期刊，是亚太地区主要的精神病学期刊。

出版国家或地区：美国（the United States）
主办单位：澳大利亚和新西兰皇家精神病学学院
出版商：SAGE
出版周期：每年12期
主编：Christopher Davey；University of Melbourne，Australia；E-mail：anzjp@editorialoffice.co.uk
年发文量：共282篇
收录的数据库：BCI，CAB Abstracts，EBSCO：CINAHL，Excellence in Research for Australia，MEDLINE，PsycINFO，Scopus，Web of Science
官方网址：https://journals.sagepub.com/home/anp

2 影响力

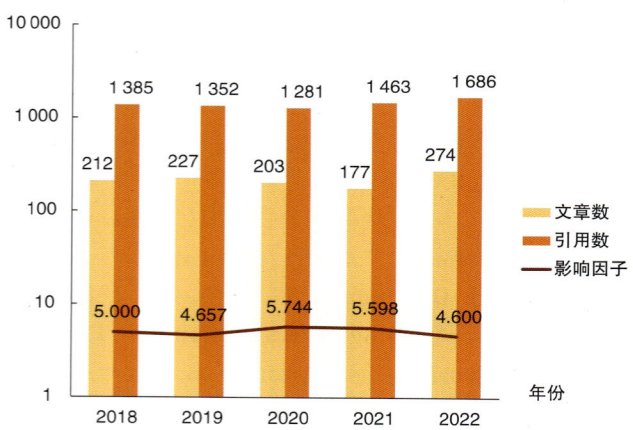

图1-64 *Australian and New Zealand Journal of Psychiatry*历年文章数、引用数和影响因子走势图

JCR分区：Psychiatry-SCIE（Q1：46/155）；Psychiatry-SSCI（Q1：36/143）
JCI分区：Psychiatry-SCIE（Q1：79/258）；Psychiatry-SSCI（Q1：79/258）
中国科学院分区：大类-医学（2区）；小类-精神病学（2区）
CiteScore指标：7.1
CiteScore排名：72/529
SJR 2021：1.345
SNIP 2021：1.641
自引率：7.06%
h-index：123

3 投稿指南

稿件收录偏好：该期刊刊登原创的同行评审文章，描述精神病学专家感兴趣的研究或报告意见，这些文章可以是原创性研究、综述、观点、评论和给编辑的信等。
接收率：不详
审稿周期：4～6周
出版模式：混合出版模式（开放获取：3 000～4 000美元/篇）
来稿类型：

[1] 社论：正文≈2 000字，参考文献≤5篇
[2] 简短报告：正文≈1 200字，参考文献≤5篇
[3] 观点：正文≈3 000字，非结构化摘要≈250字
[4] 综述：正文≈6 000字，结构化摘要≈250字
[5] 原创性研究：正文≈4 000字，结构化摘要≈250字
[6] 研究信件：正文≈21 200字，参考文献≤9篇，插图和/或表≤1个
[7] 给编辑的信：正文≈800字，参考文献≤3篇，作者≤3位

参考文献：遵循Harvard风格；文中引用格式"(Zheng et al., 2018)"，文献样式"Zheng W, Li XH, Yang XH, et al.(2018) Adjunctive memantine for schizophrenia: a meta-analysis of randomized, double-blind, placebo-controlled trials. *Psychological Medicine* 48(1): 72-81."

Behavior Therapy

1 简介

Behavior Therapy，简称*BEHAV THER*（ISSN-print：0005-7894；ISSN-online：1878-1888），成立于1970年，由Elsevier出版，是一份以行为治疗为主的同行评审学术期刊。该期刊旨在成为一个融合科学、理论、实践和政策，有关创伤的跨学科论坛。

出版国家或地区：美国（the United States）

主办单位：美国心理学协会（American Psychological Association）

出版商：Elsevier

出版周期：每年6期

主编：Jonathan S. Comer, PhD；Florida International University, Miami, Florida, the United States；E-mail：不详

年发文量：共122篇

收录的数据库：Cabell's Directory of Publishing Opportunities in Psychology, EBSCO: CINAHL Complete, CINAHL Plus, Current Contents: Social & Behavioral Sciences, Journal Citation Reports: Social Sciences Edition, MEDLINE, Mosby's Nursing Consult, OCLC, PsycINFO, PsycLine, SafetyLit, Scopus, SSCI

官方网址：https://www.sciencedirect.com/journal/behavior-therapy

2 影响力

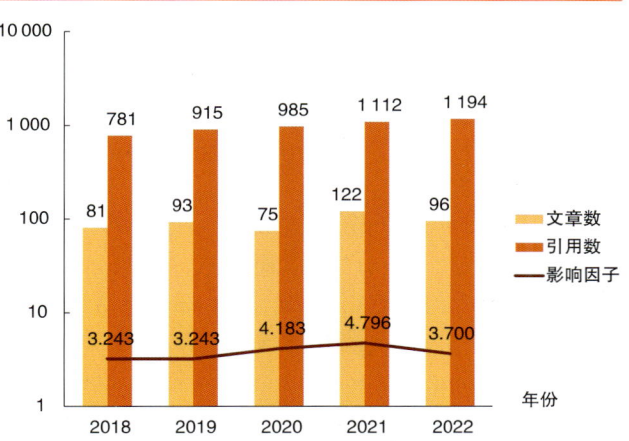

图1-65 Behavior Therapy历年文章数、引用数和影响因子走势图

JCR分区：Psychiatry-SSCI（Q2：45/143）；Psychology, Clinical-SSCI（Q1：32/131）

JCI分区：Psychiatry-SSCI（Q1：43/258）；Psychology, Clinical-SSCI（Q1：31/178）

中国科学院分区：大类-心理学（2区）；小类-精神病学（2区），小类-心理学：临床（1区）

CiteScore指标：6.2

CiteScore排名：34/292

SJR 2021：1.692

SNIP 2021：1.961

自引率：3.74%

h-index：114

3 投稿指南

稿件收录偏好：该期刊致力于发表关于创伤的心理影响的实证研究，其中包括心理治疗和效果、创伤影响和治疗的有关教育、创伤的评估与诊断、创伤反应的病理生理学、保健服务（为受创伤人群提供服务）、流行病学研究和危险因素研究、神经影像学研究、创伤和文化能力等内容。

接收率：40%

审稿周期：初审平均时间是1.1周，审稿平均时间是17.3周

出版模式：混合出版模式（开放获取：3 200美元/篇）

来稿类型：

[1] 文章（包括原创性研究及综述类文章）：正文≤28页，摘要≤250字，关键词≤5个，临床影响声明≤100字

[2] 简短报告：正文≤12页，摘要≤250字，关键词≤5个，临床影响声明≤100字

[3] 评论型文章：正文≤28页，摘要≤250字，关键词≤5个

[4] 特刊专栏文章（只接受邀请）：正文≤28页，摘要≤250字，关键词≤5个，临床影响声明≤100字

[5] 给编辑的信：正文≤28页，摘要≤250字，关键词≤5个，临床影响声明≤100字

[6] 注册报告：正文≤28页，摘要≤250字，关键词≤5个，临床影响声明≤100字

参考文献：遵循APA风格（7th）；文中引用格式"(Zheng et al., 2018)"，文献样式"Zheng, W., Li, X. H., Yang, X. H., Cai, D. B., Ungvari, G. S., Ng, C. H., Wang, S. B., Wang, Y. Y., Ning, Y. P., & Xiang, Y. T. (2018). Adjunctive memantine for schizophrenia: a meta-analysis of randomized, double-blind, placebo-controlled trials. Psychological Medicine, 48(1), 72-81. https://doi.org/10.1017/S0033291717001271."

Behavioral Sleep Medicine

1 简介

Behavioral Sleep Medicine，简称*BEHAV SLEEP MED*（ISSN-print：1540-2002；ISSN-online：1540-2010）；涉及对正常和异常睡眠、觉醒机制、行为调节方式方面，并利用既定的行为原则来评估、治疗和预防睡眠障碍、睡眠相关症状以及相关的行为、情绪、认知等生理心理健康问题。

出版国家或地区：美国（the United States）

主办单位：不详

出版商：Taylor & Francis Group

出版周期：每年6期

主编：Christina McCrae，PhD；University of South Florida，the United States；E-mail：cmccrae@phhp.ufl.edu

年发文量：共85篇

收录的数据库：Excellence in Research for Australia，MEDLINE，PsycINFO，Scopus，Web of Science

官方网址：https://www.tandfonline.com/toc/hbsm20/current

2 影响力

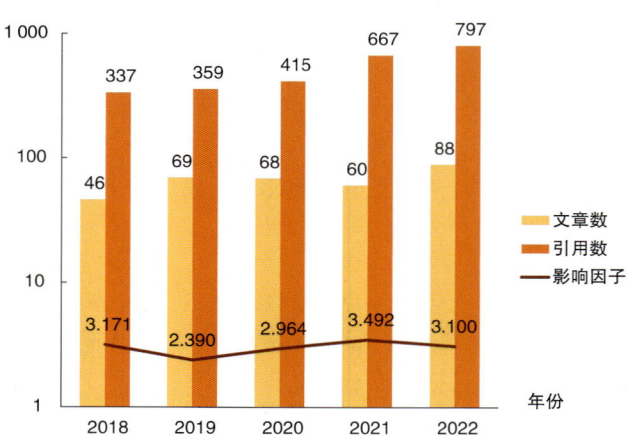

图1-66 *Behavioral Sleep Medicine*历年文章数、引用数和影响因子走势图

JCR分区：Psychiatry-SCIE（Q3：90/155）；Clinical Neurology-SCIE（Q3：107/212）

JCI分区：Psychiatry-SCIE（Q2：75/258）；Clinical Neurology-SCIE（Q2：81/267）

中国科学院分区：大类-医学（3区）；小类-精神病学（3区），小类-临床神经病学（3区）

CiteScore指标：5.7

CiteScore排名：5/61

SJR 2021：0.932

SNIP 2021：1.289

自引率：3.3%

***h*-index**：54

3 投稿指南

稿件收录偏好：该期刊致力于将行为/认知科学应用于正常和无序睡眠研究等领域，研究内容包括正常睡眠体验、跨文化睡眠实践、睡眠健康教育、日间功能与睡眠的关系以及成人和儿童的梦境研究。该期刊还侧重于失眠和睡眠障碍的行为、认知问题的研究，例如睡眠呼吸障碍、异态睡眠、昼夜节律紊乱以及发作性睡病和中枢性睡眠过度等问题。

接收率：约19%

审稿周期：初审平均时间是24天，审稿平均时间是74天，接收到发表平均时间是19天

出版模式：混合出版模式（开放获取：4 130美元/篇）

来稿类型：

[1] 实证类文章：正文≤3 500字，插图和/或表格≤5个，摘要≈200字

[2] 综述：正文≤3 500字，插图和/或表格≤5个，摘要≈200字

参考文献：遵循APA风格；文中引用格式"(Zheng et al., 2018)"，文献样式"Zheng, W., Li, X. H., Yang, X. H., Cai, D. B., Ungvari, G. S., Ng, C. H., Wang, S. B., Wang Y. Y., Ning, Y. P., & Xiang, Y. T.(2018). Adjunctive memantine for schizophrenia: a meta-analysis of randomized, double-blind, placebo-controlled trials. *Psychological Medicine, 48* (1), 72-81. https://doi.org/10.1017/S0033291717001271"

BMC Psychiatry

1 简介

BMC Psychiatry（ISSN-online：1471-244X），是英国伦敦生物医学中心（BioMed Central）旗下开放获取、同行评审的期刊，该期刊专注于精神疾病的预防、诊断和管理，以及相关的分子遗传学、病理生理学和流行病学的研究。

出版国家或地区：英国（the United Kingdom）

主办单位：生物医药中心

出版商：Springer

出版周期：不详

主编：Toni Milevoj；the Central European University，the Netherlands；E-mail：bmcpsychiatry@biomedcentral.com。

年发文量：共617篇

收录的数据库：BFI List, CLOCKSS, CNKI, CNPIEC, Chemical Abstracts Service, GoOA: Chinese Academy of Sciences, DOAJ, Dimensions, Academic Search, EBSCO: Biomedical Reference Collection, EBSCO Discovery Service, EBSCO STM Source, EMBASE, Gale, Google Scholar, Journal Citation Reports: Science Edition, MEDLINE, Naver, OCLC: WorldCat Discovery Service, Portico, ProQuest: ExLibris Primo Central, ProQuest: ExLibris Summon,

PsycINFO，PSYNDEX，PubMed Central，Reaxys，SCImago，Scopus，Web of Science；Science Citation Index Expanded，Semantic Scholar，TD Net Discovery Service，UGC-CARE List (India)

官方网址：https://bmcpsychiatry.biomedcentral.com/

2 影响力

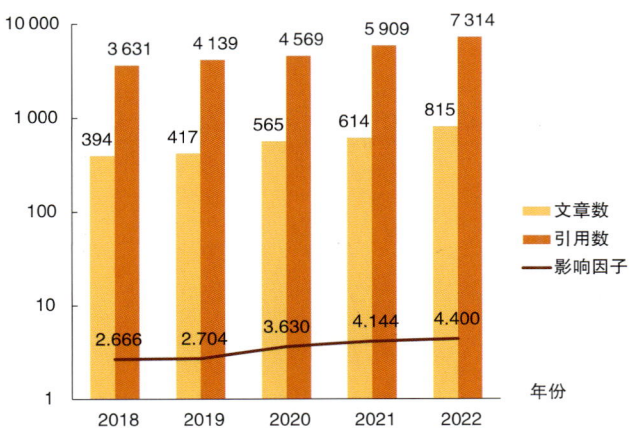

图1-67 BMC Psychiatry历年文章数、引用数和影响因子走势图

JCR分区：Psychiatry-SCIE（Q2：75/155）
JCI分区：Psychiatry-SCIE（Q2：84/258）
中国科学院分区：大类-医学（2区）；小类-精神病学（3区）
CiteScore指标：5.1
CiteScore排名：135/529
SJR 2021：1.252
SNIP 2021：1.686
自引率：2.95%
h-index：112

3 投稿指南

稿件收录偏好：该期刊欢迎以下广泛精神病学研究领域的文章：自杀的原因、治疗和预防；儿童、青少年和发育精神病学；饮食失调；老年精神病学和认知障碍；法医精神病学；人格障碍和成人行为障碍；情绪障碍；睡眠障碍以及社会精神病学领域的研究。
接收率：62%
审稿周期：初审平均时间是56天，审稿平均时间是69天
出版模式：混合出版模式（开放获取：2 890美元/篇）
来稿类型：

[1] 原创性研究：摘要≤350字，关键词=3~10个

[2] 数据库类文章：摘要≤350字，关键词=3~10个

[3] 软件类文章：图、表格标题≤15字，图表例≤300字

[4] 病例报告：摘要≤350字，关键词=3~10个

[5] 研究方案：摘要（需包括背景、方法、讨论、临床注册4部分）≤350字，关键词=3~10个

[6] 综述类文章：摘要≤350字，关键词=3~10个

[7] 学术质疑类文章：正文≤1 200字，插图和/或表格≤2个，参考文献≤15篇

[8] 评论类文章：摘要≤50字，关键词=3~10个

参考文献：文中引用格式"[1]"，文献样式"1. Zheng W, Li XH, Yang XH, Cai DB, Ungvari GS, Ng CH. et al. Adjunctive memantine for schizophrenia: a meta-analysis of randomized, double-blind, placebo-controlled trials. Psychol Med. 2018; 48(1): 72-81."

Borderline Personality Disorder and Emotion Dysregulation

1 简介

Borderline Personality Disorder and Emotion Dysregulation，简称*BORDER PERS DIS EMOT*（ISSN-online：2051-6673），为对边缘型人格障碍（borderline personality disorder）感兴趣的研究人员和临床医生提供了一个研究精神病障碍的平台。情绪失调是边缘型人格障碍的核心，同时也是其他各种精神疾病在基础神经生物学中的主要病理成分。该期刊侧重于情绪失调的心理学、社会学和神经生物学，以及相关的流行病学、现象学、病理生理学、治疗、神经生物学、遗传学和动物模型研究。

出版国家或地区：英国（the United Kingdom）
主办单位：生物医药中心（BioMed Central）
出版商：Springer
出版周期：每年12期
主编：Martin Bohus，PhD；Central Institute of Mental Health，Germany；E-mail：martin.bohus@zi-mannheim.de

John Oldham，PhD；Baylor College of Medicine，the United States；E-mail：john.oldham@btinternet.com

Christian Schmahl，PhD；Central Institute of Mental Health，Germany；E-mail：christian.schmahl@zi-mannheim.de

年发文量：共29篇
收录的数据库：DOAJ，PubMed，PubMed Central，Scopus，Web of Science
官方网址：https://bpded.biomedcentral.com/

2 影响力

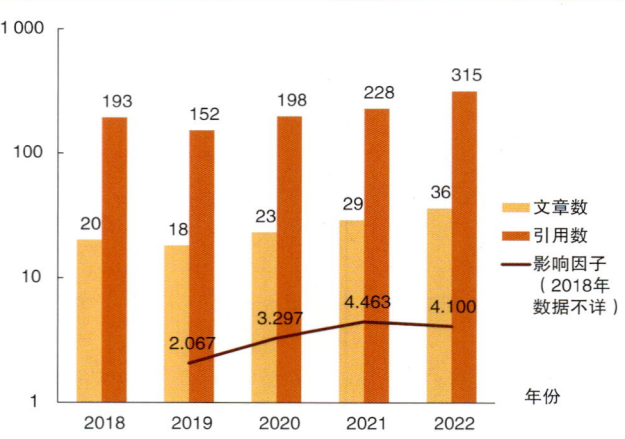

图1-68 *Borderline Personality Disorder and Emotion Dysregulation* 历年文章数、引用数和影响因子走势图

JCR分区：Psychiatry-SCIE（Q2：70/155）
JCI分区：Psychiatry-SCIE（Q3：131/258）
中国科学院分区：大类-医学（2区）；小类-精神病学（2区）
CiteScore指标：4.3
CiteScore排名：70/292
SJR 2021：1.243
SNIP 2021：1.681
自引率：3.97%
h-index：21

3 投稿指南

稿件收录偏好：该期刊广泛关注情绪调节和失调及其相关的病理机制，如功能失调的自我概念和功能失调的社会互动，以及对边缘型人格障碍的新治疗方法等研究领域。此外，该期刊还囊括了常见的精神疾病研究，如创伤后应激障碍、多动症、抑郁症、饮食障碍、行为障碍、药物滥用和社交恐惧症等。

接收率：不详
审稿周期：初审平均时间是43天，审稿平均时间是46天
出版模式：混合出版模式（开放获取：2 490美元/篇）
来稿类型：
[1] 研究类文章：摘要（包括背景、方法、结果、结论、临床注册5部分）≤350字，关键词=3～10个
[2] 综述类文章：摘要≤350字，关键词=3～10个
[3] 简短报告：正文=1 000～1 500字，摘要（包括背景、方法、结论3部分）≤250字，参考文献≤25篇
[4] 病例报告：摘要（包括背景、病例概括、结论）≤350字，关键词=3～10个
[5] 研究方案：摘要（包括背景、方法、讨论、临床注册4部分）≤350字，关键词=3～10个

参考文献：文中引用格式"[1]"，文献样式"1. Zheng W, Li XH, Yang XH, Cai DB, Ungvari GS, Ng CH, et al. Adjunctive memantine for schizophrenia: a meta-analysis of randomized, double-blind, placebo-controlled trials. Psychol Med. 2018; 48(1): 72-81."

Canadian Journal of Psychiatry-Revue Canadienne De Psychiatrie

1 简介

Canadian Journal of Psychiatry-Revue Canadienne De Psychiatrie，简称CAN J PSYCHIAT（ISSN-print：0706-7437；ISSN-online：1497-0015），成立于1956年，60多年来一直为精神科医生提供最新的研究成果。该期刊为精神病学和心理健康专业人士提供了一个论坛，可以与3 000多名研究人员和临床医生分享他们的发现，一起讨论并促进加拿大和国际精神病学的持续发展。

出版国家或地区：加拿大（Canada）
主办单位：加拿大精神病学协会（Canadian Psychiatric Association）
出版商：SAGE
出版周期：每年12期
主编：Lakshmi N. Yatham；Professor and Head of Department of Psychiatry at the University of British Columbia in Vancouver，Canada；E-mail：yatham@interchange.ubc.ca
年发文量：共159篇
收录的数据库：CAB Abstracts，EBSCO：CINAHL，Excellence in Research for Australia，MEDLINE，PsycINFO，Scopus，Web of Science
官方网址：https://journals.sagepub.com/home/cpa

2 影响力

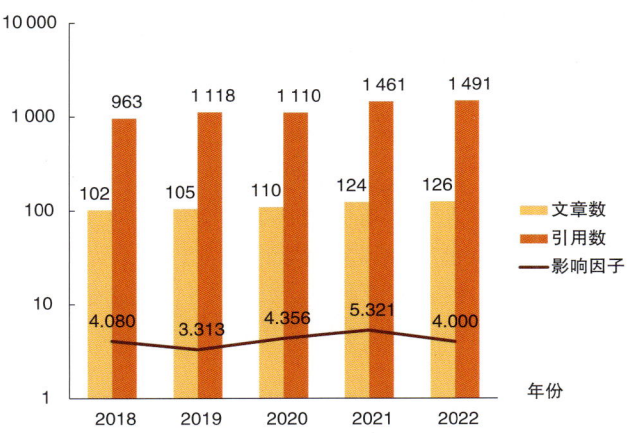

图1-69 Canadian Journal of Psychiatry-Revue Canadienne De Psychiatrie 历年文章数、引用数和影响因子走势图

JCR分区：Psychiatry-SCIE（Q2：53/155）；Psychiatry-SSCI（Q2：40/143）

JCI分区：Psychiatry-SCIE（Q2：84/258）；Psychiatry-SSCI（Q2：84/258）

中国科学院分区：大类-医学（3区）；小类-精神病学（3区）

CiteScore指标：7.1

CiteScore排名：68/529

SJR 2021：1.541

SNIP 2021：2.005

自引率：5.62%

h-index：126

3 投稿指南

稿件收录偏好：该期刊致力于发表由世界精神病学研究领域的领军人物撰写的广受欢迎的"综述"系列。内容涉及广泛的生物心理学主题；对有争议的、复杂的或新出现的主题采取基于证据的观点的文章；最新的原创研究和系统回顾论文；简要介绍研究结果的研究信；给编辑的信；加拿大精神病学协会的官方立场文件、政策声明和临床实践指南。

接收率：约33%

审稿周期：审稿平均时间是30天

出版模式：混合出版模式（开放获取：不详）

来稿类型：

[1] 原创性研究：正文≈3 500字，参考文献≤70篇，插图和/或表格≤5个

[2] 临床试验：正文≈3 500字，参考文献≤70篇，插图和/或表格≤5个，CONSORT 流程图

[3] 研究信件：正文≈800字，参考文献≤5篇，插图和/或表格≤1个

[4] 系统综述（或）范围综述：正文≈5 000字，参考文献≤70篇，插图和/或表格≤5个

[5] 评论类型文章：正文≤1 200字，参考文献≤9篇，插图和/或表格≤5个

[6] 观点：正文≤2 500字，参考文献≤30篇，插图和/或表格≤1个

[7] 给编辑的信：正文≤500字，插图和/或表格=0个

参考文献：文中引用格式"[1]"，文献样式"1. Zheng W, Li XH, Yang XH, et al. Adjunctive memantine for schizophrenia: a meta-analysis of randomized, double-blind, placebo-controlled trials. *Psychol Med*. 2018; 48(1): 72-81.doi: 10.1017/S0033291717001271."

Clinical Psychological Science

1 简介

Clinical Psychological Science，简称*CLIN PSYCHOL SCI*（ISSN-print：2167-7026；ISSN-online：2167-7034），发表临床科学的进展，为广泛的概念观点、方法和主题的前沿研究提供一个发表平台。该期刊包括许多临床心理学的核心领域，但也包括与不同学科融合的跨界进展，而这些进展可能不容易在传统的临床心理学期刊中找到。其中的关键议题包括心理健康和功能障碍的基本机制和病因研究，心理疾病的诊断、评估、治疗和预防方面的基础和应用工作，服务提供。

出版国家或地区：美国（the United States）

主办单位：心理科学协会（Association for Psychological Science）杂志

出版商：SAGE

出版周期：每年6期

主编：Jennifer L. Tackett；Northwestern University，Department of Psychology，the United States；E-mail：jennifer.tackett@northwestern.edu

年发文量：共109篇

收录的数据库：PsycINFO

官方网址：https://www.psychologicalscience.org/publications/clinical

2 影响力

JCR分区：Psychiatry-SCIE（Q1：32/155）；Psychology-SCIE（Q1：11/80）；Psychology,

Clinical-SSCI（Q1：13/131）

JCI分区：Psychiatry-SCIE（Q1：19/258）；Psychology-SCIE（Q1：8/90）；Psychology, Clinical-SSCI（Q1：11/178）

中国科学院分区：大类-医学（1区）；小类-精神病学（1区），小类-心理学（1区），小类-心理学：临床（1区）

CiteScore指标：10.4

CiteScore排名：7/292

SJR 2021：2.507

SNIP 2021：2.597

自引率：2.87%

h-index：57

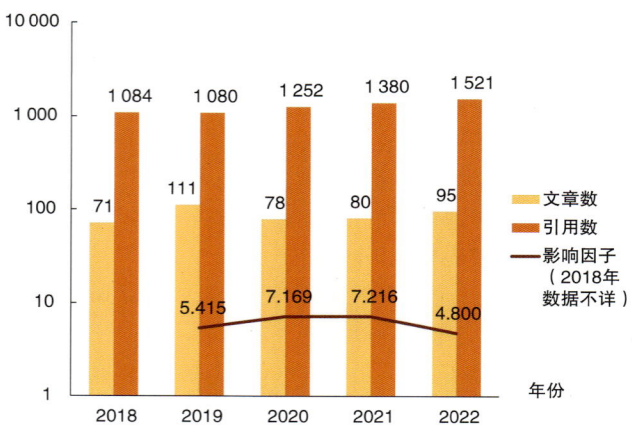

图1-70 *Clinical Psychological Science*历年文章数、引用数和影响因子走势图

3 投稿指南

稿件收录偏好：该期刊致力于发表以下多个科学领域的论文。（1）与广义的临床问题有关的心理学所有子领域和与心理学有关的所有学科的文章。（2）关于精神病理学中被破坏的心理和相关过程的基础研究。（3）关于认知、情感、学习、记忆、社会和文化过程、感觉、知觉和神经科学等核心领域的研究，明确涉及精神病理学现象。（4）从所有分析角度（从基因和分子学到背景和文化）进行的与临床问题有关的研究。（5）对特定的临床症状、综合征和分类系统进行研究和理论探讨，并仔细进行哲学或历史分析的文章。（6）以临床患者为研究对象，以及利用非临床人群进行的与了解临床功能障碍有关的研究。（7）与临床分类、诊断和评估有关的基础和应用研究，以及关注功能障碍的前兆和风险因素以及促进复原力和适应性功能的保护因素和资源的研究。（8）促进对精神病理学发展和表现过程理解的文化和种族的研究。

接收率：不详

审稿周期：不详

出版模式：订阅出版模式

来稿类型：

[1] 原创性研究：正文≤12 000字，插图和/或表格≤6个

[2] 简短报告：正文≤5 000字，参考文献≈15篇，插图和/或表格≤4个

[3] 注册报告

[4] 综述类型文章：正文≤17 000字，插图和/或表格≤6个

[5] 简短交流和/或评论：正文≤3 500字，插图和/或表格≤1个

参考文献：遵循APA风格（7th）；文中引用格式"(Zheng et al., 2018)"，文献样式"Zheng, W., Li, X. H., Yang, X. H., Cai, D. B., Ungvari, G. S., Ng, C. H., Wang, S. B., Wang Y. Y., Ning, Y. P., & Xiang, Y. T.(2018). Adjunctive memantine for schizophrenia: a meta-analysis of randomized, double-blind, placebo-controlled trials. *Psychological Medicine*, 48(1), 72-81. https://doi.org/10.1017/S0033291717001271"

CNS Spectrums

1 简介

CNS Spectrums（ISSN-print：1092-8529；ISSN-online：2165-6509），是由剑桥大学出版社出版的同行评审的双月刊，涵盖了临床神经科学、神经治疗学和神经精神药理学领域相关的临床研究。

出版国家或地区：英国（the United Kingdom）

主办单位：神经科学教育研究所（Neuroscience Education Institute）

出版商：Cambridge University Press

出版周期：每年6期

主编：Stephen M. Stahl, MD, PhD；Department of Psychiatry, University of California, San Diego, California, the United States；E-mail：smstahl@neiglobal.com

年发文量：共236篇

收录的数据库：CLOCKSS, JCR Science Citation Index, MEDLINE, Portico, Scopus

官方网址：https://www.cambridge.org/core/journals/cns-spectrums

2 影响力

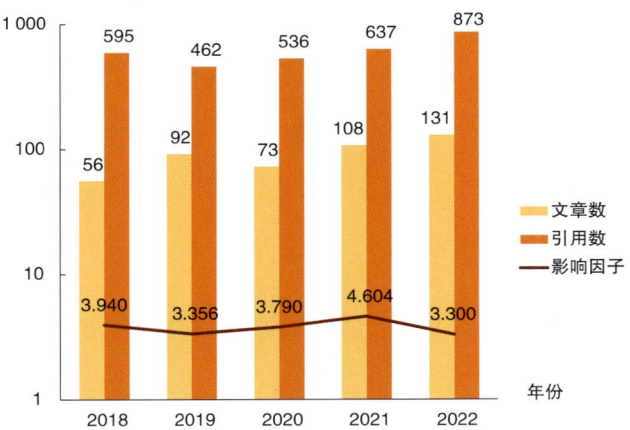

图1-71　*CNS Spectrums*历年文章数、引用数和影响因子走势图

JCR分区：Psychiatry-SCIE（Q2：66/155）；Clinical Neurology-SCIE（Q2：68/212）

JCI分区：Psychiatry-SCIE（Q2：126/258）；Clinical Neurology-SCIE（Q2：131/267）

中国科学院分区：大类-医学（3区）；小类-精神病学（3区），小类-临床精神病学（3区）

CiteScore指标：4.7

CiteScore排名：151/529

SJR 2021：0.787

SNIP 2021：1.08

自引率：6.19%

h-index：82

3 投稿指南

稿件收录偏好：该期刊以重点突出、深入的评论、观点和原创性研究文章为特色，强调精神病学、心理健康和神经病学领域中的新疗法，尤其是在人体研究、概念验证研究和转化基础神经科学的研究方面。该期刊主题涵盖神经精神病学的各个领域，重点关注神经病学和精神病学的交叉领域研究。

接收率：不详

审稿周期：不详

出版模式：混合出版模式（开放获取：3 225美元/篇）

来稿类型：

[1] 原创性研究：正文≤6 000字，摘要≤250字，插图和/或表格≤2个

[2] 综述类型文章：正文＝3 000～6 000字，摘要≤250字，插图和/或表格＝2～6个

[3] 个案综述文章：正文≤2 500字，摘要≤250字，插图和/或表格＝2～6个

[4] 观点：正文≤3 000字，摘要≤150字，插图和/或表格＝2～6个，参考文献＝30～60篇

[5] 指南方针：正文≈6 000字，插图和/或表格＝15～25个，摘要≤250字

[6] 给编辑的信：正文≈1 000字，参考文献≤5篇

[7] 头脑风暴类文章（只接受邀请）：无字数限制

[8] 社论类文章：正文＝900～1 500字，摘要≤150字，插图和/或表格1个

参考文献：文中引用格式"[1]"，文献样式"1. Zheng W, Li XH, Yang XH, et al. Adjunctive memantine for schizophrenia: a meta-analysis of randomized, double-blind, placebo-controlled trials. *Psychol Med*. 2018; **48**(1): 72-81."

Crisis-The Journal of Crisis Intervention and Suicide Prevention

1 简介

Crisis-The Journal of Crisis Intervention and Suicide Prevention，简称*CRISIS*（ISSN-print：0227-5910；ISSN-online：2151-2396），成立于1980年，在国际预防自杀协会（International Association for Suicide Prevention）的赞助下由Hogrefe出版社出版，是一本由同行评审的学术期刊，内容主要为与自杀相关的研究。

出版国家或地区：美国（the United States）

主办单位：国际预防自杀协会

出版商：Hogrefe

出版周期：每年6期

主编：Jane Pirkis, PhD；University of Melbourne, Centre for Mental Health, Australia；E-mail：j.pirkis@unimelb.edu.au

年发文量：共125篇

收录的数据库：Current Contents, Social and Behavioral Sciences, PsycINFO, PSYNDEX, PubMed, MEDLINE, Scopus, Social Sciences Citation Index, Social SciSearch

官方网址：https://www.hogrefe.com/us/journal/crisis

2 影响力

JCR分区：Psychiatry-SSCI（Q2：67/143）；Psychology, Multidisciplinary-SSCI（Q2：48/148）

JCI分区：Psychiatry-SSCI（Q2：104/258）；

Psychology, Multidisciplinary–SSCI（Q2：78/211）

中国科学院分区：大类–医学（3区）；小类–精神病学（3区），小类–心理学：综合（3区）

CiteScore指标：3.9

CiteScore排名：208/529

SJR 2021：1.356

SNIP 2021：1.052

自引率：9.89%

***h*-index**：58

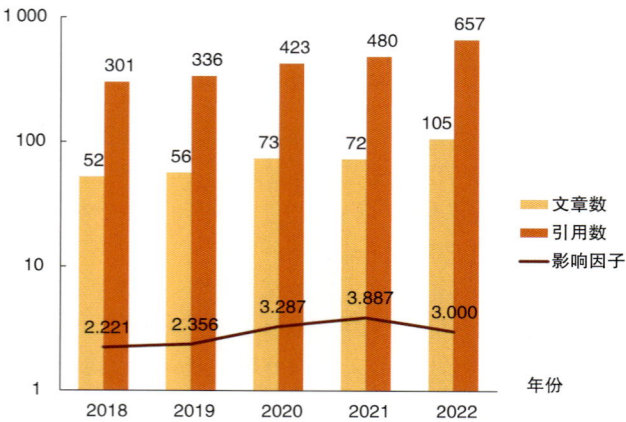

图1-72 *Crisis-The Journal of Crisis Intervention and Suicide Prevention*历年文章数、引用数和影响因子走势图

3 投稿指南

稿件收录偏好：该期刊主要接收自杀和危机干预的基础研究和临床实践的原创类文章，该期刊还为参与危机干预和自杀预防的人提供相关信息，是临床医生、咨询师、咨询热线和危机干预中心的重要读物。

接收率：不详

审稿周期：不详

出版模式：混合出版模式（开放获取：3 000美元/篇）

来稿类型：

[1] 研究趋势：正文≤4 500字，摘要≤200字，关键词≤5个

[2] 简短报告：正文≤2 000字，摘要≤200字，关键词≤5个

[3] 临床视角：正文≤4 500字

[4] 系统综述：正文≤6 000字，摘要≤200字，关键词≤5个

[5] 注册报告：第一阶段手稿≤3 500字，第二阶段手稿≤5 000字，摘要≤200字，关键词≤5个

参考文献：遵循APA风格；文中引用格式"(Zheng et al., 2018)"，文献样式"Zheng, W., Li, X. H., Yang, X. H., Cai, D. B., Ungvari, G. S., Ng, C. H., Wang, S. B., Wang Y. Y., Ning, Y. P., & Xiang, Y. T.(2018). Adjunctive memantine for schizophrenia: a meta-analysis of randomized, double-blind, placebo-controlled trials. *Psychological Medicine*, *48*(1), 72-81. https://doi.org/10.1017/S0033291717001271"

Drug and Alcohol Dependence

1 简介

Drug and Alcohol Dependence，简称*DRUG ALCOHOL DEPEN*（ISSN-print：0376-8716；ISSN-online：1879-0046），是一本致力于出版关于药物、酒精和烟草使用和依赖领域的原始研究、学术评论、评论和政策分析的国际期刊。

出版国家或地区：瑞士（Switzerland）

主办单位：药物依赖问题学院（College on Problems of Drug Dependence）

出版商：Elsevier

出版周期：每年12期

主编：Steve Shoptaw, PhD；University of California Los Angeles, Los Angeles, California, the United States；E-mail：ude.alcu.tendem@watpohss

年发文量：共691篇

收录的数据库：BCI, CAB Abstracts, EBSCO：CINAHL, EMBASE, Excellence in Research for Australia, MEDLINE, PsycINFO, Scopus, Web of Science

官方网址：http://www.drugandalcoholdependence.com/

2 影响力

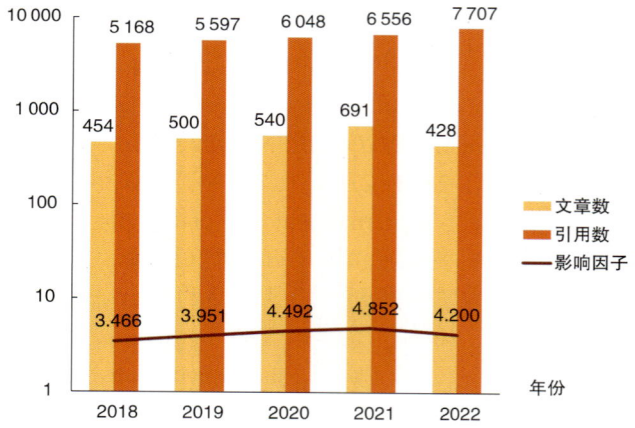

图1-73 *Drug and Alcohol Dependence*历年文章数、引用数和影响因子走势图

JCR分区：Psychiatry-SCIE（Q2：61/155），

Substance Abuse-SSCIE（Q2：6/21）；Psychiatry-SSCI（Q2：44/143），Substance Abuse-SSCI（Q1：8/37）

JCI分区：Psychiatry-SCIE（Q1：52/258）；Substance Abuse-SSCI（Q1：9/54）

中国科学院分区：大类-医学（2区）；小类-精神病学（2区），小类-药物滥用（2区）

CiteScore指标：6.1
CiteScore排名：92/529
SJR 2021：1.438
SNIP 2021：1.483
自引率：9.80%
h-index：173

3 投稿指南

稿件收录偏好：文章范围包括滥用物质的化学研究；它们在分子和细胞部位的作用；它们生化、药理和行为作用的体外和体内调查；基于实验室的人类临床研究，药物滥用治疗和预防研究；采用流行病学、社会学和经济学方法的研究。

接收率：不详
审稿周期：初审平均时间为4周，不超过7.3周
出版模式：混合出版模式（开放获取：3 970美元/篇）
来稿类型：

[1] 原创性研究：正文≤4 000字
[2] 综述：正文≤6 000字，若超过6 000字，应与主编讨论说明
[3] 简短报告：正文≤2 000字，插图和/或表格≤2个
[4] 给编辑的信：正文≈500字，参考文献≤6篇
[5] 社论和评论性文章：只接受特邀文章

参考文献：文中引用格式"（Zheng et al., 2018）"，文献样式"Zhang, W., Li, X. H., Yang, X. H., et al., 2018. Adjunctive memantine for schizophrenia: a meta-analysis of randomized, double-blind, placebo-controlled trials Psychol Med.48(1): 72-81. https://doi.org/10.1017/S0033291717001271.

Eating Disorders

1 简介

Eating Disorders，简称*EAT DISORD*（ISSN-print：1064-0266；ISSN-online：1532-530X），是一本国际知名的同行评审期刊，面向饮食失调领域的临床医生、预防专家和研究人员。该期刊致力于弥合科学与实践之间差距，专注于临床研究。以实用、人文和同情的视角，从根本上看待患者面临的问题。

出版国家或地区：美国（the United States）
主办单位：不详
出版商：Taylor & Francis Group
出版周期：每年6期
主编：Leslie Karwoski Anderson，PhD；Associate Clinical Professor，UC San Diego Eating Disorders Center for Treatment and Research，San Diego，the United States；E-mail：landerson@ucsd.edu

Catherine Cook-Cottone，PhD；Full Professor，Department of Counseling，Schooland Educational Psychology，SUNY at Buffalo，the United States；E-mail：cpcook@buffalo.edu

年发文量：共72篇
收录的数据库：CAB Abstracts，EBSCO：CINAHL，Excellence in Research for Australia，FSTA，MEDLINE，PsycINFO，Scopus，Web of Science

官方网址：http://www.tandfonline.com/loi/uedi20

2 影响力

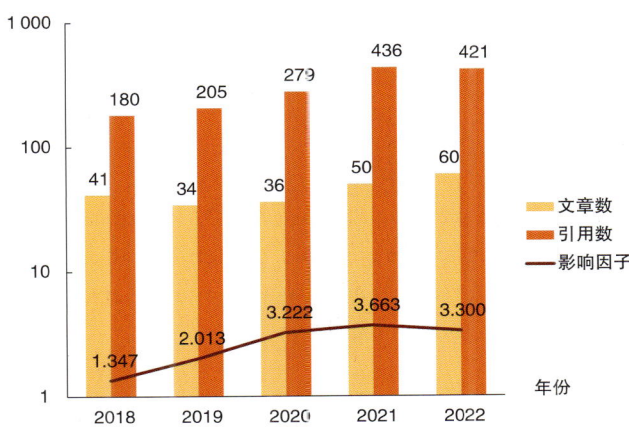

图1-74 *Eating Disorders*历年文章数、引用数和影响因子走势图

JCR分区：Psychiatry-SCIE（Q3：87/155）；Psychology-SCIE（Q2：27/80）；Psychiatry-SSCI（Q2：65/143）；Psychology, Clinical-SSCI（Q2：56/131）

JCI分区：Psychiatry-SCIE（Q1：79/258）；Psychology-SSCI（Q2：60/90）；Psychology, Clinical-SSCI（Q2：62/178）

中国科学院分区：大类-医学（3区）；小类-精神病学（3区），小类-心理学（3区），小类-心理

学：临床（3区）

CiteScore指标：5.8

CiteScore排名：104/529

SJR 2021：0.922

SNIP 2021：1.244

自引率：13.0%

h-index：55

3 投稿指南

稿件收录偏好：该期刊专门发表关于饮食失调领域的各种现行理论和治疗方法，以及具有评估预防、治疗或干预措施功效的文章。

接收率：约19%

审稿周期：初审时间是18～65天

出版模式：订阅出版模式

来稿类型：

[1] 原创性研究：正文≈6 000字，摘要≤200字

[2] 简短报告：正文≈2 500字，摘要≤150字

[3] Last Word文章：正文＝1 000～3 000字，摘要≤150字

[4] 案例研究：正文＝1 000～3 000字，摘要≤150字

参考文献：遵循APA风格；文中引用格式"(Zheng et al., 2018)"，文献样式"1. Zheng, W., Li, X. H., Yang, X. H., Cai, D. B., Ungvari, G. S., Ng, C. H., Wang, S. B., Wang, Y. Y., Ning, Y. P., & Xiang, Y. T. (2018). Adjunctive memantine for schizophrenia: a meta-analysis of randomized, double-blind, placebo-controlled trials. *Psychol Med*; 48(1): 72-81. https://doi: 10.1017/S0033291717001271."

European Addiction Research

1 简介

European Addiction Research，简称*EUR ADDICT RES*（ISSN-print：1022-6877；ISSN-online：1421-9891），是一份国际科学期刊，旨在快速发表涵盖成瘾和相关疾病各个方面的创新研究。它代表了一个最新交流数据和专家意见的跨学科论坛，反映了以综合方法解决欧洲药物滥用和成瘾问题的重要性。

出版国家或地区：瑞士（Switzerland）

主办单位：不详

出版商：S. Karger AG

出版周期：每年6期

主编：Karen D. Ersche，PhD；University of Cambridge，Cambridge, the United Kingdom, and University of Heidelberg，Mannheim，Germany；E-mail：ke220@cam.ac.uk

年发文量：共56篇

收录的数据库：EBSCO: CINAHL，EMBASE，Excellence in Research for Australia，MEDLINE，PsycINFO，Scopus，Web of Science

官方网址：http://www.karger.com/EAR

2 影响力

JCR分区：Psychiatry-SCIE（Q2：77/155）；Psychiatry-SSCI（Q2：53/143）；Substance Abuse-SCIE（Q3：12/21）；Substance Abuse-SSCI（Q2：16/37）

JCI分区：Substance Abuse-SCIE（Q2：20/54）；Psychiatry-SSCI（Q2：99/258）

中国科学院分区：大类-医学（3区）；小类-药物滥用（3区），小类-精神病学（3区）

CiteScore指标：4.9

CiteScore排名：144/529

SJR 2021：0.971

SNIP 2021：1.280

自引率：5.90%

h-index：56

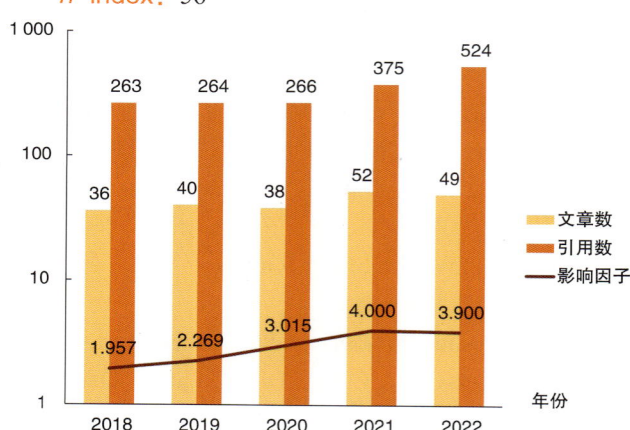

图1-75 *European Addiction Research*历年文章数、引用数和影响因子走势图

3 投稿指南

稿件收录偏好：该期刊主要发表关于精神病学、生物学、药理学和流行病学领域临床和从研究进展到政策决定产生社会和法律影响的文章，目的是促进那些对预防、诊断和治疗的科学和临床方面感兴趣的人之间的公开讨论，以及法律问题的处理。

接收率：约25%

审稿周期：8周左右

出版模式：混合出版模式（开放获取：6页以下不收费，第6页开始每页收取360美元）

来稿类型：

[1] 原创性研究：正文≤4 000字，参考文献≤60篇，插图/表格≤6个，关键词＝3～5个，摘要＝200～400字

[2] 简短报告：正文≤1 600字或≤3页，参考文献≤10篇，插图和/或表格≤2个

[3] 系统综述：正文≤4 000字，参考文献≤200篇，插图和/或表格≤6个

[4] 叙述性综述：正文≤4 000字，参考文献≤100篇，插图和/或表格≤6个

[5] 社论：由杂志编辑或其他成员撰写

参考文献：遵循Vancouver风格；文中引用格式"[1]"，文献样式" 1 Zheng W, Li XH, Yang XH, Cai DB, Ungvari GS, Ng CH, et al. Adjunctive memantine for schizophrenia: a meta-analysis of randomized, double-blind, placebo-controlled trials. Psychol Med. 2018; 48(1): 72-81."

European Archives of Psychiatry and Clinical Neuroscience

1 简介

European Archives of Psychiatry and Clinical Neuroscience，简称*EUR ARCH PSY CLIN N*（ISSN-print：0940-1334；ISSN-online：1433-8491），发表的原创性研究涉及精神病学和临床神经科学的各个方面。临床精神病学、精神病理学、流行病学以及影像学、神经病理学、神经生理学、神经化学和精神疾病的分子遗传学研究都是其重要的研究主题。该期刊为临床医生和神经科学家提供了重要的、便捷的信息。

出版国家或地区：德国（Germany）

主办单位：德国生物精神病学学会（German Society for Biological Psychiatry）

出版商：Springer

出版周期：每年6期

共同编辑：Peter Falkai，MD；Department of Psychiatry，University of Munich Nußbaumstr. 780336 Munich, Germany；E-mail: peter.falkai@med.uni-muenchen.de

Andrea Schmitt，MD；Department of Psychiatry，University of Munich Nußbaumstr. 780336 Munich, Germany；E-mail: andrea.schmitt@med.uni-muenchen.de

年发文量：共196篇

收录的数据库：EMBASE, Excellence in Research for Australia, MEDLINE, PsycINFO, Scopus, Web of Science

官方网址：https://www.springer.com/406

2 影响力

JCR分区：Psychiatry-SCIE（Q2：43/155）；Clinical Neurology-SCIE（Q1：41/212）

JCI分区：Psychiatry-SCIE（Q1：46/258）；Clinical Neurology-SCIE（Q1：43/267）

中国科学院分区：大类-医学（2区）；小类-精神病学（2区），小类-临床神经病学（2区）

CiteScore指标：7.9

CiteScore排名：

Psychiatry and Mental Health 54/529

Pharmacology（medical）28/255

Biological Psychiatry 13/43

SJR 2021：1.222

SNIP 2021：1.439

自引率：3.92%

h-index：102

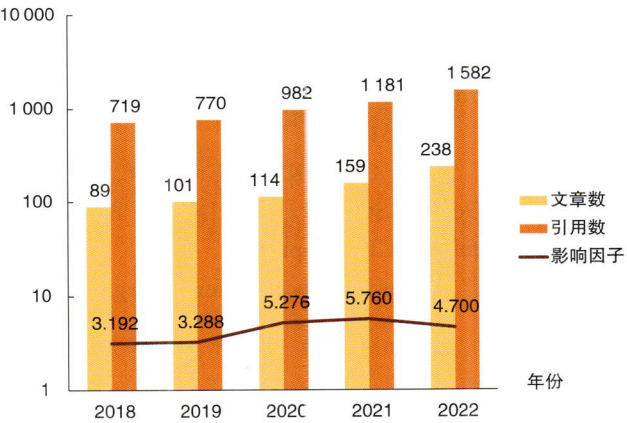

图1-76 *European Archives of Psychiatry and Clinical Neuroscience*历年文章数、引用数和影响因子走势图

3 投稿指南

稿件收录偏好：涉及领域：精神病学（精神病理学、临床精神病学、流行病学）、神经科学（神经病理学、神经生理学、神经化学、神经心理学、神经影像学、神经遗传学、分子生物学、动物模型），不发表病例报告。

接收率：不详

审稿周期：初审平均中位时间28天

出版模式：混合出版模式（开放获取：4 190美

Harvard Review of Psychiatry

1 简介

Harvard Review of Psychiatry，简称*HARVARD REV PSYCHIAT*（ISSN–print：1067-3229；ISSN–online：1465-7309），是一本医学领域的精神病学期刊，它是关于精神病学重要课题的学术评论和观点的权威来源。它由哈佛医学院精神病学系（Harvard Medical School Department of Psychiatry）创办，其特色是以学术和临床相关的方式总结和归纳关键文献的评论文章。

出版国家或地区：美国（the United States）
主办单位：哈佛医学院精神病学系
出版商：Wolters Kluwer Health. Inc
出版周期：每年6期
主编：Joshua L. Roffman, MD；Department of Psychiatry, Massachusetts General Hospital, Harvard Medical School, the United States；E-mail: jroffman@partners.org
年发文量：共44篇
收录的数据库：EMBASE，Excellence in Research for Australia，MEDLINE，PsycINFO，Scopus，Web of Science
官方网址：http://journals.lww.com/hrpjournal/pages/default.aspx

JCR分区：Psychiatry-SCIE（Q3：80/155）；Psychiatry-SSCI（Q2：57/143）
JCI分区：Psychiatry-SCIE（Q2：113/258）
中国科学院分区：大类–医学（3区）；小类–精神病学（3区）
CiteScore指标：6.80
CiteScore排名：79/529
SJR 2021：1.491
SNIP 2021：1.892
自引率：0.17%
h–index：82

2 影响力

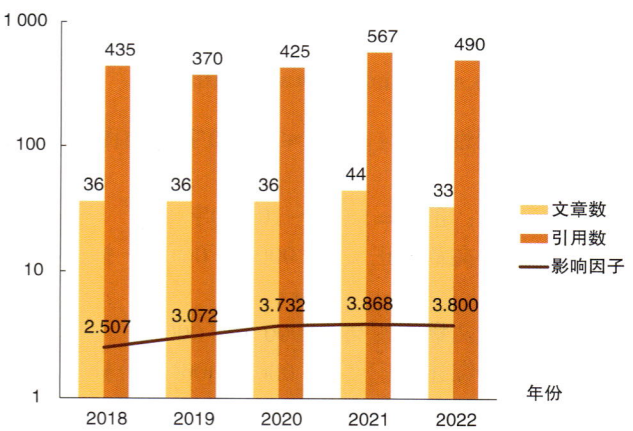

图1-79 *Harvard Review of Psychiatry*历年文章数、引用数和影响因子走势图

3 投稿指南

稿件收录偏好：该期刊发表关于精神病学重要课题的学术评论和观点，包括精神分裂症和相关疾病、情绪紊乱、人格障碍、药物使用障碍、焦虑症、神经科学的社会心理方面、伦理学、精神病学教育等文章。特定主题的栏目中，包括跨文化精神病学、精神病学的历史、伦理学等方面的内容。
接收率：不详
审稿周期：审稿平均时间12周，或者约稿
出版模式：开放获取模式（2 400美元/篇）
来稿类型：
[1] 评论性文章：正文≤6 000字，包括参考文献、插图和/或表格
[2] 专栏：正文≤3 000字，包括参考文献和图/表格
[3] 临床讨论：正文≤6 000字
[4] 综述：正文≤6 000字
[5] 颠覆性创新文章：正文≤1 500字，插图和/或表格≤1个，参考文献≤10篇

参考文献：文中引用格式"[1]"，文献样式"1. Zheng W, Li XH, Yang XH, et al. Adjunctive memantine for schizophrenia: a meta-analysis of randomized, double-blind, placebo-controlled trials. Psychol Med 2018; 48(1): 72-81."

Indian Journal of Psychiatry

1 简介

Indian Journal of Psychiatry，简称*INDIAN J PSYCHIAT*（ISSN-print：0019-5545；ISSN-online：1998-3794），是印度精神病学学会（Indian Psychiatric Society）的官方出版物。该期刊出版所有精神病学领域的原创著作、所有论文在发表前都要经过同行评审。

出版国家或地区：印度（India）
主办单位：印度精神病学学会
出版周期：每年12期
出版商：Wolters Kluwer
主编：Om Prakash Singh, MD; Department of Psychiatry, NRS Medical College, Kolkata, West Bengal, India; E-mail: opsingh.nm@gmail.com
年发文量：共143篇
收录的数据库：DOAJ, EMBASE: Excerpta Medica, Indian Science Abstracts, IndMed, PubMed Central, SCImago, Scopus, Web of Science Science Citation Index Expanded, Web of Science
官方网址：https://journals.lww.com/indianjpsychiatry/pages/default.aspx

2 影响力

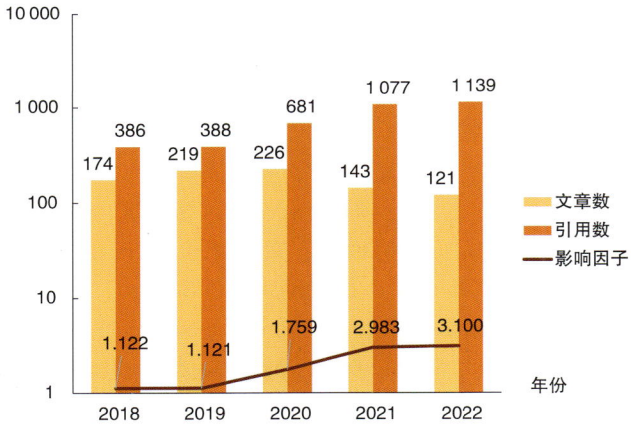

图1-80 *Indian Journal of Psychiatry*历年文章数、引用数和影响因子走势图

JCR分区：Psychiatry-SCIE（Q3：108/155）；Psychiatry-SSCI（Q3：83/143）
JCI分区：Psychiatry-SCIE（Q3：172/258）；Psychiatry-SSCI（Q3：172/258）
中国科学院分区：大类-医学（4区）；小类-精神病学（4区）
CiteScore指标：3.1
CiteScore排名：246/529
SJR 2021：0.681
SNIP 2021：0.995
自引率：5.65%
h-index：41

3 投稿指南

稿件收录偏好：该期刊出版所有精神病学领域的原创文章。
接收率：不详
审稿周期：3个月
出版模式：开放获取模式（免费）
来稿类型：

[1] 原创性研究：全文≤3 500字，摘要≤250字，插图和/或表格≤5个，参考文献≤40篇
[2] 简短报告：全文≤1 500字，摘要≤150字，插图和/或表格≤2个，参考文献≤20篇
[3] 个案报道：字数不详
[4] 个案系列：全文≤1 500字，摘要≤100字，参考文献≤10篇
[5] 综述：全文≤4 000字，摘要≤300字，插图和/或表格≤5个，参考文献≤70篇
[6] 给编辑的信：全文≤500字，作者≤3位，参考文献≤5篇，初步观察≤700字，参考文献≤7篇
[7] 观点：全文≤1 500字，作者≤3位，参考文献≤15篇
[8] 继续医学教育（Continuing Medical Education）：全文≤3 500字，作者≤3位，参考文献≤50篇
[9] 评论：全文≤2 000字，插图和/或表格≤1个，参考文献≤20篇
[10] 声明：全文≤1 000字
[11] 文学精神病学：全文≤2 000字
[12] 公告：字数不详

参考文献：文中引用格式"[1]"，文献样式"1. Zheng W, Li XH, Yang XH, Cai DB, Ungvari GS, Ng CH et al. Adjunctive memantine for schizophrenia: a meta-analysis of randomized, double-blind, placebo-controlled trials. Psychol Med 2018; 48(1): 72-81."

International Journal of Bipolar Disorders

1 简介

International Journal of Bipolar Disorders，简称INT J BIPOLAR DISORD（ISSN-online：2194-7511），主要发表双相情感障碍的临床、心理及生物学方面的研究，以帮助增强临床及科研工作者对双相情感障碍的认识理解。期刊向全世界的研究人员免费提供所有文章，以确保内容的最大传播。

出版国家或地区：德国（Germany）
出版商：Springer
主办单位：国际锂治疗患者研究小组（International Group for the study of Lithium Treated Patients）；德国双相情感障碍学会（Deutsche Gesellschaft für Bipolare Störungen）
出版周期：每年1期
主编：Michael Bauer；University Hospital Carl Gustav Carus，Germany；E-mail：mildred.antonio@springer.com
年发文量：共39篇
收录的数据库：DOAJ，ESCI，OCLC，PubMed，PubMed Central，Summon by Serial Solutions
官方网址：https://journalbipolardisorders.springeropen.com/

JCR分区：Psychiatry-SCIE（Q2：47/155）
JCI分区：Psychiatry-SCIE（Q2：99/258）
中国科学院分区：大类-医学（2区）；小类-精神病学（2区）
CiteScore指标：5.7
CiteScore排名：107/529
SJR 2021：1.278
SNIP 2021：1.706
自引率：6.10%
h-index：28

2 影响力

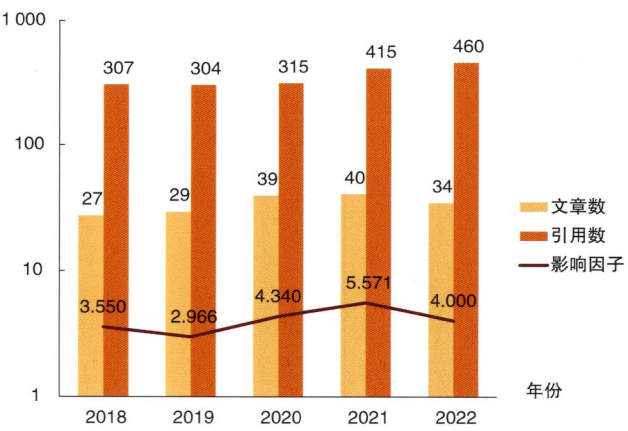

图1-81 *International Journal of Bipolar Disorders* 历年文章数、引用数和影响因子走势图

3 投稿指南

稿件收录偏好：该期刊致力于发表双相情感障碍临床、心理及生物学方面的研究。
接收率：不详
审稿周期：初审平均时间42天，审稿平均时间是48天
出版模式：开放获取模式（2 590美元/篇）
来稿类型：
[1] 研究类文章：摘要≤350字，关键词＝3～10个
[2] 病例报告：摘要≤350字，关键词＝3～10个
[3] 指南：摘要≤350字，关键词＝3～10个
[4] 通讯：对以前发表在期刊上的文章进行重新分析
[5] 综述类文章：摘要≤350字，关键词＝3～10个
[6] 简短报告
[7] 协议：摘要≤350字，关键词＝3～10个
参考文献格式：遵循Harvard风格；文中引用格式"(Zhang et al. 2018)"，文献样式"Zheng W, Li X H, Yang X H, Cai D B, Ungvari G S, Ng C H, et al. Adjunctive memantine for schizophrenia: a meta-analysis of randomized, double-blind, placebo-controlled trials. Psychological Medicine, 2018; 48(1): 72-81."

International Journal of Geriatric Psychiatry

1 简介

International Journal of Geriatric Psychiatry，简称INT J GERIATR PSYCH（ISSN-print：0885-6230；ISSN-online：1099-1166），为老年精神病学提供了一个国际视角，目的是对影响老年人的各种形式的精神障碍原因、治疗和护理的原始研究结果进行交流。

出版国家或地区：英国（the United Kingdom）
主办单位：不详
出版商：John Wiley and Sons Ltd
出版周期：每年12期
主编：Sube Banerjee，PhD；University of Plymouth，Faculty of Health：Medicine，Dentistry and Human Sciences，the United Kingdom；E-mail：sube.banerjee@plymouth.ac.uk.
年发文量：共201篇
收录的数据库：British Nursing Index，BCI，CINAHL，Excellence in Research for Australia，MEDLINE，PsycINFO，Scopus，Web of Science
官方网址：http://onlinelibrary.wiley.com/journal/10.1002/(ISSN)1099-1166

2 影响力

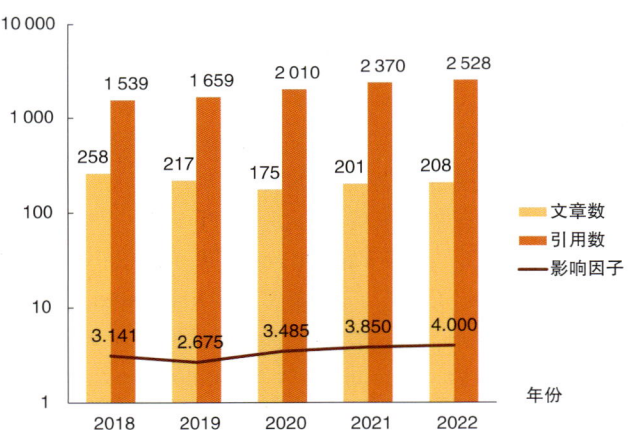

图1-82 *International Journal of Geriatric Psychiatry*
历年文章数、引用数和影响因子走势图

JCR分区：Geriatrics & Gerontology-SCIE（Q3：30/54）；Gerontology-SSCI（Q2：11/37）；Psychiatry-SCIE（Q3：82/155）；Psychiatry-SSCI（Q2：59/143）；

JCI分区：Geriatrics & Gerontology-SCIE（Q2：30/67）；Gerontology-SSCI（Q2：15/47）；Psychiatry-SSCI（Q2：96/258）
中国科学院分区：大类-医学（2区）；小类-精神病学（3区），小类-老年医学（3区）
CiteScore指标：6.30
CiteScore排名：88/529
SJR 2021：1.061
SNIP 2021：1.569
自引率：2.67%
h-index：138

3 投稿指南

稿件收录偏好：该期刊涵盖的主题包括老年精神障碍的流行病学、临床病因学研究、死后病理学和神经化学研究、治疗试验和老年精神病学服务评估，为精神病学专家、心理学专家、社会科学专家、护士和其他从事治疗工作的人员，以及一般的神经生物学研究人员提供新的思路。

接收率：不详
审稿周期：4～8周
出版模式：混合出版模式（开放获取：4 840美元/篇）
来稿类型：
[1] 原创性研究：正文≤3 500字，插图和/或表格≤6个
[2] 定性研究论文：正文≤6 500字
[3] 综述：正文≤4 500字，参考文献≤150篇，插图和/或表格≤6个
[4] 评论文章：正文≤4 500字
[5] 社论：正文≤3 500字
[6] 给编辑的信：正文≤700字，插图和/或表格≤1个

参考文献：遵循AMA风格；文中引用格式"1"，文献样式"1. Zheng W, Li XH, Yang XH, et al. Adjunctive memantine for schizophrenia: a meta-analysis of randomized, double-blind, placebo-controlled trials. *Psychol Med*. 2018；**48**(1): 72-81. https//doi: 10.1017/S0033291717001271"

International Journal of Mental Health Systems

1 简介

International Journal of Mental Health Systems，简称INT J MENT HEALTH SY（ISSN-print：1752-4458），发表最新的心理健康研究和健康系统研究、评论、案例研究和指南、政策、辩论、技术和方法上的进展。该期刊出版有助于推动和塑造全球心理健康这一新兴学科。

出版国家或地区：英国（the United Kingdom）
主办单位：不详
出版商：BioMed Central
出版周期：每年12期
主编：Daniel V. Vigo，MD；Centre for Applied Research in Mental Health and Addictions，Faculty of Health Sciences，Simon Fraser University，Vancouver，BC，Canada；Department of Global Health and Social Medicine，Harvard Medical School，Boston，MA，the United States；Department of Psychiatry，University of British Columbia，Vancouver，BC，Canada；E-mail：dvigo@sfu.ca
年发文量：共84篇
收录的数据库：DOAJ，EMBASE，Excellence in Research for Australia，PsycINFO，Scopus，Web of Science
官方网址：http://www.ijmhs.com/

JCR分区：Psychiatry-SSCI（Q2：71/143）
JCI分区：Psychiatry-SSCI（Q2：129/258）
中国科学院分区：大类-医学（2区）；小类-精神病学（2区）
CiteScore指标：4.50
CiteScore排名：167/529
SJR 2021：1.133
SNIP 2021：1.595
自引率：4.34%
h-index：43

2 影响力

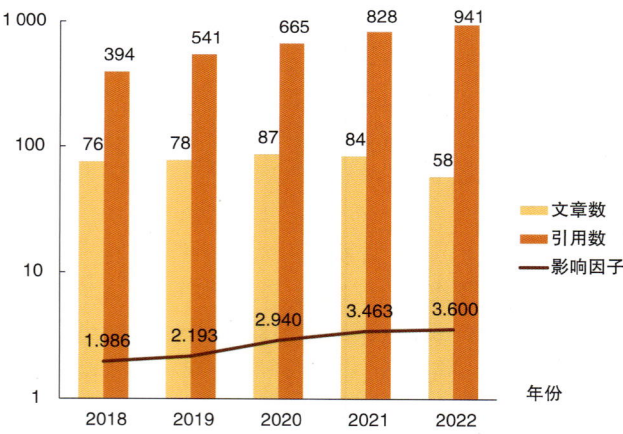

图1-83　*International Journal of Mental Health Systems*历年文章数、引用数和影响因子走势图

3 投稿指南

稿件收录偏好：致力于发表前沿的心理健康研究和健康系统研究、评论、案例研究和指南、政策、辩论、技术和方法上的进展。
接收率：不详
审稿周期：初审平均时间是49天，审稿平均时间79天
出版模式：混合出版模式（开放获取：3 090美元/篇）
来稿类型：
[1] 原创性研究：字数不限
[2] 案例研究：字数不限，摘要≤350字
[3] 评论：通常是特邀，摘要≤350字
[4] 辩论：摘要≤350字
[5] 指南：摘要≤350字
[6] 综述：摘要≤350字，关键词=3~10个
[7] 简短报告：摘要≤350字
[8] 研究方案：摘要≤350字
参考文献：遵循Vancouver风格；文中引用格式"[1]"，文献样式"1. Zheng W, Li XH, Yang XH, Cai DB, Ungvari GS, Ng CH, et al. Adjunctive memantine for schizophrenia: a meta-analysis of randomized, double-blind, placebo-controlled trials. Psychol Med. 2018; 48(1): 72-81. https://doi.org/10.1017/S00332971717001271"

International Journal of Methods in Psychiatric Research

1 简介

International Journal of Methods in Psychiatric Research，简称*INT J METH PSYCH RES*（ISSN-print：1049-8931；ISSN-online：1557-0657），是一份开放获取期刊，与美国国家心理健康研究所、世界卫生组织（WHO）诊断工具委员会以及其他一些欧洲和国际组织有着密切的工作关系。

出版国家或地区：英国（the United Kingdom）

主办单位：不详

出版商：John Wiley & Sons

出版周期：每年4期

主编：Hans-Ulrich Wittchen，PhD；Institute of Clinical Psychology and Psychotherapy，Faculty of Science，Technische Universitaet Dresden，Dresden，Germany；E-mail：prof.wittchen@gmail.com

年发文量：共42篇

收录的数据库：BCI，Excellence in Research for Australia，Scopus，Web of Science

官方网址：https://onlinelibrary.wiley.com/journal/15570657

JCR分区：Psychiatry-SCIE（Q2：73/155）；Psychiatry-SSCI（Q2：51/143）

JCI分区：Psychiatry-SCIE（Q2：84/258）

中国科学院分区：大类-医学（3区）；小类-精神病学（3区）

CiteScore指标：6.70

CiteScore排名：83/529

SJR 2021：1.257

SNIP 2021：1.782

自引率：0.92%

***h*-index**：79

3 投稿指南

稿件收录偏好：该期刊发表高标准的技术、方法、实验和临床性质的原创性研究，对精神和行为障碍的理论、方法、实践和评估作出贡献。该期刊特别关注多中心研究的详细方法和设计论文。

接收率：31%

审稿周期：审稿平均中位时间52天

出版模式：混合出版模式（开放获取：3 520美元/篇）

来稿类型：

[1] 原创性研究：正文≈5 000字

[2] 特邀评论：正文≈5 000字

参考文献：遵循APA风格；文中引用格式"(Zheng et al. 2018)"，文献样式"Zheng, W., Li, X. H., Yang, X. H., Cai, D. B., Ungvari, G. S., Ng, C. H., Wang, S. B., Wang, Y. Y., Ning, Y. P, & Xiang, Y. T., (2018). Adjunctive memantine for schizophrenia: a meta-analysis of randomized, double-blind, placebo-controlled trials. *Psychol Med*, 48(1), 72-81. https://doi.org/10.1017/S0033291717001271"

2 影响力

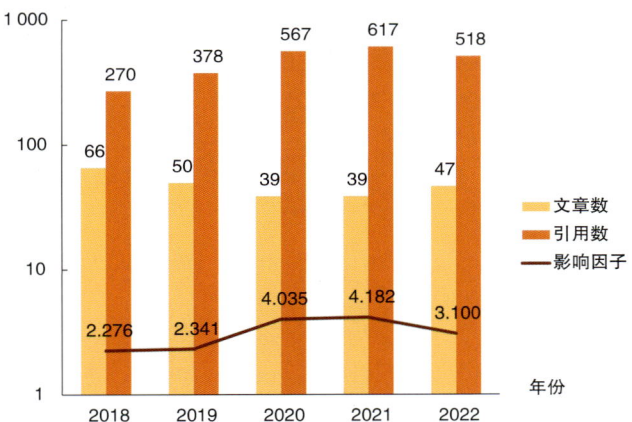

图1-84 *International Journal of Methods in Psychiatric Research*历年文章数、引用数和影响因子走势图

International Journal of Neuropsychopharmacology

1 简介

International Journal of Neuropsychopharmacology，简称*INT J NEUROPSYCHOPH*（ISSN-print：1461-1457；ISSN-online：1469-5111），关注新的神经精神药物的理解，包括其作用模式和临床应用及对精神疾病生物学基础的见解，从而促进其药物治疗。

出版国家或地区：英国（the United Kingdom）

主办：国际神经精神药理学会（Collegium Internationale Neuro-Psychopharmacologicum）

出版商：Oxford University Press
出版周期：每年12期
主编：Anthony Grace；Department of Neuroscience, University of Pittsburgh, Pittsburgh, PA 15260, the United States；E-mail：graceaa@pitt.edu
年发文量：共114篇
收录的数据库：BCI，EMBASE，Excellence in Research for Australia，MEDLINE，PsycINFO，Scopus，Web of Science
官方网址：https://academic.oup.com/ijnp

2 影响力

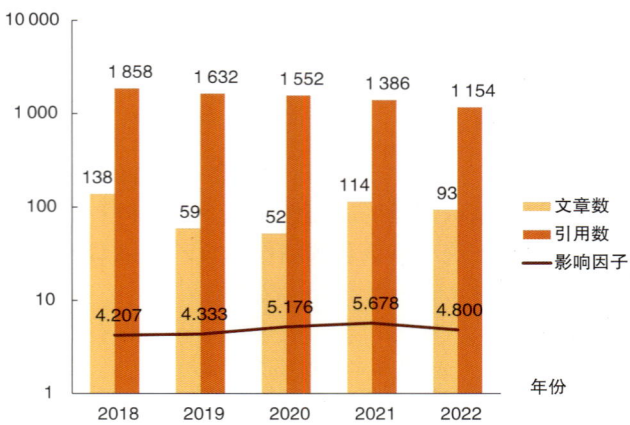

图1-85 *International Journal of Neuropsychopharmacology*历年文章数、引用数和影响因子走势图

JCR分区：Psychiatry-SCIE（Q2：45/155）；Clinical Neurology-SCIE（Q1：42/212）；Neurosciences-SCIE（Q2：70/275）；Pharmacology & Pharmacy-SCIE（Q1：58/279）

JCI分区：Psychiatry-SCIE（Q1：47/258）；Clinical Neurology-SCIE（Q1：46/267）；Neurosciences-SCIE（Q1：60/306）；Pharmacology & Pharmacy-SCIE（Q1：57/361）

中国科学院分区：大类-医学（2区）；小类-临床神经病学（2区），小类-神经科学（2区），小类-精神病学（2区），小类-药学（2区）

CiteScore指标：9.1
CiteScore排名：36/529
SJR 2021：1.417
SNIP 2021：1.448
自引率：2.16%
h-index：113

3 投稿指南

稿件收录偏好：该期刊致力于发表生物学或心理学方面的研究，包括神经心理学、神经影像学、遗传学、心理神经内分泌学等。

接收率：不详
审稿周期：初审平均时间31天
出版模式：开放获取模式（1 945美元/篇）
来稿类型：不详
参考文献：遵循Harvard风格；文中引用格式"(Zheng et al. 2018)"，文献样式"Zheng W, Li X H, Yang X H, Cai D B, Ungvari G S, Ng C H, Xiang Y T. (2018) Adjunctive memantine for schizophrenia: a meta-analysis of randomized, double-blind, placebo-controlled trials. Psychological Medicine, 48(1), 72-81. doi:10.1017/S0033291717001271"

International Journal of Psychiatry in Clinical Practice

1 简介

International Journal of Psychiatry in Clinical Practice，简称INT J PSYCHIAT CLIN（ISSN-print：1365-1501；ISSN-online：1471-1788），是一本经过严格同行评审的期刊，为对精神病学具有临床、学术和研究兴趣的卫生专业人员提供了一个交流的国际论坛。该期刊专注管理和治疗患者的实践方面，是精神病学专家和对该方面感兴趣的医生的必备读物。

出版国家或地区：挪威（Norway）
主办单位：不详
出版商：Taylor & Francis Group
出版周期：每年4期
主编：Siegfried Kasper, MD；Department of Psychiatry and Psychotherapy, Medical University of Vienna, Vienna, Austria；E-mail：siegfried.kasper@meduniwien.ac.at.
年发文量：共78篇
收录的数据库：CABS，CLINPsyc，Current Contents，E-psyche，EMBASE: Excerpta Medica，PsycINFO: Psychological Abstracts，PsycINFO，PsycLIT，SCI
官方网址：https://www.tandfonline.com/toc/ijpc20/current

2 影响力

JCR分区：Psychiatry-SCIE（Q3：112/155）
JCI分区：Psychiatry-SCIE（Q3：162/258）
中国科学院分区：大类-医学（4区）；小类-精神病学（4区）

CiteScore指标：3.2
CiteScore排名：234/529
SJR 2021：0.662
SNIP 2021：0.876
自引率：1.97%
h-index：37

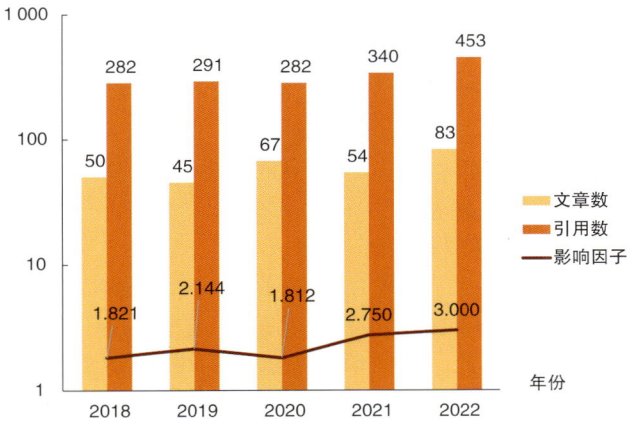

图1-86 *International Journal of Psychiatry in Clinical Practice*历年文章数、引用数和影响因子走势图

果与临床实践相结合的论文，包括原创性研究、综述、评论文章等。

接收率：约15%

审稿周期：初审平均时间15天，审稿平均时间是54天

出版模式：混合出版模式（开放获取：3 605美元/篇）

来稿类型：

[1] 原创性研究/综述文章：正文≤7 500字，结构化摘要≈200字，关键字＝3～6个

[2] 简短报告：正文≤1 500字，非结构化摘要≈150字，关键字＝3～6个

[3] 评述文章：正文≤2 500字，非结构化摘要≈150字，关键字＝3～6个

参考文献：遵循APA风格（7th）；文中引用格式"(Zheng et al., 2018)"，文献样式"Zheng, W., Li, X. H., Yang, X. H., Cai, D. B., Ungvari, G. S., Ng, C. H., Wang, S. B., Wang, Y. Y., Ning, Y. P., & Xiang, Y. T.(2018). Adjunctive memantine for schizophrenia: a meta-analysis of randomized, double-blind, placebo-controlled trials. *Psychological Medicine*, 48(1), 72-81. doi: org/10.1017/S0033291717001271."

3 投稿指南

稿件收录偏好：该期刊专注于发表将学术研究结

Internet Interventions-The Application of Information Technology in Mental and Behavioural Health

1 简介

Internet Interventions-The Application of Information Technology in Mental and Behavioural Health，简称*INTERNET INTERV*（ISSN-online：2214-7829）是欧洲互联网干预研究学会（European Society for Research on Internet Interventions）和国际互联网干预研究协会（International Society for Research on Internet Interventions）的官方期刊，主要发表互联网干预的高影响力研究。

出版国家或地区：荷兰（Netherlands）

主办单位：欧洲互联网干预研究学会、国际互联网干预研究协会

出版商：Elsevier B. V.

出版周期：每年4期

主编：G. Andersson；Linkoping University，Department of Behavioural Sciences and Learning，SE-58183，Linköping，Sweden；E-mail：gerhard.andersson@liu.se

年发文量：共133篇

收录的数据库：DOAJ，INSPEC，PubMed，MEDLINE，PubMed Central，Scopus，Web of Science

官方网址：https://www.sciencedirect.com/journal/internet-interventions

2 影响力

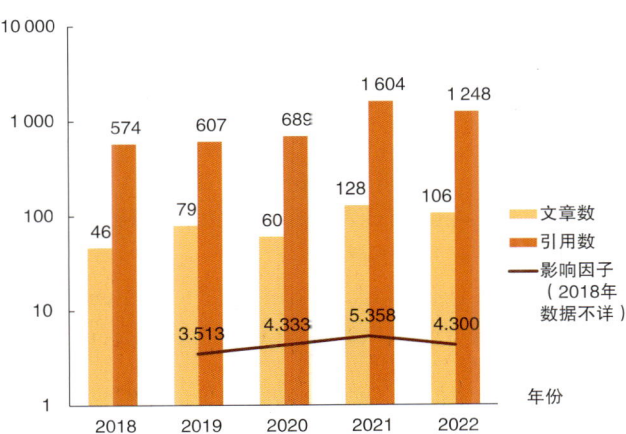

图1-87 *Internet Interventions-The Application of Information Technology in Mental and Behavioural Health*历年文章数、引用数和影响因子走势图

JCR分区：Psychiatry-SCIE（Q2：50/155）；Psychiatry, Clinical-SSCI（Q1：26/131）；Health Care Sciences & Services-SCIE（Q1：17/109）；Medical Informatica-SCIE（Q2：9/31）

JCI分区：Psychiatry-SCIE（Q1：49/258）；Psychiatry, Clinical-SSCI（Q1：36/178）；Health Care Sciences & Services-SCIE（Q1：28/159）；Medical Informatica-SCIE（Q2：11/38）

中国科学院分区：大类-医学（2区）；小类-卫生保健与服务（2区），小类-精神病学（2区），小类-心理学：临床（2区），小类-医学：信息（3区）

CiteScore指标：5.7

CiteScore排名：27/109

SJR 2021：1.096

SNIP 2021：1.432

自引率：6.96%

***h*-index**：38

3 投稿指南

稿件收录偏好：该期刊致力于发表那些基于互联网，以促进心理健康为目标的干预性研究；实施和传播互联网干预措施；将互联网干预纳入现有护理体系；互联网干预方法和理论；基于互联网的流行病学；互联网干预的成本效益；医保政策与互联网干预；文化在互联网干预中的作用；互联网心理测量；与互联网干预和测量相关的伦理问题；互联网干预的系统综述和荟萃分析。

接收率：不详

审稿周期：初审平均时间10.9周，审稿平均时间16.1周

出版模式：混合出版模式（开放获取：3 110美元/篇）

来稿类型：

[1] 原创性研究：正文≤6 000字

[2] 综述：正文≤9 000字

[3] 简短报告：正文=1 000～1 500字

[4] 给编辑的信：正文=600～800字，参考文献≤10篇，插图和表格≤1个

参考文献：遵循Harvard风格；文中引用格式"(Zheng et al. 2018)"，文献样式"Zheng, W., Li, X. H., Yang, X. H., Cai, D. B., Ungvari, G. S., Ng, C. H., Wang, S. B., Wang, Y. Y., Ning, Y. P., Xiang, Y. T., 2018. Adjunctive memantine for schizophrenia: a meta-analysis of randomized, double-blind, placebo-controlled trials. Psychological Medicine, 48(1), 72-81."

Journal of Abnormal Psychology

1 简介

Journal of Abnormal Psychology，简称*J ABNORM PSYCHOL*（ISSN-print：2769-7541；ISSN-online：2769-755X）是美国心理学协会（American Psychological Association）官方期刊，期刊于2022年1月改名为*Journal of Psychopathology and Clinical Science*。

出版国家或地区：美国（the United States）

主办单位：美国心理学协会

出版商：American Psychological Association

出版周期：每年8期

主编：Aidan G. C. Wright, PhD；University of Michigan，the United States；E-mail：aidan@pitt.edu

年发文量：共78篇

收录的数据库：BCI，EBSCO：CINAHL，Excellence in Research for Australia，MEDLINE，PsycINFO，Scopus，Web of Science

官方网址：https://www.apa.org/pubs/journals/abn/

2 影响力

JCR分区：Psychiatry-SSCI（Q1：22/143）；Psychology, Clinical-SSCI（Q1：11/131）

JCI分区：Psychiatry-SSCI（Q1：13/258）；Psychology, Clinical-SSCI（Q1：6/178）

中国科学院分区：大类-心理学（1区）；小类-精神病学（1区），小类-心理学：临床（1区）

CiteScore指标：9.3

CiteScore排名：34/529

SJR 2021：2.643

SNIP 2021：2.782

自引率：1.98%

***h*-index**：204

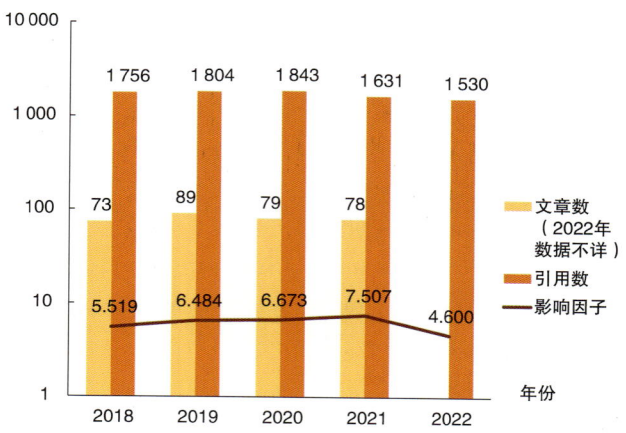

图1-88 *Journal of Abnormal Psychology*历年文章数、引用数和影响因子走势图

3 投稿指南

稿件收录偏好：该期刊致力于发表关于精神病理学和其他与精神疾病相关的行为、决定因素的基础研究和理论文章。

接收率：不详

审稿周期：不详

出版模式：订阅出版模式

来稿类型：

[1] 简短报告：正文≤5 000字，插图≤2个，表格数量没有限制

[2] 常规文章：正文≤9 000字

[3] 扩展文章：需要报告多个实验的结果、多方面纵向研究、跨学科调查或在方法或分析方面异常复杂的常规研究，超过9 000字部分可以通过扩展文章进行发表。

[4] 评论：评论不得超过原文章长度的一半，回复不得超过评论长度的一半。评论和答复将一起发表。一般情况下只有一轮评论和回复

[5] 重复研究：杂志发表重复研究

[6] 注册报告：包括假设、研究原理、实验设计和方法

参考文献：遵循APA风格；文中引用格式"(Zheng et al. 2018)"，文献样式"Zheng, W., Li, X. H., Yang, X. H., Cai, D. B., Ungvari, G. S., Ng, C. H., Wang, S. B., Wang, Y. Y., Ning, Y. P., Xiang, Y. T.(2018). Adjunctive memantine for schizophrenia: a meta-analysis of randomized, double-blind, placebo-controlled trials. *Psychological Medicine*, 48(1), 72-81. https://dx.doi.org/10.1017/S0033291717001271"

Journal of Attention Disorders

1 简介

Journal of Attention Disorders，简称*J ATTEN DISORD*（ISSN-print：1087-0547；ISSN-online：1557-1246），是一份专门发表与注意力有关的研究和临床问题的期刊。主要专注于儿童、青少年和成人的注意力和相关功能的基础或应用科学方面。文章涉及诊断、并发症、神经心理功能、精神药物学和社会心理问题。该期刊还涉及实践、政策和理论，以及评论文章、深入分析、经验研究文章和案例介绍或项目评估。

出版国家或地区：美国（the United States）

主办单位：不详

出版商：SAGE

出版周期：每年6期

主编：Michael Kofler；Florida State University, United Stertes；E-mail：kofler@psy.fsu.edu

年发文量：共214篇

收录的数据库：Chemical & Earth Sciences, Current Contents: Physical, Journal Citation Reports, MEDLINE, NISC, PsycINFO, SafetyLit, Scopus, Web of Science

官方网址：https://journals.sagepub.com/home/jad

2 影响力

JCR分区：Psychiatry-SCIE（Q3：100/155）；Psychiatry-SSCI（Q3：79/143）；Psychology, Developmental-SSCI（Q2：34/78）

JCI分区：Psychiatry-SSCI（Q1：64/258）；Psychology, Developmental-SSCI（Q2：28/92）

中国科学院分区：大类-医学（2区）；小类-精神病学（2区），小类-心理学：发育（2区）

CiteScore指标：6.5

CiteScore排名：28/341

SJR 2021：1.066

SNIP 2021：1.620

自引率：10.33%

***h*-index**：76

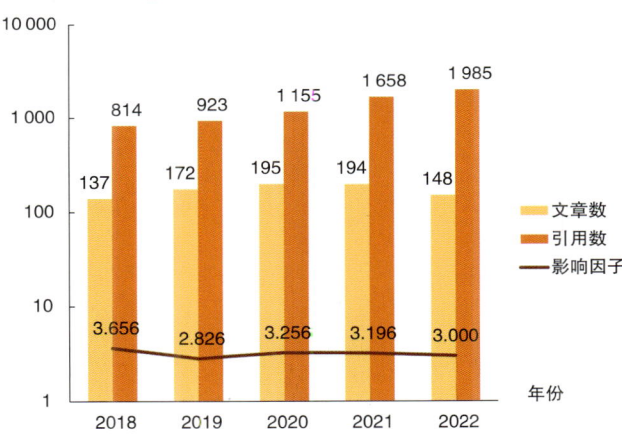

图1-89 *Journal of Attention Disorders*历年文章数、引用数和影响因子走势图

3 投稿指南

稿件收录偏好：该期刊专注于与儿童、青少年和成人注意力相关的基础和应用研究以及临床问题。内容包括但不限于诊断、共病、神经心理功能、精神药理学、课堂管理策略、家长培训、行为评估、饮食、家庭治疗，以及儿童、青少年和青年关注问题相关的其他领域。

接收率：不详

审稿周期：6～12周

出版模式：开放获取模式（3 000～4 000美元/篇）

来稿类型：

[1] 原创性研究：正文≤30页，双倍行距

[2] 研究简报：正文≤15页，双倍行距

[3] 综述：正文≤50页，双倍行距

[4] 给编辑的信：正文≤300字

[5] 意见文章：特邀

参考文献：未明确要求

Journal of Eating Disorders

1 简介

Journal of Eating Disorders，简称J EAT DISORD（ISSN-print：2050-2974），是一本开放获取的同行评审期刊，发表饮食失调科学和临床实践方面的领先研究。它为进食障碍领域的关键及重点问题提供了大量的前沿实证研究，并促进将其证据转化为实践。

出版国家或地区：英国（the United Kingdom）

主办单位：不详

出版商：BioMed Central

出版周期：每年6期

主编：Phillipa Hay，PhD；Translational Health Research Institute（THRI），School of Medicine，Western Sydney University，Australia；E-mail：p.hay@westernsydney.edu.au

Stephen Touyz，PhD；Univeristy of Sydney，Australia，E-mail：不详

年发文量：共156篇

收录的数据库：DOAJ，PsycINFO，PubMed，PubMed Central，Scopus，Web of Science

官方网址：https://www.springer.com/journal/40337

2 影响力

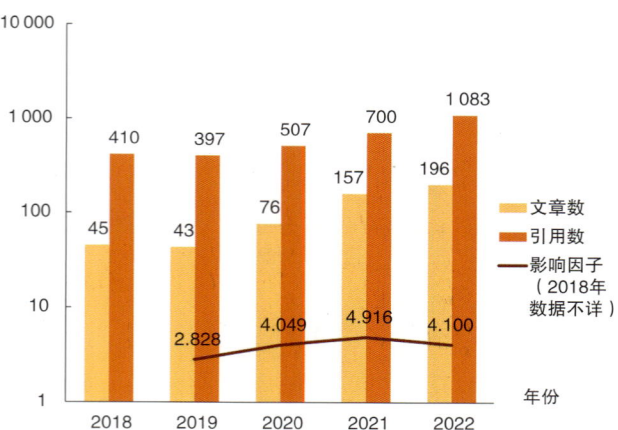

图1-90 Journal of Eating Disorders历年文章数、引用数和影响因子走势图

JCR分区：Psychiatry-SCIE（Q2：60/155）；Nutrition & Dietetics-SCIE（Q2：32/90）；Psychology, Clinical-SSCI（Q1：30/131）

JCI分区：Psychiatry-SCIE（Q2：82/258）；Nutrition & Dietetics-SCIE（Q2：39/109）；Psychology, Clinical-SSCI（Q2：65/178）

中国科学院分区：大类-医学（3区）；小类-精神病学（3区），小类-营养学（3区），小类-心理学：临床（3区）

CiteScore指标：3.8

CiteScore排名：211/529

SJR 2021：0.815

SNIP 2021：1.473

自引率：12.83%

h-index：145

3 投稿指南

稿件收录偏好：该期刊致力于发表关于饮食失调的所有方面的研究，即它们的流行病学、性质、决定因素、神经生物学、预防、治疗和结果。范围包括但不限于神经性厌食症、贪食症、暴食症和其他饮食失调相关领域，如重要的并发症、肥胖症、身体形象、食欲，也包括食物和饮食。欢迎有关研究方法和评估的文章，以期推动饮食障碍领域的发展。

接收率：不详

审稿周期：初审平均时间46天

出版模式：混合出版模式（开放获取：1 790美元/篇）

来稿类型：

[1] 原创性研究：正文≈4 500字，参考文献≤50篇，摘要≤350字，关键词=3～10个

[2] 书评：正文≈400字，摘要≤250字，关键词=3～10个

[3] 病例报告：正文字数不限，摘要≤350字，关键词=3～10个

[4] 评论文章：只接受特邀

[5] 指南：正文字数不限，摘要≤350字，关键词=3～10个

[6] 通讯报道：正文字数1 000～1 500字，摘要≤250字，关键词=3～10个

[7] 综述：正文字数不限，摘要≤350字，关键词=3～10个

[8] 研究汇报：正文字数不限，摘要≤350字，关键词=3～10个

参考文献：遵循Vancouver风格；文中引用格式"[1]"，文献样式"1.Zheng W, Li XH, Yang XH, Cai DB, Ungvari GS, Ng CH, et al. Adjunctive memantine for schizophrenia: a meta-analysis of randomized, double-blind, placebo-controlled trials. Psychol Med. 2018; 48(1): 72-81."

Journal of Psychiatric Research

1 简介

Journal of Psychiatric Research，简称*J PSYCHIATR RES*（ISSN-print：0022-3956；ISSN-online：1879-1379），成立于1961年，旨在报道精神病学和相关学科的最新研究成果。

出版国家或地区：英国（the United Kingdom）
主办单位：不详
出版商：Elsevier
出版周期：每年12期
主编：Eric Hollander, MD；Albert Einstein College of Medicine, 1300 Morris Park Avenue, 10461, Bronx, New York, the United States; E-mail：eholland@montefiore.org
年发文量：共724篇
收录的数据库：BioMed，BCI，ESBIOBASE，EMBASE，Chemical Abstracts Service，Current Contents，LLBA，PsycINFO Psychology Abstracts，PsycINFO，PsycLIT CD-ROM，PubMed，MEDLINE，Research Alert，Scopus
官方网址：https://www.sciencedirect.com/journal/journal-of-psychiatric-research

2 影响力

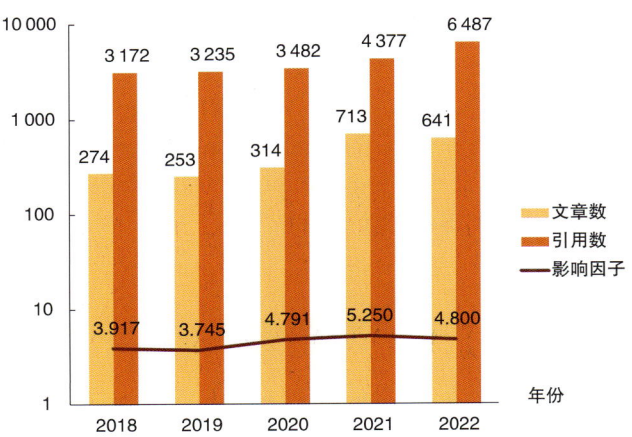

图1-91 *Journal of Psychiatric Research*历年文章数、引用数和影响因子走势图

JCR分区：Psychiatry-SCIE（Q2：54/155）；Psychiatry-SSCI（Q2：41/143）
JCI分区：Psychiatry-SCIE（Q1：48/258）；Psychiatry-SSCI（Q1：48/258）
中国科学院分区：大类-医学（2区）；小类-精神病学（2区）
CiteScore指标：5.8
CiteScore排名：102/529
SJR 2021：1.560
SNIP 2021：1.625
自引率：3.27%
***h*-index**：144

3 投稿指南

稿件收录偏好：该期刊主要发表与精神病以及人类正常行为有关的临床研究，包括生物化学、生理、遗传、环境、社会、心理和流行病学因素；在神经精神病学、神经内分泌学、电生理学、遗传学、实验心理学和流行病学等领域的基础研究；临床实验室技术在精神病学中的应用，包括大脑成像和光谱学、分子生物学和计算机科学；基础和临床研究方法的进展。
接收率：不详
审稿周期：初审平均时间6.5周，审稿平均时间10.1周
出版模式：混合出版模式（开放获取：3 170美元/篇）
来稿类型：

[1] 原创性研究：正文≤4 000字
[2] 简短报告：正文≤2 500字，表格≤2个，插图≤4个
[3] 综述类文章：正文≤6 000字
[4] 给编辑的信：正文≤1 000字，表格≤1个，插图≤1个

参考文献：遵循Harvard风格；文中引用格式"(Zheng et al., 2018)"，文献样式"Zheng, W., Li, X. H., Yang, X. H., Cai, D. B., Ungvari, G. S., Ng, C. H., Wang, S. B., Wang, Y. Y., Ning, Y. P., Xiang, Y. T.(2018). Adjunctive memantine for schizophrenia: a meta-analysis of randomized, double-blind, placebo-controlled trials. Psychological Medicine. 48(1), 72-81."

Journal of Psychiatry & Neuroscience

1 简介

Journal of Psychiatry & Neuroscience，简称*J PSYCHIATR NEUROSCI*（ISSN-print：1180-4882；ISSN-online：1488-2434），是加拿大神经精神药理学学院（the Canadian College of Neuropsychopharmacology）的官方期刊，发表精神病学和神经科学交叉的论文，这些论文促进对精神疾病的病因学、病理生理学和治疗的理解。

出版国家或地区：加拿大（Canada）
主办单位：加拿大神经精神药理学学院
出版商：Canadian Medical Association
出版周期：每年6期
主编：Paul Albert，PhD；Professor and Senior Scientist，Ottawa Hospital Research Institute，Neuroscience University of Ottawa，Canada；E-mail：jpn@cma.ca
年发文量：共75篇
收录的数据库：BCI，EBSCO：CINAHL，Directory of Open Access Journals，Excellence in Research for Australia，MEDLINE，PsycINFO，Scopus，Web of Science
官方网址：https://www.jpn.ca

2 影响力

JCR分区：Psychiatry-SCIE（Q2：44/155）；Psychiatry-SSCI（Q1：35/143）；Neurosciences-SCIE（Q1：68/275）
JCI分区：Psychiatry-SCIE（Q2：66/258）；Psychiatry-SSCI（Q2：66/258）；Neurosciences-SCIE（Q2：86/306）
中国科学院分区：大类-医学（2区）；小类-神经科学（2区），小类-精神病学（2区）
CiteScore指标：6.6
CiteScore排名：86/529
SJR 2021：1.474
SNIP 2021：1.601
自引率：0.97%
***h*-index**：104

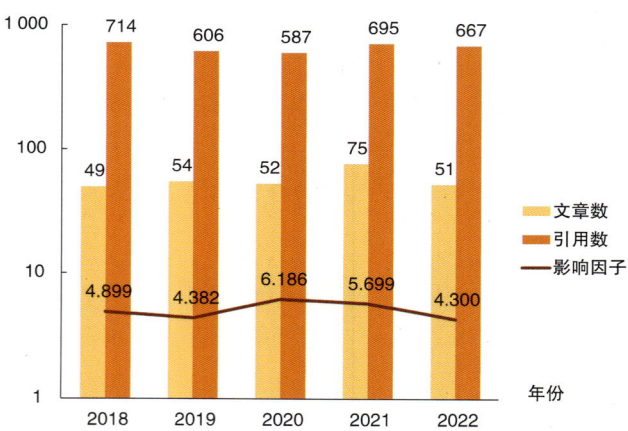

图1-92 *Journal of Psychiatry & Neuroscience*历年文章数、引用数和影响因子走势图

3 投稿指南

稿件收录偏好：该期刊主要发表精神病学和神经科学交叉的论文，这些论文促进对精神疾病病因和治疗中涉及的神经机制的理解。包括对精神病患者、健康人和实验动物的研究以及体外研究。
接收率：不详
审稿周期：不详
出版模式：开放获取模式（2 950美元/篇）
来稿类型：
[1] 原创性研究：正文≤4 000字，参考文献≤60篇
[2] 综述/荟萃分析：正文≤10 000字
[3] 评论：正文≤4 000字
[4] 精神药理学专栏：正文≤650字
[5] 给编辑的信：正文≤500字，参考文献≤5篇
参考文献：遵循AMA风格；文中引用格式"[1]"，文献样式"1. Zheng W, Li XH, Yang XH, et al. Adjunctive memantine for schizophrenia: a meta-analysis of randomized, double-blind, placebo-controlled trials. *Psychol Med*. 2018; 48(1): 72-81."

Journal of Psychopharmacology

1 简介

Journal of Psychopharmacology，简称*J PSYCHOPHARMACOL*（ISSN-print：0269-8811；ISSN-online：461-7285），是一份经过同行评审的国际期刊，发表有关精神药理学临床前和临床方面的原创研究和评论文章。它是一个研究关于药物对动物和人类行为的影响以及这些影响背后的机制的重要论坛。

出版国家或地区：英国（the United Kingdom）
主办单位：不详

出版商：SAGE
出版周期：每年12期
主编：Allan H. Young，PhD；Department of Psychological Medicine，Institute of Psychiatry，Psychology and Neuroscience，King's College London，London，the United Kingdom，E-mail：allan.young@kcl.ac.uk

Pierre Blier；Department of Psychiatry，University of Ottawa，Canada；E-mail：pierre.blier@theroyal.ca

年发文量：共153篇
收录的数据库：BCI，CAB Abstracts，EBSCO：CINAHL，EMBASE，Excellence in Research for Australia，MEDLINE，PsycINFO，Scopus，Web of Science
官方网址：https://journals.sagepub.com/home/jop

2 影响力

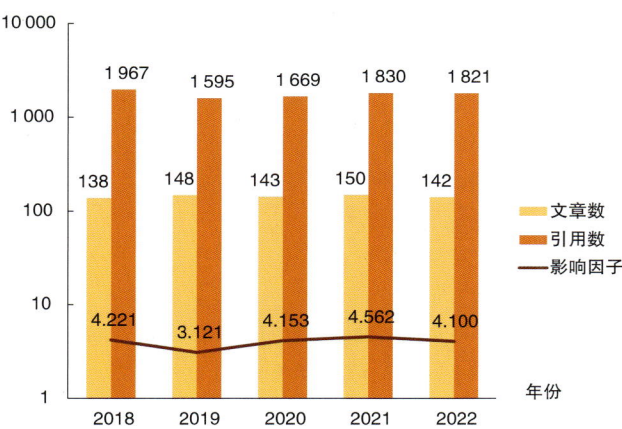

图1-93 Journal of Psychopharmacology历年文章数、引用数和影响因子走势图

JCR分区：Psychiatry-SCIE（Q2：67/155）；Clinical Neurology-SCIE（Q2：70/212）；Neurosciences-SCIE（Q2：103/275）；Pharmacology & Pharmacy-SCIE（Q2：93/279）

JCI分区：Psychiatry-SCIE（Q2：72/258）；Clinical Neurology-SCIE（Q2：75/267）；Neurosciences-SCIE（Q2：102/306）；Pharmacology & Pharmacy-SCIE（Q2：94/361）；

中国科学院分区：大类-医学（3区）；小类-临床神经病学（3区），小类-神经科学（3区），小类-药学（3区），小类-精神病学（3区）

CiteScore指标：6.8
CiteScore排名：80/529
SJR 2021：1.014
SNIP 2021：1.229
自引率：4.70%
h-index：121

3 投稿指南

稿件收录偏好：该期刊致力于发表涵盖精神病学全领域的文章，主要包括与精神病学、药理学以及神经科学相关的基础精神病学、基础神经科学以及临床实践的研究。该期刊是一个重要的跨学科论坛，研究药物对行为的影响以及这些影响背后的机制。

接收率：不详
审稿周期：审稿平均时间是3～8周
出版模式：订阅出版模式
来稿类型：

[1] 原创性研究：不详

[2] 简短报告：正文≈800字，摘要≈100字，参考文献≤8篇，插图和/或表格≈2个

[3] 研究信件：不详

[4] 综述类型文章：不详

[5] 叙述性综述：不详

[6] 观点：正文=4～6页

[7] 给编辑的信：不详

参考文献：遵循Harvard风格；文中引用格式"(Zheng et al., 2018)"。文献样式"Zheng W, Li XH, Yang XH, et al.(2018) Adjunctive memantine for schizophrenia: a meta-analysis of randomized, double-blind, placebo-controlled trials. *Psychol Med* 48(1): 72-81."

Journal of Psychosomatic Obstetrics & Gynecology

1 简介

Journal of Psychosomatic Obstetrics & Gynecology，简称*J PSYCHOSOM OBST GYN*（ISSN-print：0167-482X；ISSN-online：1743-8942），是一份开放获取的国际同行评审的期刊，发表高质量、原创性研究。该期刊创办于1982年，是国际心身妇产科学会（International Society of Psychosomatic Obstetrics and Gynaecology）的官方期刊，汇集了与妇产科相关的心身医学领域的信息。它涵盖妇科、妇科肿瘤学、助产士护理、产科、围产医学、精神病学、心理学、生殖内分泌学等多个学科。

出版国家或地区：荷兰（Netherlands）
主办单位：国际心身妇产科学会
出版商：Taylor & Francis Group
出版周期：每年4期

主编：Julie Quinlivan；University of Notre Dame，Australia Institute for Health Research，Sydney，Australia；E-mail：jaqrwp@gmail.com

Mijke Lambregtse-van den Berg；Erasmus University Medical Center，Netherlands；E-mail：mijke.vandenberg@erasmusmc.nl

年发文量：共73篇

收录的数据库：CAB Abstract，EBSCO：CINAHL，Excellence in Research for Australia，MEDLINE，PsycINFO，Scopus，Web of Science

官方网址：http://www.tandfonline.com/loi/ipob20

2 影响力

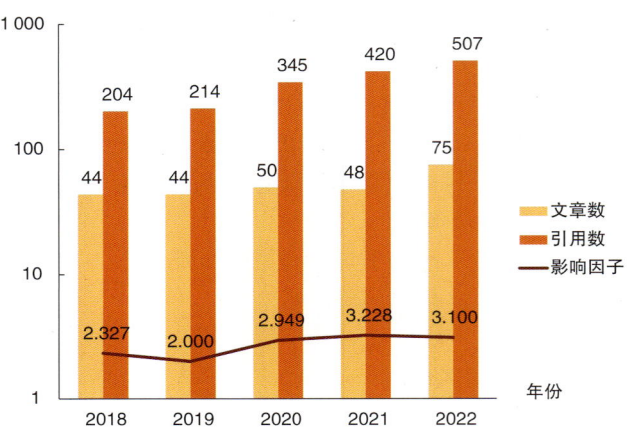

图1-94 Journal of Psychosomatic Obstetrics & Gynecology历年文章数、引用数和影响因子走势图

JCR分区：Psychiatry-SCIE（Q3：98/155）；Obstetrics & Gynecology-SCIE（Q2：33/85）；Psychiatry, Clinical-SSCI（Q2：65/131）

JCI分区：Psychiatry-SCIE（Q2：84/258）；Obstetrics & Gynecology-SCIE（Q2：43/128）；Psychiatry, Clinical-SSCI（Q2：68/178）

中国科学院分区：大类-医学（3区）；小类-妇产科学（3区），小类-精神病学（3区），小类-心理学：临床（3区）

CiteScore指标：4.9
CiteScore排名：143/529
SJR 2021：0.72
SNIP 2021：1.468
自引率：4.54%
h-index：68

3 投稿指南

稿件收录偏好：该期刊一方面致力于为产科医生、妇科医生、精神病学专家和心理学专家、学术健康专业人员以及所有对妇女健康的心理和心身方面感兴趣的人员提供一个跨学科论坛；另一方面是为了激励产科医生和妇科医生在工作中对自己的心身健康给予更多关注。

接收率：约8%

审稿周期：初审平均时间10天，审稿平均时间51天

出版模式：开放获取模式（2 650美元/篇）

来稿类型：

[1] 原创性研究：正文≤3 500字，非结构化摘要≈200字

[2] 简短报告：不详

[3] 研究信件：不详

[4] 综述类型文章：不详

[5] 叙述性综述：不详

[6] 特殊的交流：不详

[7] 神经科学与精神病学相关研究：不详

[8] 观点：不详

[9] 给编辑的信：不详

参考文献：文中引用格式"[1]"，文献样式"[1] Zheng W, Li XH, Yang XH, et al. Adjunctive memantine for schizophrenia: a meta-analysis of randomized, double-blind, placebo-controlled trials. Psychol Med. 2018; 48(1): 72-81. doi: 10.1017/S0033291717001271"

Journal of Psychosomatic Research

1 简介

Journal of Psychosomatic Research，简称*J PSYCHOSOM RES*（ISSN-print：0022-3999；ISSN-online：1879-1360），是一份涵盖心理学与医学的各个方面的多学科研究期刊，其范围从基本的人类生物学和心理学研究到治疗和服务的评估。

出版国家或地区：英国（the United Kingdom）

主办单位：不详

出版商：Elsevier

出版周期：每年12期

主编：Jess G. Fiedorowicz，MD，PhD；University of Ottawa, Ottawa, KIN 6N5, Ontario, Canada；E-mail：JPsychosomRes@healthcare.uiowa.edu

年发文量：共226篇

收录的数据库：BCI，CAB Abstracts，EBSCO：CINAHL，Excellence in Research for Australia，

MEDLINE，PsycINFO，Scopus，Web of Science

官方网址：http://www.journals.elsevier.com/journal-of-psychosomatic-research/

2 影响力

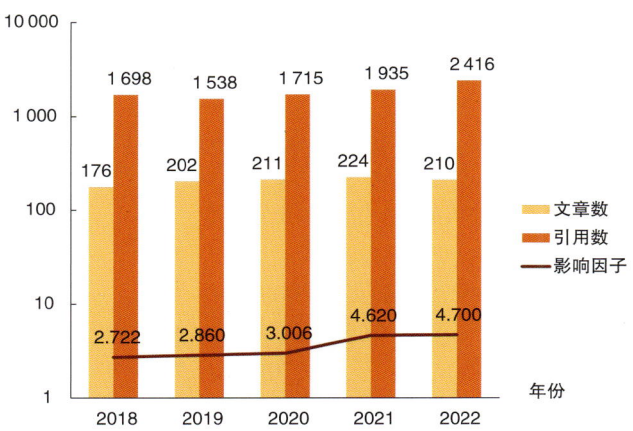

图1-95 *Journal of Psychosomatic Research*历年文章数、引用数和影响因子走势图

JCR分区：Psychiatry-SCIE（Q2：65/155）；Psychiatry-SSCI（Q2：48/143）

JCI分区：Psychiatry-SCIE（Q2：95/258）；Psychiatry-SSCI（Q2：95/258）

中国科学院分区：大类-医学（3区）；小类-精神病学（3区）

CiteScore指标：5.1

CiteScore排名：133/529

SJR 2021：0.939

SNIP 2021：1.312

自引率：8.10%

h-index：162

3 投稿指南

稿件收录偏好：该期刊关注有关疾病或患病人群的研究，也欢迎投稿有关老年人、儿童和青少年等人群研究的文章。除了经过同行评审的原创论文外，该期刊还发表社论、评论和其他与期刊目标相关的论文。

接收率：约19%

审稿周期：初审平均时间4.1周，审稿平均时间7.1周

出版模式：混合出版模式（开放获取：3 340美元/篇）

来稿类型：

[1] 原创性研究：正文≤4 000字

[2] 简短报告：正文≤1 500字，参考文献≤30篇，插图和/或表格≤2个

[3] 社论：正文≤1 500字，参考文献≤20篇

[4] 综述类型文章：正文=4 000～5 000字

[5] 特殊的文章：不详

[6] 其他论文：不详

[7] 给编辑的信：正文≤1 000字，插图和/或表格=1个

[8] 为欧洲心身医学协会投稿：正文≤1 000字

参考文献：文中引用格式"[1]"，文献样式"[1] W. Zheng, X. H. Li, X. H. Yang, D. B. Cai, G. S. Ungvari, C. H. Ng, S. B. Wang, Y. Y. Wang, Y. P. Ning, Y. T. Xiang, Adjunctive memantine for schizophrenia: a meta-analysis of randomized, double-blind, placebo-controlled trials. Psychol Med. 48(1)(2018) 72-81. https://doi:10.1017/S0033291717001271."

Journal of Trauma & Dissociation

1 简介

Journal of Trauma & Dissociation，简称*J TRAUMA DISSOCIATIO*（ISSN-print：1529-9732；ISSN-online：1529-9740），是一本国际创伤与分离研究学会（International Society for the Study of Trauma and Dissociation）的官方科学期刊。

出版国家或地区：美国（the United States）

主办单位：国际创伤与分离研究学会

出版商：Taylor & Francis Group

出版周期：每年5期

主编：Julian D. Ford；PhD；University of Connecticut School of Medicine，the United States；E-mail：jford@uchc.edu

年发文量：共58篇

收录的数据库：EBSCO: CINAHL，EMBASE，Excellence in Research for Australia，MEDLINE，PsycINFO，Scopus，Web of Science

官方网址：https://www.tandfonline.com/toc/wjtd20/current

2 影响力

JCR分区：Psychiatry-SSCI（Q2：66/143）；Psychology, Clinical-SSCI（Q2：57/131）

JCI分区：Psychiatry-SSCI（Q2：111/258）；Psychology, Clinical-SSCI（Q2：83/178）

中国科学院分区：大类-医学（2区）；小类-精神病学（2区）、小类-心理学：临床（2区）

CiteScore指标：4.3
CiteScore排名：73/292
SJR 2021：0.916
SNIP 2021：1.487
自引率：10.63%
h-index：48

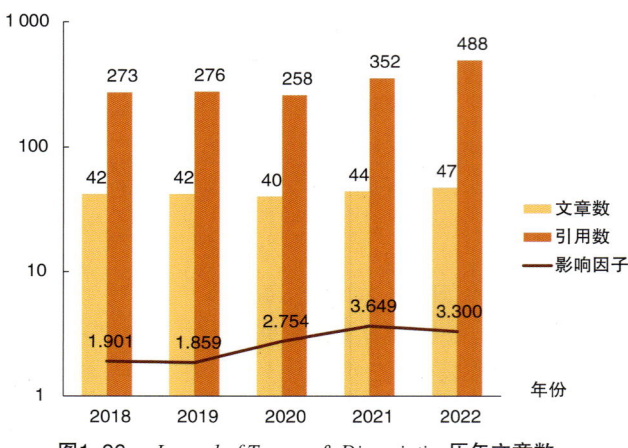

图1-96　*Journal of Trauma & Dissociation*历年文章数、引用数和影响因子走势图

3　投稿指南

稿件收录偏好：该期刊致力于发表关于分离和创伤的同行评审的科学文献，寻求与儿童和成人人际创伤或分离相关的理论、基础科学研究、临床治疗的研究手稿。该期刊欢迎不同研究方向的投稿，包括人类学、跨文化、流行病学、神经生物学、心理学、心理测量学、心理治疗以及社会学研究。

接收率：约57%

审稿周期：初审平均时间53天，审稿平均时间77天

出版模式：开放获取模式（3 500美元/篇）

来稿类型：

[1] 原创性研究：正文≤5 500字
[2] 综述：正文≤5 500字
[3] 简短报告：正文≤3 000字
[4] 评论：正文≤1 000字
[5] 给编辑的信：正文≤500字

参考文献：文中引用格式"（Zheng et al. 2018）"，文献样式"Zheng, W., Li, X. H., Yang, X. H., Cai, D. B., Ungvari, G. S., Ng, C. H., Wang, S. B., Wang, Y. Y., Ning, Y. P. & Xiang, Y. T. (2018). Adjunctive memantine for schizophrenia: a meta-analysis of randomized, double-blind, placebo-controlled trials. *Psychol Med*, 48(1): 72-81."

Journal of Traumatic Stress

1　简介

Journal of Traumatic Stress，简称*J TRAUMATIC STRESS*（ISSN-print：0894-9867；ISSN-online：1573-6598），是国际创伤应激研究学会（International Society for Traumatic Stress Studies）的官方出版物。该期刊是一个跨学科论坛，用于发表同行评审的关于创伤的生物、心理、社会方面的原始论文。论文侧重于理论表述、研究、治疗、预防教育/培训以及法律和政策问题。

出版国家或地区：美国（the United States）

主办单位：国际创伤应激研究学会

出版商：Wiley-Periodicals LLC

出版周期：每年6期

主编：Denise Sloan, PhD；VA Boston Healthcare System, Boston University Chobanian and Avedisian School of Medicine, Boston, MA, the United States；E-mail：dsloan@bu.edu

年发文量：共139篇

收录的数据库：EBSCO: CINAHL, Excellence in Research for Australia, MEDLINE, PsycINFO, Scopus, Web of Science

官方网址：https://onlinelibrary.wiley.com/journal/15736598

2　影响力

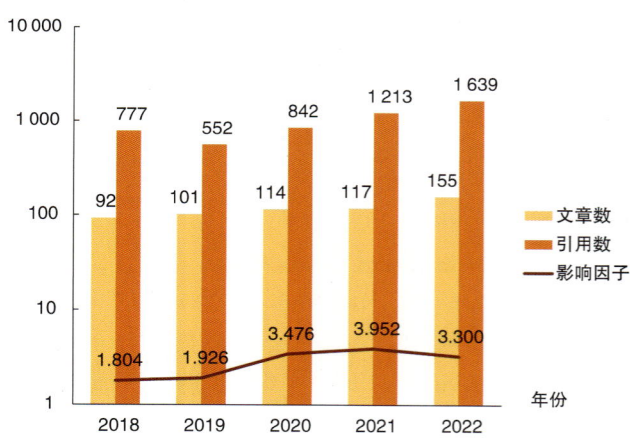

图1-97　*Journal of Traumatic Stress*历年文章数、引用数和影响因子走势图

JCR分区：Psychiatry-SSCI（Q2：55/143）；Psychology, Clinical-SSCI（Q2：46/131）

JCI分区：Psychiatry-SSCI（Q2：82/258）；Psychology, Clinical-SSCI（Q2：65/178）

中国科学院分区：大类-医学（3区）；小类-精

神病学（3区），小类-心理学：临床（3区）

CiteScore指标：5.2

CiteScore排名：127/529

SJR 2021：1.283

SNIP 2021：1.53

自引率：3.95%

h-index：143

3 投稿指南

稿件收录偏好：该期刊致力于研究和治疗暴露于高度应激和创伤事件（如战争、灾难、事故、暴力或虐待、劫持人质或危及生命的疾病）的专业人员，该刊发表原创文章、简报、综述论文、评论文章，也出版讨论某一主题的专刊。

接收率：不详

审稿周期：不详

出版模式：开放获取模式（2 830美元/篇）

来稿类型：

[1] 原创性研究：正文≈7 500字

[2] 简短报告：正文≈4 500字

[3] 评论性文章：正文≈7 500字

[4] 评论：正文≈1 000字

参考文献：文中引用格式"（Zheng et al., 2018）"，文献样式"Zheng, W., Li, X. H., Yang, X. H., Cai, D. B., Ungvar, G. S., Ng, C. H., Wang, S. B., Wang, Y. Y., Ning, Y. P., & Xiang, Y. T. (2018). Adjunctive memantine for schizophrenia: a meta-analysis of randomized, double-blind, placebo-controlled trials. *Psychol Med*, *48*(1), 72-81. https://doi.org/10.1017/S0033291717001271"

Mental Health and Physical Activity

1 简介

Mental Health and Physical Activity，简称*MENT HEALTH PHYS ACT*（ISSN-print：1755-2966；ISSN-online：1878-0199），为促进对心理健康和身体活动之间关系的理解提供了一个平台，期刊目标是促进心理健康和体育活动领域的跨学科发展。

出版国家或地区：英国（the United Kingdom）

主办单位：不详

出版商：Elsevier Ltd

出版周期：每年2期

主编：Ana Abrantes，PhD；Brown University Warren Alpert Medical School，Providence，Rhode Island，the United States；E-mail：不详

Mats Hallgren，PhD；Karolinska Institute，Department of Global Public Health，Stockholm，Sweden；E-mail：不详

年发文量：共48篇

收录的数据库：EMBASE，Google Scholar，PsycINFO，Scopus

官方网址：https://www.sciencedirect.com/journal/mental-health-and-physical-activity

2 影响力

JCR分区：Psychiatry-SSCI（Q1：31/143）

JCI分区：Psychiatry-SSCI（Q2：72/258）

中国科学院分区：大类-医学（3区）；小类-精神病学（3区）

CiteScore指标：5.4

CiteScore排名：51/230

SJR 2021：1.122

SNIP 2021：1.511

自引率：6.08%

h-index：39

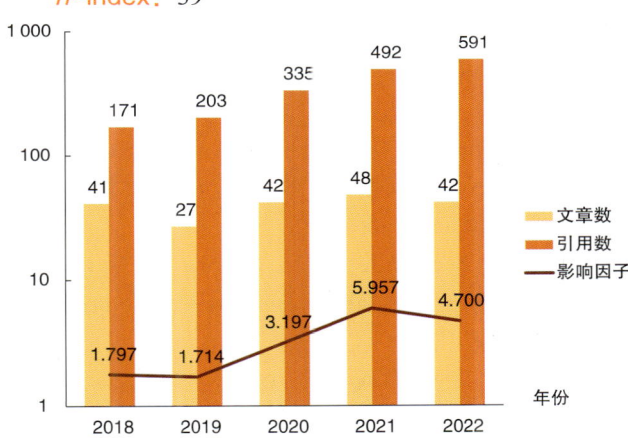

图1-98 *Mental Health and Physical Activity*历年文章数、引用数和影响因子走势图

3 投稿指南

稿件收录偏好：该期刊主要发表关于体育活动对心理健康的广泛影响的高质量研究，涉及生物物理和心理社会机制的高质量研究，以促进理解身体活动与心理健康之间的联系，并指导、干预其发展。

接收率：不详

审稿周期：初审平均时间2.4周，审稿平均时间4.4周

出版模式：混合出版模式（开放获取：2 600美元/篇）

来稿类型：

[1] 原创性研究：全文没有字数限制，但论文应该简明扼要，建议6 000字以内

[2] 综述/荟萃分析：正文≤6 000字，参考文献≤100篇

[3] 简短报告：正文≤3 500字，插图和/或表格≤2个

[4] 评论：正文=900～1 000字，参考文献=5～10篇，须应编辑要求对有影响力的原创性研究进行撰写

[5] 给编辑的信：正文≤500字，参考文献≤5篇

参考文献：遵循Harvard风格；文中引用格式"(Zheng et al. 2018)"，文献样式"Zheng, W., Li, X. H., Yang, X. H., Cai, D. B., Ungvari, G. S., Ng, C. H., Wang, S. B., Wang, Y. Y., Ning, Y. P., & Xiang, Y. T.(2018). Adjunctive memantine for schizophrenia: a meta-analysis of randomized, double-blind, placebo-controlled trials. *Psychological Medicine*, 48(1), 72-81. https://10.107/S0033291717001271."

Mindfulness

1 简介

Mindfulness，简称MINDFULNESS（ISSN-print：1868-8527；ISSN-online：1868-8535），发表正念的最新研究结果和最佳实践的同行评审的论文。它探讨了正念的性质和基础、作用机制及在不同文化中的使用。此外，该期刊还刊登一些关于临床医生、机构工作人员、教师、家长和行业从业人员在提供正念服务方面的培训问题的论文。该期刊的报道包括正念评估的信度和效度，正念在心理困扰、精神疾病和医疗条件中的临床应用。

出版国家或地区：德国（Germany）

主办单位：不详

出版商：Springer

出版周期：每年12期

主编：Christian U. Krägeloh；Auckland University of Technology, Auckland, New Zealand；E-mail：chris.krageloh@aut.ac.nz

Oleg N. Medvedev；University of Waikato, Hamilton, New Zealand；E-mail：o.medvedev@auckland.ac.nz

年发文量：共271篇

收录的数据库：PsycINFO, Scopus, Web of Science

官方网址：https://www.springer.com/journal/12671

2 影响力

JCR分区：Psychiatry-SSCI（Q2：62/143）；Psychology, Clinical-SSCI（Q2：50/131）

JCI分区：Psychiatry-SSCI（Q2：70/258）；Psychology, Clinical-SSCI（Q2：56/178）

中国科学院分区：大类-医学（3区）；小类-精神病学（3区），小类-心理学：临床（3区）

CiteScore指标：5.7

CiteScore排名：26/323

SJR 2021：1.245

SNIP 2021：1.728

自引率：14.0%

h-index：68

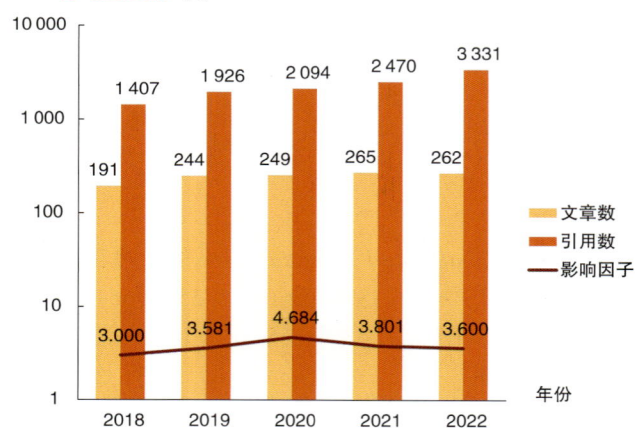

图1-99 *Mindfulness*历年文章数、引用数和影响因子走势图

3 投稿指南

稿件收录偏好：该期刊旨在推进关于正念的研究、临床实践和理论，包括正念的本质和基础，它的行为机制，以及它在不同文化中的应用。欢迎来自心理学、精神病学、医学、神经生物学、心理神经内分泌学等不同领域的研究观点。该期刊旨在发表有关临床医生、机构工作人员、教师、家长和行业从业人员正念培训的学术论文，促进正念的推广及应用。

接收率：不详

审稿周期：审稿平均中位时间24天

出版模式：混合出版模式（开放获取：2 890美元/篇）

来稿类型：

[1] 原创性研究：论文45页，双倍行距，12磅字体

[2] 简短报告：正文≈1 200字，参考文献≈15篇，插图和/或表格≤3个

[3] 研究信件：正文≈600字，作者≤7位，参考文献≤6篇，插图和/或表格≤2个

[4] 系统综述：正文≈3 000字，参考文献=50～75篇，插图和/或表格≤5个

[5] 叙述性综述：正文＝2 000～3 500字，参考文献＝50～75篇，插图和/或表格≤5个

[6] 特殊的交流：正文≈3 000字，参考文献≈50篇，插图和/或表格≤4个

[7] 神经科学与精神病学相关研究：正文＝1 000～1 200字，插图和/或表格＝1个，参考文献≤7篇，作者≤3位

[8] 观点：正文＝400字，参考文献≤5篇（其中一篇参考文献为近期发表的文章），作者≤3位

[9] 给编辑的信：正文＝500字，参考文献≤6篇，作者≤3位

参考文献：文中引用格式"(Zheng et al., 2018)"，文献样式"Zheng W, Li XH, Yang XH., Cai, D. B., Ungvari, G. S., Ngs C. H., Wang, S. B., Wang, Y. Y., Ning, Y. P., & Xiang, Y. T. (2018). Adjunctive memantine for schizophrenia: a meta-analysis of randomized, double-blind, placebo-controlled trials. *Psychol Med, 48*(1), 72-81. https://doi.org/10.1017/S0033291717001271"

Neuropsychiatric Disease and Treatment

1 简介

Neuropsychiatric Disease and Treatment，简称NEUROPSYCH DIS TREAT（ISSN-print：1176-6328；ISSN-online：1178-2021），是临床治疗学和药理学的国际同行评审期刊，专注于对一系列神经精神和神经疾病的临床或临床前研究进行简要快速报道。

出版国家或地区：新西兰（New Zealand）
主办单位：不详
出版商：Dove Medical Press Ltd.
出版周期：不详
主编：Roger M. Pinder, PhD；Independent Pharma Cousultant, the United Kingdom；E-mail：pinde003@planet.nl
年发文量：共329篇
收录的数据库：不详
官方网址：https://www.dovepress.com/neuropsychiatric-disease-and-treatment-journal

2 影响力

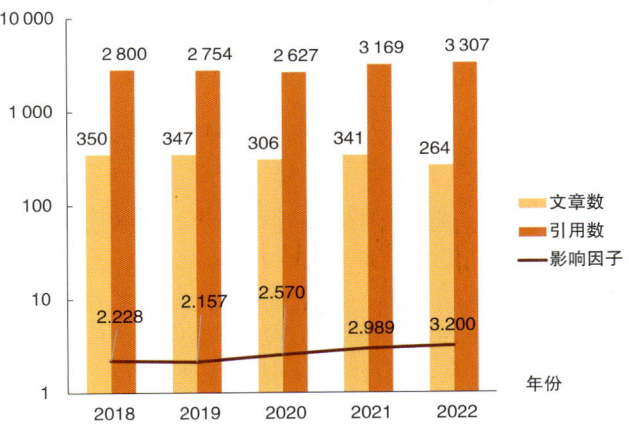

图1-100　*Neuropsychiatric Disease and Treatment*历年文章数、引用数和影响因子走势图

JCR分区：Clinical Neurology-SCIE（Q3：135/212）；Psychiatry-SCIE（Q3：107/155）

JCI分区：Clinical Neurology-SCIE（Q3：153/267）；Psychiatry-SCIE（Q3：146/258）

中国科学院分区：大类-医学（4区）；小类-临床神经病学（4区），小类-精神病学（4区）

CiteScore指标：4.5
CiteScore排名：169/529
SJR 2021：0.774
SNIP 2021：1.09
自引率：2.51%
***h*-index**：74

3 投稿指南

稿件收录偏好：该期刊欢迎来稿的论文包括原创性研究、审查和评估、指南、专家意见和评论。内容涵盖自闭症谱系障碍、注意缺陷与多动障碍、焦虑抑郁障碍、双相情感障碍和精神分裂症等神经精神疾病的生物学基础和临床治疗，以及痴呆、帕金森病、癫痫、多发性硬化症、偏头痛、卒中等神经系统疾病的生物学基础及临床治疗研究。

接收率：约23%
审稿周期：初审平均时间32天，从接受稿件到稿件发表平均时间是15天
出版模式：开放获取模式（2 836美元/篇）
来稿类型：

[1] 病例报告：字数不详
[2] 病例系列：字数不详
[3] 临床试验报告：字数不详
[4] 评论：字数不详
[5] 更正错误：字数不详
[6] 社论：字数不详
[7] 勘误表：字数不详
[8] 专家共识：字数不详
[9] 假说：字数不详
[10] 给编辑的信：正文≤500字，参考文献≤5篇，其中一篇应是DMP论文。作者≤3位，论文投稿

每年不超过2篇

  [11] 会议论文：正文≤2 500字

  [12] 方法：字数不详

  [13] 原始研究：字数不详

  [14] 观点：字数不详

  [15] 图片文章：图片≤10个，每个图例限制60字，总字数≤300字，参考文献≤10篇

  [16] 快速的沟通：字数不详

  [17] 研究报告：正文≤2 000字，参考文献≤7篇，插图和/或表格≤2张

  [18] 撤回：字数不详

  [19] 简短报告：字数不详

  [20] 研究协议：字数不详

参考文献：文中引用格式"[1]"，文献样式"1. Zheng W, Li XH, Yang XH, et al. Adjunctive memantine for schizophrenia: a meta-analysis of randomized, double-blind, placebo-controlled trials. *Psychol Med*.2018; 48(1): 72-81.doi: 10.1017/S0033291717001271"

Neuropsychobiology

1 简介

Neuropsychobiology（ISSN-print：0302-282X；ISSN-online：1423-0224），旨在发表在精神障碍的生物学方法方面具有临床重要性的创新发现，特别是如果将方法结合起来。本期刊收集了来自生物精神病学、生物心理学和神经心理学领域的各种实验和临床方法的高质量实证研究。

出版国家或地区：瑞士（Switzerland）

主办单位：不详

出版商：S. Karger AG

出版周期：每年6期

主编：Werner Strik；University Hospital of Psychiatry, Bern, Switzerland; E-mail: werner.strik@upd.unibe.ch.

年发文量：共53篇

收录的数据库：Academic Search, BIOSIS Previews, CAB Abstracts, Cabell's Whitelist, Chemical Abstracts Service, Current Contents: Life Sciences, EMBASE, Global Health, Google Scholar, ProQuest: Health Research Premium Collection, ProQuest: Health & Medical Collection, MEDLINE, Medical Database, Pathway Studio, ProQuest Central, PsycINFO, PubMed, Scopus, SCI, Web of Science: Science Citation Index Expanded, Web of Science, WorldCat

官方网址：https://www.karger.com/Journal/Home/224082

2 影响力

JCR分区：Psychiatry-SCIE（Q1：13/155）；Psychology-SCIE（Q1：6/80）；Neurosciences-SCIE（Q1：15/275）

JCI分区：Psychiatry-SCIE（Q1：30/258）；Psychology-SCIE（Q1：13/90）；Neurosciences-SCIE（Q1：34/306）

中国科学院分区：大类-心理学（3区）；小类-精神病学（3区），小类-神经科学（4区），小类-心理学（3区）

CiteScore指标：5.5

CiteScore排名：6/529

SJR 2021：0.838

SNIP 2021：0.9

自引率：2.30%

***h*-index**：86

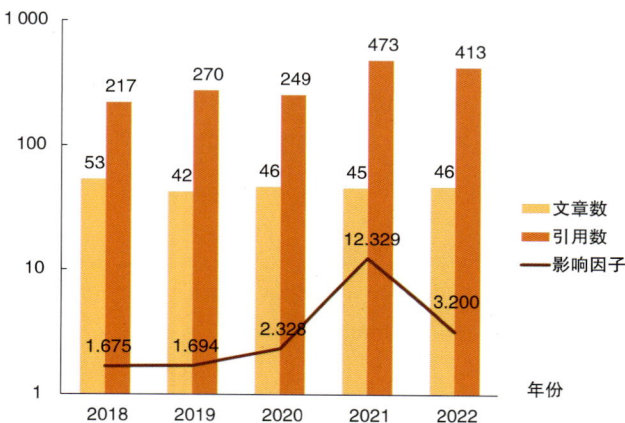

图1-101 *Neuropsychobiology*历年文章数、引用数和影响因子走势图

3 投稿指南

稿件收录偏好：本期刊致力于收集神经生理学和功能影像学、神经药理学和神经化学、神经内分泌和神经免疫学、遗传学及其与正常心理学和精神病理学的关系等领域的原创、临床和基础研究。此外，内容还包括关于精神障碍的动物模型和治疗干预的研究、药物脑电图研究，以及对新方法的综述。

接收率：25%

审稿周期：审稿平均时间为8周

出版模式：混合出版模式（开放获取：从最终稿的第7页开始，无论是完整或不完整的页面，其费用均由作者支付，价格每页360美元；7页以下的文章不产

生费用）

来稿类型：

[1] 原创性研究：结构化摘要≈250字

[2] 综述类型文章：不详

[3] 系统综述：结构化摘要≈250字

[4] 病例报告：不详

[5] 评论：不详

[6] 社论：不详

参考文献： 文中引用格式"[1]"，文献样式"1. Zheng W, Li XH, Yang XH, Cai DB, Ungvari GS, Ng CH, et al. Adjunctive memantine for schizophrenia: a meta-analysis of randomized, double-blind, placebo-controlled trials. Psychol Med. 2018; 43(1): 72-81."

Pharmacopsychiatry

1 简介

Pharmacopsychiatry（ISSN-print：0176-3679；ISSN-online：1439-0795），是一本关于精神药物领域进展的期刊。该期刊为精神科医生、神经科学专家和临床医生提供了重要的临床见解，还介绍了新的研究和治疗途径，通过呈现临床和实验研究来讨论精神疾病药理学和神经生物学基础。

出版国家或地区： 德国（Germany）

主办单位： 神经精神药理学和药物精神病学协会（Association of Neuropsychopharmacology and Pharmacopsychiatry）

出版商： Georg Thieme Verlag

出版周期： 每年6期

主编： M. Bauer, MD; Department of Psychiatry and Psychotherapy, University Hospital Carl Gustav Carus Medical Faculty, Technische Universität Dresden, Dresden, Germany; E-mail: michael.bauer@ukdd.de

年发文量： 共35篇

收录的数据库： Current Contents，EBSCO，EMBASE，MEDLINE，ProQuest，Science Citation Index，Scopus

官方网址： https://www.thiemechina.com/Index/show/caid/122/id/344.html

2 影响力

JCR分区： Psychiatry-SCIE（Q4：119/155）；Pharmacology&Pharmacy-SCIE（Q3：202/279）；

JCI分区： Psychiatry-SCIE（Q3：156/258）；Pharmacology&Pharmacy-SCIE（Q3：212/361）

中国科学院分区： 大类-医学（4区）；小类-精神病学（4区），小类-药学（3区）

CiteScore指标： 8.5

CiteScore排名： 46/529

SJR 2021： 0.942

SNIP 2021： 1.711

自引率： 3.17%

h-index： 78

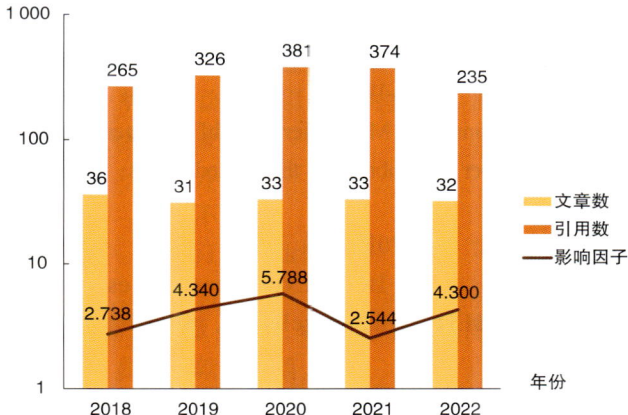

图1-102 *Pharmacopsychiatry*历年文章数、引用数和影响因子走势图

3 投稿指南

稿件收录偏好： 该期刊致力于发表以下领域的文章：基础/转化/临床精神药理学；生物精神病学；神经影像学和神经生理学；基础和临床神经科学；生物心理学；药物基因学。

接收率： 不详

审稿周期： 不详

出版模式： 开放获取模式（2 900美元/篇）

来稿类型：

[1] 原创文章：正文≤5 000字，包括摘要、参考文献、表格和插图

[2] 综述文章：正文≤5 000字，包括摘要、参考文献、表格和插图

[3] 评论（邀请）：正文≤1 000字，不得使用图表

[4] 给编辑的信：正文≈1 200字，包括1张表格或1张插图

参考文献： 文中引用格式"[1]"，文献样式"[1] Zheng W, Li XH, Yang XH. et al. Adjunctive memantine for schizophrenia: a meta-analysis of randomized, double-blind, placebo-controlled trials. Psychol Med 2018; 48: 72-81"

Psychology and Psychotherapy-Theory Research and Practice

1 简介

Psychology and Psychotherapy-Theory Research and Practice，简称PSYCHOL PSYCHOTHER-T（ISSN-print：1476-0835；ISSN-online：2044-8341），是一本国际科学期刊，创刊于2002年，前身为*The British Journal of Medical Psychology*，重点关注发展和改善心理问题、心理健康背后的心理和社会过程。

出版国家或地区：英国（the United Kingdom）
主办单位：The British Psychological Society
出版商：John Wiley & Sons
出版周期：每年4期
主编：Katherine Berry；University of Manchester，the United Kingdom；E-mail：不详
Sandra Bucci；University of Manchester，United Kindom；E-mail：papt@wiley.com
年发文量：共89篇
收录的数据库：EBSCO：CINAHL，Excellence in Research for Australia，MEDLINE，PsycINFO，Scopus，Web of Science
官方网址：https://bpspsychub.onlinelibrary.wiley.com/journal/20448341

2 影响力

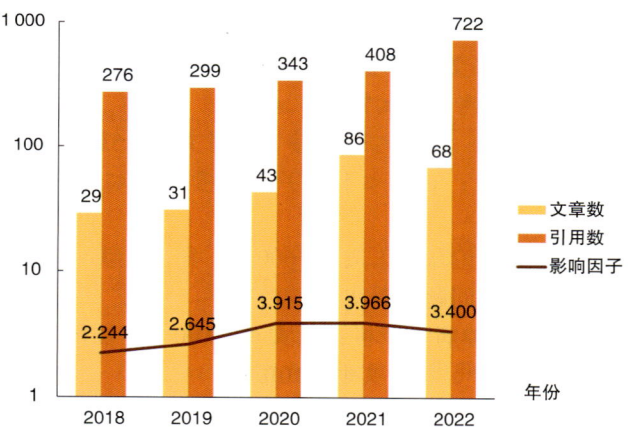

图1-105 *Psychology and Psychotherapy-Theory Research and Practice*历年文章数、引用数和影响因子走势图

JCR分区：Psychiatry-SCIE（Q3：78/155）；Psychiatry-SSCI（Q2：54/143）；Psychology，Clinical-SSCI（Q2：45/131）

JCI分区：Psychiatry-SCIE（Q2：72/258）；Psychiatry-SSCI（Q2：72/258）Psychology-SCIE（Q3：26/90）；Psychology, Clinical-SSCI（Q2：57/178）

中国科学院分区：大类-医学（2区）；小类-心理学（2区），小类-精神病学（3区），小类-心理学：临床（3区）

CiteScore指标：5.1
CiteScore排名：134/529
SJR 2021：1.205
SNIP 2021：1.693
自引率：44%
h-index：66

3 投稿指南

稿件收录偏好：该期刊收稿方向涵盖精神病学全领域，包括理论以及在理解心理问题中的认知和情绪因素方面的研究进展；行为和关系；对心理痛苦的脆弱性调整、评估和恢复（协助或其他方式）；心理治疗，重点是了解影响心理健康结果的过程。该期刊特别强调理论进步的重要性，要求作者在更广泛的理论背景下构建他们的实证分析，并提出对实证发现的理论解释。

接收率：不详
审稿周期：不详
出版模式：开放获取模式（4 070美元/篇）
来稿类型：
[1] 原创性研究：正文≈5 000字
[2] 简短报告：正文≤2 000字，插图和/或表格≤2个
[3] 定性论文：正文≈6 000字
[4] 综述类型文章：正文≈6 000字
[5] 特刊论文：正文≈5 000字

参考文献：文中引用格式"（Zheng et al., 2018）"，文献样式"Zheng, W., Li X. H., & Yang, X.H. (2018). Adjunctive memantine for schizophrenia: a meta-analysis of randomized, double-blind, placebo-controlled trials. *Psychol Med, 48*(1), 72-81. https://doi.org/10.1017/S0033291717001271"

Psychoneuroendocrinology

1 简介

Psychoneuroendocrinology，简称 PSYCHONEUROENDOCRINO（ISSN-print：0306-4530；ISSN-online：1873-3360），创刊于1975年，发表的文章涵盖精神病学全领域，涉及心理学、神经生物学、内分泌学、免疫学、神经病学和精神病学等相互关联的学科，重点是多学科研究。

出版国家或地区：英国（the United Kingdom）
主办单位：不详
出版商：Elsevier Ltd.
出版周期：每年12期
主编：Elizabeth（Birdie）Shirtcliff，PhD；University of Oregon，Eugene，Oregon，the United States；E-mail：birdie@uoregon.edu.
年发文量：共296篇
收录的数据库：BCI，CAB Abstracts，EMBASE，Excellence in Research for Australia，MEDLINE，PsycINFO，Scopus，Web of Science
官方网址：https://www.sciencedirect.com/journal/psychoneuroendocrinology

2 影响力

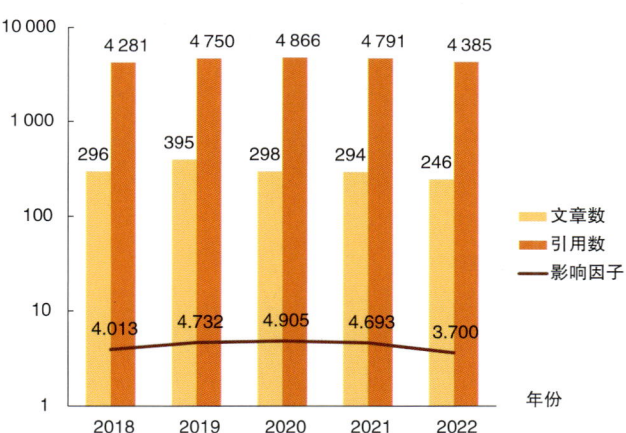

图1-106 *Psychoneuroendocrinology*历年文章数、引用数和影响因子走势图

JCR分区：Psychiatry-SCIE（Q2：63/155）；Endocrinology & Metabolism-SCIE（Q2：56/146）；Neurosciences-SCIE（Q2：99/275）
JCI分区：Psychiatry-SCIE（Q1：56/258）；Endocrinology & Metabolism-SCIE（Q1：37/180）；Neurosciences-SCIE（Q1：73/306）
中国科学院分区：大类-医学（2区）；小类-内分泌学与代谢（2区），小类-神经科学（2区），小类-精神病学（2区）
CiteScore指标：8.0
CiteScore排名：52/529
SJR 2021：1.374
SNIP 2021：1.425
自引率：6.3%
***h*-index**：180

3 投稿指南

稿件收录偏好：该期刊旨在从基础研究或临床意义方面整合与精神病学相互关联的多个学科，主要目标在于了解各种心理生物学因素在压力反应的表达中相互作用情况，因为它与神经精神疾病的发展或维持有关。该期刊具有国际性，发表的文章内容包括原创研究论文、某一领域的文献综述或作者本人工作发展的阶段所关注领域的评论、短讯和书评。

接收率：不详
审稿周期：初审平均时间4.9周，审稿平均时间是10周
出版模式：开放获取模式（3 850美元/篇）
来稿类型：

[1] 原创性研究：正文≤6 000字，插图和/或表格≤6个，参考文献≤50篇

[2] 简短报告：正文≤2 000字，插图和/或表格≤2个，参考文献≤15篇

[3] 综述类型文章：正文≤8 000字，插图和/或表格≤6个，参考文献≤100篇

[4] 给编辑的信：正文≤6 000字，不能使用插图和/或表格

参考文献：文中引用格式"（Zheng et al.，2018）"，文献样式"Zheng, W., Li, X.H., Car, D.B., Ungvari, G., S., Ng, C.H., Wong, S.B., Wang, Y.Y., Ning, Y.P., Xiang, Y.T., 2018. Adjunctive memantine for schizophrenia: a meta-analysis of randomized, double-blind, placebo-controlled trials. Psychol Med. 48(1), 72-81. http://doi.org/10.1017/S0033291717001271."

Psychopathology

1 简介

Psychopathology（ISSN-print：0254-4962；ISSN-online：1423-033X），创刊于1984年，主要包括现象学、实验和临床精神病理学的发现、概念和诊断类别的研究记录。该期刊的主题是生物过程和心理功能障碍之间的轨迹，它可以帮助我们更好地了解受试者的内心体验和人际行为。

出版国家或地区：瑞士（Switzerland）
主办单位：不详
出版商：S. Karger AG
出版周期：每年6期
主编：Thomas Fuchs，MD；Heidelberg University，Heidelberg，Germany；E-mail：psp@karger.com
年发文量：共39篇
收录的数据库：BCI，EBSCO：CINAHL，Excellence in Research for Australia，MEDLINE，PsycINFO，Scopus，Web of Science
官方网址：http://www.karger.com/Journal/Home/224276

2 影响力

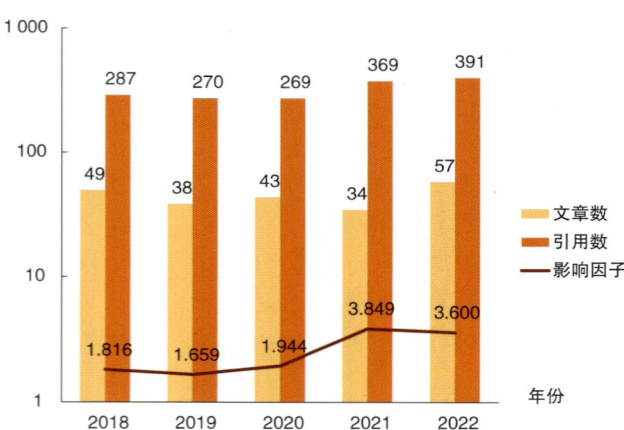

图1-107 *Psychopathology*历年文章数、引用数和影响因子走势图

JCR分区：Psychiatry-SCIE（Q3：83/155）；Psychiatry-SSCI（Q2：60/143）
JCI分区：Psychiatry-SCIE（Q3：156/258）；Psychiatry-SSCI（Q3：156/258）
中国科学院分区：大类-医学（3区）；小类-精神病学（3区）
CiteScore指标：4.0
CiteScore排名：199/529
SJR 2021：1.015
SNIP 2021：1.479
自引率：2.2%
h-index：66

3 投稿指南

稿件收录偏好：该期刊旨在提高和加深对精神病理症状和心理功能障碍的发病机制和性质的理解，内容主要包括描述性精神病理学、实验性精神病理学和神经心理学、发展性精神病理学、跨文化精神病学以及基于哲学的现象学研究。此外，内容还包括在心理功能神经科学中应用的概念的有效性研究评估。
接收率：44%
审稿周期：不详
出版模式：开放获取模式（3 530美元/篇）
来稿类型：
[1] 原创性研究：不详
[2] 简短报告：不详
[3] 研究信件：不详
[4] 综述类型文章：不详
[5] 系统综述：不详
[6] 叙述性综述：不详
[7] 特殊的交流：不详
[8] 给编辑的信：不详
参考文献：遵循Vancouver风格；文中引用格式"[1]"，文献样式"1. Zheng W, Li XH, Cai DB, Vingvari GS, Ng CH, Yang XH, et al. Adjunctive memantine for schizophrenia: a meta-analysis of randomized, double-blind, placebo-controlled trials. *Psychol Med.* 2018；48(1): 72-81."

Psychopharmacology

1 简介

Psychopharmacology（ISSN-print：0033-3158；ISSN-online：1432-2072），创刊于1959年，为欧洲行为药理学会（EBPS）的官方期刊。该期刊涵盖阐明药物影响行为的机制这一广泛主题，包括人类精神药理学的实验性、临床和转化，行为和神经，分子、遗传和表观遗传。

出版国家或地区：德国（Germany）
主办单位：欧洲行为药理学会（European Behavioural Pharmacology Society）
出版商：Springer
出版周期：每年12期
主编：Diego Pizzagalli, MD; Harvard Medical School, Boston, Massachusetts, the United States; E-mail: jamapsych@jamanetwork.org
年发文量：共329篇
收录的数据库：BCI, EBSCO: CINAHL, Excellence in Research for Australia, MEDLINE, PsycINFO, Scopus, Web of Science
官方网址：https://www.springer.com/213

2 影响力

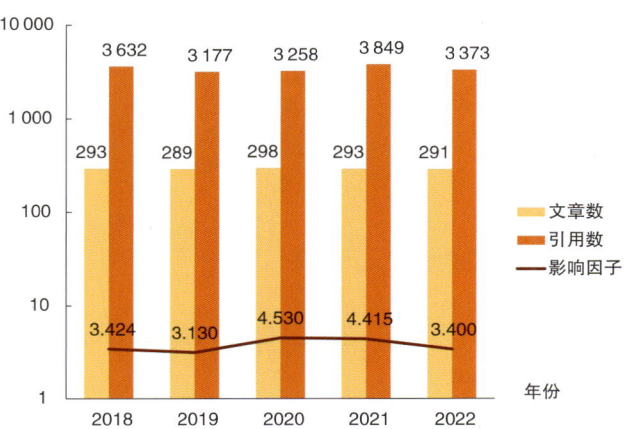

图1-108 *Psychopharmacology*历年文章数、引用数和影响因子走势图

JCR分区：Psychiatry-SCIE（Q2：71/155）；Neurosciences-SCIE（Q2：109/275）；Pharmacology & Pharmacy-SCIE（Q2：98/279）

JCI分区：Psychiatry-SCIE（Q2：70/258）；Neurosciences-SCIE（Q2：99/306）；Pharmacology & Pharmacy-SCIE（Q2：93/361）

中国科学院分区：大类-医学（3区）；小类-神经科学（3区），小类-药学（3区），小类-精神病学（3区）

CiteScore指标：7.1
CiteScore排名：73/303
SJR 2021：1.103
SNIP 2021：1.121
自引率：4.4%
h-index：202

3 投稿指南

稿件收录偏好：该期刊致力于发表从临床精神药理学扩展到药物对人类认知和行为影响的研究以及动物实验研究的文章。研究方法包括从神经化学测定和电生理记录到功能神经成像的研究、实验心理学和行为学的方法，以及临床神经病学和精神病学。

接收率：不详
审稿周期：审稿平均中位时间47天
出版模式：开放获取模式（4 190美元/篇）
来稿类型：

[1] 原创性研究：正文≤15页
[2] 综述类型文章：正文≤25页
[3] 理论和方法论观点：正文≤15页
[4] 给编辑的信：正文≤3页

参考文献：文中引用格式"（Zheng et al., 2018）"，文献样式"Zheng W, Li XH, Yang XH, Cai DB, Vngvari GS, Ng CH, Wang SB, Wang YY, Ning YP, Xiang YT. (2018) Adjunctive memantine for schizophrenia: a meta-analysis of randomized, double-blind, placebo-controlled trials. Psychol Med. 48(1): 72-81. https://doi.org/10.1017/S0033291717001271"

Psychosomatic Medicine

1 简介

Psychosomatic Medicine，简称*PSYCHOSOM MED*（ISSN-print：0033-3174；ISSN-online：1534-7796），创刊于1939年，为美国心身学会的官方同行评审期刊，致力于研究有关生物行为机制、与身体和精神障碍相关的脑行为相互作用以及临床和公共卫生环境干预方面，并且发表与医学、精神病学、心理学和其他健康学科相关的跨学科研究文章。

出版国家或地区：美国（the United States）
主办单位：美国心身学会（American Psychosomatic Society）
出版商：Wolters Kluwer Health
出版周期：每年9期
主编：Suzanne Segerstrom, PhD, MPH; University Research Professor of Psychology at the University of Kentucky, the United States; E-mail: scsege0@email.uky.edu
年发文量：共137篇
收录的数据库：British Nursing Index, BCI, CAB Abstracts, EBSCO: CINAHL, EMBASE, Excellence in Research for Australia, MEDLINE, PsycINFO,

Scopus，Web of Science

官方网址：http://journals.lww.com/psychosomaticmedicine/pages/default.aspx

2 影响力

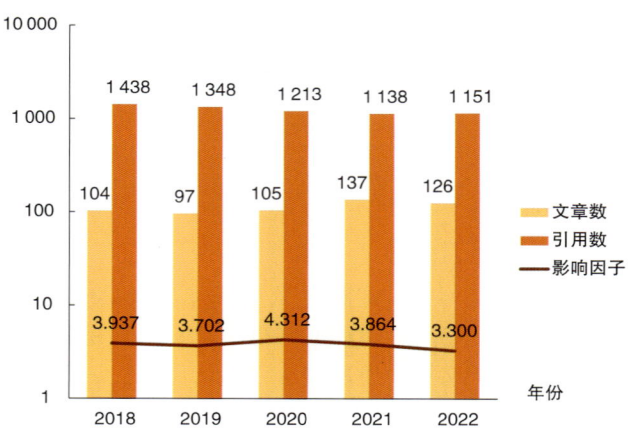

图1-109 *Psychosomatic Medicine*历年文章数、引用数和影响因子走势图

JCR分区：Psychiatry-SCIE（Q3：81/155）；Psychiatry-SSCI（Q2：58/143）；Psychology-SCIE（Q2：24/80）；Psychology，Multidisciplinary-SSCI（Q2：43/148）

JCI分区：Psychiatry-SCIE（Q2：69/258）；Psychiatry-SSCI（Q2：69/258）；Psychology-SCIE（Q2：24/90）；Psychology，Multidisciplinary-SSCI（Q2：53/211）

中国科学院分区：大类-医学（3区）；小类-心理学：综合（2区），小类-精神病学（3区），小类-心理学（3区）

CiteScore指标：5.9

CiteScore排名：94/529

SJR 2021：1.130

SNIP 2021：1.344

自引率：2.2%

h-index：193

3 投稿指南

稿件收录偏好：该期刊是美国心身学会的官方同行评审期刊，致力于发表关于心理和社会因素在与健康和疾病相关的生物和行为过程中的作用的实验、临床和流行病学研究。增刊可能包含有关心身和行为医学相关领域的原创研究的会议报告。

接收率：22%

审稿周期：不详

出版模式：混合出版模式（开放获取：原创研究为1 950美元/篇，叙述性综述为1 450美元/篇）

来稿类型：

[1] 原创性研究：正文≤4 500字，插图和/或表格≤3个

[2] 简短报告：正文≤2 000字，插图和/或表格≤2个

[3] 荟萃分析：正文≤4 500字，插图和/或表格≤3个

[4] 给编辑的信：正文≤750字，插图和/或表格≤1个

参考文献：文中引用格式"（1）"，文献样式"1. Zheng W, Li XH, Cai DB, Ungvari GS, Ng CH, Yang XH, et al. Adjunctive memantine for schizophrenia: a meta-analysis of randomized, double-blind, placebo-controlled trials. Psychol Med. 2018; 48(1): 72-81."

Schizophrenia Research

1 简介

Schizophrenia Research，简称*SCHIZOPHR RES*（ISSN-print：0920-9964；ISSN-online：1573-2509），作为精神分裂症国际研究学会的官方期刊，它是国际研究人员和临床医生与全球精神分裂症科研界分享其工作的首选期刊。超过6 000家机构可以访问该期刊，这是该领域的专业期刊，拥有最大的读者群。该期刊发表了有助于理解精神分裂症的生物学和治疗的新颖论文；它将生物学、临床和心理学研究结合起来，以促进所有涉及改善精神分裂症患者预后的学科的研究发展。

出版国家或地区：荷兰（Netherlands）

主办单位：精神分裂症国际研究学会（Schizophrenia International Research Society）

出版商：Elsevier

出版周期：每年12期

主编：Matcheri Keshavan, MD；Beth Israel Deaconess Medical Center, Boston, the United States；E-mail：keshavanms@gmail.com

年发文量：共398篇

收录的数据库：Current Contents: Life Sciences, Current Contents: Clinical Medicine, EMBASE, PsycINFO, PsycALERT, PubMed, MEDLINE, Scopus

官方网址：https://www.sciencedirect.com/journal/schizophrenia-research

2 影响力

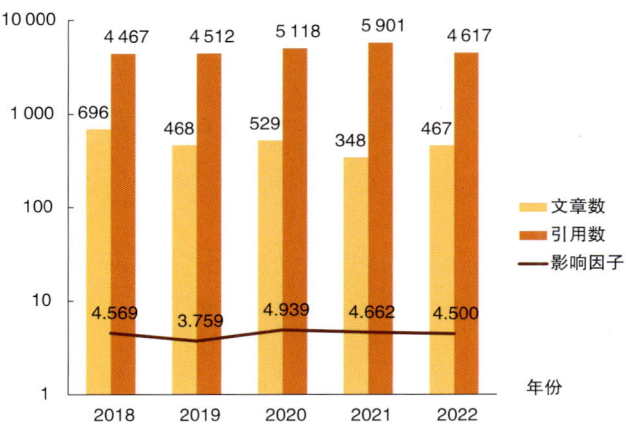

图1-110 *Schizophrenia Research*历年文章数、引用数和影响因子走势图

JCR分区：Psychiatry-SCIE（Q2：64/155）；Psychiatry-SSCI（Q2：47/143）

JCI分区：Psychiatry-SCIE（Q1：62/258）；Psychiatry-SSCI（Q1：62/258）

中国科学院分区：大类-医学（2区）；小类-精神病学（2区）

CiteScore指标：8.0

CiteScore排名：53/529

SJR 2021：1.451

SNIP 2021：1.279

自引率：6.84%

***h*-index**：185

3 投稿指南

稿件收录偏好：该期刊旨在促进对精神分裂症理解的新国际研究的快速出版。它有助于把以前关于这种疾病的分离的生物学、临床和心理学研究结合起来，并将这些数据形成连贯的假设。

接收率：不详

审稿周期：初审平均时间短至6周，录用稿件后4周在线出版，14周印刷出版

出版模式：混合出版模式（开放获取：3 800美元/篇）

来稿类型：

[1] 全文：正文≤4 000字（不含表格、插图和参考文献）

[2] 综述：正文≤5 000字

[3] 评论/假设：无摘要；正文≤1 000字

[4] 社论：字数不详

[5] 精神分裂症会议评审：征求和/或提交，字数不详

[6] 评审：正文≤1 000字

[7] 给编辑的信：正文≤1 000字

参考文献：文中引用格式"（Zheng et al., 2018）"，文献样式"Zheng, W., Li, X. H., Yang, X. H., Cai, D. B., Ungvari, G. S., Ng, C. H., Wang, S. B., Wang, Y. Y., Ning, Y. P., Xiang, Y. T., 2018. Adjunctive memantine for schizophrenia: a meta-analysis of randomized, double-blind, placebo-controlled trials. Psychol Med. 48(1), 72-81. https://doi.org/10.1017/S0033291717001271."

Social Psychiatry and Psychiatric Epidemiology

1 简介

Social Psychiatry and Psychiatric Epidemiology，简称*SOC PSYCH PSYCH EPID*（ISSN-print：0933-7954；ISSN-online：1433-9285），旨在快速出版有关精神疾病流行病学的各方面的文章，它为发表有关社会、生物和遗传的科学发现提供一种媒介。此外，该期刊还特别关注社会条件对行为的影响以及精神疾病与社会环境之间的关系。

出版国家或地区：德国（Germany）

主办单位：不详

出版商：Springer

出版周期：每年12期

主编：Craig Morgan，MD；Health Service and Population Research, David Goldberg Centre, Institute of Psychiatry, King's College London, the United Kingdom；E-mail：craig.morgan@kcl.ac.uk

年发文量：共241篇

收录的数据库：CAB Abstracts, EBSCO: CINAHL, Excellence in Research for Australia, MEDLINE, PsycINFO, Scopus, Web of Science

官方网址：https://link.springer.com/journal/127

2 影响力

JCR分区：Psychiatry-SCIE（Q2：68/155）；Psychiatry-SSCI（Q2：50/143）

JCI分区：Psychiatry-SCIE（Q2：75/258）；Psychiatry-SSCI（Q2：75/258）

中国科学院分区：大类-医学（2区）；小类-精神病学（3区）

CiteScore指标：6.1
CiteScore排名：91/529
SJR 2021：1.682
SNIP 2021：2.017
自引率：2.37%
h-index：128

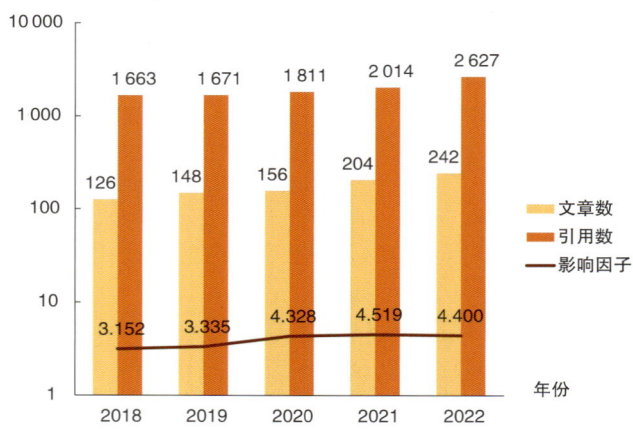

图1-111 *Social Psychiatry and Psychiatric Epidemiology*历年文章数、引用数和影响因子走势图

3 投稿指南

稿件收录偏好：该期刊发表涉及社会问题、社会心理学、社会学、人类学、流行病学、卫生服务研究、卫生经济学或公共精神卫生领域的专门调查。也发表关于跨文化和跨文化主题的论文。不发表个案研究或系列案例。

接收率：不详
审稿周期：初审平均中位时间18天
出版模式：混合出版模式（开放获取：3 990美元/篇）
来稿类型：

[1] 原创性研究或综述：正文≤4 500字，插图和/或表格≤5个，摘要=150～250字，关键词=4～6个

[2] 研究方案：正文≤4 500字，摘要=150～250字，关键词=4～6个

[3] 简短报告：正文≤1 500字，插图和/或表格≤1个，摘要≤100字，关键词=4～6个

[4] 社论和通讯：正文≤1 500字

[5] 评论：正文≤10 000字，参考文献≤10篇

参考文献：文中引用格式"[1]"，文献样式"1. Zheng W, Li XH, Yang XH, et al(2018). Adjunctive memantine for schizophrenia: a meta-analysis of randomized, double-blind, placebo-controlled trials. Psychol Med 48(1): 72-81. https://doi.org/10.1017/S0033291717001271"

Stress and Health

1 简介

Stress and Health，简称STRESS HEALTH（ISSN-print：1532-3005；ISSN-online：1532-2998）。压力是生活的正常组成部分，而生活中存在许多机制来应对其产生的影响。人类在现代社会中生存的压力可能会导致这些应对机制的失效，从而引发疾病。因此，该期刊目的是为讨论影响个人健康和疾病的压力提供一个论坛。该期刊从多方面探讨了这一问题。

出版国家或地区：英国（the United Kingdom）
主办单位：不详
出版商：John Wiley & Sons
出版周期：每年6期
主编：Derwin K. C. Chan, MD；Faculty of Education and Human Development, The Education University of Hong Kong, Hongkong, China；E-mail：devin@eduhk.hk
年发文量：共128篇
收录的数据库：BCI，EBSCO: CINAHL，Excellence in Research for Australia，MEDLINE，PsycINFO，Scopus，Web of Science
官方网址：https://onlinelibrary.wiley.com/journal/15322998

2 影响力

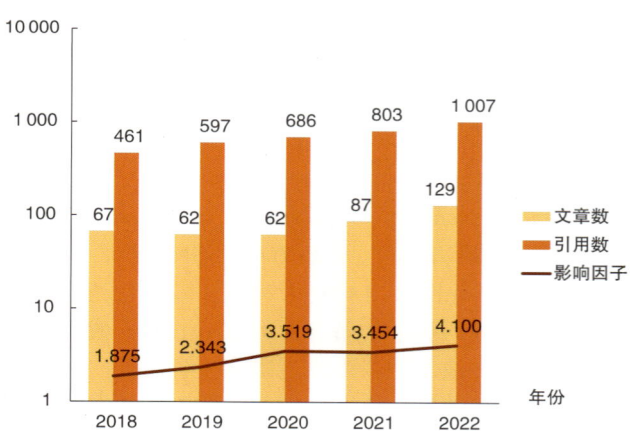

图1-112 *Stress and Health*历年文章数、引用数和影响因子走势图

JCR分区：Psychiatry-SCIE（Q3：92/155）；Psychiatry-SSCI（Q3：72/143）；Psychology-SCIE（Q2：30/80）；Psychology, Applied-SSCI（Q2：39/83）

JCI分区：Psychiatry-SCIE（Q2：84/258）；Psychiatry-SSCI（Q2：84/258）；Psychology-SCIE

（Q2：33/90）；Psychology，Applied-SSCI（Q2：48/112）

中国科学院分区：大类-医学（3区）；小类-精神病学（3区），小类-心理学（3区），小类-心理学：应用（3区）

CiteScore指标：5.2

CiteScore排名：127/529

SJR 2021：1.025

SNIP 2021：1.673

自引率：3.36%

h-index：68

3 投稿指南

稿件收录偏好：压力与健康的研究本质上是多学科的，因此，该期刊欢迎来自组织心理学、健康心理学、心理生理学和临床医学等领域的研究人员的投稿。此外，该期刊特别寻求从个人到家庭、组织和社会因素的多个层次的交互系统的研究，同时还高度重视理论基础扎实的方法论上合理的干预研究。

接收率：不详

审稿周期：初审平均时间4天；提交外部审查平均时间59天

出版模式：混合出版模式（开放获取：3 000美元/篇）

来稿类型：

[1] 研究类文章：稿件不超过35页

[2] 综述：不详

[3] 短讯：稿件不超过17页

[4] 受邀评论：不详

[5] 评论：不详

[6] 注册报告：不详

参考文献：遵循APA风格；文中引用格式"(Zheng et al., 2018)"，文献样式"Zheng, W., Li, X. H., Yang, X. H., Cai, D. B., Ungvari, G. S., Ng, C. H., Wang, S. B., Wang, Y. Y., Ning, Y. P., & Xiang, Y. T.(2018). Adjunctive memantine for schizophrenia: a meta-analysis of randomized, double-blind, placebo-controlled trials. *Psychol Med*, 48(1), 72-81. https: //doi.org/10.1017/S0033291717001271"

Suicide and Life-threatening Behavior

1 简介

Suicide and Life-threatening Behavior，简称*SUICIDE LIFE-THREAT*（ISSN-print：0363-0234；ISSN-online：1943-278X），让专业人员了解自杀和生命危险行为的最新研究、理论和干预方法。该期刊发表了关于自杀和其他危及生命行为的科学研究，包括生物学、心理学和社会学方法的研究。

出版国家或地区：美国（the United States）

主办单位：美国自杀学协会（American Association of Suicidology）

出版商：Wiley-Blackwell

出版周期：每年6期

主编：Thomas Joiner, PhD；Florida State University, the United States；E-mail：joiner@psy.fsu.edu

年发文量：共132篇

收录的数据库：BCI，EBSCO: CINAHL，Excellence in Research for Australia，MEDLINE，PsycINFO，Scopus，Web of Science

官方网址：https://onlinelibrary.wiley.com/journal/1943278x

2 影响力

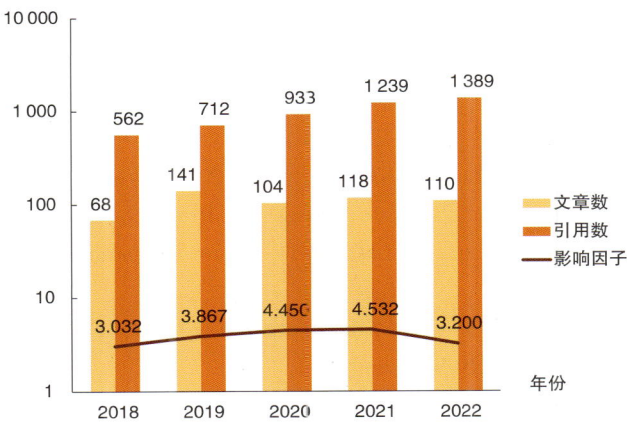

图1-113 *Suicide and Life-threatening Behavior*历年文章数、引用数和影响因子走势图

JCR分区：Psychiatry-SSCI（Q2：49/143）；Psychology，Multidisciplinary-SSCI（Q1：30/148）

JCI分区：Psychiatry-SSCI（Q1：51/258）；Psychology，Multidisciplinary-SSCI（Q1：43/211）

中国科学院分区：大类-医学（2区）；小类-心理学：综合（2区），小类-精神病学（3区）

CiteScore指标：5.7

CiteScore排名：111/529

SJR 2021：1.607

SNIP 2021：1.757

自引率：6.15%

h-index：95

3 投稿指南

稿件收录偏好：该期刊发表内容涵盖特定人群中自杀的风险因素、评估和风险管理方法、循证预防的进展、干预研究中的方法和伦理问题、跨文化和国际调查结果，以及自杀行为对自杀者亲人产生的影响和其亲人由此产生的心理健康需求。

接收率：不详

审稿周期：不详

出版模式：混合出版模式（开放获取：3 350美元/篇）

来稿类型：

原创性研究：正文≤5 000字，摘要≤200字，插图和/或表格≤5个

参考文献：遵循APA风格（7th）；文中引用格式"（Zheng et al., 2018）"，文献样式"Zheng, W., Li, X. H., Yang, X. H., Cai, D. B., Ungvari, G. S., Ng, C. H., Wang, S. B., Wang, Y. Y., Ning, Y. P., & Xiang, Y. T.(2018). Adjunctive memantine for schizophrenia: a meta-analysis of randomized, double-blind, placebo-controlled trials. *Psychol Med*, 48(1), 72-81. https://doi.org/10.1017/S0033291717001271"

Therapeutic Advances in Psychopharmacology

1 简介

Therapeutic Advances in Psychopharmacology，简称THER ADV PSYCHOPHARM（ISSN-print：2045-1253；ISSN-online：2045-1261），提供了高质量的经同行评审的开放获取文章、评论和学术评论，内容涉及精神药理学各个领域的开拓性研究和创新性研究。该期刊以临床和药理学为重点，面向国际心理药理学临床医生和研究人员，为快速传播该领域的最新研究和观点提供了一个在线论坛。

出版国家或地区：美国（the United States）

主办单位：不详

出版商：SAGE

出版周期：每年12期

主编：David Taylor, MD；Institute of Pharmaceutical Science, King's College London, the United Kingdom；E-mail：david.taylor@slam.nhs.uk

年发文量：共46篇

收录的数据库：Clarivate Analytics, DOAJ, ProQuest, PubMed Central

官方网址：https://journals.sagepub.com/home/tpp

2 影响力

JCR分区：Pharmacology & Pharmacy-SCIE（Q2：79/279）；Psychiatry-SCIE（Q2：58/155）

JCI分区：Pharmacology & Pharmacy-SCIE（Q2：140/361）；Psychiatry-SCIE（Q2：117/258）

中国科学院分区：大类-医学（2区）；小类-药学（2区），小类-精神病学（3区）

CiteScore指标：不详

CiteScore排名：不详

SJR 2021：不详

SNIP 2018：1.946

自引率：2.3%（2015年数据）

h-index：26

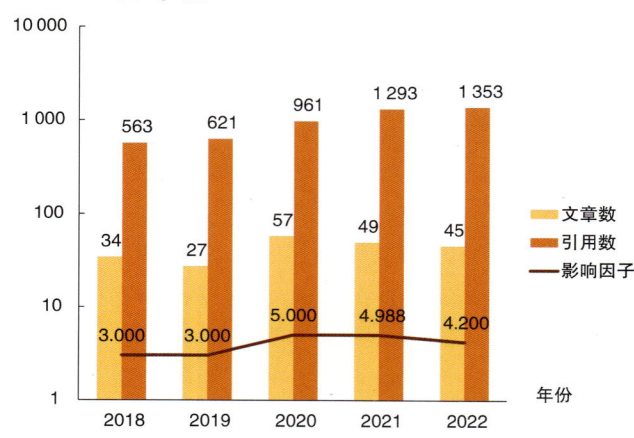

图1-114 *Therapeutic Advances in Psychopharmacology* 历年文章数、引用数和影响因子走势图

3 投稿指南

稿件收录偏好：该期刊欢迎精神药理学各个领域的原创研究文章。它致力于发表临床研究，但不发表基础实验研究和动物研究。评论文章包括专家意见或观点评论（包括单药和药物类别评论）、叙事评论和治疗领域评论，以及系统评价、荟萃分析、药物上市后健康经济学和药物经济学评价。

接收率：不详

审稿周期：不详

出版模式：开放获取模式（2 500美元/篇）

来稿类型：

[1] 原创性研究：正文≤6 000字，摘要≤300字，图表无限制

[2] 综述：正文=4 000～6 000字，摘要≤300字，图表无限制

[3] 系统综述：正文＝4 000～6 000字，摘要≤300字，图表无限制

[4] 荟萃分析：正文＝4 000～6 000字，摘要≤300字，图表无限制

[5] 病例报告：正文≤2 500字，摘要≤300字，图表无限制

[6] 病例序列：正文≤6 000字，摘要≤300字，图表无限制

[7] 研究方案：正文≤6 000字，摘要≤300字，图表无限制

[8] 给编辑的信：正文≤1 000字，插图和/或表格≤1个，参考文献≤10篇

参考文献：遵循Sage Vancouver风格；文中引用格式"[1]"，文献样式"1. Zheng W, Li XH, Yang XH, et al. Adjunctive memantine for schizophrenia: a meta-analysis of randomized, double-blind, placebo-controlled trials. *Psychol Med* 2018；48(1): 72-81."

World Journal of Biological Psychiatry

1 简介

World Journal of Biological Psychiatry，简称*WORLD J BIOL PSYCHIA*（ISSN-print：1562-2975；ISSN-online：1814-1412），是一本以临床为导向的生物精神病学期刊，旨在促进世界范围内生物精神病学临床和基础研究知识的交流。它的目标受众是对生物精神病学感兴趣的临床精神病学专家、教育家、科学家和学生。其多样化的类别使得各种类型的信息得以交流。

出版国家或地区：英国（the United Kingdom）
主办单位：不详
出版商：Taylor & Francis
出版周期：每年4期
主编：Dan Rujescu, MD; Clinic and Polyclinic for Psychiatry, Psychotherapy and Psychosomatics, Martin-Luther-Universität Halle-Wittenberg, Halle, Germany; E-mail: wfsbp@meduniwien.ac.at
年发文量：共95篇
收录的数据库：Excellence in Research for Australia, MEDLINE, PsycINFO, Scopus, Web of Science
官方网址：https://www.tandfonline.com/toc/iwbp20/current#.V6fjw_meozA

2 影响力

JCR分区：Psychiatry-SCIE（Q3：93/155）
JCI分区：Psychiatry-SCIE（Q2：84/258）
中国科学院分区：大类-医学（3区）；小类-精神病学（3区）
CiteScore指标：7.1
CiteScore排名：69/529
SJR 2021：0.988
SNIP 2021：1.124
自引率：2.37%
***h*-index**：75

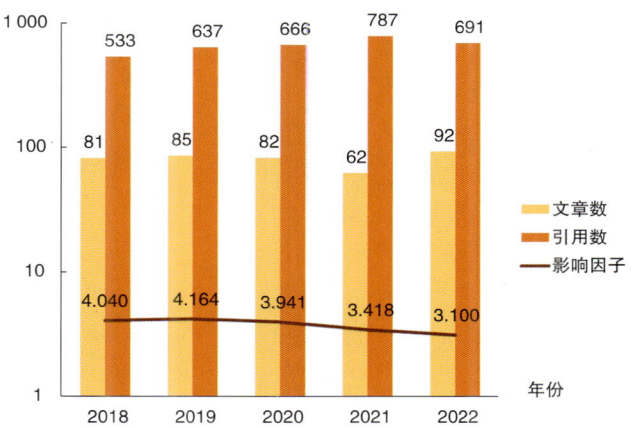

图1-115　*World Journal of Biological Psychiatry* 历年文章数、引用数和影响因子走势图

3 投稿指南

稿件收录偏好：该期刊致力于发表原创研究和观察（如原始论文和简要报告），并表达个人观点（如给编辑的信），这使得该期刊成为世界生物精神病学领域极其重要的媒介。

接收率：33%
审稿周期：6～12周
出版模式：混合出版模式（开放获取：3 710美元/篇）
来稿类型：

[1] 原始调查：正文≤5 000字，摘要≤200字，关键词≤5个

[2] 简短报告：正文≤2 500字，摘要≤200字，关键词≤5个

[3] 综述：正文≤5 000字，摘要≤200字，关键词≤5个

[4] 书评：正文≤500字，不需要摘要

[5] 给编辑的信：≤500字，不需要摘要

参考文献：遵循TF-Standard CSE风格；文中引用格式"(Zheng et al.2018)"，文献样式"Zheng W, Li XH, Yang XH, Cai DB, Ungvari GS, Ng CH, Wang

SB, Wang YY, Ning YP, Xiang YT. 2018. Adjunctive memantine for schizophrenia: a meta-analysis of randomized, double-blind, placebo-controlled trials. Psychol Med. 48(1): 72-81."

World Journal of Psychiatry

1 简介

World Journal of Psychiatry，简称*WORLD J PSYCHIATR*（ISSN-online：2220-3206），是由BPG出版集团出版的高质量在线开放获取的同行评审期刊。该期刊接受邀请稿和非邀请稿，发表的文章都是由知名学术作者和研究者撰写的高质量基础和临床、有影响力的研究文章。该期刊的首要目标是展示和促进精神病学领域的杰出研究，以推动这一领域的发展。

出版国家或地区：美国（the United States）
主办单位：不详
出版商：Baishideng Publishing Group
出版周期：每年12期
主编：Panteleimon Giannakopoulos，MD；Department of Psychiatry，University Hospitals and Faculty of Medicine of the University of Geneva，Switzerland；E-mail：Panteleimon.Giannakopoulos@unige.ch

Rajesh R. Tampi，MD；Department of Psychiatry and Behavioral Sciences，Cleveland Clinic Akron General，Akron，the United States；E-mail：rajesh.tampi@yale.edu

Ting-Shao Zhu，PhD；Division of Social and Engineering Psychology，Institute of Psychology，Chinese Academy of Sciences，China；E-mail：tszhu@psych.ac.cn

年发文量：共103篇
收录的数据库：China National Knowledge Infrastructure，China Science and Technology Journal Database，Current Contents: Clinical Medicine，Journal Citation Reports: Science Edition，PubMed，PubMed Central，Reference Citation Analysis，Web of Science：Science Citation Index Expanded，Superstar Journals Database
官方网址：https://www.wjgnet.com/2220-3206/about.htm

2 影响力

JCR分区：Psychiatry-SCIE（Q3：89/155）
JCI分区：Psychiatry-SCIE（Q3：148/258）
中国科学院分区：大类-医学（4区）；小类-精神病学（4区）
CiteScore指标：不详
CiteScore排名：不详
SJR 2021：不详
SNIP 2021：不详
自引率：不详
h-index：不详

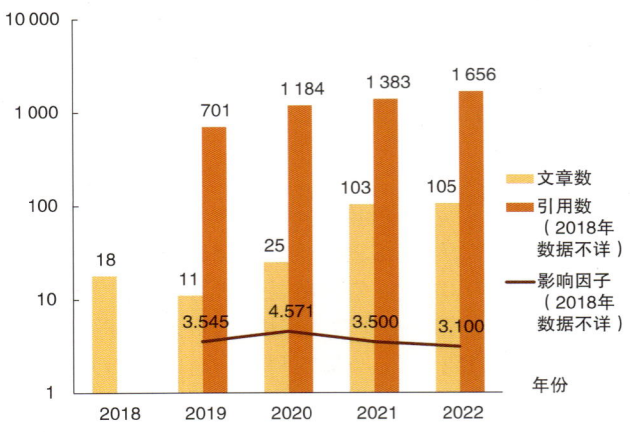

图1-116 *World Journal of Psychiatry*历年文章数、引用数和影响因子走势图

3 投稿指南

稿件收录偏好：主要发表精神病学领域的研究成果，涵盖青少年精神病学、生物精神病学、儿童精神病学、社区精神病学、民族心理学、法医精神病学、老年精神病学、军事精神病学、神经精神病学、矫形精神病学、精神分析学、心身医学等领域。
接收率：不详
审稿周期：初审平均时间7天
出版模式：完全开放获取（2 998美元/篇）
来稿类型：包括社论、前沿、诊断进展、治疗进展、视野、简短综述、综述、主题亮点、意见审查、基础研究、病例对照研究、临床试验、观察研究、前瞻性研究、随机临床试验、随机对照试验、回顾性队列研究、回顾性研究、循证研究、系统综述、荟萃分析、科学计量学、病例报告、给编辑的信
参考文献：遵循Vancouver风格；文中引用格式"[1]"，文献样式"1.Zheng W, Li XH, Yang XH, Cai DB, Ungvari GS, Ng CH, Wang SB, Wang YY, Ning YP, Xiang YT. Adjunctive memantine for schizophrenia: a meta-analysis of randomized, double-blind, placebo-controlled trials. *Psychol Med* 2018; **48**(1): 72-81. [PMID：28528597 DOI：10.1017/S0033291717001271]"

第四节　影响因子1分至3分（包括1分）期刊

Academic Psychiatry

1 简介

Academic Psychiatry，简称ACAD PSYCHIATR（ISSN-print：1042-9670；ISSN-online：1545-7230），是美国精神病学系主任协会（American Association of Chairs of Departments of Psychiatry）、美国精神病学住院医师培训主任协会（American Association of Directors of Psychiatric Residency Training）、学术精神病学协会（Association for Academic Psychiatry）和精神病学医学生教育主任协会（Association of Directors of Medical Student Education in Psychiatry）主办的国际性期刊。它隶属于世界精神病学协会精神病学教育科。该期刊主要发表精神病学和行为科学领域的原创性学术著作，专注于创新教育、学术领导和宣传等方面。

出版国家或地区：美国（the United States）
主办单位：美国精神病学系主任协会、美国精神病学住院医师培训主任协会、学术精神病学协会、精神病学医学生教育主任协会
出版商：Springer
出版周期：每年6期
主编：Adam M. Brenner, MD; Department of Psychiatry, University of Texas Southwestern Medical Center, Dallas, the United States; E-mail: Adam.Brenner@UTSouthwestern.edu
年发文量：共225篇
收录的数据库：BFI List, Baidu, CLOCKSS, CNKI, CNPIEC, Current Contents: Social & Behavioral Sciences, Dimensions, EBSCO: CINAHL, EBSCO: Discovery Service, EMCARE, Google Scholar, Japan Science and Technology Agency, Journal Citation Reports: Social Sciences Edition, MEDLINE, Naver, OCLC: WorldCat Discovery, Portico, ProQuest: ExLibris Primo, ProQuest: ExLibris Summon, Psyndex, SCImago, Scopus, Semantic Scholar, SSCI, TD Net Discovery Service, UGC-CARE List, Wanfang
官方网址：https://www.springer.com/40596

2 影响力

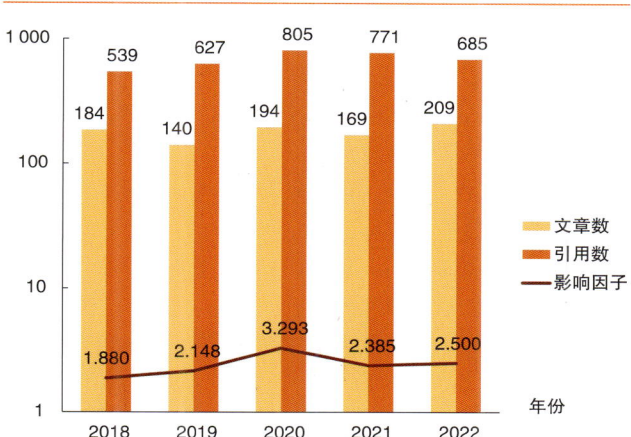

图1-117　*Academic Psychiatry*历年文章数、引用数和影响因子走势图

JCR分区：Psychiatry-SSCI（Q3：103/143）；Education & Educational Research-SSCI（Q3：139/270）
JCI分区：Psychiatry-SSCI（Q2：92/258）；Education & Educational Research-SSCI（Q2：292/743）
中国科学院分区：大类-医学（4区）；小类-精神病学（4区），小类-教育学和教育研究（4区）
CiteScore指标：3.6
CiteScore排名：218/529
SJR 2021：0.679
SNIP 2021：1.003
自引率：13.44%
h-index：48

3 投稿指南

稿件收录偏好：该期刊欢迎以下领域促进精神病学学术知识和循证进展的投稿：教育和培训、领导和管理、职业和专业发展、伦理和专业精神以及健康和福祉。
接收率：不详
审稿周期：初审平均中位时间28天
出版模式：开放获取模式（3 390美元/篇）
来稿类型：
[1] 实证报告：正文=2 500～5 000字，插图和/或

表格≤5个，参考文献≤40篇

[2] 简短报告：正文＝1 250～2 250字，插图和/或表格≤2个，参考文献≤20篇

[3] 系统和其他综述：正文＝2 500～5 000字，插图和/或表格≤5个，参考文献≤60篇

[4] 注释参考书目：正文＝2 500～5 000字，插图和/或表格≤1个，参考文献≤100篇

[5] 教育病例报告：正文＝1 250～2 250字，插图和/或表格≤2个，参考文献≤20篇

[6] 评述文章：正文＝1 750～3 000字，插图和/或表格≤2个，参考文献≤30篇

[7] 教员观点：正文＝750～1 000字，无插图和/或表格，参考文献≤5篇

[8] 学习者心声：正文＝750～1 000字，无插图和/或表格，参考文献≤5篇

[9] 给编辑的信：正文＝500～1 000字，无插图和/或表格，参考文献≤5篇

[10] "现实的"学术技能：正文＝1 750～2 500字，插图和/或表格≤2个，参考文献≤25篇

[11] 文献资源：正文＝750～1 750字，无插图和/或表格，参考文献≤5篇

[12] 媒体专栏：正文＝1 750～2 500字，插图和/或表格≤2个，参考文献≤25篇

[13] 任务专栏：正文＝1 750～2 500字，插图和/或表格≤2个，参考文献≤25篇

[14] 组织声明：正文＝1 250～2 250字，插图和/或表格≤2个，参考文献≤15篇

[15] 诗集：字数不限，无插图和/或表格，无参考文献

参考文献： 遵循Vancouver风格；文中引用格式"[1]"，文献样式"1. Zheng W, Li XH, Yang XH, Cai DB, Ungvari GS, Ng CH, et al. Adjunctive memantine for schizophrenia: a meta-analysis of randomized, double-blind, placebo-controlled trials. Psychol Med. 2018; 48(1): 72-81."

Actas Espanolas de Psiquiatria

1 简介

Actas Espanolas de Psiquiatria，简称*ACTAS ESP PSIQUIATRI*（ISSN-print：1139-9287；ISSN-online：1578-2735），是一本面向精神病学、医学心理学和心理健康等多项领域的期刊。

出版国家或地区： 西班牙（Spain）
主办单位： 不详
出版商： STM Editores
出版周期： 每年6期
主编： Juan José López-Ibor, MD；Complutense University of Madrid, Spain；E-mail：revista.actas@fundacionlopezibor.es
年发文量： 共36篇
收录的数据库： Excellence in Research for Australia, MEDLINE, PsycINFO, Scopus, Web of Science: Science Citation Index Expanded
官方网址： http://actaspsiquiatria.es/

2 影响力

JCR分区： Psychiatry- SCIE（Q4：138/155）；Neurosciences-SCIE（Q4：250/275）
JCI分区： Psychiatry- SCIE（Q4：204/258）；Neurosciences-SCIE（Q4：282/306）
中国科学院分区： 大类-医学（4区）；小类-神经科学（4区），小类-精神病学（4区）

CiteScore指标： 1.8
CiteScore排名： 323/529
SJR 2021： 0.372
SNIP 2021： 0.554
自引率： 4.90%
h-index： 34

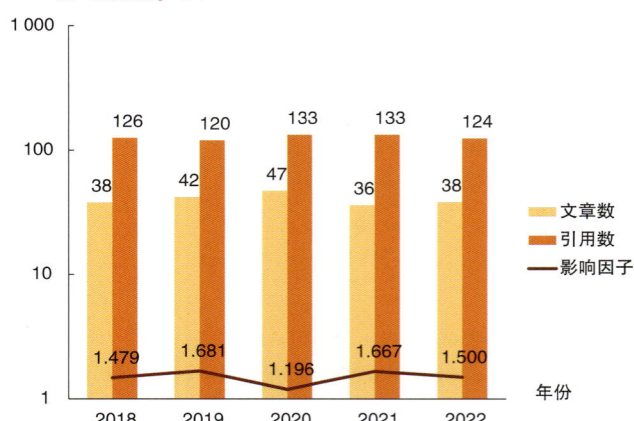

图1-118 *Actas Espanolas de Psiquiatria*历年文章数、引用数和影响因子走势图

3 投稿指南

稿件收录偏好： 该期刊优先发表与精神病学、临床心理学和精神健康领域的临床研究相关的论文。
接收率： 不详
审稿周期： 大于12周
出版模式： 不详

来稿类型：

[1] 原创性研究：正文≤4 000字，没有表格、数字、摘要或参考文献

[2] 评论：正文≤5 000字，不包括表格、数字、摘要或参考文献

[3] 临床病例：正文≤1 250字

[4] 给编辑的信：正文≤700字

参考文献： 遵循Vancouver风格；文中引用格式"[1]"，文献样式"[1] Zheng W, Li XH, Yang XH, Cai DB, Ungvari GS, Ng CH, et al. Adjunctive memantine for schizophrenia: a meta-analysis of randomized, double-blind, placebo-controlled trials. Psychol Med. 2018; 48(1): 72-81."

*Advances in Mental Health**

1 简介

Advances in Mental Health，简称ADV MENT HEALTH（ISSN-print：1838-7357；ISSN-online：1837-4905），是一本当代同行评审期刊，旨在推进精神卫生的促进、预防和早期干预方法。其读者包括精神卫生从业者、研究人员、学生、讲师、临床医师、护士、照护者、调解员、顾问、消费者、评论员和政策制定者。该期刊欢迎原创性研究、文献综述、期刊摘要和相关多媒体产品的评论。

出版国家或地区： 澳大利亚（Australia）

主办单位： 不详

出版商： Taylor & Francis Group

出版周期： 每年3期

主编： Andrea Reupert，MD；Educational Psychology and Counselling，Monash University，Australia；E-mail：andrea.reupert@monash.edu

年发文量： 共42篇

收录的数据库： EBSCOhost，Gale，ProQuest，Scopus

官方网址： https://www.tandfonline.com/journals/ramh20

2 影响力

JCR分区： 无

JCI分区： Psychiatry-SSCI（Q4：204/264）

中国科学院分区： 无

JCI指数： 0.35

CiteScore指标： 2.8

CiteScore排名： 268/529

SJR 2021： 0.335

SNIP 2021： 0.52

自引率： 1.39%

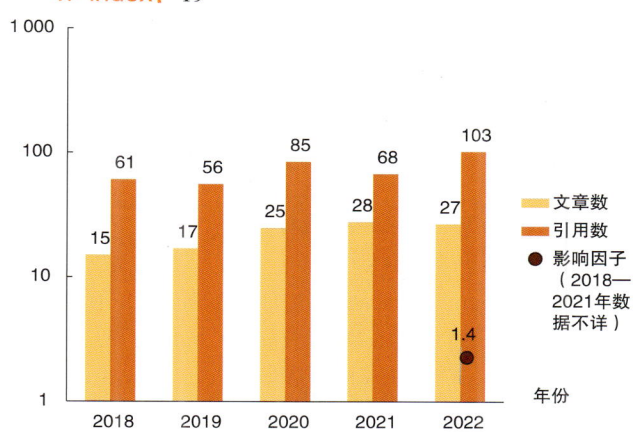

图1-119 *Advances in Mental Health*历年文章数、引用数和影响因子走势图

3 投稿指南

稿件收录偏好： 接收原创性研究、文献综述、期刊摘要和相关多媒体产品的评论。

接收率： 16%

审稿周期： 初审平均时间32天，审稿平均时间84天

出版模式： 混合出版模式（开放获取：3 175美元/篇）

来稿类型：

原创性研究：正文字数不限制，摘要≈200字

参考文献： 遵循Harward风格；文中引用格式"(Zheng et al., 2018)"，文献样式"Zheng, W., Li, X.H., Yang, X.H., Cai, D.B., Ungvari, G.S., Ng, C.H., Wang, S.B., Wang, Y.Y., Ning, Y.P., & Xing, Y.T. (2018) Adjunctive memantine for schizophrenia: a meta-analysis of randomized, double-blind, placebo-controlled trials., *Psychological Medicine, 48*(1), 72-81. https://doi.org/10.1017/S0033291717001271"

Advances in Mental Health and Intellectual Disabilities*

1 简介

Advances in Mental Health and Intellectual Disabilities，简称ADV MENT HEALTH INTE（ISSN-print：2044-1282；ISSN-online：2044-1290），是一本专门针对智力/学习障碍而进行精神健康需求研究的同行评审期刊。该期刊将当前的研究与实践相结合，使研究人员和专业人员了解该领域各种不同的观点和国际发展的最新情况。该期刊提供高质量的循证证据，并为当前热点问题和意见的辩论提供了一个平台。

出版国家或地区：英国（the United Kingdom）
主办单位：不详
出版商：Emerald Publishing
出版周期：每年4期
主编：Ken Courtenay, MD；Barnet, Enfield and Haringey Mental Health NHS Trust；Chair of the Faculty of Psychiatry of Intellectual Disability, Royal College of Psychiatrists, the United Kingdom；E-mail：ken.courtenay@nhs.net
年发文量：共19篇
收录的数据库：British Nursing Index，EBSCO：CINAHL，PsycINFO，Scopus
官方网址：https://www.emerald.com/insight/publication/issn/2044-1282

2 影响力

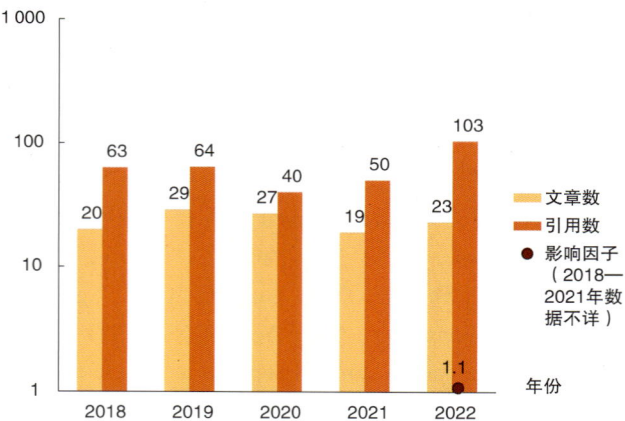

图1-120 *Advances in Mental Health and Intellectual Disabilities*历年文章数、引用数和影响因子走势图

JCI分区：Psychiatry-ESCI（Q4：220/264）
CiteScore指标：1.1
CiteScore排名：387/529
SJR 2021：0.267
SNIP 2021：0.460
自引率：10.3%
h-index：15

3 投稿指南

稿件收录偏好：该期刊欢迎关于精神卫生需求的智力障碍人士的研究，也欢迎为此类人群提供实践指导的研究人员、从业人员、管理人员和学者的投稿。接收的内容包括热点研究、为智力残疾者提供服务计划和实施方面的进展、相关政策及其影响、案例研究、资源评价。
接收率：不详
审稿周期：不详
出版模式：混合出版模式（开放获取：提交后可查）
来稿类型：
[1] 原创性研究：正文=3 000～6 000字，摘要≤250字
[2] 综述：正文=3 000～6 000字，摘要≤250字
[3] 评论：正文=3 000～6 000字，摘要≤250字
[4] 观点：正文=3 000～6 000字，摘要≤250字
[5] 病例报告：正文=3 000～6 000字，摘要≤250字
参考文献：遵循Harvard风格；文中引用格式"(Zheng et al., 2018)"，文献样式"Zheng, W., Li, X. H., Yang, X. H., Cai, D. B., Ungvari, G. S., Ng, C. H., Wang, S. B., Ning, Y. P. and Xiang, Y. T.(2018), 'Adjunctive memantine for schizophrenia: a meta-analysis of randomized, double-blind, placebo-controlled trials', *Psychological Medicine,* Vol. 48 No. 1, PP. 72-81. doi: 10.1017/S0033291717001271"

American Journal of Medical Genetics Part B: Neuropsychiatric Genetics

1 简介

American Journal of Medical Genetics Part B: Neuropsychiatric Genetics，简称AM J MED GENET B（ISSN-print：1552-4841；ISSN-online：1552-485X），是一本经过同行评审的医学期刊，内容主要关于人类遗传学，分三个部分出版：美国医学遗传学期刊A辑、美国医学遗传学期刊B辑（神经精神遗传学）、美国医学遗传学杂志C辑（医学遗传学研讨会）。该期刊为美国医学遗传学期刊B辑（神经精神遗传学）。

出版国家或地区：美国（the United States）
主办单位：国际精神遗传学学会（International Society of Psychiatric Genetics）
出版商：Wiley Periodicals
出版周期：每年8期
主编：Stephen J. Glatt, PhD；SUNY Upstate Medical University, Syracuse, New York, the United States；E-mail：sfaraone@childpsychresearch.org
年发文量：共43篇
收录的数据库：Abstracts on Hygiene & Communicable Diseases, AgBiotech News & Information, AgBiotechNet, Animal Breeding Abstracts, BIOBASE: Current Awareness in Biological Science, Biological Abstracts, Biological Science Database BIOSIS Previews, CAB Abstracts, Current Contents, Global Health, Helminthological Abstracts, Journal Citation Reports, Leisure Tourism Database, Leisure, Recreation & Tourism Abstracts, MEDLINE, PubMed, Natural Science Collection, Nematological Abstracts, Nutrition Abstracts & Reviews Series A: Human & Experimental, Pig News & Information, Plant Breeding Abstracts, ProQuest: SciTech Premium Collection, Scopus, SIIC Databases, Soils & Fertilizers Abstracts, Soybean Abstracts Online, Tropical Diseases Bulletin, Veterinary Bulletin, VINITI, Web of Science
官方网址：https://onlinelibrary.wiley.com/journal/1552485x

2 影响力

JCR分区：Psychiatry-SCIE（Q3：94/155）；Genetics & Heredity-SCIE（Q3：91/175）
JCI分区：Psychiatry-SCIE（Q2：120/258）；Genetics & Heredity-SCIE（Q3：88/191）
中国科学院分区：大类-医学（3区）；小类-精神病学（3区），小类-遗传学（3区）
CiteScore指标：7.0
CiteScore排名：74/529
SJR 2021：1.132
SNIP 2021：1.017
自引率：1.42%
h-index：130

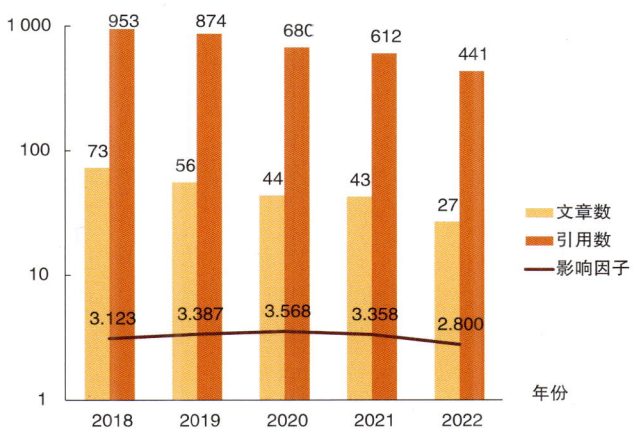

图1-121　American Journal of Medical Genetics Part B: Neuropsychiatric Genetics历年文章数、引用数和影响因子走势图

3 投稿指南

稿件收录偏好：神经精神遗传学作为美国医学遗传学期刊B辑的主要内容，为遗传学、表观遗传学和蛋白质信号机制的实验和临床研究提供了一个专业论坛。神经精神遗传学以分子、细胞或行为水平等微观角度作为切入点，展开与遗传学有关的精神病和其他神经系统疾病研究。

接收率：不详
审稿周期：不详
出版模式：混合出版模式（开放获取：3 550美元/篇）
来稿类型：

[1] 原创性研究：无字数、图片要求
[2] 综述类文章：无字数、图片要求
[3] 社论类文章（一般和特殊邀请）：无字数、图片要求
[4] 给编辑的信：无字数、图片要求
[5] 快速发表通道：无字数、图片要求

参考文献：文中引用格式"（Zheng et al., 2018）"，文献样式"Zheng, W., Li, X. H., Yang, X. H., Cai, D. B., Ungvari, G. S., Ng, C. H., Wang, S. B., Ning,

Y. P., & Xiang, Y. T. (2018). Adjunctive memantine for schizophrenia: a meta-analysis of randomized, double-blind, placebo-controlled trials. *Psychological Medicine*, *48*(1), 72-81. https://doi.org/10.1017/S0033291717001271"

Annals of Clinical Psychiatry

1 简介

Annals of Clinical Psychiatry，简称*ANN CLIN PSYCHIATRY*（ISSN-print：1040-1237；ISSN-online：1547-3325），是一本经过同行评审的美国临床精神病学家学会官方期刊。它发表高质量的临床文章，重点关注患者护理的进展。发表的文章持续为精神病学专业人员和学生提供关于其学科的医学观点，解决临床实践中出现的问题和担忧，并给出可能的解决方案。该期刊提供了一个关于精神疾病的诊断、病因和治疗的论坛。

出版国家或地区：美国（the United States）
主办单位：美国临床精神病医师学会（American Academy of Clinical Psychiatrists）
出版商：Quadrant Healthcom
出版周期：每年4期
主编：Donald W. Black，MD；the University of Iowa，Carver College of Medicine，the United States；E-mail：donald-black@uiowa.edu
年发文量：共39篇
收录的数据库：Current Contents，MEDLINE，PsycINFO，PsycINFO：Psychological Abstracts
官方网址：https://www.aacp.com/

2 影响力

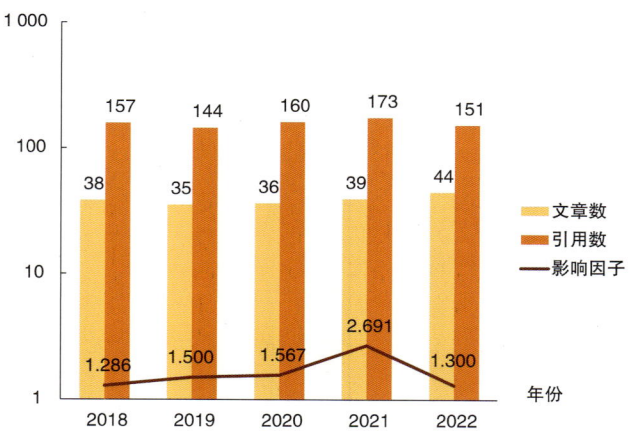

图1-122　*Annals of Clinical Psychiatry*历年文章数、引用数和影响因子走势图

JCR分区：Psychiatry-SCIE（Q4：117/155）；Psychiatry-SSCI（Q3：97/143）
JCI分区：Psychiatry-SCIE（Q3：185/258）；Psychiatry-SSCI（Q3：185/258）
中国科学院分区：大类-医学（4区）；小类-精神病学（4区）
CiteScore指标：2.5
CiteScore排名：259/826
SJR 2021：0.501
SNIP 2021：0.581
自引率：1.15%
h-index：72

3 投稿指南

稿件收录偏好：该期刊主要发表有关精神障碍患者诊断和/或治疗的最新信息。文章首选临床对照试验结果的报告、及时和全面的循证综述、给编辑的信以及提供相关临床主题新评估的病例报告。所有这些文章都强调实用的知识，以指导从业人员对患者进行护理。

接收率：不详
审稿周期：不详
出版模式：不详
来稿类型：
[1] 临床对照试验结果的报告：不详
[2] 及时和全面的循证综述：不详
[3] 给编辑的信：不详
[4] 病例报告：正文≤500字，表格≈1个，参考文献≈5篇

参考文献：遵循AMA风格（9th）；文中引用格式"[1]"，文献样式"1. Zheng W, Li XH, Yang XH, et al. Adjunctive memantine for schizophrenia: a meta-analysis of randomized, double-blind, placebo-controlled trials. *Psychol Med*. 2018; 48(1): 72-81.doi: 10.1017/S0033291717001271"

Archives of Psychiatric Nursing

1 简介

Archives of Psychiatric Nursing，简称ARCH PSYCHIAT NURS（ISSN-print：0883-9417；ISSN-online：1532-8228），通过批判性研究、阐述和实践回顾，传播与精神科和心理卫生护理学研究相关的经过同行评审的原创性研究。该期刊作为临床学术的媒介，为不同实践领域之间提供理论联系。

出版国家或地区：美国（the United States）
主办单位：国际精神卫生护士协会（International Society of Psychiatric Mental-health Nurses）
出版商：W.B. Saunders Co-Elsevier
出版周期：每年6期
主编：Edilma Yearwood，PhD；Georgetown University，Washington，District of Columbia，the United States；E-mail：ely2@georgetown.edu
年发文量：共105篇
收录的数据库：BCI，EBSCO：CINAHL，Excellence in Research for Australia，MEDLINE，PsycINFO，Scopus，Web of Science: Science Citation Index Expanded
官方网址：http://www.psychiatricnursing.org

JCR分区：Psychiatry-SCIE（Q4：124/155）；Psychiatry-SSCI（Q3：106/143）；Nursing-SCIE（Q2：52/125）；Nursing-SSCI（Q2：49/123）
JCI分区：Psychiatry-SCIE（Q2：96/258）；Psychiatry-SSCI（Q2：96/258）；Nursing-SCIE（Q2：67/182）；Nursing-SSCI（Q2：67/182）
中国科学院分区：大类-医学（4区）；小类-精神病学（4区），小类-护理（4区）
CiteScore指标：3.4
CiteScore排名：11/39
SJR 2021：0.633
SNIP 2021：1.046
自引率：1.82%
h-index：53

2 影响力

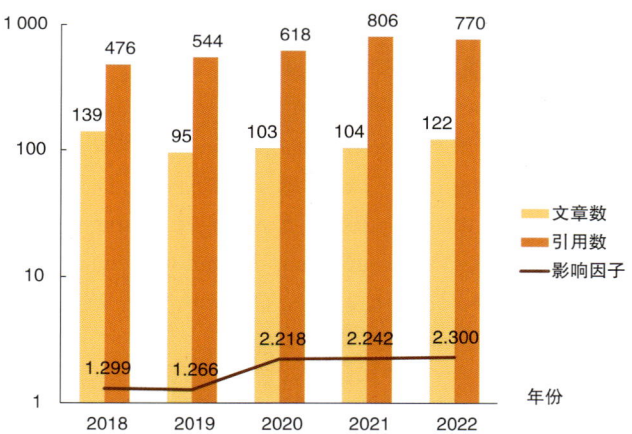

图1-123 Archives of Psychiatric Nursing 历年文章数、引用数和影响因子走势图

3 投稿指南

稿件收录偏好：该期刊致力于发表精神科和精神保健护士感兴趣的原创性研究，内容角度广泛，包括与公共和私营部门的所有年龄、特殊人群、环境和跨学科合作相关的理论、实践和研究应用。
接收率：不详
审稿周期：审稿平均时间22.8周
出版模式：开放获取模式（3 660美元/篇）
来稿类型：
[1] 政策指南
[2] 简短报告：正文≤1 500字，参考文献≤20篇
参考文献：遵循APA风格(7th)；文中引用格式"(Zheng et al., 2018)"，文献样式"Zheng, W., Li, X. H., Yang, X. H., Cai, D. B., Ungvari, G. S., Ng, C. H., Wang, S. B., Wang, Y. Y., Ning, Y. P., & Xiang, Y. T.(2018). Adjunctive memantine for schizophrenia: a meta-analysis of randomized, double-blind, placebo-controlled trials. *Psychological Medicine, 48*(1), 72-81. https://doi.org/10.1017/S0033291717001271"

Archives of Suicide Research

1 简介

Archives of Suicide Research，简称ARCH SUICIDE RES（ISSN-print：1381-1118；ISSN-online：1543-6136），是国际自杀研究学会（International Academy of Suicide Research）的官方期刊，是自杀学领域的国际性期刊。该期刊的特点是研究自杀行为和自我伤害的原因及影响因素，以及如何预防和干预。

出版国家或地区：英国（the United Kingdom）
主办单位：国际自杀研究学会
出版商：Routledge（Taylor and Francis Group）
出版周期：每年4期
主编：Barbara Stanley, MD; Division of Molecular Imaging and Neuropathology, New York State Psychiatric Institute, Columbia University College of Physicians and Surgeons, the United States; E-mail: bhs2@cumc.columbia.edu
Rory O'Connor, MD; The University of Glasgow, the United Kingdom; E-mail: Rory.oconnor@glasgow.ac.uk
年发文量：共130篇
收录的数据库：EBSCO: CINAHL, CSA Social Service Abstracts, CSA Sociological Abstracts, EBSCOhost Online Research Databases, Elsevier EMCARE, Scopus, Family Index Database, International Bibliography of the Social Sciences, MEDLINE, Index Medicus, Family & Society Studies Worldwide database, OCLC ArticleFirst, OCLC Electronic Collections Online, PsycFirst, PsycINFO: Psychological Abstracts
官方网址：https://www.tandfonline.com/toc/usui20/current

2 影响力

JCR分区：Psychiatry-SSCI（Q3：86/143）；Psychology, Multidisciplinary-SSCI（Q2：64/148）
JCI分区：Psychiatry-SSCI（Q2：120/258）；Psychology, Multidisciplinary-SSCI（Q2：85/211）
中国科学院分区：大类-医学（3区）；小类-精神病学（4区），小类-心理学-综合（3区）
CiteScore指标：4.4
CiteScore排名：171/529
SJR 2021：0.808
SNIP 2021：1.086
自引率：5.22%

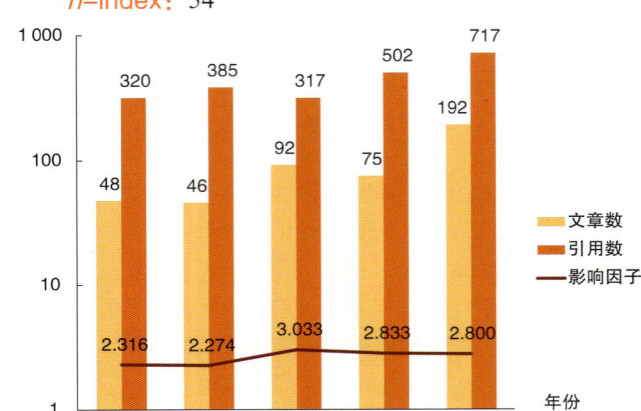

图1-124 Archives of Suicide Research历年文章数、引用数和影响因子走势图

3 投稿指南

稿件收录偏好：该期刊发表自杀的生物学、药理学、遗传学、心理学、流行病学、文化和社会学方面的研究成果，以及降低自杀和自杀行为风险的干预研究。除了原创性研究外，该期刊还发表高质量的与自杀行为相关的文献综述。
接收率：约27%
审稿周期：初审平均时间32天
出版模式：混合出版模式（开放获取：3 175美元/篇）
来稿类型：
[1] 论著：正文≤4 000字
[2] 综述：正文≤4 500字
[3] 简短报告：正文≤2 000字
参考文献：遵循APA风格；文中引用格式"(Zheng et al., 2018)"，文献样式"1.Zheng, W., Li, X. H., Yang, X. H., Cai, D. B., Ungvari, G. S., Ng, C. H., ... Xiang, Y. T.(2018). Adjunctive memantine for schizophrenia: a meta-analysis of randomized, double-blind, placebo-controlled trials. *Psychol Med*, 48(1), 72-81.doi: 10.1017/S0033291717001271"

Arquivos de Neuro-Psiquiatria

1 简介

Arquivos de Neuro-Psiquiatria，简称ARQ NEURO-PSIQUIAT（ISSN-print：0004-282X；ISSN-online：1678-4227），是巴西神经病学学会（Brazilian Academy of Neurology）的官方期刊。该期刊创刊于1943年，旨在向临床神经病学和神经科学领域的专业人士和研究人员发表同行评审的相关论文，为临床神经学家和其他神经科学家提供重要的同行评审社论、原创文章、观点和评论，以改善神经病学实践、教育、临床研究、专业知识。

出版国家或地区：巴西（Brazil）
主办单位：巴西神经病学学会
出版商：Assoc Arquivos Neuro-Psiquiatria

出版周期：每年12期

主编：Ayrton Roberto Massaro，MD；Hospital Sírio-Libanês，São Paulo，Brazil；E-mail：ayrton.massaro@gmail.com

Hélio Afonso Ghizoni Teive，MD；Universidade Federal do Paraná，Curitiba，Paraná，Brazil；E-mail：teiveads@mps.com.br

Paulo Caramelli，MD；Universidade Federal de Minas Gerais，Belo Horizonte，Minas Gerais，Brazil；E-mail：caramelli@ufmg.br

年发文量：共206篇

收录的数据库：CAB Abstracts，DOAJ，Excellence in Research for Australia，MEDLINE，PsycINFO，Scopus，Web of Science：Science Citation Index Expanded

官方网址：https://www.scielo.br/j/anp/

2 影响力

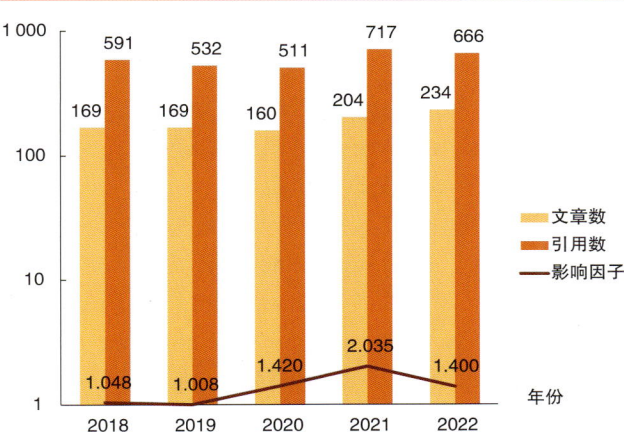

图1-125　Arquivos de Neuro-Psiquiatria历年文章数、引用数和影响因子走势图

JCR分区：Psychiatry-SCIE（Q4：132/155）；Neurosciences-SCIE（Q4：243/275）

JCI分区：Psychiatry-SCIE（Q4：199/258）；Neurosciences-SCIE（Q4：275/306）

中国科学院分区：大类-医学（4区）；小类-精神病学（4区），小类-神经科学（4区）

CiteScore指标：2.2

CiteScore排名：229/359

SJR 2021：0.427

SNIP 2021：0.722

自引率：4.92%

h-index：52

3 投稿指南

稿件收录偏好：原创文章、观点和评论、笔记、神经病学中的图像以及与以前发表的手稿相关的信件均被考虑发表。神经外科或精神病学领域的病例报告和文章不在该期刊发表文章的范围内。

接收率：不详

审稿周期：审稿平均时间4～8周

出版模式：开放获取模式（2 000美元/篇）

来稿类型：

[1] 原创性研究：正文≤3 000字，参考文献≤40篇，插图和/或表格≤5个

[2] 社论：正文≤1 000字，参考文献≤10篇

[3] 观点和评论：正文≤5 000字，参考文献≤80篇，插图和/或表格≤5个

[4] 笔记：正文≤1 000字，参考文献≤20篇，插图和/或表格≤2个

[5] 神经病学影像：正文≤100字，参考文献≤5篇，插图≤4个

[6] 临床神经生理学影像：正文≤100字，参考文献≤3篇，插图≤2个

[7] 给编辑的信：正文≤700字，参考文献≤5篇，插图≤4个

参考文献：遵循ICMJE标准；文中引用格式"[1]"，文献样式"1 Zheng W, Li XH, Yang XH, et al. Adjunctive memantine for schizophrenia: a meta-analysis of randomized, double-blind, placebo-controlled trials. Psychol Med 2018; 48(1): 72-81. https://doi.org/10.1017/S0033291717001271"

Australasian Psychiatry

1 简介

Australasian Psychiatry，简称*AUSTRALAS PSYCHIATRY*（ISSN-print：1039-8562；ISSN-online：1440-1665），是澳大利亚和新西兰皇家精神病学家学院（Royal Australian and New Zealand College of Psychiatrists）的双月刊，旨在促进精神病学发展及其在实践中的卓越表现。

出版国家或地区：澳大利亚（Australia）

主办单位：澳大利亚和新西兰皇家精神病学家学院

出版商：SAGE

出版周期：每年6期

主编：Jeffrey Looi；the Australlian National University，Canberra，Australig；E-mail：不详

年发文量：共244篇

收录的数据库：APAIS，ASSIA，Clarivate Analytics，Science Citation Index，EBSCO: Health Source-Nursing/Academic Edition，EBSCO: Leadership & Management Source，EMBASE，Excerpta Medica，Health Service Abstracts，Ingenta，MEDLINE，Ovid: The Allied and Complementary Medicine Database，ProQuest，ProQuest Direct，ProQuest: CSA Sociological Abstracts，PsycINFO，Psychiatric Rehabilitation Journal，Reactions Weekly，SciSearch：Social Planning/Policy & Development Abstracts

官方网址：https://journals.sagepub.com/home/apy

2 影响力

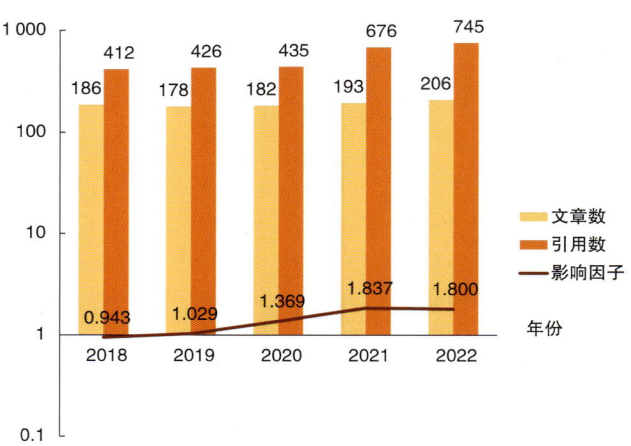

图1-126 *Australasian Psychiatry*历年文章数、引用数和影响因子走势图

JCR分区：Psychiatry-SCIE（Q4：136/155）；Psychiatry-SSCI（Q4：118/143）

JCI分区：Psychiatry-SCIE（Q3：192/258）；Psychiatry-SSCI（Q3：192/258）

中国科学院分区：大类-医学（4区）；小类-精神病学（4区）

CiteScore指标：2.1
CiteScore排名：301/529
SJR 2021：0.514
SNIP 2021：0.823
自引率：14.60%
h-index：41

3 投稿指南

稿件收录偏好：该期刊接受经过同行评审的原创性研究的投稿、评论、创新服务的描述，以及与心理健康和心理健康服务相关的政策、历史、政治、经济、培训、道德和艺术的评论、意见声明和信件。

接收率：不详
审稿周期：审稿平均时间6~12周
出版模式：开放获取模式（3 000美元/篇）
来稿类型：

[1] 原创性研究：正文≤2 000字，参考文献≤30篇
[2] 系统综述：正文≤2 000字，参考文献≤30篇
[3] 书评：由编辑委托，参考文献≤5篇
[4] 信件：正文≤500字，参考文献≤5篇
[5] 社论：参考文献≤10篇
[6] 病例报告：不接受单个病例报告作为完整文章

参考文献：遵循Sage Vancouver风格；文中引用格式"[1]"，文献样式"1. Zheng W, Li XH, Yang XH, et al. Adjunctive memantine for schizophrenia: a meta-analysis of randomized, double-blind, placebo-controlled trials. *Psychological Medicine* 2018; 48: 72-81."

Behavioral Medicine

1 简介

Behavioral Medicine，简称*BEHAV MED*（ISSN-print：0896-4289；ISSN-online：1940-4026），是一本跨学科医学期刊，致力于发表行为科学与其他医学领域的跨学科研究成果。该期刊于1975年3月首次出版，名为*Journal of Human Stress*（1975—1987），于1998年更名为*Behavioral Medicine*。

出版国家或地区：美国（the United States）
主办单位：不详
出版商：Taylor & Francis Group
出版周期：每年4期
主编：Perry N. Halkitis, PhD; School of Public Health, Rutgers University, Newark & New Brunswick, the United States；E-mail：behavioralmed.journal@gmail.com

年发文量：共66篇

收录的数据库：ASSIA，BioMed，Current Contents: Clinical Medicine，Current Contents: Social & Behavioral Sciences，EMBASE: Excerpta Medica，Family Resources Database，Health Instrument File，Index Medicus，MEDLINE，International Bibliography of Book Reviews，International Bibliography of Periodical Literature，National AIDS Information Clearinghouse，NIOSHTIC，PsycINFO: Psychological Abstracts，PsycINFO，Research Alert，Scisearch，

SSCI，Journal Citation Reports

官方网址：https://www.tandfonline.com/toc/vbmd20/current

2 影响力

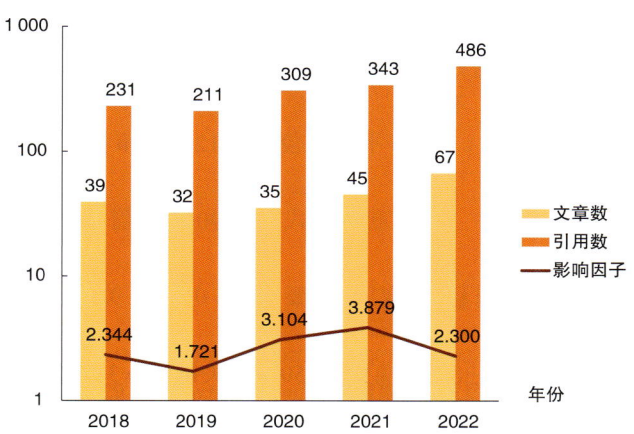

图1-127 *Behavioral Medicine*历年文章数、引用数和影响因子走势图

JCR分区：Psychiatry-SCIE（Q3：79/155）；Psychiatry-SSCI（Q2：56/143）；Behavioral Sciences-SCIE（Q1：12/53）

JCI分区：Psychiatry-SCIE（Q2：120/258）；Psychiatry-SSCI（Q2：120/258）；Behavioral Sciences-SCIE（Q3：36/55）

中国科学院分区：大类-医学（4区）；小类-精神病学（4区），小类-行为科学（4区）

CiteScore指标：5.0

CiteScore排名：59/230

SJR 2021：1.073

SNIP 2021：1.496

自引率：1.23%

***h*-index**：51

3 投稿指南

稿件收录偏好：该期刊是一份多学科的同行评审期刊，致力于推动行为医学领域的知识交流和理论进步，主要发表包括但不限于有关疾病预防、减少健康风险、改善健康差距、增强健康各方面的干预措施的文章，以及强调生物、心理、社会医学模型在行为科学和精神病学领域中的应用的相关文章。

接收率：约26%

审稿周期：初审平均时间23天，审稿平均时间80天，接收后到发表平均时间48天

出版模式：混合出版模式（开放获取：3 175美元/篇）

来稿类型：

[1] 实证类文章：正文≤25页，插图和/或表格≤5个

[2] 临床个案研究：正文≤25页，插图和/或表格≤5个

[3] 系统综述：正文≤25页，插图和/或表格≤5个

[4] 简短报告：插图和/或表格≤5个

[5] 回复已见刊文章：正文≤25页，插图和/或表格≤5个

参考文献：文中引用格式"[1]"，文献样式"[1] Zheng W, Li XH, Yang XH, et al. Adjunctive memantine for schizophrenia: a meta-analysis of randomized, double-blind, placebo-controlled trials. *Psychol Med*. 2018; 48(1): 72-81. doi:10.1017/S0033291717001271."

BioPsychoSocial Medicine

1 简介

BioPsychoSocial Medicine，简称*BIOPSYCHOSOC MED*（ISSN-print：1751-0759；ISSN-online：不详），是日本心身医学会（Japanese Society of Psychosomatic Medicine）的一本经过同行评审的开放获取在线官方期刊。该期刊强调用生物—心理—社会的方法来看待疾病和健康，涵盖了行为科学、社会科学、神经科学、压力生理学、流行病学、心理—神经—内分泌学/免疫学和心理—肿瘤学，所有这些学科都与心身医学互动相关。

出版国家或地区：英国（the United Kingdom）

主办单位：日本心身医学会

出版商：BioMed Central

出版周期：每年1期

主编：Shin Fukudo，MD；Tohoku University Graduate School of Medicine，Japan；E-mail：sfukudo@mail.tains.tohoku.ac.jp

Mutsuhiro Nakao，MD；International University of Health and Welfare，Japan；E-mail：mnakao@med.teikyo-u.ac.jp

Kazuhiro Yoshiuchi，MD；The University of Tokyo，Japan；E-mail：kyoshiuc-tky@umin.ac.jp

年发文量：共25篇

收录的数据库：CAS，EBSCO: CINAHL，Citebase，DOAJ，Journal Citation Reports，OAIster，PsycINFO，PubMed，PubMed Central，SCImago，Scopus，SOCOLAR，Zetoc

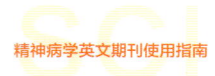

SJR 2021：0.378
SNIP 2021：0.485
自引率：1.14%
h-index：42

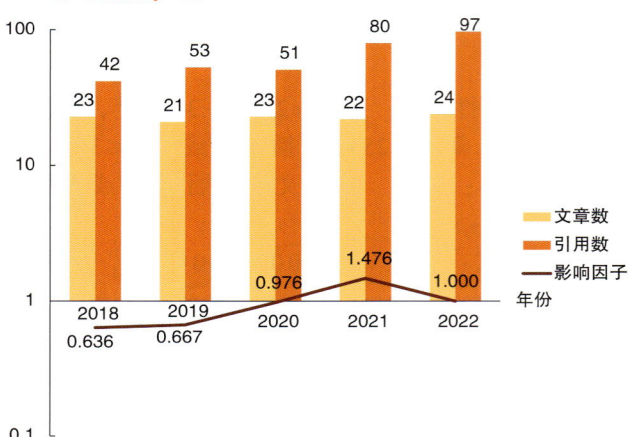

图1-130　*Bulletin of the Menninger Clinic*历年文章数、引用数和影响因子走势图

3 投稿指南

稿件收录偏好：该期刊主要关注心理治疗的理论和应用，如依恋理论、认知神经科学的发展、精神病理学及整合治疗。

接收率：不详

审稿周期：不详

出版模式：订阅出版模式

来稿类型：

[1] 原创性研究：手稿≤25页（双行距，包括参考文献、表格等）

[2] 综述类型文章：全文≤30页

[3] 案例报告/系列：正文≤750字，参考文献除外

参考文献：遵循APA风格；文献样式"(Zheng et al., 2018)"，文献样式"Zheng, W., Li, X. H., Yang, X. H., Cai, D. B., Ungvari, G. S., Ng, C. H., ... Xiang, Y. T.(2018). Adjunctive memantine for schizophrenia: a meta-analysis of randomized, double-blind, placebo-controlled trials. Psychol Med, 48(1), 72-81. https://doi.org/10.1017/S0033291717001271"

Child and Adolescent Psychiatric Clinics of North America

1 简介

Child and Adolescent Psychiatric Clinics of North America，简称CHILD ADOL PSYCH CL（ISSN-print：1056-4993；ISSN-online：1558-0490），是爱思唯尔出版集团旗下的同行评审季刊，该期刊主要关注北美地区的儿童和青少年的精神病学研究。

出版国家或地区：美国（the United States）

主办单位：不详

出版商：Elsevier

出版周期：每年4期

主编：Justine Larson，MD，MPH；Medical Dirctor of Schools and Residential Treatment，Sheppard Pratt Health System，Baltimore，the United States；E-mail：Justine.Larson1@sheppardpratt.org

年发文量：共64篇

收录的数据库：EMBASE，MEDLINE，PsycINFO，PubMed

官方网址：https://www.journals.elsevier.com/child-and-adolescent-psychiatric-clinics-of-north-america

2 影响力

JCR分区：Psychiatry-SSCI（Q3：81/143）

JCI分区：Psychiatry-SSCI（Q3：142/258）

中国科学院分区：大类-医学（3区）；小类-精神病学（4区）

CiteScore指标：3.9

CiteScore排名：78/298

SJR 2021：0.728

SNIP 2021：1.13

自引率：1.31%

h-index：75

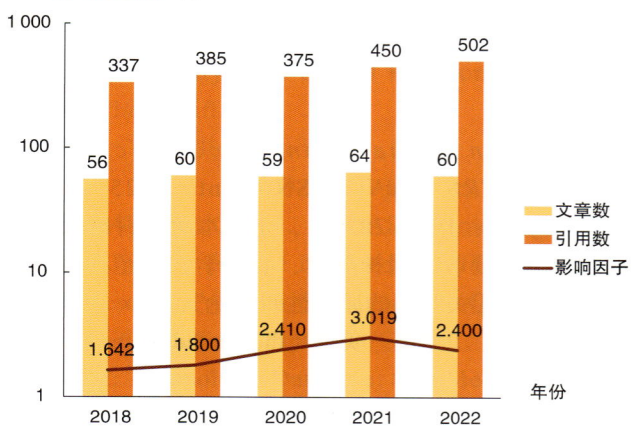

图1-131　*Child and Adolescent Psychiatric Clinics of North America*历年文章数、引用数和影响因子走势图

3 投稿指南

稿件收录偏好：该期刊主要关注北美地区的儿童

和青少年精神病诊所的临床治疗中的最新趋势和进展，并为临床治疗方案提供一个新的指导思路。该期刊每一期会在儿童和青少年精神病学领域选择一个固定主题，并邀请该领域内的优秀专家进行编辑指导。

接收率：不详

审稿周期：不详

出版模式：混合出版模式

来稿类型：

无指定来稿类型：正文＝4 000～6 000字，关键词＝3～8个，需提供100字内的摘要梗概用于数据库索引

参考文献：遵循AMA风格；文中引用格式"[1]"，文献样式"1. Zheng W, Li XH, Yang XH, et al. Adjunctive memantine for schizophrenia: a meta-analysis of randomized, double-blind, placebo-controlled trials. *Psychol Med*.2018; 48(1): 72-81."

Child Psychiatry & Human Development

1 简介

Child Psychiatry & Human Development，简称*CHILD PSYCHIAT HUM D*（ISSN-print：0009-398X；ISSN-online：1573-3327），是一本跨学科的国际期刊，服务于儿童和青少年精神病学、临床儿童心理学、儿科和家庭心理学、儿科、社会科学和人类发展。

出版国家或地区：美国（the United States）

主办单位：不详

出版商：Springer

出版周期：每年6期

主编：Eric A. Storch, PhD；Department of Psychiatry and Behavioral Sciences, Baylor College of Medicine, Houston, the United States；E-mail：eric.storch@bcm.edu

年发文量：共244篇

收录的数据库：BCI，EBSCO: CINAHL，Excellence in Research for Australia, MEDLINE, PsycINFO, Scopus, Web of Science: Science Citation Index Expanded

官方网址：https://www.springer.com/journal/10578

2 影响力

JCR分区：Psychiatry-SSCI（Q3：91/143）；Psychology, Develpmental-SSCI（Q3：43/78）

JCI分区：Psychiatry-SSCI（Q2：111/258）；Psychology, Develpmental-SSCI（Q3：47/92）

中国科学院分区：大类-医学（4区）；小类-精神病学（4区），小类-心理学-发育（4区）

CiteScore指标：4.1

CiteScore排名：193/529

SJR 2021：1.065

SNIP 2021：1.286

自引率：6.3%

***h*-index**：63

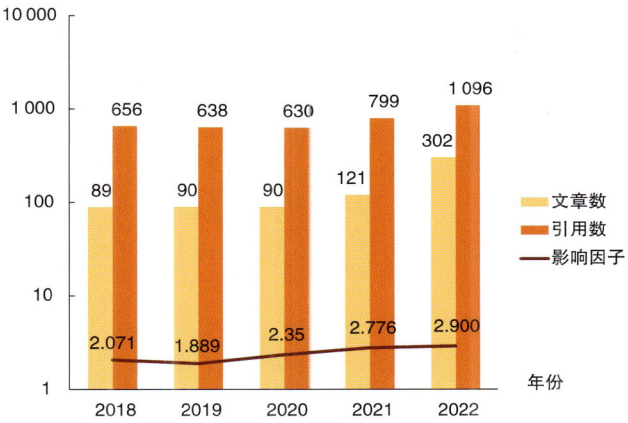

图1-132 *Child Psychiatry & Human Development* 历年文章数、引用数和影响因子走势图

3 投稿指南

稿件收录偏好：该期刊发表有关儿童、青少年和家庭临床疾病的诊断、评估、治疗、流行病学、发展、宣传、培训、文化因素、道德、政策及专业问题的研究文章，除了发表实质性和理论性评论外，还发表同行评审的原创性研究成果。

接收率：不详

审稿周期：初审平均时间15天

出版模式：混合出版模式（开放获取：2 990美元/篇）

来稿类型：

[1] 实质性、理论性的综述：不详

[2] 原创性研究：不详

参考文献：文中引用格式"[1]"；文献样式"1. Zheng W, Li XH, Yang XH, Cai DB, UngvariGS, Ng CH, Wang SB, Wang YY, Ning YP, Ziang YT(2018). Adjunctive memantine for schizophrenia: a meta-analysis of randomized, double-blind, placebo-controlled trials. Psychol Med. 48(1): 72-81. https://doi.org/10.1017/S0033-291717001271"

Clinical Case Studies

1 简介

Clinical Case Studies，简称CLIN CASE STUD（ISSN-print：1534-6501；ISSN-online：1552-3802），是一本完全致力于心理治疗案例研究的期刊。该期刊介绍了涉及个人、夫妻和家庭治疗的创新心理治疗案例。无论是心理学家、咨询师、精神病学家、临床社会工作者、家庭治疗师、心理治疗教授还是学生，都会发现临床案例研究是研究中必不可少的一部分。简单易懂的病例演示格式使大家了解如何评估和概念化具有挑战性的病例，以及如何按照这种概念进行治疗。这种实用的方式可让临床医生在自己的实践中学习其成功的治疗方法。该期刊中的案例遵循12点格式要求，包括标题页、摘要和参考文献。该期刊是出版伦理委员会（Committee on Publication Ethics）的成员之一。

出版国家或地区：美国（the United States）
主办单位：不详
出版商：SAGE
出版周期：每年6期
主编：Daniel L. Segal，MD；University of Colorado，Colorado Springs，the United States；E-mail：dsegal@uccs.edu
年发文量：共46篇
收录的数据库：EMBASE，ProQuest，PsycINFO，PsycINFO：Psychological Abstracts，Scopus
官方网址：https://journals.sagepub.com/home/ccs

2 影响力

JCR分区：Psychology-SSCI（Q4：130/262）
JCI分区：Psychiatry and Mental Health-SSCI（Q4：285/494）
中国科学院分区：大类-心理学（4区）；小类-心理学-临床（4区），小类-精神病学（4区）
CiteScore指标：1.2
CiteScore排名：381/529
SJR 2021：0.214
SNIP 2021：0.335
自引率：20.8%
h-index：22

3 投稿指南

稿件收录偏好：该期刊主要发表创新和新颖的心理治疗案例的稿件，阐明各种理论框架（行为学、认知行为学、格式塔、人本主义、心理动力学、理性动机疗法、存在主义、系统等）。
接收率：不详
审稿周期：大于12周
出版模式：混合出版模式（开放获取：版面费不详）
来稿类型：
论著及其他类型文章：稿件长度（包括所有页面、表格和数字）≤35页
参考文献：文中引用格式"(Zheng et al., 2018)"，文献样式"Zheng, W., Li, X. H., Yang, X. H., Cai, D. B., Ungvari, G. S., Ng, C. H., Wang S.B., Wang Y.Y., Ning Y.P., & Xiang, Y. T. (2018). Adjunctive memantine for schizophrenia: a meta-analysis of randomized, double-blind, placebo-controlled trials. *Psychological Medicine*, 48(1), 72-81. https://doi.org/10.1017/S0033291717001271"

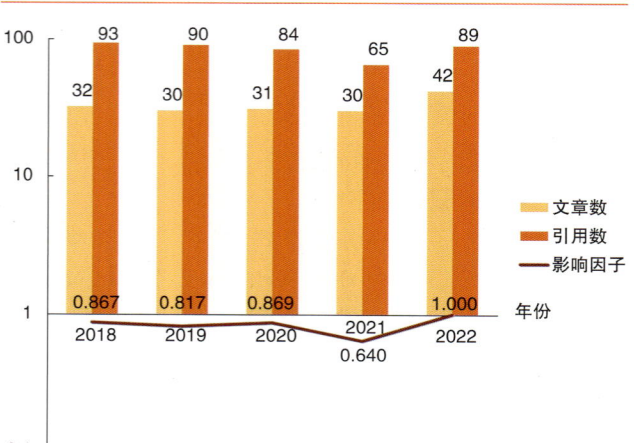

图1-133 *Clinical Case Studies*历年文章数、引用数和影响因子走势图

Clinical Child Psychology and Psychiatry

1 简介

Clinical Child Psychology and Psychiatry，简称 *CLIN CHILD PSYCHOL P*（ISSN-print：1359-1045；ISSN-online：1461-7021），汇集了以临床为导向的同行评审研究，从国际和多学科的角度出发，全面涵盖各种治疗方式的临床和治疗问题。

出版国家或地区：美国（the United States）
主办单位：不详
出版商：SAGE
出版周期：每年4期
主编：Deborah Christie，MD；University College London Hospitals，the United Kingdom；E-mail：deborah.christie2@nhs.net
年发文量：共122篇
收录的数据库：EBSCO: Academic Search Premier，ASSIA，EBSCO: British Education Index，EBSCO: Business Source Corporate，ClinPSYC，Clinician's Research Digest，EBSCO: CINAHL，Current Contents: Clinical Medicine，EMCare，Educational Research Abstracts Online，EPsyche，Family Index，Family Index Database，EBSCO: Family Studies Abstracts，Health Source: Consumer Edition，Index Medicus，MEDLINE，EBSCO: MasterFILE Premier，Mental Health Abstracts，PsycINFO，PsycLIT，PsycINFO: Psychological Abstracts，Science Citation Index，Scopus，SSCI，Vocational Search
官方网址：https://journals.sagepub.com/home/ccp

JCR分区：Psychiatry-SCIE（Q4：129/155）；Psychiatry-SSCI（Q4：110/143）；Psychology-SCIE（Q4：61/80）；Psychology, Clinical-SSCI（Q3：96/131）；Psychology, Developmental-SSCI（Q3：58/78）

JCI分区：Psychiatry-SCIE（Q3：148/258）；Psychiatry-SSCI（Q3：148/258）；Psychology-SCIE（Q3：58/90）；Psychology, Clinical-SSCI（Q3：104/178）；Psychology, Developmental-SSCI（Q3：63/92）

中国科学院分区：大类-医学（4区）；小类-精神病学（4区），小类-心理学（4区），小类-心理学-临床（4区），小类-心理学-发育（4区）

CiteScore指标：3.1
CiteScore排名：240/529
SJR 2021：0.685
SNIP 2021：1.241
自引率：4.6%
h-index：58

2 影响力

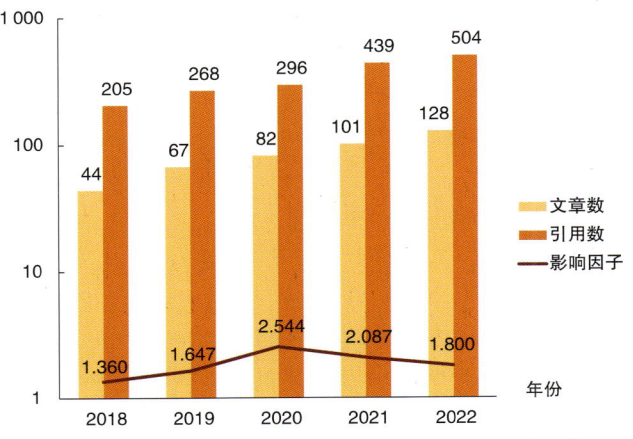

图1-134 *Clinical Child Psychology and Psychiatry*历年文章数、引用数和影响因子走势图

3 投稿指南

稿件收录偏好：本期刊致力于发表儿童和青少年心理学、精神病学及相关学科领域的理论、实践和临床研究的文章，主要侧重于与临床实践相关的问题，包括治疗伦理和将研究转化为实践的相关主题。

接收率：不详
审稿周期：不详
出版模式：开放获取模式（3 000美元/篇）
来稿类型：原创性研究：正文≤6 000字
参考文献：遵循APA风格；文中引用格式"(Zheng et al., 2018)"，文献样式"Zheng, W., Li, X. H., Yang, X. H., Cai, D. B., Ungvari, G. S., Ng, C. H., Wang, S. B., Wang, Y. Y., Ning, Y. P., & Xiang, Y. T.(2018). Adjunctive memantine for schizophrenia: a meta-analysis of randomized, double-blind, placebo-controlled trials. *Psychological Medicine*, 48(1), 72-81. https://doi.org/10.1017/S0033291717001271"

Clinical EEG and Neuroscience

1 简介

Clinical EEG and Neuroscience，简称*CLIN EEG NEUROSCI*（ISSN-print：1550-0594；ISSN-online：2169-5202），是从专业、科学和经济的角度进一步推进脑电图（electroencephalography）、定量脑电图（quantitative electroencephalography）、诱发电位、脑磁图（magnetoencephalography）、电休克疗法（electroconvulsive therapy）、经颅磁刺激（transcranial magnetic stimulation）、深部脑刺激（deep brain stimulation）、多导睡眠图（polysomnography）和脑电图神经反馈的临床实践发展。目前越来越多的会议报告采用更新的方法来评估大脑功能，例如单光子发射计算机体层摄影（single photon emission computed tomography）、正电子发射体层成像（positron emission tomography）及功能性磁共振成像（magnetic resonance imaging）。

出版国家或地区：美国（the United States）

主办单位：脑电图和临床神经科学学会（EEG and Clinical Neuroscience Society）

出版商：SAGE

出版周期：每年6期

主编：Dean F. Salisbury, PhD；Pittsburgh, the United States；E-mail：eeg@sagepub.com

年发文量：共95篇

收录的数据库：Clarivate Analytics，Science Citation Index，EMBASE，MEDLINE，Neuroscience Citation Index，Reactions Weekly

官方网址：https://journals.sagepub.com/home/eeg

2 影响力

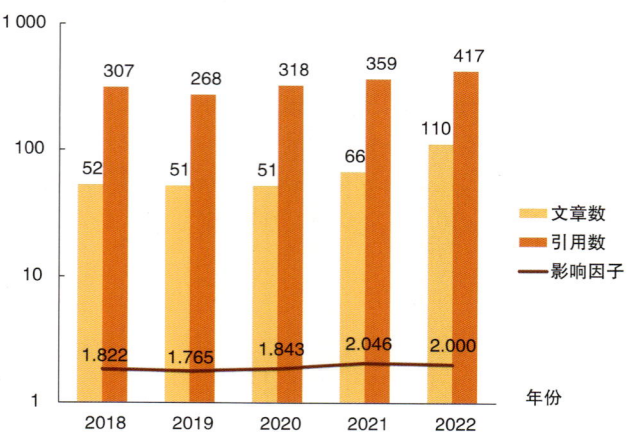

图1-135 *Clinical EEG and Neuroscience*历年文章数、引用数和影响因子走势图

JCR分区：Clinical Neurology-SCIE（Q4：175/212）；Neuroimaging-SCIE（Q4：12/14）；Neurosciences-SCIE（Q4：242/275）；Psychiatry-SCIE（Q4：131/155）；Psychology-SCIE（Q4：63/80）

JCI分区：Clinical Neurology-SCIE（Q3：196/267）；Neuroimaging-SCIE（Q4：12/15）；Neurosciences-SCIE（Q4：242/306）；Psychiatry-SCIE（Q3：172/258）；Psychology-SCIE（Q3：67/90）

中国科学院分区：大类-医学（4区）；小类-精神病学（4区），小类-心理学（4区），小类-临床神经病学（4区），小类-神经成像（4区），小类-神经科学（4区）

CiteScore指标：4

CiteScore排名：154/359

SJR 2021：0.515

SNIP 2021：0.853

自引率：5.57%

h-index：57

3 投稿指南

稿件收录偏好：该期刊致力于发表有关临床脑电图或相关领域的原创文章。注意，该期刊中的文章、社论和信件中表达的观点仅代表作者的观点，不一定反映作者所属机构或脑电图和临床神经科学学会的官方政策，同时该期刊不发表仅包含动物研究的文章。

接收率：不详

审稿周期：不详

出版模式：开放获取模式（3 750美元/篇）

来稿类型：

[1] 原创性研究：正文≤4 000字，插图和/或表格≤5个

[2] 病例报告：正文≤1 500字，插图和/或表格≤2个

[3] 给编辑的信：不接收

参考文献：文中引用格式"[1]"，文献样式"1. Zheng W, Li X H, Yang X H, et al. Adjunctive memantine for schizophrenia: a meta-analysis of randomized, double-blind, placebo-controlled trials. *Psychological Medicine*. 2018; 48(1): 72-81."

Clinical Gerontologist

1 简介

Clinical Gerontologist，简称*CLIN GERONTOLOGIST*（ISSN-print：0731-7115；ISSN-online：1545-2301），从多样性、行为健康及老龄化的角度发表专注于老年人行为健康的原始研究、评论及临床评论，对影响老年人行为健康的多样性和差异问题特别感兴趣，是一本长期与护理心理学家合作出版的、为研究人员及从业者设计的期刊。

出版国家或地区：美国（the United States）
出版商：Routledge（Taylor & Francis Group）
主办单位：不详
出版周期：每年5期
主编：Jennifer Moye, PhD；ABPP, VA Boston Healthcare System, Harvard Medical School, the United States；E-mail：Jennifer.moye@va.gov
年发文量：共90篇
收录的数据库：Abstracts in Anthropology, EBSCO: Abstracts in Social Gerontology, AgeInfo, Alzheimer's Disease Education & Referral Center, ASSIA, British Library Inside, CSA, EBSCO: CINAHL, EBSCOhost Online Research Databases, Scopus, EMBASE, EBSCO: Family&Society Studies Worldwide, HealthSTAR, Index Copernicus, Intute, JournalSeek, MedBioWorld, MEDLINE, PsycINFO, PsycLine, Thomson-Reuters
官方网址：https://www.tandfonline.com/journals/wcli20

2 影响力

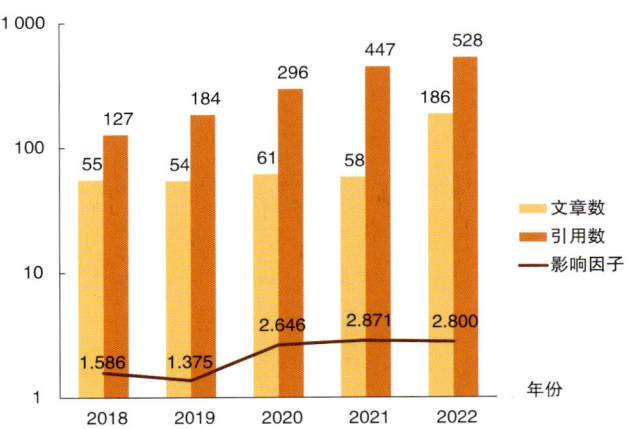

图1-136 *Clinical Gerontologist*历年文章数、引用数和影响因子走势图

JCR分区：Geriatrics & Gerontology-SCIE（Q3：40/54）；Gerontology-SSCI（Q2：17/37）；Psychiatry-SCIE（Q3：110/155）；Psychiatry-SSCI（Q3：85/143）

JCI分区：Geriatrics & Gerontology-SCIE（Q3：42/67）；Gerontology-SSCI（Q2：23/47）；Psychiatry-SCIE（Q3：130/258）；Psychiatry-SSCI（Q3：130/258）

中国科学院分区：大类-医学（3区）；小类-老年医学（3区），小类-精神病学（3区），小类-老年病和老年医学（4区）

CiteScore指标：5.1
CiteScore排名：33/323
SJR 2021：0.729
SNIP 2021：1.148
自引率：5.34%
h-index：35

3 投稿指南

稿件收录偏好：该期刊发表的文章范围包括抑郁、焦虑、创伤后应激障碍及其他精神疾病，调整晚年生活压力源，家庭护理创新，心理、社会及认知评估，阿尔茨海默病和其他神经认知障碍的行为方面，长期护理中的心理健康护理，衰老的行为医学，老年人康复及教育，多样性及差异性（如与种族、文化、精神、残疾和农村有关的因素，以及与老年人的心理健康相关的研究）。

接收率：约9%
审稿周期：大于12周，或约稿
出版模式：混合出版模式（开放获取：3 500美元/篇）
来稿类型：
[1] 研究类文章：全文≤5 000字，摘要≈200字
[2] 综述：全文≤6 000字，摘要≈200字
[3] 临床研究：全文≤2 500字，摘要≈200字
参考文献：遵循APA风格（7th）；文中引用格式"(Zheng et al., 2018)"，文献样式"Zheng, W., Li, X. H., Yang, X. H., Cai, D. B., Ungvari, G. S., Ng, C. H., Wang, S. B., Wang, Y. Y., Ning, Y. P., & Xiang, Y. T.(2018). Adjunctive memantine for schizophrenia: a meta-analysis of randomized, double-blind, placebo-controlled trials. *Psychol Med, 48*(1), 72-81. https://doi.org/10.1017/s003329171700_271"

Cognitive Neuropsychiatry

1 简介

Cognitive Neuropsychiatry，简称*COGN NEUROPSYCHIATRY*（ISSN-print：1354-6805；ISSN-online：1464-0619），在认知神经精神病学的多学科领域发表高质量的实证和理论论文。该期刊促进了人们对心理和行为异常（包括精神病症状）的认知过程的研究。

出版国家或地区：英国（the United Kingdom）
主办单位：不详
出版商：Routledge（Taylor & Francis Group）
出版周期：每年6期
主编：Anthony S. David，MD；Institute of Mental Health，University College London，the United Kingdom；E-mail：anthony.david@kcl.ac.uk

Vaughan Bell，MD；Department of Clinical，Educational and Health Psychology，University College London，the United Kingdom；E-mail：Vaughan.Bell@ucl.ac.uk
年发文量：共39篇
收录的数据库：EMBASE，Excellence in Research for Australia，MEDLINE，PsycINFO，Scopus，Web of Science: Science Citation Index Expanded
官方网址：http://www.tandfonline.com/toc/pcnp20/current

2 影响力

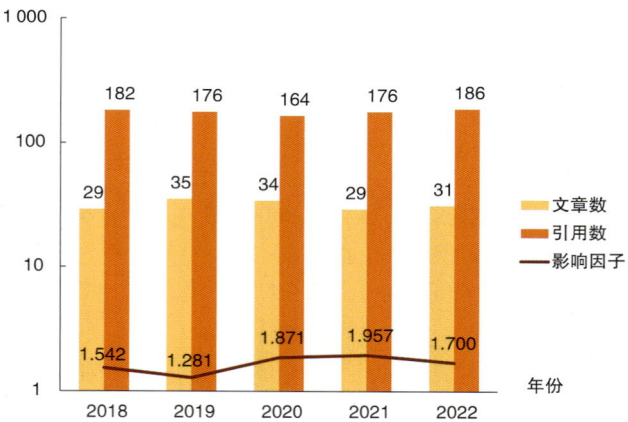

图1-137 *Cognitive Neuropsychiatry*历年文章数、引用数和影响因子走势图

JCR分区：Psychiatry-SCIE（Q4：134/155）；Psychiatry-SSCI（Q4：115/143）
JCI分区：Psychiatry-SCIE（Q3：181/258）；Psychiatry-SSCI（Q3：181/258）
中国科学院分区：大类-医学（4区）；小类-精神病学（4区）
CiteScore指标：2.7
CiteScore排名：272/529
SJR 2021：0.626
SNIP 2021：0.775
自引率：4.84%
h-index：63

3 投稿指南

稿件收录偏好：该期刊致力于在临床和认知神经精神病学领域发表原创性研究成果、简短报告、案例研究以及理论和实证评论，这些论文与正常认知过程的理解有关。还将考虑来自认知神经科学，认知神经心理学和临床人群的相关研究。
接收率：约39%
审稿周期：初审平均时间46天，审稿平均时间80天
出版模式：开放获取模式（3 085美元/篇）
来稿类型：
[1] 原创性研究：正文≤6 000字
[2] 简短报告：正文≤2 000字
[3] 书评

参考文献：遵循TF-Standard APA风格；文中引用格式"(Zheng et al., 2018)"，文献样式"Zheng, W., Li, X. H., Yang, X. H., Cai, D. B., Ungvari, G. S., Ng, C. H., Wang, S. B., Wang, Y. Y., Ning, Y. P., & Xiang, Y. T.(2018). Adjunctive memantine for schizophrenia: a meta-analysis of randomized, double-blind, placebo-controlled trials. *Psychol Med*, 48(1), 72-81. https://doi.org/10.1017/s0033291717001271"

Community Mental Health Journal

1 简介

Community Mental Health Journal，简称COMMUNITY MENT HLT J（ISSN-print：0010-3853；ISSN-online：1573-2789），是美国社区精神病学协会（American Association for Community Psychiatry）期刊，专注于评估和/或改善公共部门的心理健康服务，这些服务针对严重精神障碍、严重情绪障碍和成瘾疾病。

出版国家或地区：荷兰（Netherlands）
主办单位：美国社区精神病学协会
出版商：Springer
出版周期：每年8期
主编：Sandra Steingard，MD；University of Vermont，Larner College of Medicine，Burlington，VT，the United States；E-mail：sandysteingard@gmail.com
年发文量：共191篇
收录的数据库：BFI List，Baidu，CLOCKSS，CNKI，CNPIEC，Current Contents: Social & Behavioral Sciences，Dimensions，EBSCO: Academic Search，EBSCO: Biomedical Reference Collection，EBSCO: Book Review Digest Plus，EBSCO: CINAHL，EBSCO Discovery Service，EBSCO: MasterFILE Complete，EBSCO: OmniFile Full Text Select，EBSCO: Social Sciences Abstracts，EMCare，Google Scholar，Japan Science and Technology Agency，Journal Citation Reports: Social Sciences Edition，MEDLINE，Naver，Norwegian Register for Scientific Journals and Series，OCLC: WorldCat Discovery，Portico，ProQuest: ABI/INFORM Collection，ASSIA，ProQuest: Primo Central(ExLibris)，ProQuest：ExLibris Summon，PsycINFO，SCImago，Scopus，Semantic Scholar，SSCI，TD Net Discovery Service，UGC-CARE List，Wanfang
官方网址：https://www.springer.com/journal/10597

2 影响力

JCR分区：Psychiatry-SSCI（Q3：101/143）；Health Policy & Services-SSCI（Q3：54/88）；Public，Environmental & Occupational Health-SSCI（Q3：113/182）
JCI分区：Psychiatry-SSCI（Q3：142/258）；Health Policy & Services-SSCI（Q3：76/114）；Public，Environmental & Occupational Health-SSCI（Q3：200/392）
中国科学院分区：大类-医学（4区）；小类-精神病学（4区），小类-卫生政策与服务（4区），小类-公共卫生、环境卫生与职业卫生（4区）
CiteScore指标：3
CiteScore排名：251/529
SJR 2021：0.606
SNIP 2021：1.015
自引率：3.14%
h-index：73

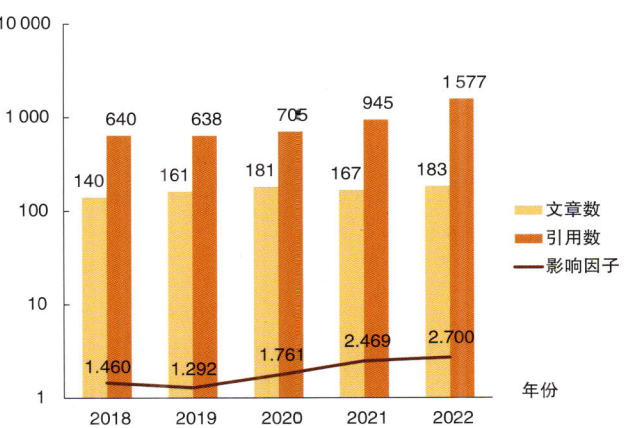

图1-138 Community Mental Health Journal历年文章数、引用数和影响因子走势图

3 投稿指南

稿件收录偏好：该期刊欢迎以下研究领域的投稿：对当前的诊断和治疗模式的批判性检查、心理健康的社会结构性决定因素、公共心理健康系统内的社会等级制度，以及公共心理健康项目与社会/种族公正和健康公平的交叉。同时该期刊也欢迎来自多学科的研究稿件：以康复为导向的服务、公共卫生政策、临床服务系统、宣传及新兴和创新做法等。
接收率：不详
审稿周期：初审平均中位时间6天
出版模式：开放获取模式（3 790美元/篇）
来稿类型：不详
参考文献：遵循APA风格（7th）；文中引用格式"(Zheng et al., 2018)"，文献样式"Zheng, W., Li, X. H., Yang, X. H., Cai, D. B., Ungvari, G. S., Ng, C. H., Wang, S. B., Wang, Y. Y., Ning, Y. P., & Xiang, Y. T.(2018). Adjunctive memantine for schizophrenia: a meta-analysis of randomized, double-blind, placebo-controlled trials. Psychological Medicine, 48(1), 72-81. https://doi.org/10.1017/S0033291717001271."

Criminal Behaviour and Mental Health

1 简介

Criminal Behaviour and Mental Health，简称*CRIM BEHAV MENT HEAL*（ISSN-print：0957-9664；ISSN-online：1471-2857），主要出版关于精神状态与犯罪行为之间关系的任何方面的原始研究文章，旨在加强公共安全、犯罪人及其受害者的安全。

出版国家或地区：英国（the United Kingdom）
主办单位：不详
出版商：John Wiley & Sons, Ltd
出版周期：每年6期
主编：Pamela J. Taylor；School of Medicine Cardiff University，the United Kingdom；E-mail：不详
　　　　John Gunn；Institute of Psychiatry Kings College London，the United Kingdom；E-mail：不详
　　　　Mary McMurran；cardiff Metropolitan University，the United Kingdom；E-mail：不详
年发文量：共42篇
收录的数据库：PsycINFO，Scopus，Web of Science，Excellence in Research for Australia
官方网址：https://onlinelibrary.wiley.com/page/journal/14712857/homepage/productinformation.html

2 影响力

JCR分区：Psychiatry-SSCI（Q4：124/143）；Criminology&Penology-SSCI（Q4：52/69）
JCI分区：Psychiatry-SSCI（Q3：170/258）；Criminology&Penology-SSCI（Q3：76/111）
中国科学院分区：大类-医学（4区）；小类-精神病学（4区），小类-犯罪学与刑罚学（4区）
CiteScore指标：2.5
CiteScore排名：22/61
SJR 2021：0.564
SNIP 2021：0.895
自引率：7.03%
h-index：56

3 投稿指南

稿件收录偏好：该期刊致力于发表关于精神状态与犯罪行为之间关系的研究文章，包括对正常和异常发育的研究、对精神障碍的研究和精神障碍如何导致犯罪行为及相关的影响因素。
接收率：不详
审稿周期：不详
出版模式：开放获取模式（3 240美元/篇）
来稿类型：

[1] 原创性研究：正文≤3 000字（不包括标题、摘要、参考文献、图表），插图和/或表格≤4个

[2] 简短报告：正文≤1 000字（不包括标题、摘要、参考文献、图表），插图和/或表格≤1个，参考文献≤20篇

参考文献：遵循APA风格；文中引用格式"(Zheng et al., 2018)"，文献样式"Zheng, W., Li, X. H., Yang, X. H., Cai, D. B., Ungvari, G. S., Ng, C. H., Wang, S. B., Wang, Y.Y., Ning, Y.P., & Xiang, Y. T.(2018). Adjunctive memantine for schizophrenia: a meta-analysis of randomized, double-blind, placebo-controlled trials. *Psychol Med*, 48(1), 72-81. https://doi.org/10.1017/S0033291717001271"

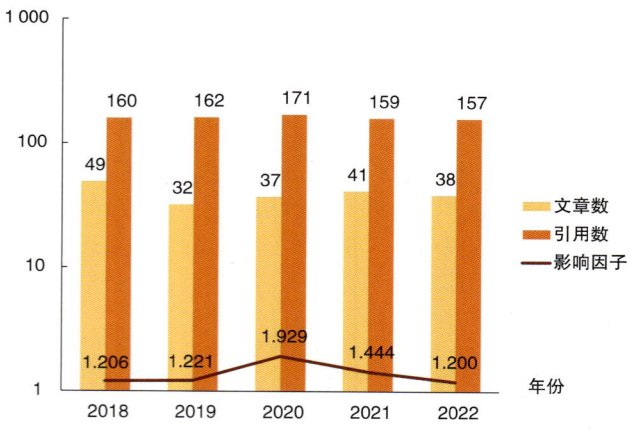

图1-139 *Criminal Behaviour and Mental Health*历年文章数、引用数和影响因子走势图

Culture Medicine and Psychiatry

1 简介

Culture Medicine and Psychiatry，简称*CULT MED PSYCHIAT*（ISSN-print：0165-005X；ISSN-online：1573-076X），是一本国际性的跨学科论坛期刊，主要刊发三个相互关联领域的研究成果：医学和精神病学人类学、跨文化精神病学及相关的跨社会和临床流行病学研究。该期刊对文化在医疗保健中的重要性进行系统和广泛的研究，包括比较文化的概念在人类学和医学学科中的运作方式。随着人们越来越重视社会文

化多样性，该期刊刊登的关于日常生活各方面的文章也表现了对社会文化多样性的重视，包括医疗保健。

出版国家或地区：荷兰（Netherlands）
主办单位：不详
出版商：Springer
出版周期：每年4期
主编：Neely Myers，PhD；Department of Anthropology，Southern Methodist University in Dallas，Texas，the United States；E-mail：namyers@smu.edu
年发文量：共70篇
收录的数据库：ANVUR，Baidu，CLOCKSS，WCNKI，CNPIEC，Current Contents: Social & Behavioral Sciences，Dimensions，EBSCO: Academic Search Complete，EBSCO: Advanced Placement Source，EBSCO: Biomedical Reference Collection，EBSCO: CINAHL，EBSCO Discovery Service，EBSCO: MasterFILE Complete，EBSCO: Psychology & Behavioral Sciences Collection，EBSCO: STM Source，EMCare，Google Scholar，Japan Science and Technology Agency，Journal Citation Reports/Social Sciences Edition，MLA International Bibliography，MEDLINE，Naver，OCLC: WorldCat Discovery，Portico，IBSS，ProQuest: ExLibris Primo Central，ProQuest: ExLibris Summon，PsycINFO，SCImago，Scopus，SSCI，TDNet Discover，UGC-CARE List，Wanfang
官方网址：https://www.springer.com/11013

JCR分区：Psychiatry-SSCI（Q3：104/143）；Anthropology-SSCI（Q1：22/93）；Social Sciences，Biomedical-SSCI（Q3：28/46）
JCI分区：Psychiatry-SSCI（Q2：120/258）；Anthropology-SSCI（Q2：59/135）；Social Sciences，Biomedical-SSCI（Q3：32/48）
中国科学院分区：大类-医学（3区）；小类-精神病学（4区），小类-人类学（3区），小类-社会科学-生物医学（3区）
CiteScore指标：3.1
CiteScore排名：241/529
SJR 2021：0.631
SNIP 2021：1.300
自引率：7.82%
h-index：57

3 投稿指南

稿件收录偏好：该期刊致力于发表涉及医学和精神病学人类学、跨文化精神病学及相关的跨社会和临床流行病学等领域所有主题的原创性研究成果和基于原创性研究的理论论文，非常欢迎将人类学和医学的观点以及与临床相关的方法联系起来的跨学科文章，同时，也欢迎关于规范和偏差行为的文化背景的研究，包括人类学、流行病学和临床方面的研究。

接收率：不详
审稿周期：初审平均回位时间86天
出版模式：混合出版模式（开放获取：2 890美元/篇）
来稿类型：
[1] 原创性研究：不详
[2] 基于原创性研究的理论论文：不详
参考文献：文中引用格式"(Zheng et al., 2018)"，文献样式"Zheng, W., Li, X.H., Yang, X.H., Cai, D.B., Ungvari, G.S., Ng, C.H., Wang, S.B., Wang, Y.Y., Ning, Y.P., & Xiang, Y.T. (2018). Adjunctive memantine for schizophrenia: a meta-analysis of randomized, double-blind, placebo-controlled trials. *Psychological Medicine*, *48*(1): 72-81."

2 影响力

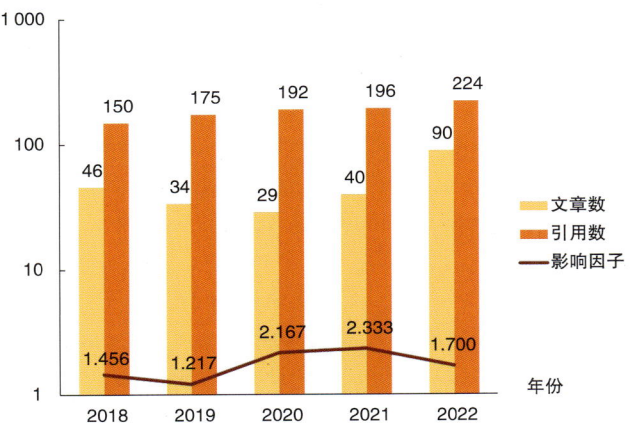

图1-140 *Culture Medicine and Psychiatry*历年文章数、引用数和影响因子走势图

Current Behavioral Neuroscience Reports*

1 简介

Current Behavioral Neuroscience Reports，简称*CURR BEHAV NEUROSCI*（ISSN-online：2196-2979），是一本涵盖人格和冲动控制障碍、精神病、情绪和焦虑障碍、遗传学和神经科学等方面研究的期刊。

出版国家或地区：美国（the United States）
主办单位：不详
出版商：Springer
出版周期：每年4期
主编：Anthony Ahmed，PhD；Department of Psychiatry，Weill Cornell Medicine，White Plains，New York，the United States；E-mail：aoa9001@med.cornell.edu
年发文量：共17篇
收录的数据库：DOAJ，ESCI，Google Scholar，PubMed Central，Scopus，Web of Science
官方网址：https://www.springer.com/40473

2 影响力

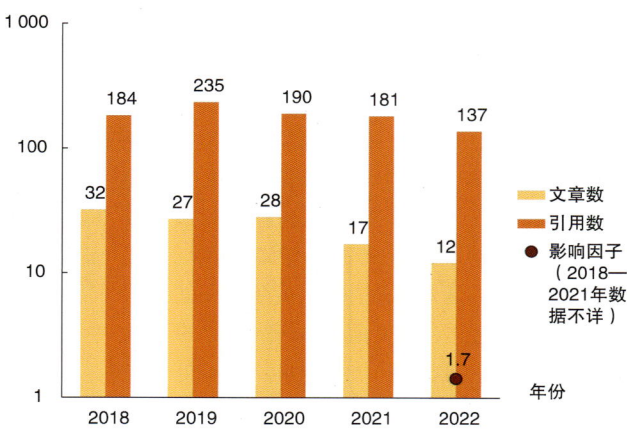

图1-141 Current Behavioral Neuroscience Reports 历年文章数、引用数和影响因子走势图

JCI分区：Neurosciences-ESCI（Q4：272/306）；Psychiatry-ESCI（Q4：200/264）
CiteScore指标：4
CiteScore排名：173/562
SJR 2021：0.648
SNIP 2021：0.551
自引率：0%
h-index：23

3 投稿指南

稿件收录偏好：该期刊主要收录人格和冲动控制障碍、精神病、情绪和焦虑障碍、遗传和神经科学、老年精神病学和晚年认知障碍、儿童和发育精神病学、成瘾和神经调节方面的综述。为此，编辑邀请国际权威专家撰写综述及评论文章，探讨新的发展和最近发表的重要论文。
接收率：不详
审稿周期：初审平均中位时间61天
出版模式：混合出版模式（开放获取：3 280美元/篇）
来稿类型：
综述：不限字数，摘要=150～250字
参考文献：文中引用格式"[1]"，文献样式"1.Zheng W, Li XH, Yang XH, Cai DB, Ungvari GS, Ng CH, Wang SB, Wang YY, NingYP, Xiang YT. Adjunctive memantine for schizophrenia: a meta-analysis of randomized, double-blind, placebo-controlled trials. Psychol Med.2018；48(1): 72-81. https://doi.org/10.1017/S0033291717001271."

Dementia and Geriatric Cognitive Disorders

1 简介

Dementia and Geriatric Cognitive Disorders，简称DEMENT GERIATR COGN（ISSN-print：1420-8008；ISSN-online：1421-9824），是一本集中研究阿尔茨海默病、帕金森病、亨廷顿舞蹈症和其他神经退行性疾病等认知功能障碍的期刊。该期刊借鉴了不同的相关研究学科，如老年精神病学、神经心理学、临床神经病学、形态学、生理学、遗传分子生物学、病理学、生物化学、免疫学、药理学和制药学。该期刊非常强调发表动物研究的结果，并以临床和治疗经验作为补充，以便对该领域进行全面了解。

出版国家或地区：瑞士（Switzerland）
主办单位：不详
出版商：S. Karger AG
出版周期：每年6期
主编：John B. Kwok；Neuroscience Research Australia，The University of Sydey Sydney，New South Wales，Australia；E-mail：j.kwok@neura.edu.au
年发文量：共83篇
收录的数据库：CAB Abstracts，EBSCO：CINAHL，EMBASE，Excellence in Research for Australia，MEDLINE，PsycINFO，Scopus，Web of Science
官方网址：http://www.karger.com/Journal/Home/224226

2 影响力

JCR分区：Clinical Neurology-SCIE（Q3：115/212）；Geriatrics & Gerontology-SSCI（Q3：35/54）
JCI分区：Clinical Neurology-SCIE（Q3：143/267）；Geriatrics & Gerontology-SSCI（Q3：

44/67）

中国科学院分区：大类-医学（4区）；小类-精神病学（4区），小类-老年医学（4区），小类-临床神经病学（4区）

CiteScore指标：4.6
CiteScore排名：161/529
SJR 2021：0.855
SNIP 2021：1.185
自引率：7.08%
h-index：116

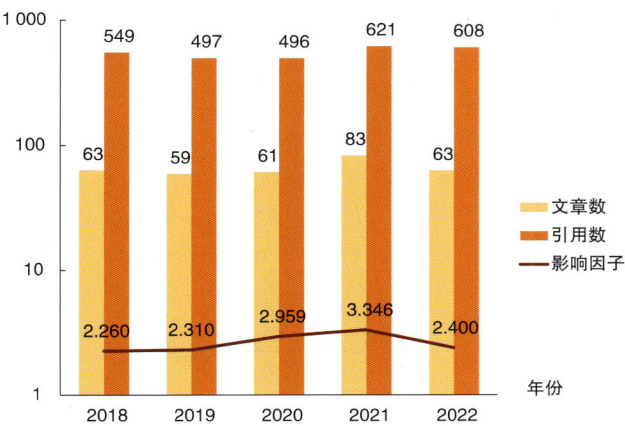

图1-142 Dementia and Geriatric Cognitive Disorders 历年文章数、引用数和影响因子走势图

3 投稿指南

稿件收录偏好：该期刊欢迎任何与阿尔茨海默病和其他形式的痴呆症以及以认知功能障碍为主要疾病的神经退行性疾病领域有关的研究论文，包括各类跨学科研究。

接收率：约36%
审稿周期：初审时间最少28天，最多7周
出版模式：混合出版模式［开放获取：4页以下不收费，4页以上（包括4页）部分每页收取360美元。纸质版本中，含有彩色插图页每页收取1 130美元，线上版本不额外收费］

来稿类型：

[1] 研究性文章：正文≤2 500字，关键词＝3～5个，摘要＝200～400字

[2] 评论文章：正文≤500字，关键词＝3～5个，摘要＝200～400字

[3] 系统综述：字数不限，关键词＝3～5个，摘要＝200～400字，提交时注明图和/或表的数量，以及摘要和正文的字数

[4] 简要报告：正文字数不限，关键词＝3～5个，摘要＝200～400字

[5] 方法文章：正文字数不限，关键词＝3～5个，摘要＝200～400字

[6] 荟萃分析：正文字数不限，关键词＝3～5个，摘要＝200～400字，提交时注明图和/或表的数量，以及摘要和正文的字数

参考文献：遵循Vancouver风格；文中引用格式"[1]"，文献样式"1. Zheng W, Li XH, Yang XH, Cai DB, Ungvari GS, NG CH, et al. Adjunctive memantine for schizophrenia: a meta-analysis of randomized, double-blind, placebo-controlled trials. Psychol Med. 2018; 48(1): 72-81."

Dusunen Adam-Journal of Psychiatry and Neurological Sciences*

1 简介

Dusunen Adam-Journal of Psychiatry and Neurological Sciences，简称DUSUNEN ADAM（ISSN-print：1018-8681；ISSN-online：1309-5749），是一本开放获取的期刊，自1984年创刊以来一直发表与精神病学、神经内科学、神经外科学相关的研究文章。该期刊旨在传递心理健康和相关学科的知识，促进相关领域发展。

出版国家或地区：土耳其（Türkiye）
主办单位：伊斯坦布尔：巴克尔奎精神和神经疾病医院（Istanbul：Bakırköy Ruh ve Sinir Hastalıkları Hastanesi）
出版商：Kare Publishing
出版周期：每年4期
主编：Murat Erkiran，MD，PhD；Department of Psychiatry, Bakirkoy Prof Mazhar Osman Training and Research Hospital for Psychiatry Neurology and Neurosurgery, Istanbul, Türkiye；E-mail：muraterkiran@gmail.com
年发文量：共36篇
收录的数据库：EBSCO: CINAHL, DOAJ, Scopus
官方网址：http://www.dusunenadamdergisi.org/

2 影响力

JCI分区：Psychiatry-ESCI（Q4：234/264）
CiteScore指标：0.9
CiteScore排名：429/529
SJR 2021：0.254
SNIP 2021：0.403
自引率：0.74%
h-index：13

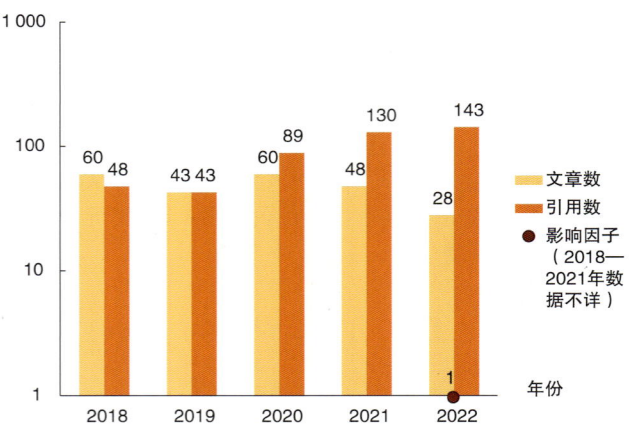

图1-143 Dusunen Adam–Journal of Psychiatry and Neurological Sciences历年文章数、引用数和影响因子走势图

3 投稿指南

稿件收录偏好：该期刊收录精神病学、精神障碍、神经科学和与该领域相关主题的原创性研究、社论、读者来信和病例报告。

接收率：18%

审稿周期：初审平均中位时间26天
出版模式：开放获取模式（免版面费）
来稿类型：

[1] 原创性研究：正文＝3 000～3 500字，摘要≤250字，参考文献≤30篇，插图和/或表格≤6个

[2] 系统性综述：正文≤5 000字，摘要≤350字，参考文献≤50篇，插图≤10个，表格≤6个

[3] 病例报告：正文≤1 200字，摘要≤150字，参考文献≤10篇，插图≤3个，表格≤1个

[4] 简报：正文≤1 500字，摘要≤150字，参考文献≤15篇，插图≤3个，表格≤1个

[5] 读者来信：正文≤500字，参考文献≤5篇

[6] 社论：正文≤1 200字，参考文献≤15篇

参考文献：遵循AMA风格；文中引用格式"(1)"，文献样式"1. Zheng W, Li XH, Yang XH, Cai DB, Ungvari GS, Ng CH, et al. Adjunctive memantine for schizophrenia: a meta-analysis of randomized, double-blind, placebo-controlled trials. Psychol Med 2018; 48(1): 72-81."

Early Intervention in Psychiatry

1 简介

Early Intervention in Psychiatry，简称*EARLY INTERV PSYCHIA*（ISSN-print：1751-7885；ISSN-online：1751-7893），是一本专注于所有精神健康障碍早期诊断和干预的期刊，旨在宣传精神病学治疗中早期干预的重要性。与主流医疗保健相比，早期诊断和干预进入精神病学领域较晚。该期刊为对各种疾病的早期阶段感兴趣的研究人员和临床医生创建了一个共同的论坛，以分享想法、经验和数据。该期刊不仅填补了学术和临床精神病学领域的空白，而且开辟了一个新的领域。

出版国家或地区：澳大利亚（Australia）

主办单位：不详

出版商：John Wiley & Sons

出版周期：每年12期

主编：Patrick D McGorry，MD；Orygen Youth Health Research Centre for Youth Mental Health，The University of Melbourne，Australia；E-mail：pat.mcgorry@orygen.org.au

年发文量：共282篇

收录的数据库：Academic Search，EBSCO：Academic Search Alumni Edition，Current Contents-Clinical Medicine，Current Contents: Social & Behavioral Sciences，EMBASE，ProQuest: Health & Medical Collection，ProQuest: Health Research Premium Collection，HEED，Health Economic Evaluations Database，ProQuest: Hospital Premium Collection，Journal Citation Reports: Social Science Edition，Materials Science & Engineering Database，MEDLINE，PubMed，ProQuest Central，PsycINFO: Psychological Abstracts，Web of Science: Science Citation Index Expanded，ProQuest: SciTech Premium Collection，Scopus，ProQuest: Technology Collection

官方网址：http://onlinelibrary.wiley.com/journal/17517893

2 影响力

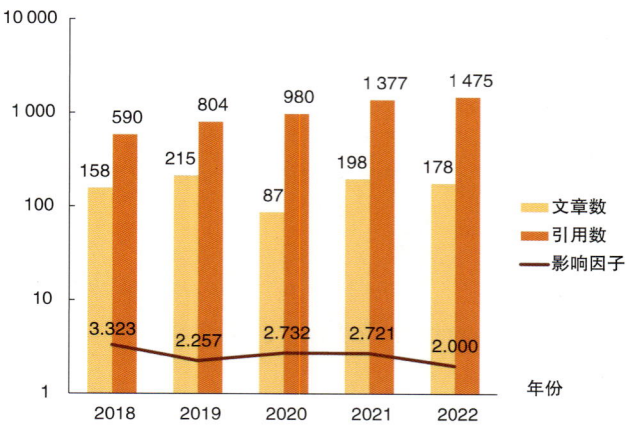

图1-144 *Early Intervention in Psychiatry*历年文章数、引用数和影响因子走势图

JCR分区：Psychiatry-SCIE（Q3：113/157）；Psychiatry-SSCI（Q3：93/143）

JCI分区：Psychiatry-SCIE（Q3：142/258）；Psychiatry-SSCI（Q3：142/258）

中国科学院分区：大类-医学（3区）；小类-精神病学（4区）

CiteScore指标：4.8

CiteScore排名：146/529

SJR 2021：0.988

SNIP 2021：1.120

自引率：16.06%

h-index：48

3 投稿指南

稿件收录偏好：该期刊致力于发表原创性研究成果和综述，欢迎各种关于精神和物质使用障碍的早期识别、诊断和治疗相关文章投稿，以及影响这些疾病发作和早期过程的潜在流行病学、生物学、心理和社会机制的文章投稿。内容具体包括以下领域的论文：诊断学、精神病理学、临床流行病学、生物机制、治疗和其他形式的干预、临床试验、卫生服务和经济研究及精神健康政策。

接收率：不详

审稿周期：不详

出版模式：开放获取模式（4 330美元/篇）

来稿类型：

[1] 原创性研究：正文≤3 000字，摘要≈250字

[2] 综述：正文≤5 000字，摘要≈250字

[3] 简短报告：正文≤1 500字，摘要≈150字

[4] 专栏：正文≤3 000字，摘要≈250字

[5] 社论或新假说（在为本刊撰写社论或新假说文章前，请与编辑部联系）：正文≤1 000字

参考文献：遵循APA风格（6th）；文中引用格式"(Zheng et al., 2018)"，文献样式"Zheng, W., Li, X. H., Yang, X. H., Cai, D. B., Ungvari, G. S., Ng, C. H., Wang, S.B., Wang, Y.Y., Ning, Y.P., & Xiang, Y. T.(2018). Adjunctive memantine for schizophrenia: a meta-analysis of randomized, double-blind, placebo-controlled trials. *Psychological Medicine*, 48(1), 72-81. https://doi.org/10.1017/S0033291717001271."

Eating and Weight Disorders-Studies on Anorexia Bulimia and Obesity

1 简介

Eating and Weight Disorders-Studies on Anorexia Bulimia and Obesity，简称EAT WEIGHT DISORD-ST（ISSN-print：1124-4909；ISSN-online：1590-1262），是一本专门讨论饮食障碍和肥胖症等领域及它们之间的重要关系的科学期刊。该期刊主要目的是创建一个国际论坛，为精神病学家、心理学家、内科医师（包括内分泌学家和糖尿病学家）、营养科学家、减肥外科医生、护士、营养师及其他与饮食失调和肥胖有关的人士提供帮助。

出版国家或地区：意大利（Italy）

主办单位：不详

出版商：Springer

出版周期：每年4期

主编：Lorenzo M.Donini；Sapienza University of Rome，Italy；E-mail：lorenzomaria.donini@uniro.it

年发文量：共252篇

收录的数据库：不详

官方网址：https://www.springer.com/40519

2 影响力

JCR分区：Psychiatry-SCIE（Q3：105/155）

JCI分区：Psychiatry-SCIE（Q2：113/258）

中国科学院分区：大类-医学（3区）；小类-精神病学（4区）

CiteScore指标：5.3

CiteScore排名：125/529

SJR 2021：0.733

SNIP 2021：1.508

自引率：14.8%

h-index：36

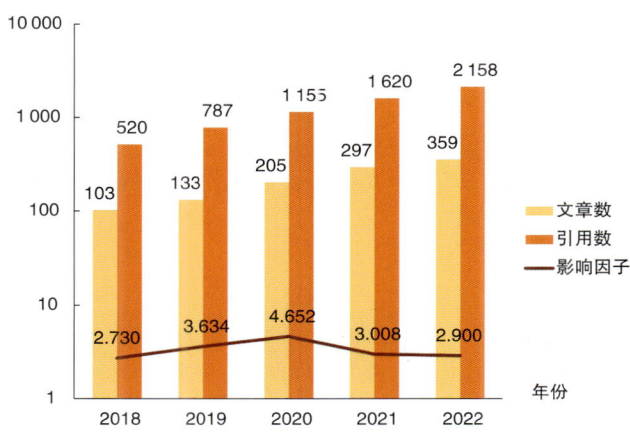

图1-145 *Eating and Weight Disorders-Studies on Anorexia Bulimia and Obesity*历年文章数、引用数和影响因子走势图

3 投稿指南

稿件收录偏好：该期刊主要发表与饮食障碍和体

重相关问题的基础研究、临床和理论文章，包括神经性厌食症、贪食症、阈下饮食障碍、肥胖症、非典型饮食行为模式及临床和非临床人群的体重调节。

接收率：不详

审稿周期：审稿平均时间26天

出版模式：混合出版模式（开放获取：4 190美元/篇）

来稿类型：

[1] 原创性研究：正文≤5 000字，摘要≤250字

[2] 简短报告：正文≤2 500字，插图和/或表格≤2个，参考文献≤10篇

[3] 病例报告：正文≤2 000字，插图和/或表格≤2个，参考文献≤10篇

[4] 系统综述：正文≤7 500字，摘要≤250字

[5] 简短来信：正文≤500字，无表格、无数字

[6] 给编辑的信：正文≤1 000字，参考文献≤3篇，作者≤3位

[7] 社论：咨询主编

[8] 临床专题讨论会：特邀

参考文献：文中引用格式"[1]"，文献样式"1.Zheng W, Li XH, Yang XH, Cai DB, Ungvari GS, Ng CH, Wang SB, Wang YY, Ning YP, Xiang YT(2018) Adjunctive memantine for schizophrenia: a meta-analysis of randomized, double-blind, placebo-controlled trials. Psychol Med 48(1): 72-81. https://10.1017/S0033291717001271."

Eating Behaviors

1 简介

Eating Behaviors，简称*EAT BEHAV*（ISSN-print：1471-0153；ISSN-online：1873-7358），是一本国际同行评审的科学期刊，发表了针对成人和儿童不同群体的各种病理饮食（如肥胖、暴饮暴食、饮食失调）的病因、预防及治疗的人类学研究成果，也欢迎与促进健康饮食和体重管理模式相关的研究投稿。

出版国家或地区：荷兰（Netherlands）

主办单位：不详

出版商：Elsevier

出版周期：每年4期

主编：Suzanne E. Mazzeo；Virginia Commonwealth University, Department of Psychology, Richmond, Virginia, the United States；E-mail：semazzeo@vcu.edu

年发文量：共101篇

收录的数据库：CABI, CSA, EMBASE, PsycINFO, PubMed, MEDLINE, Scopus

官方网址：https://www.sciencedirect.com/journal/eating-behaviors

2 影响力

JCR分区：Psychiatry-SSCI（Q3：84/143）；Psychology, Clinical-SSCI（Q3：78/131）

JCI分区：Psychiatry-SSCI（Q2：120/258）；Psychology, Clinical-SSCI（Q2：89/178）

中国科学院分区：大类-医学（3区）；小类-精神病学（3区），小类-心理学-临床（3区）

CiteScore指标：3.4

CiteScore排名：224/529

SJR 2021：0.692

SNIP 2021：1.058

自引率：6.8%

h-index：76

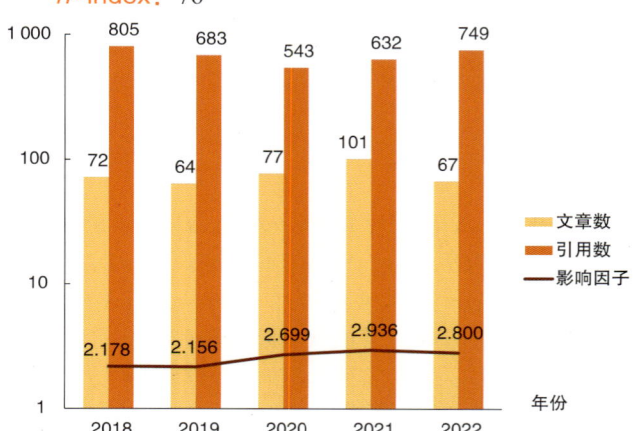

图1-146 *Eating Behaviors*历年文章数、引用数和影响因子走势图

3 投稿指南

稿件收录偏好：鼓励两种类型的稿件：（1）描述性研究，建立饮食行为与社会、认知、环境、态度、情绪或生化因素之间的功能关系；（2）评估预防或治疗方案有效性的临床结果研究。该期刊的重点是实证研究。也就是说，合理的实验设计结合有效、可靠的评估及评价程序是稿件收录的必要条件。

接收率：不详

审稿周期：审稿时间约20.4周，接收到发表约5天

出版模式：混合出版模式（开放获取：3 220美元/篇）

来稿类型：

[1] 原创性研究：全文≈3 500字，摘要≈250字

[2] 简短交流：全文≤2 000字，摘要≈250字，插图和/或表格≤2个
[3] 社论：只接受约稿，全文≈1 000字
[4] 学术评论：全文≈800字
[5] 案例报道或案例系列：全文≈2 500字
[6] 系统综述：全文≈4 000字
[7] 小综述：全文≈2 500字

参考文献：文中引用格式"(Zheng et al., 2018)"，文献样式"Zheng, W., Li, X.H., Yang, X.H., Cai, D.B., Ungvari, G.S., Ng, C.H., ... Xiang, Y.T.(2018). Adjunctive memantine for schizophrenia: a meta-analysis of randomized, double-blind, placebo-controlled trials. *Psychol Med, 48*(1), 72-81. https://doi.org/10.1017/S0033291717001271"

L' Encéphale-Revue De Psychiatrie Clinique Biologique Et Therapeutique

1 简介

L' Encéphale-Revue De Psychiatrie Clinique Biologique Et Therapeutique，简称*ENCEPHALE*（ISSN-print：0013-7006；ISSN-online：2589-4935），有严格的文章评估流程，收录国际知名作家和研究人员的作品。该期刊有良好的声誉，旨在提供最先进的研究和最新的政策，并激发临床医生、研究者对精神病学、心理健康、行为科学和神经科学方面疾病的讨论。现在该期刊已成为国际精神病学期刊。

出版国家或地区：法国（France）
出版商：L' Encéphal
主办单位：不详
出版周期：每年6期
主编：Raphaël Gaillard, MD, PhD; Sainte Anne's Hospital, Paris, France; E-mail: raphael.gaillard@normalesup.org
Marc Masson, MD; Sainte Anne's Hospital, Paris, France; E-mail: marc.masson@clinique-garches.com
年发文量：共170篇
收录的数据库：Excellence in Research for Australia, MEDLINE, PsycINFO, Scopus, Web of Science: Science Citation Index Expanded
官方网址：https://www.sciencedirect.com/journal/lencephale

2 影响力

JCR分区：Neurosciences-SCIE（Q4：207/278）；Psychiatry-SCIE（Q3：111/155）
JCI分区：Neurosciences-SCIE（Q4：249/306）；Psychiatry-SCIE（Q3：176/258）
中国科学院分区：大类-医学（4区）；小类-神经科学（4区），小类-精神病学（4区）
CiteScore指标：3.2
CiteScore排名：238/529
SJR 2021：0.589
SNIP 2021：0.998
自引率：6.36%
h-index：50

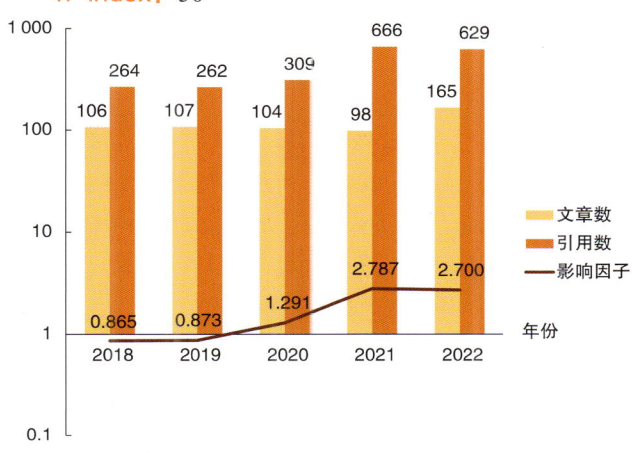

图1-147 *L' Encéphale-Revue De Psychiatrie Clinique Biologique Et Therapeutique*历年文章数、引用数和影响因子走势图

3 投稿指南

稿件收录偏好：该期刊致力于发表与心理健康相关的所有问题的最新进展，包括诊断和治疗方面进展的文章，以及临床样本和一般人群样本、行为和认知功能的生物学基础进展的文章。
接收率：29%
审稿周期：不详
出版模式：混合出版模式（开放获取：综述为5 754美元/篇，其他类型文章为2 169美元/篇）
来稿类型：
[1] 社论：正文≤1 500字，参考文献≤5篇
[2] 研究类文章：正文≤3 500字，参考文献≤50篇
[3] 综述：正文≤5 000字，参考文献≤80篇
[4] 观点/意见：正文=500～1 500字，参考文献≤20篇
[5] 评论：正文=500～1 000字，参考文献≤20篇
[6] 病例报告：正文≤750字，参考文献=5～10篇

[7] 给编辑的信：正文≤500字，参考文献≤5篇

参考文献：遵循Vancouver风格；文中引用格式"[1]"，文献样式"[1] Zheng W, Li XH, Yang XH, et al. Adjunctive memantine for schizophrenia: a meta-analysis of randomized, double-blind, placebo-controlled trials. PsycholMed 2018; 48(1): 72-81.https: //doi.org/10.1017/s0033291717001271."

Epilepsy & Behavior

1 简介

Epilepsy & Behavior，简称EPILEPSY BEHAV（ISSN-print：1525-5050；ISSN-online：1525-5069），是一本专门致力于快速传播关于癫痫的行为方面的最新信息的国际期刊。

出版国家或地区：美国（the United States）

主办单位：不详

出版商：Elsevier

出版周期：每年12期

主编：Marco Mula，MD，PhD，FRCP，FEAN；St George's University Hospital and St George's University of London，London，the United Kingdom；E-mail：marco.mula@stge orges.nhs.uk

年发文量：共776篇

收录的数据库：Excellence in Research for Australia，MEDLINE，PsycINFO，Scopus，Web of Science

官方网址：http://www.journals.elsevier.com/epilepsy-and-behavior

2 影响力

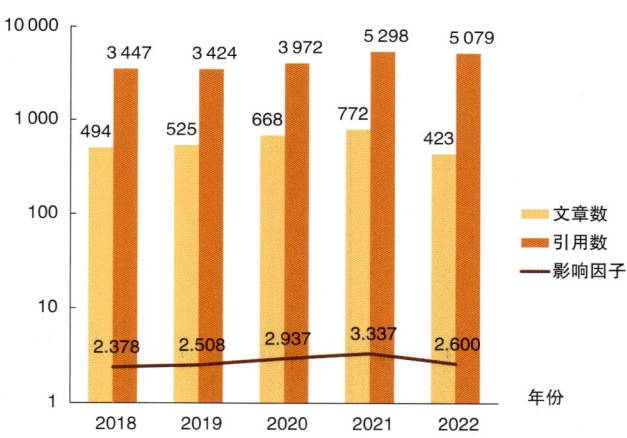

图1-148 *Epilepsy & Behavior*历年文章数、引用数和影响因子走势图

JCR分区：Behavioral Sciences-SCIE（Q2：24/53）；Clinical Neurology-SCIE（Q3：116/212）；Psychiatry-SCIE（Q3：96/155）

JCI分区：Behavioral Sciences-SCIE（Q3：31/55）；Clinical Neurology-SCIE（Q2：113/267）；Psychiatry-SCIE（Q2：104/258）

中国科学院分区：大类-医学（3区）；小类-精神病学（3区），小类-行为科学（3区），小类-临床神经病学（3区）

CiteScore指标：4.5

CiteScore排名：137/359

SJR 2021：0.876

SNIP 2021：1.206

自引率：21.13%

h-index：110

3 投稿指南

稿件收录偏好：主要发表实验室和临床研究的原始同行评审文章，内容包括临床神经病学、神经外科学、神经精神病学、神经心理学、神经生理学、神经药理学和神经影像学的各个领域。

接收率：65%

审稿周期：审稿时间4~6.2周

出版模式：混合出版模式（开放获取：3 300美元/篇）

来稿类型：

[1] 原创性研究：字数不限

[2] 综述：字数不限

[3] 社论：只接受特邀

[4] 简报：字数不限

[5] 信件：只接受对该期刊上发表的论文进行评论的信件

[6] 书评：字数不限

[7] 活动日历：字数不限

参考文献：遵循AMA风格；文中引用格式"[1]"，文献样式"[1] Zheng W, Li XH, Yang XH, Cai DB, Ungvari GS, Ng CH, et al. Adjunctive memantine for schizophrenia: a meta-analysis of randomized, double-blind, placebo-controlled trials. Psychol Med 2018; 48(1): 72-81."

The European Journal of Psychiatry

1 简介

The European Journal of Psychiatry，简称EUR J PSYCHIAT（ISSN-print：0213-6163；ISSN-online：2340-4469），创刊于1986年，2017年开始新的发展阶段，致力于介绍与生物、心理和社会科学相关的精神病学和心理健康问题的新发展。

出版国家或地区：西班牙（Spain）
主办单位：不详
出版商：Elsevier Espana
出版周期：每年4期
主编：Guillermo Lahera；Universidad de Alcalá，Faculty of Medicine and health Sciences，Príncipe de Asturias University Hospital，CIBERSAM，Madrid，Spain；E-mail：不详
年发文量：共41篇
收录的数据库：BCI，DOAJ，Excellence in Research for Australia，PsycINFO，Scopus，Web of Science
官方网址：http://www.sciencedirect.com/science/journal/02136163

2 影响力

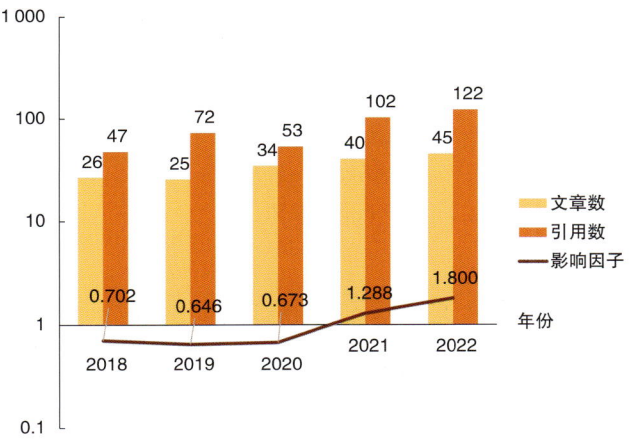

图1-149　The European Journal of Psychiatry历年文章数、引用数和影响因子走势图

JCR分区：Psychiatry-SSCI（Q4：126/143）
JCI分区：Psychiatry-SSCI（Q4：213/258）
中国科学院分区：大类-医学（4区）；小类-精神病学（4区）
CiteScore指标：1.4
CiteScore排名：348/529
SJR 2021：0.38
SNIP 2021：0.544
自引率：2.83%
h-index：27

3 投稿指南

稿件收录偏好：该期刊致力于介绍与生物、心理和社会科学相关的精神病学和心理健康问题的新发展。它的内容包括基础研究和临床实验室技术在精神病学中的应用，并强调与个性化药物相关的临床问题，包括预防和早期干预。

接收率：不详
审稿周期：审稿平均时间6.1周
出版模式：开放获取模式（原创性研究1 740欧元/篇，简短报告570欧元/篇）
来稿类型：

[1] 原创性研究：正文≤3 500字（不包括参考文献、表格和图例）

[2] 简短报告：正文≤1 500字（不包括参考文献、表格和图例）

[3] 社论：正文≤1 500字，插图和/或表格≤1个，重要参考文献≤10个

[4] 综述类型文章：与常规论文相同，但正文字数和参考文献数量在适当情况下可以超过常规论文标准

[5] 给编辑的信：正文≤700字，推荐信≤5篇

参考文献：遵循AMA风格；文中引用格式"[1]"，文献样式"1.Zheng W, Li XH, Yang XH, Cai DB, Ungvari GS, Wang SB, et al. Adjunctive memantine for schizophrenia: a meta-analysis of randomized, double-blind, placebo-controlled trials. Psychol Med. 2018; 48(1): 72-81. https://doi.org/10.1017/S0033291717001271."

European Journal of Trauma & Dissociation

1 简介

European Journal of Trauma & Dissociation，简称EUR J TRAUMA DISSOC（ISSN-online：2468-7499），是欧洲创伤与解离研究学会（European Society for Trauma and Dissociation）和法语创伤和解离医学会（French language Association of Trauma and Dissociation）的官方期刊。该期刊致力于发表关于分

离、分离性障碍、创伤后应激障碍、复杂创伤后应激障碍、心理创伤和依恋障碍的科学和临床文献，以促进研究人员、临床医生和其他专业人员之间的交流。该期刊接收关于儿童和成人心理创伤与分离的理论、临床治疗和研究的稿件；同时欢迎来自人类学、跨文化、历史、神经生物学、药理学、生理学、心理学、心理测量学、心理治疗学和社会观点的投稿，包括案例研究。

出版国家或地区：法国（France）

主办单位：欧洲创伤与解离研究学会和法语创伤和解离医学会

出版商：Elsevier Mason

出版周期：每年4期

主编：Cyril Tarquinio，PhD；Université de Lorraine-Site de Metz，Metz，France；E-mail：ejtd.contact@gmail.com

年发文量：共37篇

收录的数据库：ESCI，PsycINFO，Scopus

官方网址：http://www.sciencedirect.com/journal/european-journal-of-trauma-and-dissociation

JCI分区：Psychiatry-ESCI（Q3：183/264）；Psychology-ESCI（Q3：127/180）

JCK分区：不详

中国科学院分区：不详

CiteScore指标：0.7

CiteScore排名：446/529

SJR 2021：0.0

SNIP 2021：0.0

自引率：19.53%

h-index：2

3 投稿指南

稿件收录偏好：该期刊致力于发表关于分离、分离性障碍、创伤后应激障碍、复杂创伤后应激障碍、心理创伤和依恋障碍的科学和临床文章，内容包括英语或法语的研究论文、综述、意见论文、短篇报道、技术报告、通讯、讨论、病例报告。

接收率：不详

审稿周期：不详

出版模式：混合出版模式（开放获取：综述200欧元/篇，其他1 500欧元/篇）

来稿类型：原创性研究、综述、短篇报道、技术报告、通讯、观点、病例报告、讨论

参考文献：遵循APA风格；文中引用格式"(Zheng et al., 2018)"，文献样式"Zheng, W., Li, X.H., Yang, X.H., Cai, D.B., Ungvari, G.S., Ng, C.H., Wang, S.B., Wang, Y.Y., Ning, Y.P., & Xiang Y.T. (2018). Adjunctive memantine for schizophrenia: a meta-analysis of randomized, double-blind, placebo-controlled trials. *Psychological Medicine*, 48(1), 72-81.https://doi.org/10.1017/S0033291717001271"

2 影响力

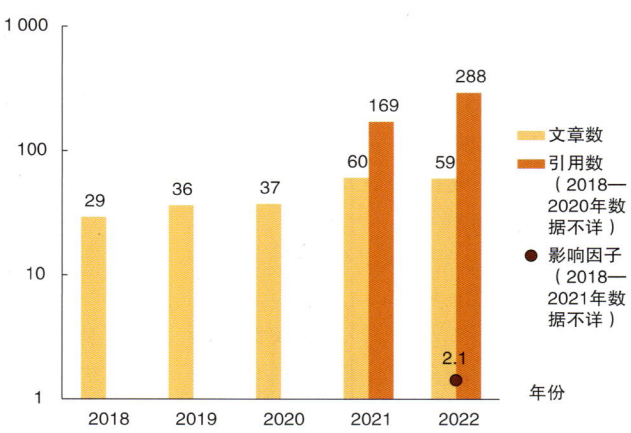

图1-150 *European Journal of Trauma & Dissociation*历年文章数、引用数和影响因子走势图

Experimental and Clinical Psychopharmacology

1 简介

Experimental and Clinical Psychopharmacology，简称*EXP CLIN PSYCHOPHARM*（ISSN-print：1064-1297；ISSN-online：1936-2293），是一本发表广义的精神药理学和/或药物滥用方面的转化和跨学科研究进展的期刊，内容包括行为科学、生物化学、脑成像、遗传学、医学、神经内分泌学、神经科学和药理学。该期刊的目标是为高质量、创新性的临床前研究和临床研究提供一个论坛，促进人们对中枢作用药物的行为和生物学决定因素的理解。

出版国家或地区：美国（the United States）

主办单位：美国心理学协会（American Psychological Association）

出版商：美国心理学协会

出版周期：每年6期

主编：William W. Stoops，PhD；University of Kentucky College of Medicine，USA；E-mail：

william.stoops@uky.edu

年发文量：共106篇

收录的数据库：BCI，EBSCO：CINAHL，Excellence in Research for Australia，MEDLINE，PsycINFO，Scopus，Web of Science

官方网址：http://www.apa.org/pubs/journals/pha/index.aspx

2 影响力

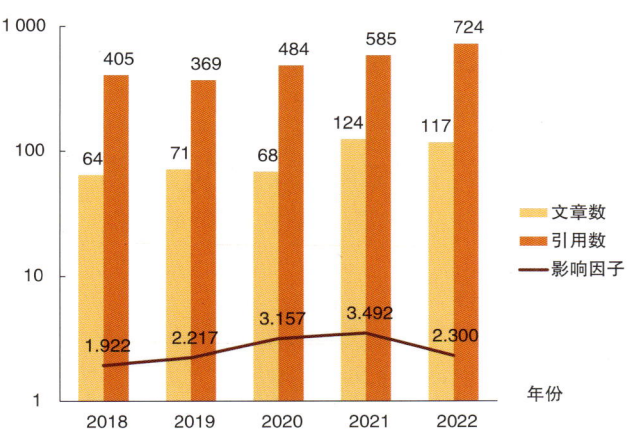

图1-151 *Experimental and Clinical Psychopharmacology* 历年文章数、引用数和影响因子走势图

JCR分区：Psychiatry-SCIE（Q3：90/155）；Psychology，Clinical-SSCI（Q2：58/131）；Pharmacology and Pharmacy-SCIE（Q3：147/279）；Pharmacology，Biological-SSCI（Q2：5/14）

JCI分区：Psychiatry-SCIE（Q2：92/258）；Psychology，Clinical-SSCI（Q2：73/178）；Pharmacology and Pharmacy-SCIE（Q2：121/361）；Pharmacology，Biological-SSCI（Q2：7/17）

中国科学院分区：大类-医学（3区）；小类-精神病学（3区），小类-药学（3区），小类-心理学-生物（3区），小类-心理学-临床（3区）

CiteScore指标：4.7
CiteScore排名：155/529
SJR 2021：0.856
SNIP 2021：0.959
自引率：7.85%
h-index：95

3 投稿指南

稿件收录偏好：该期刊特别鼓励发表与精神药理学和/或药物滥用有关的严格的临床前研究和临床研究成果，以及新的干预措施的临床对照试验成果。

接收率：不详
审稿周期：6～12周
出版模式：订阅出版模式
来稿类型：

[1] 原创性研究：正文字数不限，通常应在4 000～8 000字，不包括参考文献

[2] 副本：正文字数不限，通常应在4 000～8 000字，不包括参考文献

[3] 简报：正文≤3 000字（不包括参考文献），插图和/或表格≤2个

[4] 病例报告：正文≤2 000字（包括参考文献），插图和/或表格≤1个

[5] 文献综述：字数不限

[6] 简评：正文≤5 000字（包括参考文献）

参考文献：文中引用格式"(Zheng et al., 2018)"，文献样式"Zheng, W., Li, X.H., Yang, X.H., Cai, D.B., Ungvari, G.S., Ng, C.H, Wang, S.B. Ning, Y.B. & Xiang, Y.T. (2018).Adjunctive memantine for schizophrenia: a meta-analysis of randomized, double-blind, placebo-controlled trials. *Psychol Med, 48*(1), 72-81. https://doi.org/10.1017/S0033291717001271."

Human Psychopharmacology-Clinical and Experimental

1 简介

Human Psychopharmacology-Clinical and Experimental，简称HUM PSYCHOPHARM CLIN（ISSN-print：0885-6222；ISSN-online：1099-1077），为新的和已建立的精神药物的临床和实验研究的评估提供了一个论坛。同时，该期刊在临床、社会和心理方面对其他中枢活性药物（包括草药产品）进行的实验研究，以及关于药物滥用和药物依赖的临床/科学论文发表审议。该期刊主要发表临床研究的结果，也欢迎与人类精神药理学相关的动物研究结果投稿。

出版国家或地区：英国（the United Kingdom）
主办单位：不详
出版商：John Wiley & Sons
出版周期：每年6期
主编：David Baldwin，MD；Southampton, the United Kingdom；E-mail：d.s.baldwin@soton.ac.uk
年发文量：共47篇
收录的数据库：BCI，CAB Abstracts，EMBASE，Excellence in Research for Australia，FSTA，MEDLINE，Psyc INFO，Scopus，Web of Science

官方网址：http://onlinelibrary.wiley.com/journal/10991077

2 影响力

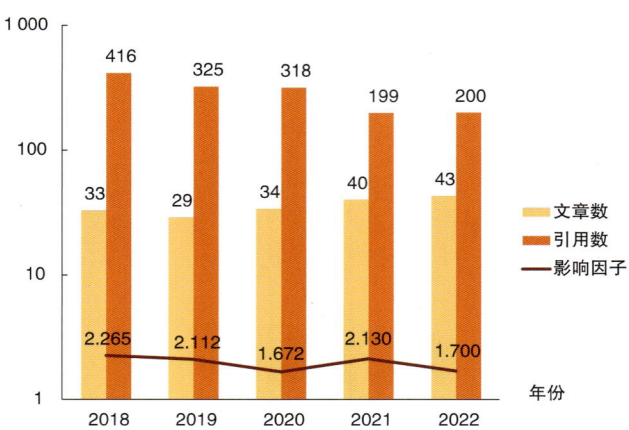

图1-152　*Human Psychopharmacology-Clinical and Experimental* 历年文章数、引用数和影响因子走势图

JCR分区：Psychiatry-SCIE（Q4：127/155）；Clinical Neurology-SCIE（Q4：171/212）；Pharmacology & Pharmacy-SCIE（Q4：225/279）；Psychology-SCIE（Q3：57/80）

JCI分区：Psychiatry-SCIE（Q3：179/258）；Clinical Neurology-SCIE（Q4：201/267）；Pharmacology & Pharmacy-SCIE（Q3：255/361）；Psychology-SCIE（Q4：69/90）

中国科学院分区：大类-医学（4区）；小类-精神病学（4区），小类-心理学（4区），小类-临床神经病学（4区），小类-药学（4区）

CiteScore指标：2.8
CiteScore排名：266/529
SJR 2021：0.448
SNIP 2021：0.854
自引率：3.48%
h-index：80

3 投稿指南

稿件收录偏好：该期刊主要发表与人类实验研究和临床医学相关的精神药理学的所有方面的研究成果，不接收病例报道。

接收率：约43%
审稿周期：审稿平均时间6～12周
出版模式：开放获取模式（3 660美元/篇）
来稿类型：
[1] 原创性研究
[2] 综述
[3] 简短报告：正文≤1 500字

参考文献：遵循APA风格；文中引用格式"(Zheng et al., 2018)"，文献样式"Zheng, W., Li, X. H., Yang, X. H., Cai, D. B., Ungvari, G. S., Ng, C. H., Wang, S. B., Wang, Y. Y., Ning, Y. P., & Xiang, Y. T.(2018). Adjunctive memantine for schizophrenia: a meta-analysis of randomized, double-blind, placebo-controlled trials. *Psychological Medicine* 48(1), 72-81. https://doi.org/10.1017/S0033291717001271"

International Clinical Psychopharmacology

1 简介

International Clinical Psychopharmacology，简称 INT CLIN PSYCHOPHARM（ISSN-print：0268-1315；ISSN-online：1473-5857），在精神药理学领域的研究和临床实践出版物中保持着较高的地位。该期刊致力于发表经过同行评审的论文，增加人们对精神药理学的理解。

出版国家或地区：美国（the United States）
主办单位：不详
出版商：Wolters Kluwer Health
出版周期：每年6期
主编：Alessandro Serretti, MD；Department of Biomedical and Neuromotor Sciences，University of Bologna，Bologna，Italy；E-mail：alessandro.serretti@unibo.it
年发文量：共38篇

收录的数据库：BCI，EMBASE，Excellence in Research for Australia，MEDLINE，PsycINFO，Scopus，Web of Science: Science Citation Index Expanded

官方网址：http://journals.lww.com/intclinpsychopharm/pages/default.aspx

2 影响力

JCR分区：Psychiatry-SCIE（Q4：132/155）；Pharmacology & Pharmacy-SCIE（Q4：232/279）

JCI分区：Psychiatry-SCIE（Q3：181/258）；Pharmacology & Pharmacy-SCIE（Q3：261/361）

中国科学院分区：大类-医学（4区）；小类-精神病学（4区），小类-药学（4区）

CiteScore指标：3.7
CiteScore排名：216/529
SJR 2021：0.521

SNIP 2021：0.732
自引率：1.88%
h-index：93

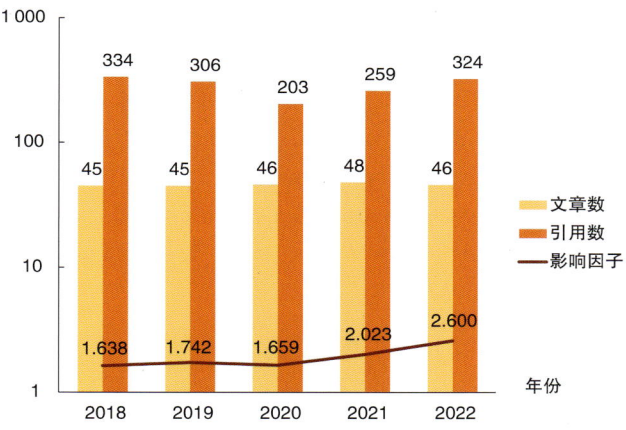

图1-153 *International Clinical Psychopharmacology*
历年文章数、引用数和影响因子走势图

药物研究的结果，以及Ⅱ期和Ⅳ期精神药物的临床对照试验的结果。该期刊关注精神药物的副作用和流行病学，精神药物的社会学，内容包括依从性及对这些化合物的安全性和不良反应的研究。

接收率：约60%
审稿周期：初审平均时间6周，审稿平均时间7周
出版模式：开放获取模式（3 700美元/篇）
来稿类型：

[1] 原创性研究：正文≤3 500字，插图和/或表格≤5个
[2] 病例报告

参考文献：遵循Harvard风格；文中引用格式"(Zheng *et al.*, 2018)"，文献样式"Zheng W, Li X H, Yang X H, Cai D B, Ungvari, G S, Ng C H, *et al.* (2018) Adjunctive memantine for schizophrenia: a meta-analysis of randomized, double-blind, placebo-controlled trials. *Psychol Med* **48**: 72-81."

3 投稿指南

稿件收录偏好：该期刊发表早期Ⅰ期和Ⅱ期精神

International Journal of Clinical and Experimental Hypnosis

1 简介

International Journal of Clinical and Experimental Hypnosis，简称*INT J CLIN EXP HYP*（ISSN-print：0020-7144；ISSN-online：1744-5183），是国际领先的跨学科期刊，发表有关临床和实验催眠的科学研究论文，包括实证研究文章，评估催眠干预疗效的临床试验，催眠的神经生理学研究、催眠机制、催眠性、基于研究的系统评价，荟萃分析和研究知情理论论文。此外，该期刊的内容还包括可行性和试点研究、临床论文、精心设计的多个和单个案例研究，以及重要的历史和文化材料。

出版国家或地区：英国（the United Kingdom）
主办单位：不详
出版商：Taylor & Francis Group
出版周期：每年4期
主编：Gary Elkins，PhD；Baylor University，the United States；E-mail：gary_elkins@baylor.edu
年发文量：共29篇
收录的数据库：EBSCO: CINAHL，Excellence in Research for Australia，MEDLINE，PsycINFO，Scopus，Web of Science
官方网址：https://www.tandfonline.com/journals/nhyp20

2 影响力

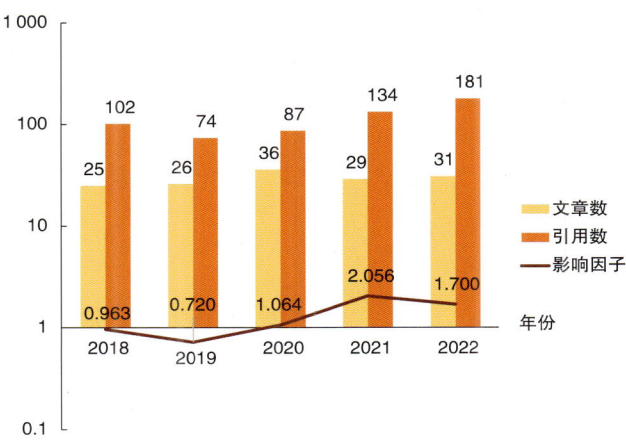

图1-154 *International Journal of Clinical and Experimental Hypnosis*
历年文章数、引用数和影响因子走势图

JCR分区：Psychiatry-SSCI（Q4：112/143）；Psychology，Clinical-SSCI（Q3：98/131）
JCI分区：Psychiatry-SSCI（Q3：179/258）；Psychology，Clinical-SSCI（Q3：123/178）
中国科学院分区：大类-心理学（4区）；小类-精神病学（4区），小类-心理学-临床（4区）
CiteScore指标：2.4
CiteScore排名：131/292
SJR 2021：0.441

SNIP 2021：0.929
自引率：10.42%
h-index：48

3 投稿指南

稿件收录偏好：该期刊发表涉及心理学、心理治疗、精神病学、医学和牙科专业、健康、护理等相关领域的催眠和催眠治疗的原创性研究和临床论文，以及将催眠与正念和冥想练习等相关现象联系起来的研究。

接收率：41%

审稿周期：审稿平均时间52天
出版模式：开放获取模式（3 085美元/篇）
来稿类型：研究性文章
参考文献：遵循TF-Standard APA风格；文中引用格式"(Zheng et al., 2018)"，文献样式"Zheng, W., Li, X. H., Yang, X. H., Cai, D. B., Ungvari, G. S., Ng, C. H., Wang, S. B., Wang, Y. Y., Ning, Y. P., & Xiang, Y. T.(2018). Adjunctive memantine for schizophrenia: a meta-analysis of randomized, double-blind, placebo-controlled trials. *Psychol Med, 48*(1), 72-81. https://doi.org/10.1017/s0033291717001271"

International Journal of Cognitive Therapy

1 简介

International Journal of Cognitive Therapy，简称*INT J COGN THER*（ISSN-print：1937-1209；ISSN-online：1937-1217），是国际认知心理治疗协会（International Association for Cognitive Psychotherapy）的官方期刊。该期刊致力于推进认知疗法的所有科学和临床方面的研究，包括对心理障碍的认知因素和脆弱性、治疗结果的中介过程、认知评估和治疗、对特定临床问题和特定人群的专家观点，以及将研究转化为实践的关键问题。该期刊还专门介绍抑郁症治疗变化的认知机制、自杀研究的最新进展、风险和复原力的调节因素，以及认知行为治疗（Cognitive-behavioral Therapy）和药物的联合治疗。

出版国家或地区：美国（the United States）
主办单位：不详
出版商：Springer
出版周期：每年4期
主编：Edward A. Selby, PhD；Rutgers University, Piscataway, New Jersey, the United States；E-mail：不详
年发文量：共47篇
收录的数据库：BFIList, Baidu, CLOCKSS, CNKI, CNPIEC, Current Contents: Social & Behavioral Sciences, Dimensions, EBSCO: Academic Search Premier, EBSCO: CINAHL, EBSCO Discovery Service, Google Scholar, JST, Journal Citation Reports, Social Sciences Edition, Naver, Norwegian Register for Scientific Journals and Series, OCLC: WorldCat Discovery, Portico, ASSIA, ProQuest: ExLibris Primo Central, ProQuest: ExLibris Summon, PsycINFO, PSYNDEX, SCImago, Scopus, Social Science Citation Index, TD Net Discovery Service, UGC-CARE List, Wanfang
官方网址：https://www.springer.com/41811

2 影响力

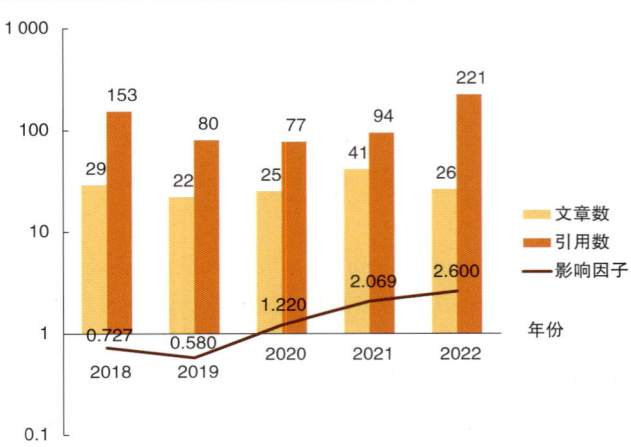

图1-155 *International Journal of Cognitive Therapy*历年文章数、引用数和影响因子走势图

JCR分区：Psychiatry-SSCI（Q4：111/143）；Psychology, Clinical-SSCI（Q3：97/131）
JCI分区：Psychiatry-SSCI（Q3：184/258）；Psychology, Clinical-SSCI（Q3：127/178）
中国科学院分区：大类-医学（4区）；小类-精神病学（4区），小类-心理学-临床（4区）
CiteScore指标：2
CiteScore排名：109/150
SJR 2021：0.493
SNIP 2021：0.818
自引率：8.93%
h-index：33

3 投稿指南

稿件收录偏好：该期刊主要发表科学和临床方面

的与认知行为疗法相关的论文，内容包括实证研究、结果试验、理论文章、文献综述、荟萃分析，以及新的治疗方法或新的临床案例研究的报告。

接收率：不详

审稿周期：审稿平均时间72天

出版模式：开放获取模式（3 090美元/篇）

来稿类型：原创性研究、病例研究、简短报告、系统综述、特别专题

参考文献：遵循AFA风格；文中引用格式"(Zheng et al., 2018)"，文献样式"Zheng, W., Li, X. H., Yang, X. H., Cai, D. B., Ungvari, G. S., Ng, C. H., Wang, S. B., Wang, Y. Y., Ning, Y. P., & Xiang, Y. T.(2018). Adjunctive memantine for schizophrenia: a meta-analysis of randomized, double-blind, placebo-controlled trials. *Psychological Medicine, 48*(1), 72-81. https://doi.org/10.1017/S0033291717001271."

International Journal of Forensic Mental Health

1 简介

International Journal of Forensic Mental Health，简称*INT J FORENSIC MENT*（ISSN-print：1499-9013；ISSN-online：1932-9903），是一本国际同行评审期刊，发表高质量的原创性研究成果，旨在向法医精神卫生专业人员的研究和发展提供一个国际论坛。法医群体包括参与刑事司法系统的成年人和青年，特别是精神障碍罪犯和性犯罪者。该期刊重点关注的是法律问题，如刑事责任、风险评估、家庭暴力等。

出版国家或地区：英国（the United Kingdom）

主办单位：不详

出版商：Routledge（Taylor & Francis Group）

出版周期：每年4期

主编：Michael Daffern, MD；Centre for Forensic Behavioural Science, Swinburne University of Technology, and Victorian Institute of Forensic Mental Health（Forensicare），Australia；E-mail：mdaffern@swin.edu.au

年发文量：共44篇

收录的数据库：Excellence in Research for Australia，ProQuest Earth Sciences，PsycINFO，Scopus

官方网址：https://www.tandfonline.com/loi/ufmh20

2 影响力

JCR分区：Psychiatry-SSCI（Q4：133/143）；Criminology & Penology-SSCI（Q4：64/69）

JCI分区：Psychiatry-SSCI（Q3：191/258）；Criminology & Penology-SSCI（Q4：94/111）

中国科学院分区：大类-医学（4区）；小类-精神病学（4区），小类-犯罪学与刑罚学（4区）

CiteScore指标：1.8

CiteScore排名：315/529

SJR 2021：0.348

SNIP 2021：0.827

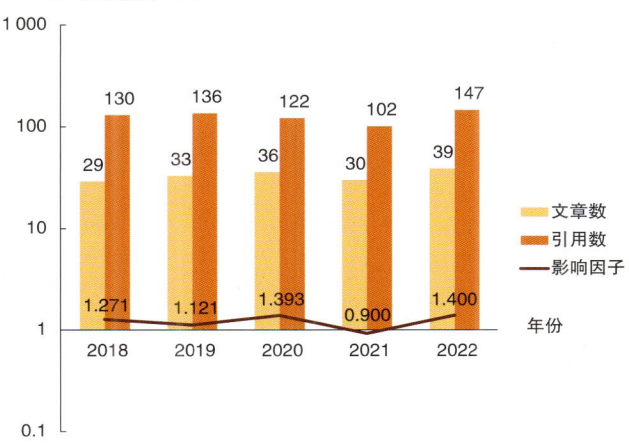

图1-156　*International Journal of Forensic Mental Health*历年文章数、引用数和影响因子走势图

3 投稿指南

稿件收录偏好：该期刊致力于发表比较不同国家与精神病学相关的法律和/或实践的研究文章。

接收率：不详

审稿周期：不详

出版模式：开放获取模式（3 175美元/篇）

来稿类型：

[1] 论文：全文（包括摘要、图表、参考文献）≤8 000字，摘要≤250字，关键词=3~5个

[2] 综述：全文（包括摘要、图表、参考文献）≤8 000字，摘要≤250字，关键词=3~5个

参考文献：遵循APA风格；文献样式"(Zheng et al., 2018)"，文献样式"Zheng, W., Li, X. H., Yang, X. H., Cai, D. B., Ungvari, G. S., Ng, C. H., Wang, S.B., Wang, Y.Y., Ning, Y.D., & Xiang, Y. T.(2018). Adjunctive memantine for schizophrenia: a meta-analysis of randomized, double-blind, placebo-controlled trials. *Psychol Med, 48*(1), 72-81. https://doi.org/10.1017/S0033291717001271."

International Journal of Law and Psychiatry

1 简介

International Journal of Law and Psychiatry，简称*INT J LAW PSYCHIAT*（ISSN-print：0160-2527；ISSN-online：1873-6386），是一本旨在为关注法律与精神病学方面的专业人士提供一个多学科论坛，以便交流思想和信息的期刊。

越来越多的人意识到需要探索法律和精神病学系统的基本目标，以及它们相互作用的社会影响的重要性。该期刊寻求通过不同的方法来加强对该领域的理解，以及与其他领域的合作，不仅是法律和精神病学，还有社会科学及其相关学科。编辑和出版商希望鼓励来自不同国家的专家进行对话，不同国家的法律文化为现有的理论和实践提供了有趣和具有挑战性的替代方案。

出版国家或地区：英国（the United Kingdom）
主办单位：不详
出版商：Elsevier
出版周期：每年6期
主编：Brendan Kelly, MD, PhD；Trinity College Dublin, Faculty of Health Sciences, Dublin, Ireland；E-mail：brendan.kelly@tcd.ie
年发文量：共54篇
收录的数据库：EBSCO: CINAHL, Excellence in Research for Australia, IBSS, MEDLINE, PsycINFO, Scopus, Web of Science：Science Ctation Index Expanded
官方网址：https://www.sciencedirect.com/journal/international-journal-of-law-and-psychiatry

2 影响力

JCR分区：Psychiatry-SSCI（Q3：100/143）；Law-SSCI（Q1：27/155）
JCI分区：Psychiatry-SSCI（Q1：23/258）；Law-SSCI（Q1：50/417）
中国科学院分区：大类-医学（3区）；小类-精神病学（4区），小类-法学（3区）

CiteScore指标：3.5
CiteScore排名：222/529
SJR 2021：0.763
SNIP 2021：1.237
自引率：6.64%
h-index：69

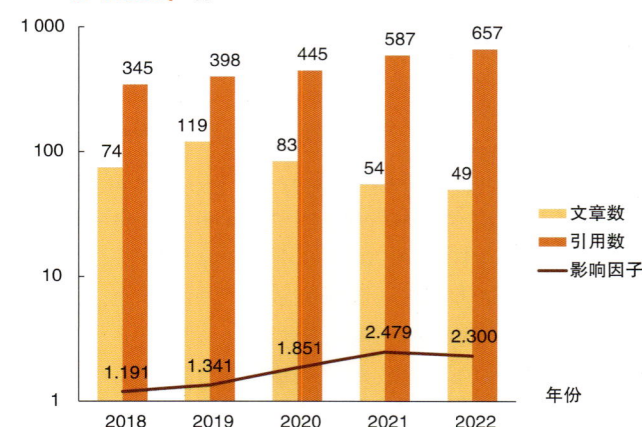

图1-157 *International Journal of Law and Psychiatry* 历年文章数、引用数和影响因子走势图

3 投稿指南

稿件收录偏好：该期刊优先考虑面向比较类或国际视角的文章，发表关于当代问题的重要概念性投稿，并迅速传播重要且相关的研究成果。
接收率：不详
审稿周期：初审平均时间3.1周，审稿平均时间5.7周
出版模式：开放获取模式（3 540美元/篇）
来稿类型：不详
参考文献：遵循APA风格（7th）；文中引用格式"(Zheng et al., 2018)"，文献样式"Zheng, W., Li, X. H., Yang, X. H., Cai, D. B., Ungvari, G. S., Ng, C. H., ... Xiang, Y. T.(2018). Adjunctive memantine for schizophrenia: a meta-analysis of randomized, double-blind, placebo-controlled trials. *Psychological Medicine*, 48(1), 72-81. https://doi.org/10.1017/S0033291717001271."

International Journal of Mental Health Promotion

1 简介

International Journal of Mental Health Promotion，简称*INT J MENT HEALTH PR*（ISSN-print：1462-3730；ISSN-online：2049-8543），由国际专家委员会进行同行评审，旨在传播心理健康和精神障碍预防方面新的研究成果，提高认识，促进理解，促进从事这种多样化研究活动的研究人员进行不同学科之间的合作。

出版国家或地区：美国（the United States）
主办单位：不详
出版商：Tech Science Press
出版周期：每年12期
主编：Jing Sun，MD；School of Medicine，Griffith University，Australia；E-mail：j.sun@griffith.edu.au
年发文量：共45篇
收录的数据库：PsycINFO
官方网站：https://www.techscience.com/journal/IJMHP

2 影响力

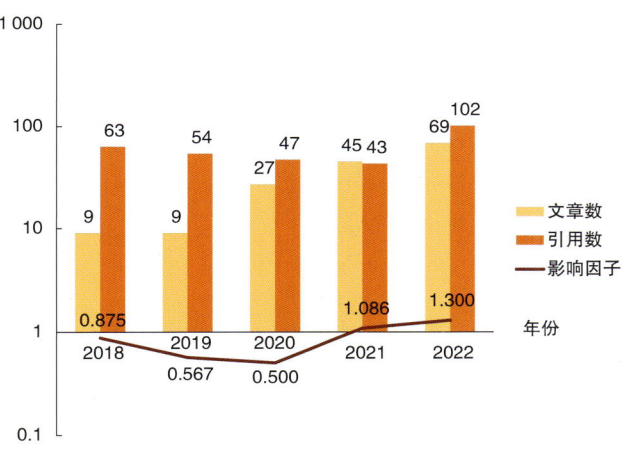

图1-158 *International Journal of Mental Health Promotion*
历年文章数、引用数和影响因子走势图

JCR分区：Psychiatry-SSCI（Q4：131/143）；Public，Environmental & Occupational Health-SSCI（Q4：175/182）
JCI分区：Psychiatry-SSCI（Q4：206/258）；Public，Environmental & Occupational Health-SSCI（Q4：335/392）
中国科学院分区：大类-医学（4区）；小类-公共卫生、环境卫生与职业卫生（4区），小类-精神病学（4区）
CiteScore指标：0.8
CiteScore排名：204/265
SJR 2021：0.215
SNIP 2021：0.294
自引率：13.64%
***h*-index**：10

3 投稿指南

稿件收录偏好：该期刊致力于发表关于心理健康问题和精神障碍（抑郁、焦虑、精神分裂症、强迫症、躯体形式障碍、睡眠障碍和孤独症）的预防、诊断和治疗的研究成果。
接收率：不详
审稿周期：不详
出版模式：开放获取模式（1 000美元/篇）
来稿类型：
[1] 原创性研究：通常要求字数限制在3 000～6 000字
[2] 综述类型文章：不详
[3] 给编辑的信：≤1页
[4] 简短的信件：≤3页
[5] 案例报告：不详
参考文献：文中引用格式为"[1]"，文献格式"1.Zheng W, Li XH, Yang XH, Cai DB, Ungvari GS, Ng CH, et al. Adjunctive memantine for schizophrenia: a meta-analysis of randomized, double-blind, placebo-controlled trials. Psychol Med. 2018; 48(1): 72-81."

International Journal of Psychiatry in Medicine

1 简介

International Journal of Psychiatry in Medicine，简称*INT J PSYCHIAT MED*（ISSN-print：0091-2174；ISSN-online：1541-3527），主题是关于生物学、心理、社会、家庭、宗教和文化因素在疾病发展和治疗中的相关性。该期刊的目的是提供一个让来自世界各地的精神病学初级保健领域的研究人员和临床医生可以相互学习的平台，以促进精神病学在初级保健医学中的发展。

出版国家或地区：美国（the United States）
主办单位：不详

出版商：SAGE
出版周期：每年6期
主编：Harold G. Koenig, MD; Duke University Medical Center, Durham, the United States; E-mail: koenig@geri.duke.edu
年发文量：共50篇
收录的数据库：CAB Abstracts, EBSCO: CINAHL, Excellence in Research for Australia, MEDLINE, PsycINFO, Scopus, Web of Science: Science Citation Index Expanded
官方网址：https://journals.sagepub.com/home/ijp

2 影响力

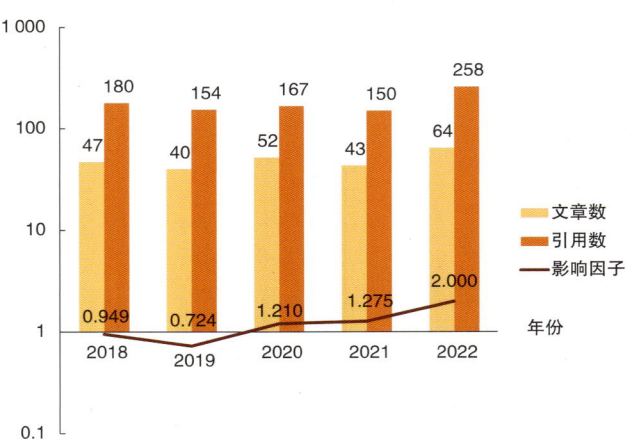

图1-159 *International Journal of Psychiatry in Medicine* 历年文章数、引用数和影响因子走势图

JCR分区：Psychiatry-SCIE（Q4：142/155）；Psychiatry-SSCI（Q4：127/143）
JCI分区：Psychiatry-SCIE（Q4：214/258）；Psychiatry-SSCI（Q4：214/258）

中国科学院分区：大类-医学（4区）；小类-精神病学（4区）
CiteScore指标：1.9
CiteScore排名：310/529
SJR 2021：0.351
SNIP 2021：0.535
自引率：3.13%
h-index：57

3 投稿指南

稿件收录偏好：该期刊致力于报道生物标志物与初级保健中精神症状和综合征的关系、临床实践中的财务和技术变化对精神病学医疗保健范围的影响、疾病对个人情感和心理状态的重要性和意义，以及有助于未来从业者为解决这些问题做好准备的医学教育研究。
接收率：不详
审稿周期：不详
出版模式：不详
来稿类型：
[1] 原创性研究：正文≤3 000字
[2] 综述性文章：正文≤3 000字
[3] 创新教育项目：正文≤3 000字
[4] 社论：正文≤3 000字
[5] 案例报告：正文≤3 000字
参考文献：遵循APA风格；文献样式"[1]"，文献样式"1.Zheng W, Li XH, Yang XH, et al. Adjunctive memantine for schizophrenia: a meta-analysis of randomized, double-blind, placebo-controlled trials. *Psychol Med*. 2018; 48(1): 72-81."

International Review of Psychiatry

1 简介

International Review of Psychiatry，简称*INT REV PSYCHIATR*（ISSN-print：0954-0261；ISSN-online：1369-1627），是该领域首屈一指的评论期刊，专门讨论与精神病学有关的各领域的最新发展。

出版国家或地区：英国（the United Kingdom）
主办单位：精神病学研究所（Institute of Psychiatry）
出版商：Taylor & Francis Group
出版周期：每年6期
主编：Dinesh Bhugra, PhD; Emeritus Professor of Mental Health and Cultural Diversity, Institute of Psychiatry, Psychology and Neuroscience, King's College London, the United Kingdom; E-mail: Dinesh.bhugra@kcl.ac.uk

Margaret Chisolm, PhD; Department of Psychiatry and Behavioral Sciences, The Johns Hopkins University School of Medicine, the United States; E-mail: mchisol1@jhmi.edu
年发文量：共72篇
收录的数据库：BIOSIS Citation Index, EBSCO: CINAHL, EMBASE, Excellence in Research for Australia, MEDLINE, PsycINFO, Scopus, Web of Science
官方网址：https://www.tandfonline.com/toc/iirp20/current

2 影响力

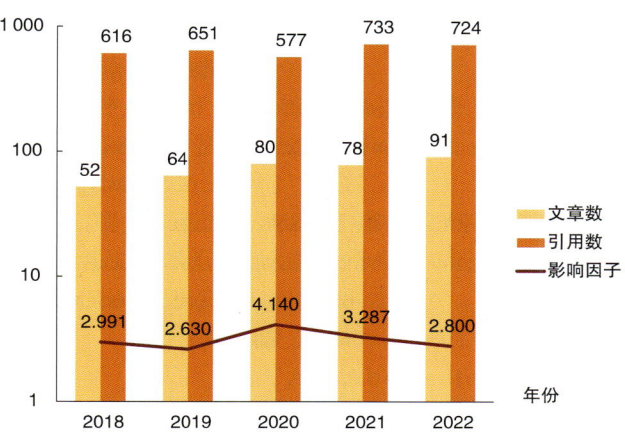

图1-160 *International Review of Psychiatry* 历年文章数、引用数和影响因子走势图

JCR分区：Psychiatry-SSCI（Q3：77/143）
JCI分区：Psychiatry-SSCI（Q3：156/258）
中国科学院分区：大类–医学（4区）；小类–精神病学（4区）
CiteScore指标：5.2
CiteScore排名：129/529
SJR 2021：1.011
SNIP 2021：1.546
自引率：1.78%
h-index：87

3 投稿指南

稿件收录偏好：该期刊出版有关精神病学及其相关领域的最新趋势的文章，包括但不限于流行病学、服务和公共卫生、精神障碍及其病因、治疗学和康复、认知和基础神经科学的临床意义、精神病学方法论、精神病学等。

接收率：约91%
审稿周期：平均时间42天
出版模式：混合出版模式（开放获取：3 710美元/篇）
来稿类型：任何形式的学术论文，并且没有严格的格式要求
参考文献：参考文献可以采用任何风格或格式，只要采用一致的学术引文格式即可

*Intervention: Journal of Mental Health and Psychosocial Support in Conflict Affected Areas**

1 简介

Intervention: Journal of Mental Health and Psychosocial Support in Conflict Affected Areas，简称INTERVENTION（ISSN-print：1571-8883；ISSN-online：1872-1001），是由荷兰国家精神创伤中心主办的一本开放获取的期刊，主要发表与冲突地区和难民工作相关的研究，并接收心理支持和人道主义紧急情况论文。

出版国家或地区：荷兰（Netherlands）
主办单位：ARQ国际（ARQ International）
出版商：Wolters Kluwer
出版周期：每年2期
主编：Rina Ghafoerkhan, MSc；Department of Clinical Psychology, Utrecht University, Heidelberglaan 1, 3584 CS Utrecht, Netherlands；E-mail：r.gha foerkhan@arq.org
年发文量：共35篇
收录的数据库：DOAJ，ESCI，Scimago Journal Ranking，Scopus，Web of Science
官方网址：https://www.interventionjournal.org/

2 影响力

JCI分区：无
JCI指数：0.22
CiteScore指标：1.4
CiteScore排名：357/529
SJR 2021：0.311
SNIP 2021：0.582
自引率：6.25%
h-index：6

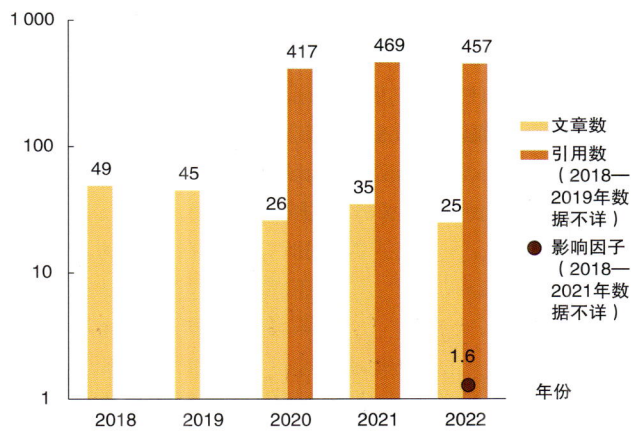

图1-161 *Intervention: Journal of Mental Health and Psychosocial Support in Conflict Affected Areas* 历年文章数、引用数和影响因子走势图

3 投稿指南

稿件收录偏好：该期刊发表与在受冲突影响地区工作的专业人员、从事难民工作的人员有关的文章，资源有限条件下慢性应激相关精神卫生和心理社会支

持的论文及人道主义紧急情况的论文。具有临床意义的文章将被优先考虑。内容主要包括基于实证研究、实践经验和文献综述的文章。

接收率：27%

审稿周期：初审时间5天，第一轮审稿平均中位时间37天

出版模式：开放获取模式（500美元/篇，信件、评论免版面费）

来稿类型：

[1] 原创性研究：正文≤5 000字，摘要≤200字，参考文献不限

[2] 现场报道：全文≤4 000字

[3] 个人反思：全文≤3 000字

[4] 读者来信：全文≤500字，参考文献≤5篇

[5] 社论、客座社论、评论、意见由编辑委员会征稿

参考文献：遵循APA风格；文中引用格式"(Zheng et al., 2018)"，文献样式"Zheng, W., Li, X.H., Yang, X.H., Cai, D.B., Ungvari, G.S., Ng, C.H., Wang, S.B., Wang, Y.Y., Ning, Y.P., &Xiang, Y.T.(2018). Adjunctive memantine for schizophrenia: a meta-analysis of randomized, double-blind, placebo-controlled trials. *Psychological medicine, 48*(1), 72-81."

Iranian Journal of Psychiatry and Behavioral Sciences*

1 简介

Iranian Journal of Psychiatry and Behavioral Sciences，简称IRAN J PSYCHIATRY BEHAV SCI（ISSN-print：1735-8639；ISSN-online：1735-9287），是一本国际同行评审季刊，旨在促进精神病学、心理学和行为科学各个领域研究人员之间的交流。

出版国家或地区：伊朗（Iran）

主办单位：马赞达兰医科大学（Mazandaran University of Medical Sciences）

出版商：Brieflands

出版周期：每年4期

主编：Mehran Zarghami，MD；Mazandaran University of Medical Sciences，Sari，Iran；E-mail：ijpbs.editor@gmail.com

年发文量：共96篇

收录的数据库：DOAJ，Scopus

官方网址：不详

2 影响力

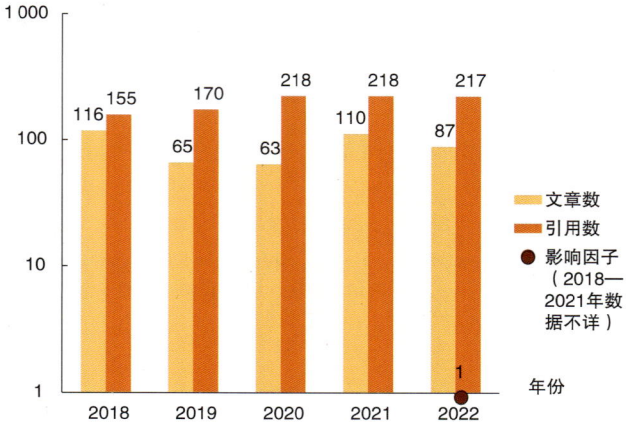

图1-162 *Iranian Journal of Psychiatry and Behavioral Sciences*历年文章数、引用数和影响因子走势图

JCR、JCI分区：暂无

JCI指数：0.16

CiteScore指标：1.4

CiteScore排名：350/529

SJR 2021：0.267

SNIP 2021：0.418

自引率：7.89%

h-index：20

3 投稿指南

稿件收录偏好：该期刊主要发表与精神病学和行为科学相关的观点和文章，包括原创性研究文章、综述和病例报告等。

接收率：33.8%

审稿周期：初审平均中位时间48天

出版模式：混合出版模式（开放获取：400欧元/篇）

来稿类型：

[1] 原创性研究：正文≤3 500字，参考文献≤55篇，插图和/或表格≤5个

[2] 综述：正文≤5 000字，参考文献≤80篇，插图和/或表格≤5个

[3] 叙述性综述：正文≤5 000字，参考文献≤100篇，插图和/或表格≤6个

[4] 研究方案：正文≤3 500字，参考文献≤25篇，插图和/或表格≤3个

[5] 病例报告：正文≤3 500字

[6] 会议报告、简报、信件、评论、快讯、讨论、摘要：正文≤1 500字，参考文献≤20篇，插图和/或表格≤2个

[7] 回复、讣告、撤稿：正文≤500字

[8] 新闻：正文≤500字，参考文献≤10篇，插图和/或表格≤1个

[9] 勘误：正文≤250字

参考文献：遵循AMA风格；文中引用格式"(1)"，文献样式"1. Zheng W, Li XH, Yang XH, Cai DB, Ungvari GS, Ng CH, et al. Adjunctive memantine for schizophrenia: a meta-analysis of randomized, double-blind, placebo-controlled trials. *Psychol Med. 2018*; *48*(1): 72-81. doi:/10.1017/S0033291717001271.［PubMed: 28528597］."

Issues in Mental Health Nursing

1 简介

Issues in Mental Health Nursing，简称*ISSUES MENT HEALTH N*（ISSN-print：0161-2840；ISSN-online：1096-4673），是一本旨在普及精神病学和心理健康护理知识的期刊。该期刊发表新颖的护理方法，以及对护理当前问题的深入分析和实证研究文章。由于临床研究是护理科学发展的主要载体，因此该期刊向各社区和机构中的所有年龄段的客户提供基于数据的护理服务文章。

出版国家或地区：英国（the United Kingdom）
主办单位：不详
出版商：Taylor & Francis Group
出版周期：每年12期
主编：Sandra P. Thomas, PhD；College of Nursing, University of Tennessee, Knoxville, Tennessee, the United States；E-mail: sthomas@utk.edu
年发文量：共153篇
收录的数据库：EBSCO: CINAHL, Excellence in Research for Australia, MEDLINE, PsycINFO, Scopus
官方网址：http://www.tandfonline.com/toc/imhn20/current

2 影响力

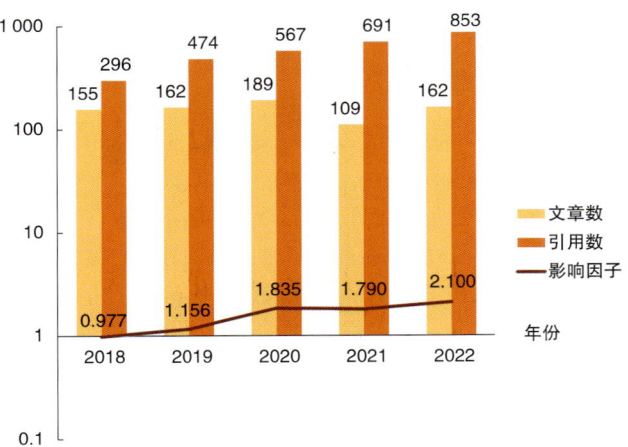

图1-163 *Issues in Mental Health Nursing*历年文章数、引用数和影响因子走势图

JCR分区：Psychiatry-SCIE（Q4：137/155）；Psychiatry-SSCI（Q4：120/143）；Nursing-SCIE（Q3：81/125）；Nursing-SSCI（Q3：79/123）
JCI分区：Psychiatry-SCIE（Q3：148/258）；Psychiatry-SSCI（Q3：148/258）；Nursing-SCIE（Q3：113/182）；Nursing-SSCI（Q3：113/182）
中国科学院分区：大类-医学（4区）；小类-精神病学（4区），小类-护理（4区）
CiteScore指标：2.2
CiteScore排名：15/39
SJR 2021：0.411
SNIP 2021：0.631
自引率：6.57%
h-index：63

3 投稿指南

稿件收录偏好：该期刊致力于发表基于数据的护理服务的文章，以及关于心理健康促进、公共政策问题和心理健康护士教育准备的理论论文和手稿。
接收率：约15%
审稿周期：初审平均时间2天，审稿平均时间33天
出版模式：开放获取模式（3 605美元/篇）
来稿类型：论文没有字数限制
参考文献：遵循TF-Standard APA风格；文中引用格式"(Zheng et al., 2018)"，文献样式"Zheng, W., Li, X. H., Yang, X. H., Cai, D. B., Ungvari, G. S., Ng, C. H., Wang, S. B., Wang, Y. Y., Ning, Y. P., & Xiang, Y. T.(2018). Adjunctive memantine for schizophrenia: a meta-analysis of randomized, double-blind, placebo-controlled trials. *Psychol Med, 48*(1), 72-81. https: //doi.org/10.1017/s0033291717001271"

Journal of Aggression, Maltreatment & Trauma

1 简介

Journal of Aggression, Maltreatment & Trauma，简称*J AGGRESS MALTREAT T*（ISSN-print：1092-6771；ISSN-online：1545-083X），是一本同行评审的国际期刊，发表高质量的原创性研究成果。该期刊发表有关侵害、虐待和创伤等主题的重要信息，以及如何防止这些行为、如何帮助受害者、如何干预等领域的最新研究。

出版国家或地区：英国（the United Kingdom）

主办单位：不详

出版商：Routledge（Taylor & Francis Group）

出版周期：每年12期

主编：Robert Geffner，MD，PhD；Institute on Violence, Abuse and Trauma, Alliant International University, San Diego, the United States；E-mail：journals@ivatcenters.org

年发文量：共121篇

收录的数据库：PILOTS Database，PsycINFO，Web of Science: Social Science Citation Index

官方网址：https://www.tandfonline.com/journals/wamt20

2 影响力

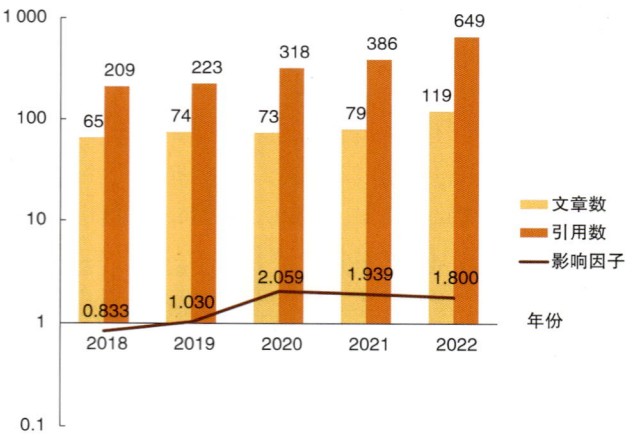

图1-164 *Journal of Aggression, Maltreatment & Trauma*历年文章数、引用数和影响因子走势图

JCR分区：Criminology & Penology–SSCI（Q3：35/69）；Family Studies–SSCI（Q3：25/48）；Psychiatry–SSCI（Q4：116/143）；Psychology, Clinical–SSCI（Q4：101/131）

JCI分区：Criminology & Penology–SSCI（Q3：60/111）；Family Studies–SSCI（Q3：33/67）；Psychiatry–SSCI（Q3：138/258）；Psychology, Clinical–SSCI（Q3：93/178）

中国科学院分区：大类–医学（4区）；小类–精神病学（4区），小类–心理学–临床（4区），小类–犯罪学与刑罚学（4区），小类–家庭研究（4区）

CiteScore指标：2.9

CiteScore排名：263/529

SJR 2021：0.585

SNIP 2021：1.134

自引率：4.17%

h-index：50

3 投稿指南

稿件收录偏好：该期刊发表以下主题的论文：虐待儿童和虐待配偶/伴侣行为，性侵犯和性骚扰，对受害者和肇事者的评估，色情和对妇女的暴力行为，工作场所或学校中的攻击性行为，暴力和犯罪行为，法医问题，人际攻击的生物学基础，防止家庭、学校、工作场所或社区中的暴力，专业人员培训计划，创新性的治疗和示范方案，遭受暴力的儿童，战争及其影响，创伤后应激障碍，心理和情感虐待，受害，攻击的创伤影响，恐怖主义的影响。

接收率：约35%

审稿周期：初审平均时间55天，从提交到第一次审稿后做出决定平均时间73天，从录用到在线发表平均时间7天。

出版模式：开放获取模式（3 085美元/篇）

来稿类型：论文：正文≤30页

参考文献：遵循TF-Standard APA风格；文中引用格式"(Zheng et al., 2018)"，文献样式"Zheng, W., Li, X. H., Yang, X. H., Cai, D. B., Ungvari, G. S., Ng, C. H., Wang, S. B., Wang, Y. Y., Ning, Y. P., & Xiang, Y. T.(2018). Adjunctive memantine for schizophrenia: a meta-analysis of randomized, double-blind, placebo-controlled trials. *Psychol Med, 48*(1), 72-81. https://doi.org/10.1017/s0033291717001271"

Journal of Behavior Therapy and Experimental Psychiatry

1 简介

Journal of Behavior Therapy and Experimental Psychiatry，简称J BEHAV THER EXP PSY（ISSN-print：0005-7916；ISSN-online：1873-7943），是一本关于心理病理学的理解和治疗的期刊，接收不同理论观点的投稿文章。该期刊发表的论文涵盖经实验检验的研究结果，特定患者群体与其他群体在理论上或临床上的相关差异，导致、延续或减少失调的（跨诊断）机制，以及诊断或治疗程序等方面。

出版国家或地区：英国（the United Kingdom）
主办单位：不详
出版商：Elsevier Ltd
出版周期：每年4期
主编：Gideon Anholt，PhD；Department of Psychology，Ben-Gurion University of the Negev，Be'er Sheva，Israel；E-mail：ganholt@bgu.ac.il
　　Reuven Dar，PhD；Tel Aviv University，Tel Aviv，Israel；E-mail：不详
年发文量：共51篇
收录的数据库：BCI，Current Contents：Social&Behavioral Sciences，EMBASE，Google Scholar，Higher Education Abstracts，PsycINFO，PubMed，MEDLINE，Scopus
官方网址：https://www.sciencedirect.com/journal/journal-of-behavior-therapy-and-experimental-psychiatry

2 影响力

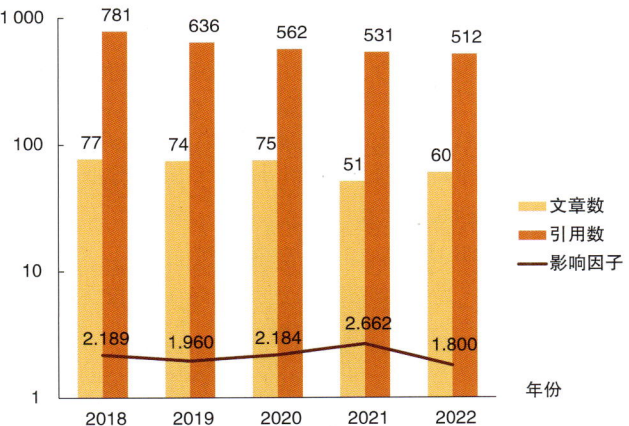

图1-165　Journal of Behavior Therapy and Experimental Psychiatry 历年文章数、引用数和影响因子走势图

JCR分区：Psychiatry-SSCI（Q3：98/143）；Psychology，Clinical-SSCI（Q3：84/131）
JCI分区：Psychiatry-SSCI（Q3：134/258）；Psychology，Clinical-SSCI（Q3：91/178）
中国科学院分区：大类-医学（3区）；小类-精神病学（3区），小类-心理学-临床（4区）
CiteScore指标：4.4
CiteScore排名：202/529
SJR 2021：0.916
SNIP 2021：1.142
自引率：2.79%
h-index：81

3 投稿指南

稿件收录偏好：该期刊主要关注心理学方法对精神病理学的（准）实验性研究，也接受来自医学、生物学、社会学或流行病学的投稿，同时还接受关于非实验性方法（如前瞻性方法）的投稿，偶尔也会发表与实验性精神病理学领域有关的文章。研究的受试者可以是患者、健康受试者或动物，主要取决于受试者的特征与所研究问题的相关性。该期刊鼓励对跨诊断结构的调查。该期刊强烈鼓励对某一疾病特征的假设进行测试研究，不仅要包括一个非患者对照组，还要包括至少一个适当的临床对照组，以评估效果的特异性，不保证接受缺少适当临床对照组的研究。案例研究、公开试验和试点研究如果具有创新性，可以考虑在期刊上发表，同时也考虑发表具有适当设计和适当统计分析的连续病例系列文章。

接收率：不详
审稿周期：初审平均时间13.9周，审稿平均时间24.6周
出版模式：开放获取模式（3 000美元/篇）
来稿类型：
[1] 原创性研究：正文≤5 500字
[2] 简短报告：正文≤3 000字
[3] 综述文章：正文≤9 000字
参考文献：遵循APA风格（7th）；文中引用格式"（Zheng et al., 2018）"，文献样式"Zheng, W., Li, X. H., Yang, X. H., Cai, D. B., Ungvari, G. S., Ng, C. H., et al. (2018). Adjunctive memantine for schizophrenia: a meta-analysis of randomized, double-blind, placebo-controlled trials. Psychological Medicine, 48(1), 72-81. https://doi.org/10.1017/S0033291717001271"

Journal of Child and Adolescent Psychopharmacology

1 简介

Journal of Child and Adolescent Psychopharmacology，简称*J CHILD ADOL PSYCHOP*（ISSN-print：1044-5463；ISSN-online：1557-8992），是首屈一指的同行评审期刊，涵盖精神药物治疗临床方面的内容，包括副作用和相互作用、标准剂量和新的现有药物的研究，以及医学科学相关领域的信息，如发育期药代动力学、发育期神经科学、代谢、营养、分子遗传学等方面的进展。

出版国家或地区：美国（the United States）
主办单位：不详
出版商：Mary Ann Liebert
出版周期：每年10期
主编：Harold S. Koplewicz，MD；New York University Child Study Center，the United States；E-mail：harold.koplewicz@msnyuhealth.org
年发文量：共98篇
收录的数据库：BenchSci，Current Contents：Clinical Medicine，EMBASE: Excerpta Medica，ISI Custom Information Services，Journal Citation Reports: Science Edition，Neuroscience Citation Index，ProQuest，PsycINFO，PubMed，MEDLINE，SafetyLit，Scopus，Web of Science
官方网址：http://www.liebertpub.com/cap

2 影响力

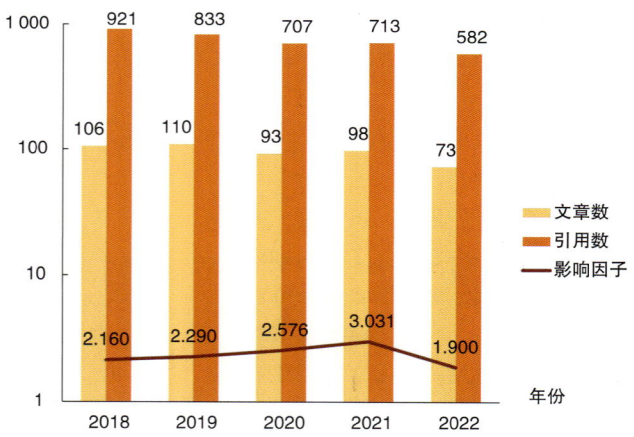

图1-166 *Journal of Child and Adolescent Psychopharmacology*历年文章数、引用数和影响因子走势图

JCR分区：Psychiatry-SCIE（Q3：104/155）；Pediatrics-SCIE（Q2：51/130）；Pharmacology & Pharmacy-SCIE（Q3：177/279）
JCI分区：Psychiatry-SCIE（Q2：118/258）；Pharmacology & Pharmacy-SCIE（Q2：144/361）；Pediatrics-SCIE（Q2：71/184）
中国科学院分区：大类-医学（3区）；小类-精神病学（3区），小类-儿科（3区），小类-药学（3区）
CiteScore指标：4.1
CiteScore排名：188/529
SJR 2021：1.033
SNIP 2021：1.016
自引率：7.1%
h-index：88

3 投稿指南

稿件收录偏好：该期刊的出版内容涵盖了药物和治疗策略，包括选择性5-羟色胺再摄取抑制剂、心境稳定剂和非典型抗精神病药物的使用，还有多动症、焦虑症、精神分裂症、孤独症谱系障碍、双相情感障碍、饮食障碍以及其他障碍的诊断和治疗的新进展。此外，出版内容还包括常见和罕见的治疗突发不良事件的报告，包括高催乳素血症、溢乳、体重增加/减少、代谢综合征、血脂异常、转换症状、猝死和自杀等情况。

接收率：不详
审稿周期：审稿平均时间40天
出版模式：混合出版模式（开放获取：3 600美元/篇）
来稿类型：
[1] 原创性研究：正文≤4 000字，摘要≤300字
[2] 综述：正文≤10 000字，摘要≤300字
[3] 简要报告：正文≤10页，插图和/或表格≤2个，摘要≤300字
[4] 给编辑的信：正文＝500字，参考文献≤4篇，插图和/或表格≤1个

参考文献：文中引用格式"（Zheng et al., 2018）"，文献样式"Zheng W, Li XH, Yang XH, Cai DB, Ungvari GS, Ng CH, Wang SB, Wang YY, Ning YP, Xiang YT: Adjunctive memantine for schizophrenia: a meta-analysis of randomized, double-blind, placebo-controlled trials. Psychol Med 48(1): 72-81, 2018."

Journal of Child and Family Studies

1 简介

Journal of Child and Family Studies，简称*J CHILD FAM STUD*（ISSN-print：1062-1024；ISSN-online：1573-2843），主要发表有关儿童、青年及其家庭的行为健康和幸福等主题的文章。该期刊关注影响儿童、青年和家庭幸福的个人、家庭和社区环境因素的研究，关注将研究结果转化为实际应用，供提供者、项目实施者和政策制定者参考的相关研究。

出版国家或地区：美国（the United States）
主办单位：不详
出版商：Springer
出版周期：每年12期
主编：Cheri J. Shapiro；Institute for families in society，University of South Carolina，Columbia，South Carolina，the United States；E-mail：cshapiro@mailbox.sc.edu
Anne F. Farrell；Chapin Hall at the University of Chicago，Chicago，Illinois，the United States；E-mail：afarrell@chapinhall.org
年发文量：共286篇
收录的数据库：CAB Abstracts，EBSCO：CINAHL，Excellence in Research for Australia，IBSS，PsycINFO，Scopus，Web of Science
官方网址：https://www.springer.com/journal/10826

2 影响力

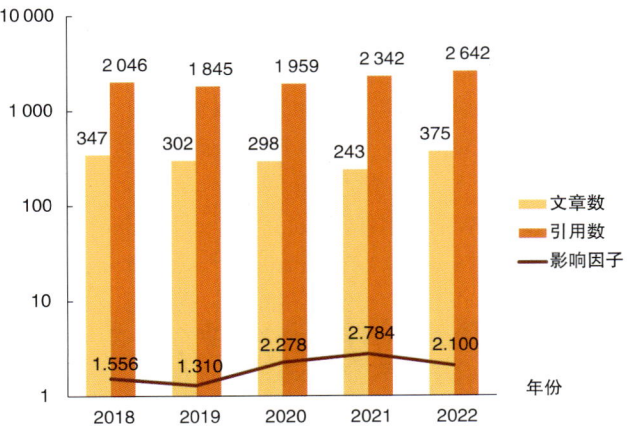

图1-167 *Journal of Child and Family Studies*历年文章数、引用数和影响因子走势图

JCR分区：Family Studies-SSCI（Q2：14/48）；Psychiatry-SSCI（Q3：90/143）；Psychology，Developmental-SSCI（Q3：42/78）
JCI分区：Family Studies-SSCI（Q2：30/67）；Psychiatry-SSCI（Q2：126/258）；Psychology，Developmental-SSCI（Q3：52/92）
中国科学院分区：大类-心理学（3区）；小类-家庭研究（3区），小类-精神病学（4区），小类-心理学-发育（4区）
CiteScore指标：3.5
CiteScore排名：110/341
SJR 2021：0.842
SNIP 2021：1.299
自引率：4.3%
h-index：81

3 投稿指南

稿件收录偏好：该期刊主要出版涉及应用和转化研究、项目评估、提供服务以及影响儿童、青年和家庭幸福的政策事项。主题领域包括但不限于提高儿童、青年/青年父母、照顾者和/或家庭功能；对出现情感等问题的青年和家庭的预防和干预；行为健康、发展和幸福的风险和保护因素；暴露于不良童年事件的影响及其保护因素；儿童虐待和忽视、住房不稳定和无家可归，以及影响儿童或家庭的相关生态因素。

接收率：不详
审稿周期：初审平均时间141天
出版模式：混合出版模式（开放获取：2 890美元/篇）
来稿类型：随机试验和研究方案、观察性研究、系统综述、诊断/预后研究、病例报告、临床实践指南、定性研究、临床前动物研究、质量改进报告、经济评估
参考文献：遵循APA风格；文中引用格式"(Zheng et al., 2018)"，文献样式"Zheng, W., Li, X. H., Yang, X. H., Cai, D. B., Ungvari, G. S., Ng, C. H., Wang, S. B., Wang, Y. Y., Ning, Y. P., & Xiang, Y. T.(2018). Adjunctive memantine for schizophrenia: a meta-analysis of randomized, double-blind, placebo-controlled trials. *Psychol Med*, *48*(1), 72-81.https://doi.org/10.1017/s0033291717001271."

Journal of Clinical Psychopharmacology

1 简介

Journal of Clinical Psychopharmacology，简称 J CLIN PSYCHOPHARM（ISSN-print：0271-0749；ISSN-online：1533-712X），是精神药理学的领先出版物，发表药物副作用、药物相互作用、药物过量管理、药物遗传学、药代动力学及非精神病药物的精神作用的临床试验和研究文章。它让临床医师、科学家和受训者更加了解精神药物的最新临床发展。

出版国家或地区：美国（the United States）
主办单位：不详
出版商：Wolters Kluwer Health
出版周期：每年6期
主编：Anthony J. Rothschild，MD；Department of Psychiatry，University of Massachusetts Medical School and UMass Memorial Health Care，the United States；E-mail：anthony.rothschild@umassmemorial.org
年发文量：共166篇
收录的数据库：BCI，CAB，EMBASE，Excellence in Research for Australia，MEDLINE，PsycINFO，Scopus，Web of Science
官方网址：http://journals.lww.com/psychopharmacology/pages/default.aspx

2 影响力

JCR分区：Psychiatry-SCIE（Q3：101/155）；Pharmacology & Pharmacy-SCIE（Q3：170/279）
JCI分区：Psychiatry-SCIE（Q3：156/258）；Pharmacology & Pharmacy-SCIE（Q3：212/361）
中国科学院分区：大类-医学（4区）；小类-精神病学（4区），小类-药学（4区）
CiteScore指标：3.4
CiteScore排名：226/529
SJR 2021：0.679
SNIP 2021：0.857
自引率：2.7%

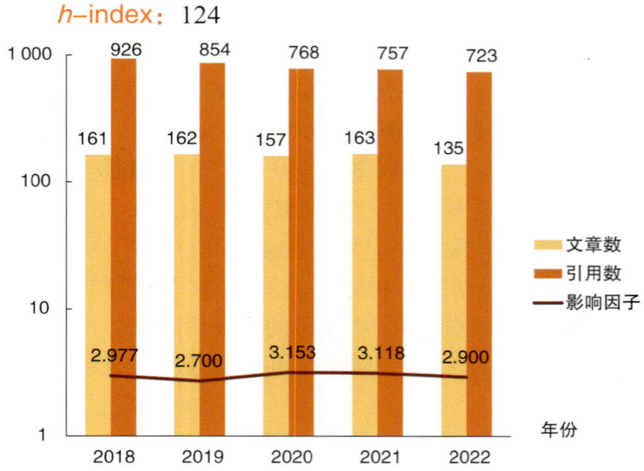

图1-168 Journal of Clinical Psychopharmacology历年文章数、引用数和影响因子走势图

3 投稿指南

稿件收录偏好：该期刊旨在培养对提高知识水平和对临床精神药理学变化感兴趣的临床医生和实习生。该期刊发表文章的范围包括临床试验和研究、药物副作用和其他不良反应、药物相互作用、药物过量管理、药物遗传学、药代动力学和非精神病药物的精神影响。
接收率：不详
审稿周期：初审平均时间2天
出版模式：混合出版模式（开放获取：4 400美元/篇）
来稿类型：
[1] 原创性研究：字数不限
[2] 评论：字数不限
[3] 简要报告：正文≤14页，双倍行距
[4] 给编辑的信：正文≤6页，双倍行距
参考文献：文中引用格式"[1]"，文献样式"1. Zheng W, Li XH, Yang XH, et al. Adjunctive memantine for schizophrenia: a meta-analysis of randomized, double-blind, placebo-controlled trials. Psychol Med. 2018; 48(1): 72-81."

Journal of Dual Diagnosis

1 简介

Journal of Dual Diagnosis，简称 J DUAL DIAGN（ISSN-print：1550-4263；ISSN-online：1550-4271），是一本国际同行评审期刊，专注于研究"共病"的复杂性。精神健康和药物滥用的共同发生，称为"共病"，是行为健康领域的典型问题之一。该期刊针对以下令人困惑的问题逐一进行研究和讨论：为

什么会有如此高的共病率？风险状况是什么？这些相关的疾病是如何影响人们及其家庭和其所在社区的？有哪些康复途径？哪些具体的治疗方法是最有益的？如何开发新的治疗方法？如何在临床、行政和政策层面加强实施循证实践？如何帮助患者学习积极的康复技能并取得患者所需要的支持？如何帮助临床医生掌握新的干预措施？以及如何推动社区帮助患者康复？

出版国家或地区：美国（the United States）
主办单位：不详
出版商：Routledge（Taylor & Francis Group）
出版周期：每年4期
主编：E. Sherwood Brown，MD，PhD；Professor and Aradine S. Ard Chair in Brain Science，The University of Texas，Southwestern Medical Center，Dallas，Texas，the United States；E-mail：Sherwood.Brown@UTSouthwestern.edu
年发文量：共36篇
收录的数据库：Clarivate Analytics，EBSCOhost，EMBASE，ProQuest，PsycINFO，PubMed
官方网址：https://www.tandfonline.com/toc/wjdd20/current

2 影响力

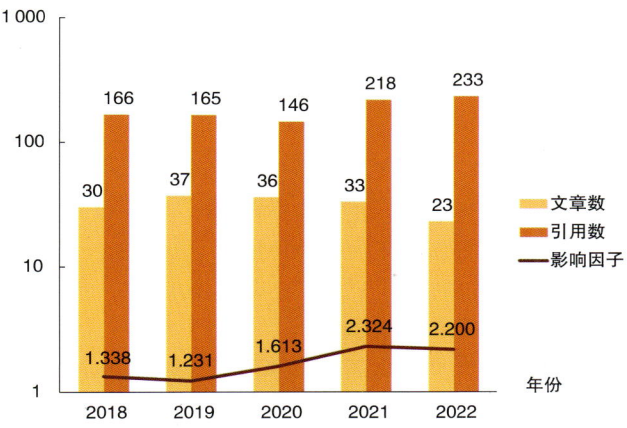

图1-169 *Journal of Dual Diagnosis*历年文章数、引用数和影响因子走势图

JCR分区：Psychiatry-SSCI（Q3：105/143）；Psychology，Clinical-SSCI（Q3：91/131）；Substance Abuse-SSCI（Q4：29/37）
JCI分区：Psychiatry-SSCI（Q3：176/258）；Psychology，Clinical-SSCI（Q3：119/178）；Substance Abuse-SSCI（Q3：37/54）
中国科学院分区：大类-医学（4区）；小类-精神病学（4区），小类-心理学-临床（4区），小类-药物滥用（4区）
CiteScore指标：2.8
CiteScore排名：264/529
SJR 2021：0.646
SNIP 2021：0.851
自引率：9.44%
***h*-index**：28

3 投稿指南

稿件收录偏好：该期刊涵盖了四个总体领域的相关文章和观点，即精神药理学与神经生物学、心理治疗与社会心理问题、服务与政策、临床论坛。每期期刊鼓励对这些领域进行整合。该期刊发表与对"共病"感兴趣的广泛人群相关的文章，这些人包括研究人员、医生、受训人员、管理人员和政策制定者。该期刊欢迎高质量的实证研究，简短报告，及时的、发人深省的评论，以及对临床问题的持续讨论，旨在更好地了解精神疾病和药物滥用的基础和最佳治疗方法。

接收率：约32%
审稿周期：初审平均时间35天，审稿平均时间60天
出版模式：开放获取模式（3 085美元/篇）
来稿类型：

[1] 论文：结构化摘要≈150字，关键词=3～10个
[2] 简短报告：结构化摘要≈150字，关键词=3～10个
[3] 文献综述：结构化摘要≈150字，关键词=3～10个
[4] 社论和评论：结构化摘要≈150字，关键词=3～10个
[5] 临床综述：结构化摘要≈150字，关键词=3～10个
[6] 给编辑的信：结构化摘要≈150字，关键词=3～10个

参考文献：遵循APA风格（7th）；文中引用格式"(Zheng et al., 2018)"，文献样式"Zheng, W., Li, X. H., Yang, X. H., Cai, D. B., Ungvari, G. S., Ng, C. H., Wang, S. B., Wang, Y. Y., Ning, Y. P., & Xiang, Y. T.(2018). Adjunctive memantine for schizophrenia: a meta-analysis of randomized, double-blind, placebo-controlled trials. *Psychological Medicine*, *48*(1), 72-81. https://doi.org/10.1017/S0033291717001271."

Journal of ECT

1 简介

Journal of ECT，简称J ECT（ISSN-print：1095-0680；ISSN-online：1533-4112），旨在更好地了解诱导癫痫发作对动物和人类行为和器官系统的影响，以及癫痫发作、诱导方式、发生和传播的影响。该期刊是一个发表原创科学文章、评论和信件的论坛，是国际电休克和神经刺激学会官方期刊。

出版国家或地区：美国（the United States）
主办单位：国际电休克和神经刺激学会（International Society for ECT and Neurostimulation）
出版商：Wolters Kluwer Health
出版周期：每年4期
主编：Randall Espinoza, MD, MPH；Department of Psychiatry and Biobehavioral Sciences，David Geffen School of Medicine at UCLA，the United States；E-mail：respinoza@mednet.ucla.edu
年发文量：共90篇
收录的数据库：EBSCO: CINAHL，Excellence in Research for Australia，MEDLINE，PsycINFO，Scopus，Web of Science
官方网址：http://journals.lww.com/ectjournal/pages/default.aspx

2 影响力

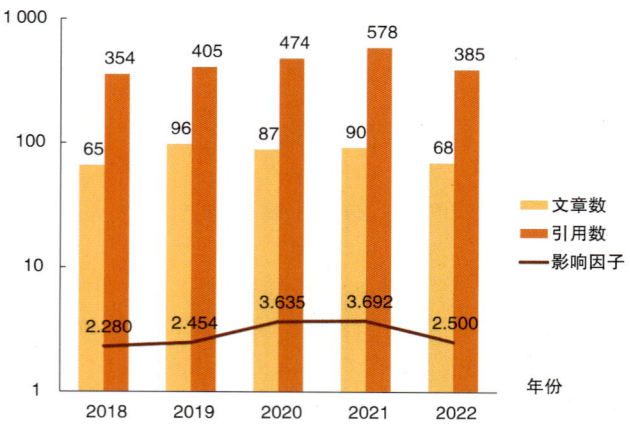

图1-170 Journal of ECT历年文章数、引用数和影响因子走势图

JCR分区：Psychiatry-SCIE（Q3：86/155）；Psychiatry-SSCI（Q2：64/143）；Behavioral Sciences-SCIE（Q2：16/53）
JCI分区：Psychiatry-SCIE（Q2：99/258）；Behavioral Sciences-SCIE（Q3：30/55）
中国科学院分区：大类-医学（3区）；小类-精神病学（3区），小类-行为科学（3区）
CiteScore指标：5
CiteScore排名：139/529
SJR 2021：0.943
SNIP 2021：1.006
自引率：16.4%
h-index：53

3 投稿指南

稿件收录偏好：该期刊发表文章的范围包括解剖学、结构学、生理学、生物化学、心理学和神经生理学对癫痫发作的影响及对癫痫发作过程本身的研究。该期刊的出版对研究和临床实践的社会学、法律和伦理学方面的讨论具有一定意义。
接收率：不详
审稿周期：6～12周
出版模式：混合出版模式（开放获取：3 644美元/篇）
来稿类型：
[1] 原创性研究：正文≤5 000字
[2] 病例报告：正文≤2 000字，参考文献≤5篇
[3] 给编辑的信：正文≤1 000字，参考文献≤5篇，无插图和/或表格
[4] 评论文章：正文≤5 000字
[5] 临床ECT的图像：正文≤500字
参考文献：遵循APA风格；文中引用格式"1"，文献样式"1. Zheng W, Li XH, Yang XH, et al. Adjunctive memantine for schizophrenia: a meta-analysis of randomized, double-blind, placebo-controlled trials. Psychol Med.2018；48(1): 72-81."

Journal of Experimental Psychopathology

1 简介

Journal of Experimental Psychopathology，简称J EXP PSYCHOPATHOL（ISSN-print：2043-8087；ISSN-online：2043-8087），是一本经过同行评审的开放获取期刊，致力于描述和阐明有助于精神病理学的发展、维持和治疗的机制。

出版国家或地区：英国（the United Kingdom）

主办单位：不详
出版商：SAGE
出版周期：每年4期
主编：Allison M. Waters, MD; School of Applied Psychology, Griffith University, Nathan, Queensland, Australia; E-mail: a.waters@griffith.edu.au
年发文量：共14篇
收录的数据库：Clarivate Analytics, DOAJ, Social Sciences Citation Index, PsycINFO
官方网址：https://journals.sagepub.com/home/EPP

2 影响力

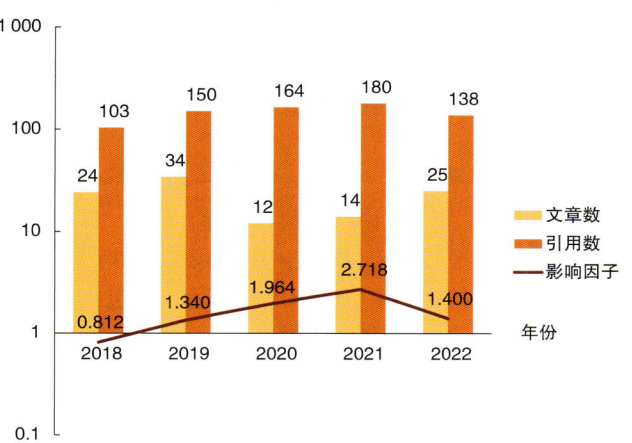

图1-171 *Journal of Experimental Psychopathology*历年文章数、引用数和影响因子走势图

JCR分区：Psychiatry-SSCI（Q3：95/143）; Psychology, Clinical-SSCI（Q3：82/131）
JCI分区：Psychiatry-SSCI（Q3：165/258）; Psychology, Clinical-SSCI（Q3：112/178）
中国科学院分区：大类-医学（3区）; 小类-精神病学（4区），小类-心理学-临床（4区）
CiteScore指标：3.8
CiteScore排名：210/529
SJR 2021：0.796
SNIP 2021：1.229
自引率：0.52%
h-index：14

3 投稿指南

稿件收录偏好：

[1] 感兴趣的研究：该期刊主要发表使用实验设计和方法，并评估人类的认知、行为、生理、神经或自我报告的研究，也鼓励报道广泛的实验心理病理学方法研究，包括实验性精神病理学研究新方向的稿件。如涉及自然环境或动物样本的研究，只有在明确其目的是了解人类精神病理学机制时，才会被考虑。那些侧重于评估、心理测量分析和描述精神病理学症状的稿件不适合该期刊。同样，主要关注心理变量以外的独立变量的研究（如改变饮食或营养补充剂对精神病理学的影响）也不适合该期刊

[2] 感兴趣的领域：所有形式的精神病理学的研究都会被考虑。除精神病理学外，该期刊还将考虑关注健康行为和精神病理学相关问题等研究

[3] 感兴趣的来稿类型：尽管对潜在机制的实证研究是重点，但该期刊也会考虑有关精神病理学的文献综述、系统综述、理论论文和荟萃分析。

接收率： 不详
审稿周期： 不详
出版模式： 开放获取模式（1 600美元/篇）
来稿类型：
[1] 原创性研究：无字数限制，手稿通常≤50页
[2] 综述：无字数限制，手稿通常≤50页

参考文献： 遵循APA风格（7th）; 文中引用格式"(Zheng et al., 2018)"，文献样式"Zheng, W., Li, X. H., Yang, X. H., Cai, D. B., Ungvari, G. S., Ng, C. H., Wang, S. B., Wang, Y. Y., Ning, Y. P., & Xiang, Y. T.(2018). Adjunctive memantine for schizophrenia: a meta-analysis of randomized, double-blind, placebo-controlled trials. *Psychological Medicine*, 48(1), 72-81."

The Journal of Forensic Psychiatry & Psychology

1 简介

The Journal of Forensic Psychiatry & Psychology，简称*J FORENSIC PSYCHI PS*（ISSN-print：1478-9949; ISSN-online：1478-9957），是一本面向全世界精神病学家、心理学家、犯罪学家、律师、社会学家、社会工作者和其他法律及医疗专业人员的多学科期刊，致力于发表与精神病学和心理学知识（研究、理论和实践）有关的论文，以及适用于民事、刑事或立法背景下出现的法律问题的论文。

出版国家或地区：英国（the United Kingdom）
主办单位：不详
出版商：Routledge（Taylor & Francis Group）
出版周期：每年6期
主编：Jenny Shaw, PhD; The University of Manchester, the United Kingdom; E-mail: Jennifer.

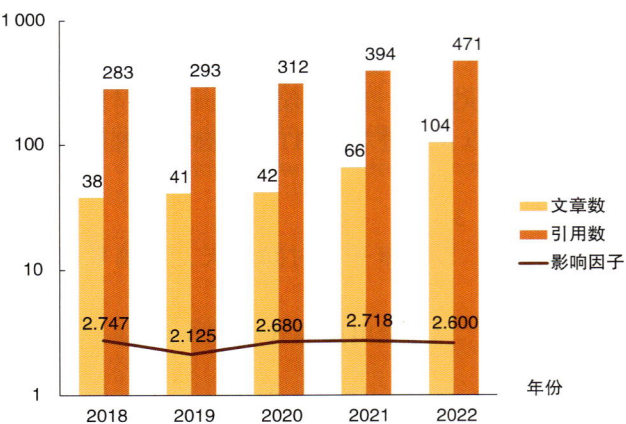

图1-174 *Journal of Geriatric Psychiatry and Neurology*
历年文章数、引用数和影响因子走势图

3 投稿指南

稿件收录偏好：本期刊致力于发表关于老年患者神经精神护理方面的原创性研究成果、临床综述和及时的病例报告，包括与年龄相关的生物类、神经类和精神类疾病，以及社会心理问题、法医问题及家庭护理。

接收率：不详

审稿周期：不详

出版模式：订阅出版模式

来稿类型：不详

参考文献：遵循AMA风格（11th）；文中引用格式"[1]"，文献样式"1. Zheng W, Li XH, Yang XH, et al. Adjunctive memantine for schizophrenia: a meta-analysis of randomized, double-blind, placebo-controlled trials. *Psychol Med*.2018；48(1): 72-81."

The Journal of Mental Health Policy and Economics

1 简介

The Journal of Mental Health Policy and Economics，简称J MENT HEALTH POLICY ECON（ISSN-print：1091-4358；ISSN-online：1099-176X），是世界精神病学协会（World Psychiatric Association）的官方期刊。该期刊为卫生经济学家、卫生服务研究人员、精神病学家、心理学家、卫生政策研究人员、卫生保健提供者和政策制定者提供了一个多学科交流研究成果及分享想法的国际论坛。

出版国家或地区：意大利（Italy）

主办单位：世界精神病学协会

出版商：International Center of Mental Health Policy and Economics

出版周期：每年4期

主编：Massimo Moscarelli, MD, PhD；International Center of Mental Health Policy and Economics, Milan, Italy; Harvard Medical School, the United States; E-mail: journal@icmpe.org

年发文量：共14篇

收录的数据库：EBSCO: CINAHL, Excellence in Research for Australia, MEDLINE, PsycINFO, Scopus, Web of Science: Science Citation Index Expanded

官方网址：http://www.icmpe.org/test1/journal/journal.htm

2 影响力

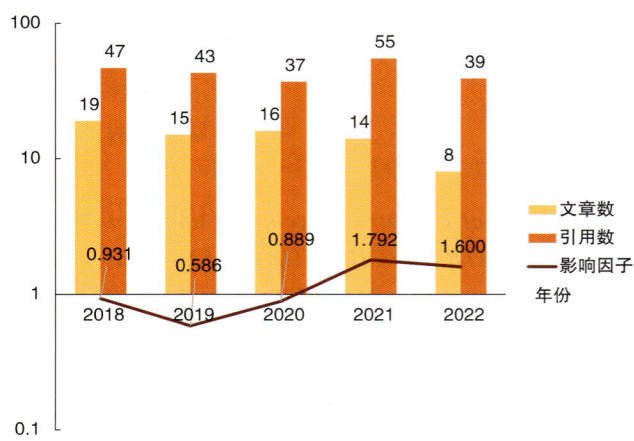

图1-175 *The Journal of Mental Health Policy and Economics*历年文章数、引用数和影响因子走势图

JCR分区：Psychiatry-SSCI（Q4：119/143）；Health Policy & Services-SSCI（Q4：79/88）

JCI分区：Psychiatry-SSCI（Q3：185/258）；Health Policy & Services-SSCI（Q4：102/114）

中国科学院分区：大类-医学（4区）；小类-精神病学（4区），小类-卫生政策与服务（4区）

CiteScore指标：1.6

CiteScore排名：336/529

SJR 2021：0.323

SNIP 2021：0.4

自引率：3.57%

h-index：32

3 投稿指南

稿件收录偏好：该期刊致力于发表严格的实证分析和方法的研究文章，还发表见解深刻的评论和观点文章，包括审查精神卫生和药物使用政策与改革、精神卫生和药物使用障碍服务的筹资和组织，以及与精神卫生和药物使用障碍治疗的成本和与结果有关的经济评估方法的文章。

接收率：不详
审稿周期：不详
出版模式：订阅出版模式

来稿类型：
[1] 原创性研究：不详
[2] 给编辑的信：正文≤400字，参考文献≤5篇
[3] 书评：不详

参考文献：文中引用格式"[1]"，文献样式"1.Zheng W, Li XH, Yang XH, Cai DB, Ungvari GS, Ng CH, Wang SB, Wang YY, Ning YP, Xiang YT. Adjunctive memantine for schizophrenia: a meta-analysis of randomized, double-blind, placebo-controlled trials. *Psychol Med*. 2018; **48**(1): 72-81."

Journal of Mental Health Research in Intellectual Disabilities

1 简介

Journal of Mental Health Research in Intellectual Disabilities，简称 J MENT HEALTH RES IN（ISSN-print：1931-5864；ISSN-online：1931-5872），是美国双重诊断协会（National Association for the Dually Diagnosed）的官方研究期刊，是一本国际性的同行评审跨学科期刊，旨在报道原创的科学和学术贡献，以促进智力和发育障碍者对心理健康问题的认识。该期刊发表与各种心理健康问题相关的研究成果，包括神经发育障碍/孤独症谱系障碍、严重行为问题、犯罪、药物滥用和整个生命周期的遗传表型等。

出版国家或地区：英国（the United Kingdom）
主办单位：美国双重诊断协会
出版商：Routledge（Taylor & Francis Group）
出版周期：每年4期
主编：Angela Hassiotis，MD；University College London，the United Kingdom；E-mail：a.hassiotis@ucl.ac.uk
年发文量：共21篇
收录的数据库：Excellence in Research for Australia，PsycINFO，Scopus，Web of Science
官方网址：https://www.tandfonline.com/toc/umid20/current

2 影响力

JCR分区：Psychiatry-SSCI（Q4：114/143）；Education, Special-SSCI（Q2：20/44）；Rehabilitation-SSCI（Q2：36/73）
JCI分区：Psychiatry-SSCI（Q3：134/258）；Education, Special-SSCI（Q3：36/62）；Rehabilitation-SSCI（Q3：86/163）
中国科学院分区：大类-医学（4区）；小类-精神病学（4区），小类-康复医学（4区），特殊教育学（4区）
CiteScore指标：2.8
CiteScore排名：267/529
SJR 2021：0.77
SNIP 2021：1.105
自引率：10.32%
h-index：25

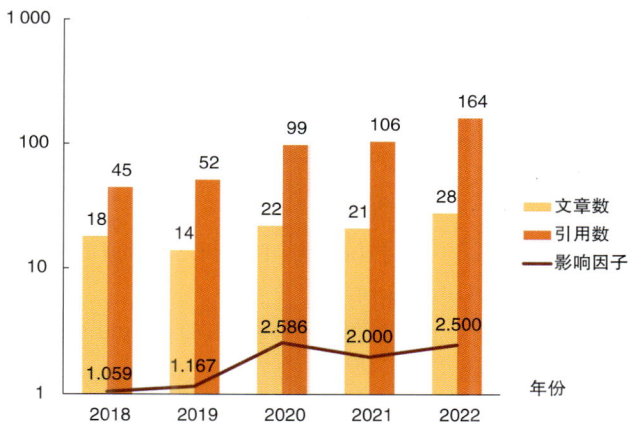

图1-176 *Journal of Mental Health Research in Intellectual Disabilities* 历年文章数、引用数和影响因子走势图

3 投稿指南

稿件收录偏好：该期刊旨在发表基于实证的研究成果，例如：流行病学或观察性研究，智障人士心理健康问题的发展、预防诊断、预后的研究，开发筛查和诊断工具、心理社会（包括卫生经济评估的临床试验和药物干预），系统评介、荟萃分析和定性研究。该期刊欢迎社论、简短报道和信件。

接收率：约47%
审稿周期：初审平均时间63天，审稿平均时间94天
出版模式：开放获取模式（3 085美元/篇）

来稿类型：各种类型论文，没有字数限制

参考文献：遵循TF-Standard APA风格；文中引用格式"(Zheng et al., 2018)"，文献样式"Zheng, W., Li, X. H., Yang, X. H., Cai, D. B., Ungvari, G. S., Ng, C. H., Wang, S. B., Wang, Y. Y., Ning, Y. P., & Xiang, Y. T.(2018). Adjunctive memantine for schizophrenia: a meta-analysis of randomized, double-blind, placebo-controlled trials. *Psychol Med, 48*(1), 72-81. https://doi.org/10.1017/s0033291717001271"

*The Journal of Mental Health Training, Education and Practice**

1 简介

The Journal of Mental Health Training, Education and Practice，简称*J MENT HEALTH TRAIN*（ISSN-print：1755-6228；ISSN-online：2042-8707），是一本混合出版模式开放获取期刊，自2006年创刊以来着重提供教育和培养精神卫生工作人员的研究。该期刊涵盖组织行为学、人力资源管理、卫生政策、精神病学和心理健康、教育、健康（社会科学）主题。该期刊发表原创性研究论文、案例研究论文、技术论文、概念性论文、文献综述、一般性综述及观点。

出版国家或地区：英国（the United Kingdom）
主办单位：不详
出版商：Emerald Publishing
出版周期：每年4期
主编：Di Bailey，PhD，MSc，BSc；Nottingham Trent University and the Mental Health Research Network in England，the United Kingdom；E-mail：di.bailey@ntu.ac.uk
年发文量：共55篇
收录的数据库：ProQuest: British Nursing Index，EBSCO: CINAHL，Scopus
官方网址：https://www.emeraldgrouppublishing.com/journal/jmhtep

2 影响力

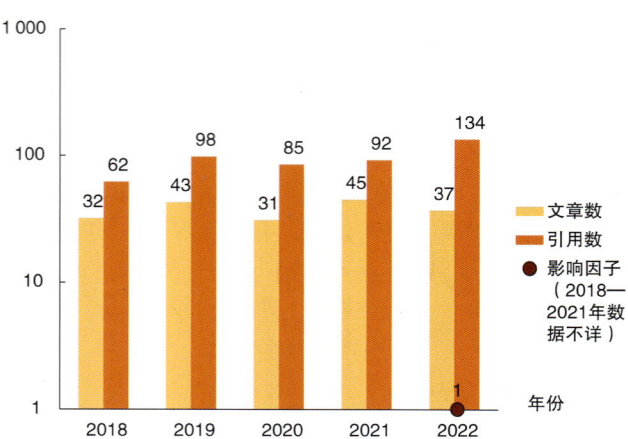

图1-177 *The Journal of Mental Health Training, Education and Practice*历年文章数、引用数和影响因子走势图

JCR分区：未收录
JCI指数：0.23
CiteScore指标：1.2
CiteScore排名：377/529
SJR 2021：0.249
SNIP 2021：0.497
自引率：7.41%
h-index：15

3 投稿指南

稿件收录偏好：该期刊考虑为管理者、从业人员、研究人员、学生和培训师提供高质量的信息证据。该期刊欢迎与模型构建测试、框架构建测试、行为研究、数据测试、市场调查、实证研究、科学研究及临床研究相关的原创性研究论文，还考虑接收观点、技术论文、概念性论文、案例研究、文献综述和一般性综述类型的文章。

接收率：不详
审稿周期：不详
出版模式：混合出版模式（开放获取：3 370美元/篇）
来稿类型：

[1] 原创性研究：正文＝3 500~6 500字，摘要≤250字，每个插图/表格≤350字

[2] 观点：正文＝3 500~6 500字，摘要≤250字，每个插图/表格≤350字

[3] 技术论文：正文＝3 500~6 500字，摘要≤250字，每个插图/表格≤350字

[4] 概念性论文：正文＝3 500~6 500字，摘要≤250字，每个插图/表格≤350字

[5] 案例研究：正文＝3 500~6 500字，摘要≤250字，每个插图/表格≤350字

[6] 文献综述：正文＝3 500~6 500字，摘要≤250字，每个插图/表格≤350字

[7] 一般性综述：正文＝3 500~6 500字，摘要≤250字，每个插图/表格≤350字

参考文献：遵循Harvard风格；文中引用格式"(Zheng et al., 2018)"，文献样式"Zheng, W., Li, X. H., Yang, X. H., Cai, D. B., Ungvari, G. S., Ng, C. H.,

Wang, S. B., Wang, Y. Y., Ning, Y. P. and Xiang, Y. T. (2018), Adjunctive memantine for schizophrenia: a meta-analysis of randomized, double-blind, placebo-controlled trials, *Psychol Med*, Vol. 48 No.1, pp.72-81."

The Journal of Nervous and Mental Disease

1 简介

The Journal of Nervous and Mental Disease，简称 *J NERV MENT DIS*（ISSN-print：0022-3018；ISSN-online：1539-736X），创刊于1876年，是世界上人类行为领域最早的独立科技论文期刊。该期刊涵盖了流行病学、病因学、精神病理学、诊断、治疗及临床实践中疾病的转归。

出版国家或地区：美国（the United States）
主办单位：不详
出版商：Wolters Kluwer Health
出版周期：每年12期
主编：John A. Talbott，MD；University of Maryland School of Medicine，the United States；E-mail：JTalbott@psych.umaryland.edu
年发文量：共163篇
收录的数据库：BCI，CAB Abstracts，EBSCO：CINAHL，Excellence in Research for Australia，MEDLINE，PsycINFO，Scopus，Web of Science：Science Citation Index Expanded
官方网址：http://journals.lww.com/jonmd/Pages/default.aspx

2 影响力

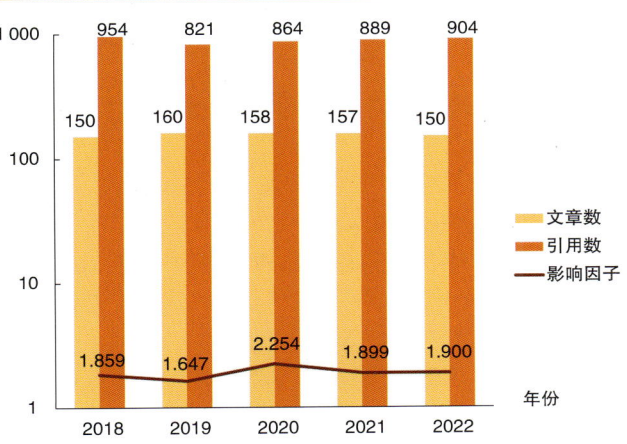

图1-178 *The Journal of Nervous and Mental Disease* 历年文章数、引用数和影响因子走势图

JCR分区：Psychiatry-SCIE（Q4：134/155）；Psychiatry-SSCI（Q4：117/143）；Clinical Neurology-SCIE（Q4：181/212）

JCI分区：Psychiatry-SCIE（Q3：167/258）；Psychiatry-SSCI（Q3：167/258）；Clinical Neurology-SCIE（Q3：187/267）

中国科学院分区：大类-医学（4区）；小类-精神病学（4区），小类-临床神经病学（4区）
CiteScore指标：3
CiteScore排名：259/529
SJR 2021：0.622
SNIP 2021：0.892
自引率：1.57%
h-index：128

3 投稿指南

稿件收录偏好：该期刊发表同行评审的文章，其中包含与影响大脑疾病治疗相关的研究，欢迎研究结果具有跨文化适用性的手稿。该期刊不发表专门涉及生物精神病学、神经科学、精神药理学和/或新方法论的内容。

接收率：不详
审稿周期：不详
出版模式：混合出版模式（开放获取：3 480美元/篇）
来稿类型：
[1] 原创性研究：正文≤6 000字
[2] 评论文章：正文≤6 000字
[3] 简短报告：正文≤3 000字
[4] 评论：正文≤2 500字，插图和/或表格≤2个
[5] 临床争议：没有字数限制
[6] 给编辑的信：正文≤1 000字
[7] 简要说明：正文≤1 000字
[8] 社论：正文≤1 000字，仅限受邀者
[9] 书评：正文≤1 000字

参考文献：遵循APA风格（7th）；文中引用格式"(Zheng et al., 2018)"，文献样式"Zheng W, Li X H, Yang X H, Cai D B, Ungvari G S, Ng C H, Wang S B, Wang Y Y, Ning Y P, & Xiang Y T (2018). Adjunctive memantine for schizophrenia: a meta-analysis of randomized, double-blind, placebo-controlled trials. *Psychological Medicine*. 48(1): 72-81."

The Journal of Neuropsychiatry and Clinical Neurosciences

1 简介

The Journal of Neuropsychiatry and Clinical Neurosciences，简称J NEUROPSYCH CLIN N（ISSN-print：0895-0172；ISSN-online：1545-7222），作为美国神经精神病学协会（American Neuropsychiatric Association）的官方期刊，旨在出版促进脑科学发展的著作，内容包括对受先天神经发育不足、后天神经疾病和神经退行性疾病影响的人和家庭的护理以及行为神经学和神经精神病学方面的教育和培训。该期刊发表关于神经疾病的认知、情绪和行为表现，特发性精神病的结构和功能神经解剖学，以及这些领域有科学进展的临床和教育应用及公共卫生影响的同行评审文章。

出版国家或地区：美国（the United States）
主办单位：美国神经精神病学协会
出版商：American Psychiatric Association
出版周期：每年4期
主编：David B. Arciniegas，MD；Menninger Department of Psychiatry and Behavioral Sciences，Baylor College of Medicine，the United States；E-mail：David.archniegas@bcm.edu
年发文量：共44篇
收录的数据库：EMBASE，Excellence in Research for Australia，MEDLINE，PsycINFO，Scopus，Web of Science: Science Citation Index Expanded
官方网址：https://neuro.psychiatryonline.org/

2 影响力

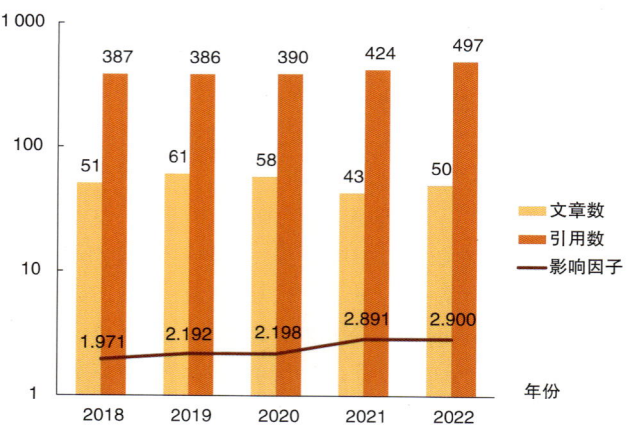

图1-179　The Journal of Neuropsychiatry and Clinical Neurosciences 历年文章数、引用数和影响因子走势图

JCR分区：Clinical Neurology-SCIE（Q3：138/212）；Neurosciences-SCIE（Q3：202/275）；Psychiatry-SCIE（Q3：109/155）
JCI分区：Clinical Neurology-SCIE（Q3：159/267）；Neurosciences-SCIE（Q3：206/306）；Psychiatry-SCIE（Q3：147/258）
中国科学院分区：大类-医学（4区）；小类-临床神经病学（4区），小类-神经科学（4区），小类-精神病学（4区）
CiteScore指标：4.1
CiteScore排名：145/826
SJR 2021：0.621
SNIP 2021：0.857
自引率：2.48%
h-index：110

3 投稿指南

稿件收录偏好：该期刊发表系统综述、荟萃分析、叙事评论、原创性研究、行为神经学和神经精神病学中关于治疗的学术考虑、对该领域进展和新趋势的分析和评论、神经精神病学的国际观点和反思、神经精神疾病的结构和功能基础的病例报告及该领域历史中的经典作品。

接收率：不详
审稿周期：审稿平均时间8周
出版模式：订阅出版模式
来稿类型：

[1] 特别研究：包括叙述性评论、系统性评论和概念性作品。正文≈7 500字，摘要≤250字，插图和/或表格≤5个

[2] 常规研究：正文≈4 000字，摘要≤250字，插图和/或表格≤5个

[3] 临床研究报告：正文≈2 500字，摘要≤250字，插图和/或表格≤2个

[4] 行为神经学和神经精神病学中关于治疗的学术考虑：正文≈3 500字，摘要≤250字，插图和/或表格≤5个，参考文献≤35篇

[5] 行为神经学和神经精神病学教育：正文≈3 500字，摘要≤250字，参考文献≤35篇

[6] 病例报告：正文≈2 000字，参考文献≤25篇，插图和/或表格≤1个

[7] 分析和评论：正文≈3 000字，摘要≤250字，插图和/或表格≤5个，参考文献≤30篇

[8] 全球神经心理学展望：正文≈2 500字，摘要≤250字，插图和/或表格≤2个，参考文献≤25篇

[9] 神经精神病学图标：图像为tiff/jpeg文件，分

辨率为300 dpi，尺寸为4英寸宽5英寸高

[10] 意见：正文≤1 500字，作者≤5位，参考文献≤15篇

[11] 给编辑的信：正文≤1 000字，参考文献≤10篇

[12] 反思：正文≤1 000字，参考文献≤10篇

参考文献：文中引用格式"(1)"，文献样式"1. Zheng W, Li XH, Yang XH, et al. Adjunctive memantine for schizophrenia: a meta-analysis of randomized, double-blind, placebo-controlled trials. Psychol Med. 2018; 48(1): 72-81."

Journal of Obsessive-Compulsive and Related Disorders

1 简介

Journal of Obsessive-Compulsive and Related Disorders，简称*J OBSESS-COMPULS REL*（ISSN-print：2211-3649；ISSN-online：2211-3657），是一本国际期刊，发表高质量的研究和临床导向方面的文章，涉及强迫及相关障碍（例如拔毛癖、囤积障碍、躯体变形障碍）的各个方面。该期刊发表来自精神病学、心理学、神经科学及其他医学和健康科学领域的所有年龄组的临床和非临床样本的研究文章。该期刊的广泛关注点包括分类与评估心理、精神病治疗与预防、精神病理学、神经生物学和遗传学。

出版国家或地区：荷兰（Netherlands）
主办单位：不详
出版商：Elsevier
出版周期：每年4期
主编：Jesse Cougle, PhD; Florida State University, Tallahassee, Florida, the United States; E-mail: cougle@psy.fsu.edu
年发文量：共68篇
收录的数据库：Current Contents: Social & Behavioral Sciences, Google Scholar, PsycINFO, Scopus
官方网址：https://www.sciencedirect.com/journal/journal-of-obsessive-compulsive-and-related-disorders

2 影响力

JCR分区：Psychiatry-SCIE（Q4：125/155）；Psychiatry-SSCI（Q3：107/143）
JCI分区：Psychiatry-SCIE（Q3：169/258）；Psychiatry-SSCI（Q3：169/258）
中国科学院分区：大类-医学（4区）；小类-精神病学（4区）
CiteScore指标：3
CiteScore排名：257/529

SJR 2021：0.667
SNIP 2021：0.81
自引率：16.42%
h-index：32

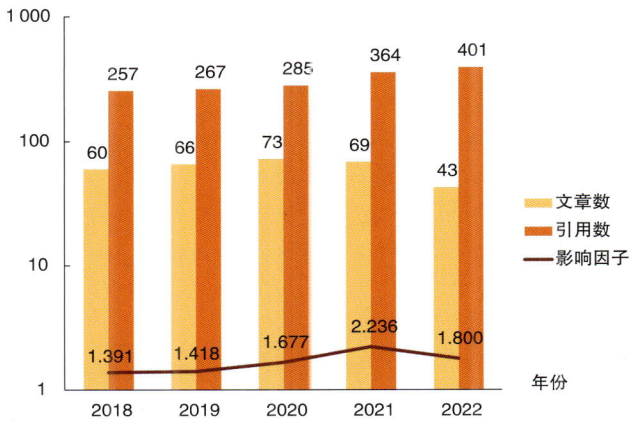

图1-180 *Journal of Obsessive-Compulsive and Related Disorders* 历年文章数、引用数和影响因子走势图

3 投稿指南

稿件收录偏好：该期刊致力于发表有关强迫和相关障碍方面的临床报告（创新治疗方法的描述）和书评，以及做出宝贵贡献的理论和评论文章。
接收率：不详
审稿周期：初审平均时间3.4周，审稿平均时间6.7周
出版模式：开放获取模式（2 900美元/篇）
来稿类型：

[1] 原创性研究：不详
[2] 系统综述：不详
[3] 简短报告：正文=3 000～5 000字
[4] 给编辑的信：不详
[5] 临床报告：正文≤30页

参考文献：可以是任何风格或格式，但风格需一致。

Journal of Personality Disorders

1 简介

Journal of Personality Disorders，简称J PERS DISORD（ISSN-print：0885-579X；ISSN-online：1943-2763），是一本专门研究具有临床意义的人格障碍的诊断和治疗的独特期刊。该期刊旨在促进不同研究方向和方法的研究人员和从业人员之间的对话，具有良好的国际影响。

出版国家或地区：美国（the United States）
主办单位：不详
出版商：Guilford Publications
出版周期：每年6期
主编：Robert F. Krueger，PhD；Department of Psychology，University of Minnesota，the United States；E-mail：krueg038@umn.edu
John M. Oldham，MD，Baylor College of Medicine，the United States；E-mail：joldham@menninger.edu
年发文量：共79篇
收录的数据库：EBSCO: CINAHL，Excellence in Research for Australia，MEDLINE，PsycINFO，Scopus，Web of Science
官方网址：https://guilfordjournals.com/journal/pedi

2 影响力

JCR分区：Psychiatry-SSCI（Q3：73/143）
JCI分区：Psychiatry-SSCI（Q2：92/258）
中国科学院分区：大类-医学（2区）；小类-精神病学（2区）
CiteScore指标：4.2
CiteScore排名：187/529
SJR 2021：1.019
SNIP 2021：1.208
自引率：3.95%
h-index：99

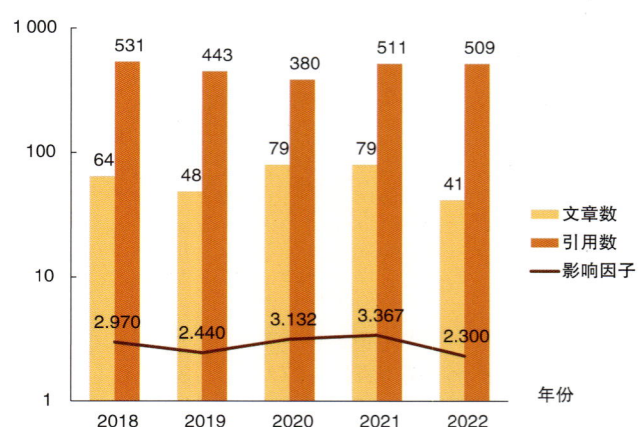

图1-181 Journal of Personality Disorders历年文章数、引用数和影响因子走势图

3 投稿指南

稿件收录偏好：该期刊出版内容涵盖关于正常和病态人格的研究、评估人格的新方法、人格障碍的病因和临床分类、诊断标准的流行病学研究和结果研究、治疗技术的创新等。
接收率：不详
审稿周期：不详
出版模式：混合出版模式（开放获取：部分文章发表6个月后可免费获取）
来稿类型：
[1] 原创性研究：正文≤30页，双倍行距，若超过30页，应说明理由
[2] 特邀或专题文章：正文≤40页
[3] 简要报告：正文≤20页
参考文献：遵循APA风格；文中引用格式"(Zheng et al., 2018)"，文献样式"Zheng, W., Li, X.H., Yang, X.H., Cai, D.B., Ungvari, G.S., Ng, C.H., Waang, S.B., Wang, Y.Y., Ning, Y.B., & Xiang, Y.T. (2018). Adjunctive memantine for schizophrenia: a meta-analysis of randomized, double-blind, placebo-controlled trials. Psychol Med, 48(1), 72-81. https://doi.org/10.1017/S0033291717001271."

Journal of Psychiatric and Mental Health Nursing

1 简介

Journal of Psychiatric and Mental Health Nursing，简称J PSYCHIATR MENT HLT（ISSN-print：1351-0126；ISSN-online：1365-2850），是一本国际性期刊，发表与精神病学护理、心理健康护理和有心理健康问题生活经历的人相关的研究和学术论文，完全支持以康复为导向的心理健康方法。

出版国家或地区：英国（the United Kingdom）
主办单位：不详

出版商：John Wiley & Sons
出版周期：每年6期
主编：Lawrie Elliott，MD；Glasgow Caledonian University, the United Kingdom；E-mail：jpmhnedoffice@wiley.com
年发文量：共140篇
收录的数据库：Abstracts in Anthropology，EBSCO: Abstracts in Social Gerontology，Academic Search，EBSCO: Academic Search Alumni Edition，EBSCO: Academic Search Elite，EBSCO: Academic Search Premier，ProQuest: British Nursing Database，EBSCO: CINAHL，CINAHL，Current Contents: Clinical Medicine，Current Contents: Social & Behavioral Sciences，ProQuest: Health Research Premium Collection，Health Source Nursing/Academic，ProQuest: Hospital Premium Collection，Journal Citation Reports: Science Edition，Journal Citation Reports: Social Science Edition，MEDLINE，PubMed，ProQuest: Nursing & Allied Health Database，ProQuest Central，Psychology Collection，PsycINFO，PsycINFO: Psychological Abstracts，PubMed Dietary Supplement Subset，Web of Science: Science Citation Index Expanded，Scopus，Social Sciences Citation Index
官方网址：https://onlinelibrary.wiley.com/journal/13652850?journalRedirectCheck=true

2 影响力

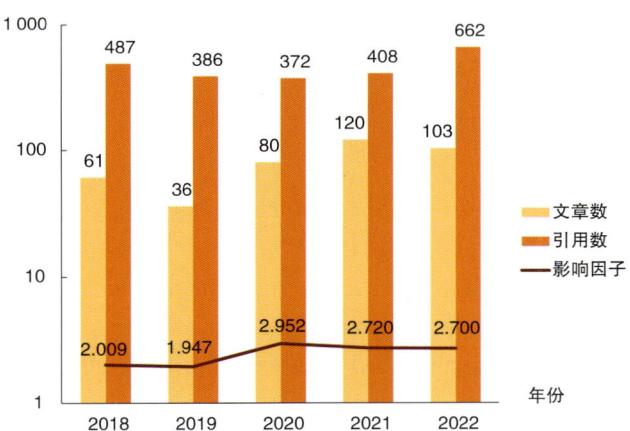

图1-182 *Journal of Psychiatric and Mental Health Nursing* 历年文章数、引用数和影响因子走势图

JCR分区：Psychiatry-SCIE（Q3：114/157）；Psychiatry-SSCI（Q3：94/143）；Nursing-SCIE（Q1：27/125）；Nursing-SSCI（Q1：25/123）

JCI分区：Psychiatry-SCIE（Q2：109/258）；Psychiatry-SSCI（Q2：109/258）；Nursing-SCIE（Q2：74/182）；Nursing-SSCI（Q2：74/182）
中国科学院分区：大类-医学（3区）；小类-精神病学（4区），小类-护理学（3区）
CiteScore指标：3.1
CiteScore排名：12/39
SJR 2021：0.552
SNIP 2021：1.154
自引率：6.21%
***h*-index**：66

3 投稿指南

稿件收录偏好：该期刊主要发表严谨的研究，系统的、综合的和批判性的现实主义评论、论文、辩论，以及生活经验的叙述。所有论文须明确说明对有心理健康问题生活经历的人的影响，以及对精神病护理或心理健康护理的影响。该期刊欢迎涉及单个或多个研究和学术学科的论文。鼓励进行批判性辩论和思想交流。此外，所有科学论文，包括评论，均需有明确的科学依据，并明确说明该研究对现有证据的补充。

接收率：不详
审稿周期：不详
出版模式：开放获取模式（4 430美元/篇）
来稿类型：

[1] 原创性研究：正文≤5 000字，不包括摘要和参考文献；摘要≤200字，可访问摘要≤250字

[2] 综述：正文≤7 000字，不包括摘要和参考文献；摘要≤200字，可访问摘要≤250字

[3] 经验叙事：正文≤5 000字，参考文献≤10篇

[4] 心理健康方面的论文和辩论：正文≤5 000字，参考文献≤10篇

[5] 社论：正文≤1 500字

[6] 给编辑的信：正文≤500字

参考文献：遵循APA风格（6th）；文中引用格式"(Zheng et al., 2018)"，文献样式"Zheng, W., Li, X. H., Yang, X. H., Cai, D. B., Ungvari, G. S., Ng, C. H., & Xiang, Y. T.(2018). Adjunctive memantine for schizophrenia: a meta-analysis of randomized, double-blind, placebo-controlled trials. *Psychological Medicine*, *48*(1), 72-81. https://doi.org/10.1017/S0033291717001271."

Journal of Psychiatric Practice

1 简介

Journal of Psychiatric Practice，简称*J PSYCHIATR PRACT*（ISSN-print：1527-4160；ISSN-online：1538-1145），是一本同行评审期刊，该期刊发表临床的评价、案例研究和关于治疗进展的文章，提供最新的临床信息，对繁忙的心理健康从业者而言意义非凡。该期刊旨在成为一个有价值的在线资源，能够帮助临床医生，为飞速发展的精神病学引航。

出版国家或地区：美国（the United States）
主办单位：不详
出版商：Wolters Kluwer Health
出版周期：每年6期
主编：John M. Oldham, MD, MS; Menninger Department of Psychiatry and Behavioral Sciences, Baylor College of Medicine, Houston, the United States; E-mail: joldham@bcm.edu
年发文量：共81篇
收录的数据库：EBSCO: CINAHL, Excellence in Research for Australia, MEDLINE, PsycINFO, Scopus, Web of Science: Science Ctation Index Expanded
官方网址：http://journals.lww.com/practicalpsychiatry/pages/default.aspx

2 影响力

JCR分区：Psychiatry-SCIE（Q4：122/155）
JCI分区：Psychiatry-SCIE（Q4：204/258）
中国科学院分区：大类-医学（4区）；小类-精神病学（4区）
CiteScore指标：1.5
CiteScore排名：395/826
SJR 2021：0.405
SNIP 2021：0.568
自引率：1.88%

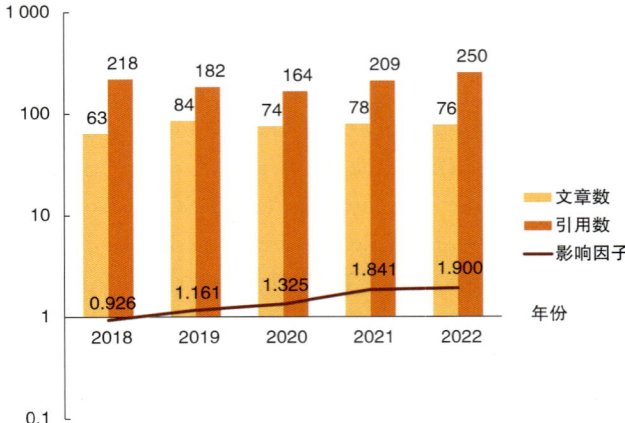

图1-183 *Journal of Psychiatric Practice*历年文章数、引用数和影响因子走势图

3 投稿指南

稿件收录偏好：该期刊致力于发表原始研究报告、与临床相关的综述文章、案例研究和书评。专家特约编辑提供关于心理治疗、精神药物学、法律和精神病学的专栏。此外，该期刊设有一个独特的《从业者之角》栏目，该栏目主要发表量身定制的内容，如试验研究、治疗指南、调查结果和护理质量。
接收率：不详
审稿周期：不详
出版模式：开放获取模式（3 010美元/篇）
来稿类型：
[1] 原创性研究：不详
[2] 综述：不详
[3] 病例报告：正文＝2 000～2 500字
参考文献：文中引用格式"[1]"，文献样式"1. Zheng W, Li XH, Yang XH, et al. Adjunctive memantine for schizophrenia: a meta-analysis of randomized, double-blind, placebo-controlled trials. Psychol Med. 2018; 48: 72-81."

Journal of the Academy of Consultation-Liaison Psychiatry

1 简介

Journal of the Academy of Consultation-Liaison Psychiatry，简称*J ACAD CONSULT-LIAIS*（ISSN-print：2667-2979；ISSN-online：2667-2960）。该期刊在护理临床、护理有内科和精神科并发症的患者方面取得了卓越成就。自2003年美国精神病学和神经病学委员会批准将会诊-联络精神病学作为精神病学的一个亚专业以来，许多读者已经转向该期刊，阅读该领域的同行评审文章和研究报告。该期刊旨在为精神科的所有医务人员提供重要的知识。

出版国家或地区：美国（the United States）

主办单位：不详
出版商：Elsevier
出版周期：每年6期
主编：Hochang Benjamin Lee，MD；University of Rochester Medical Center，Rochester，NewYork，the United States；E-mail：Hochang_Lee@URMC.Rochester.edu.
年发文量：暂无
收录的数据库：Web of Science
官方网址：https://www.sciencedirect.com/journal/journal-of-the-academy-of-consultation-liaison-psychiatry

2 影响力

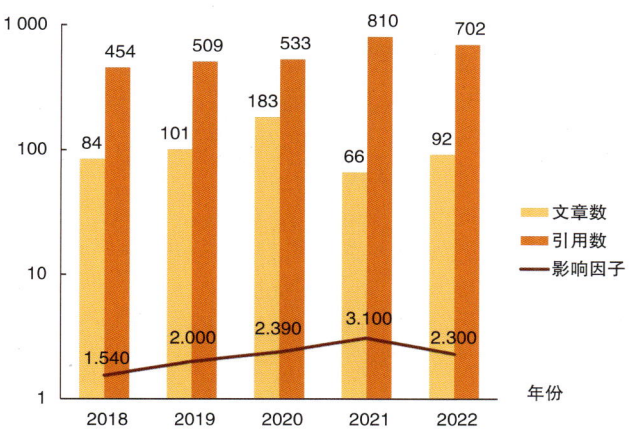

图1-184 *Journal of the Academy of Consultation-Liaison Psychiatry*
历年文章数、引用数和影响因子走势图

JCR分区：未收录
JCI分区：未收录
中国科学院分区：大类–心理学（4区）；小类–心理学（4区），小类–精神病学（4区）
CiteScore指标：暂无
CiteScore排名：暂无

SJR 2021：暂无
SNIP 2021：暂无
自引率：20.7%
h-index：暂无

3 投稿指南

稿件收录偏好：该期刊致力于成为领先的精神病学期刊，专注于对合并有内科和精神科疾病的患者的护理。会诊-联络精神病学学会期刊的范围包括原始研究、评论和临床报告，涉及内科疾病的精神方面及其管理。其特别关注的领域包括：合并的精神疾病对内科疾病管理的影响，合并内科疾病患者的精神管理，为医生和其他专门从事会诊-联络精神病学的人提供教育内容，为医疗人群提供精神病学服务（包括综合护理）。

接收率：不详
审稿周期：初审时间约3.6周，审稿时间约7.1周
出版模式：混合出版模式（开放获取：3 000美元/篇）
来稿类型：
[1] 原创性研究报告：正文≤3 500字，摘要≤350字，表格≤5个，参考文献≤50篇
[2] 评论：正文≤3 000字，摘要≤350字，表格≤5个，参考文献≤50篇
[3] 会诊-联络病例会议：全文≤3 000字，摘要≤150字，表格≤3个，参考文献≤50篇
参考文献：文中引用格式"[1]"，文献样式"1. Zheng W, Li X H, Yang X H, et al: Adjunctive memantine for schizophrenia: a meta-analysis of randomized, double-blind, placebo-controlled trials. Psychological Medicine 2013; 48(1): 72-81"

The Journal of the American Academy of Psychiatry and the Law

1 简介

The Journal of the American Academy of Psychiatry and the Law，简称*J AM ACAD PSYCHIATRY*（ISSN-print：1093-6793；ISSN-online：1943-3662），该期刊由美国精神病学和法律学会（American Academy of Psychiatry and the Law）出版，旨在提供一个多学科进行思想交流的论坛。该期刊发表精神病学、法律制度和法医精神病学的理论和实践方面的文章。

出版国家或地区：美国（the United States）
主办单位：美国精神病学和法律学会
出版商：美国精神病学和法律学会
出版周期：每年4期
主编：Michael A. Norko，MD；Yale University School of Medicine，and Director of Forensic Services，Connecticut Department of Mental Health and Addiction Services（DMHAS），the United States；E-mail：michael.norko@yale.edu
年发文量：共126篇
收录的数据库：Excellence in Research for Australia，MEDLINE，PsycINFO，Scopus，Web of Science: Science Citation Index
官方网址：https://jaapl.org/

2 影响力

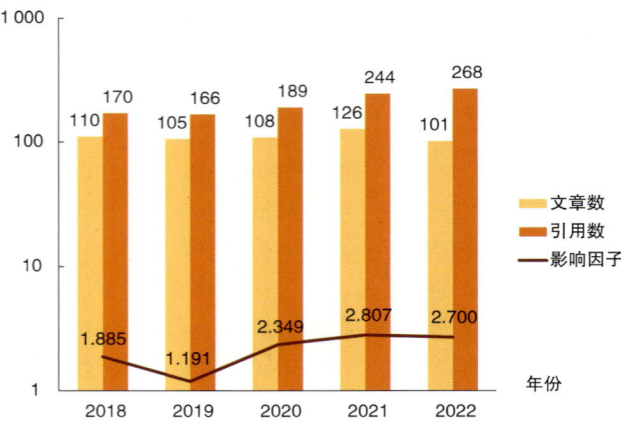

图1-185 *The Journal of the American Academy of Psychiatry and the Law*历年文章数、引用数和影响因子走势图

JCR分区：Law-SSCI（Q1：17/155）；Psychiatry-SSCI（Q3：89/143）

JCI分区：Law-SSCI（Q1：83/417）；Psychiatry-SSCI（Q1：38/258）

中国科学院分区：大类-医学（3区）；小类-法学（3区），小类-精神病学（4区）

CiteScore指标：1.8

CiteScore排名：321/529

SJR 2021：0.507

SNIP 2021：1.08

自引率：25.11%

h-index：59

3 投稿指南

稿件收录偏好：该期刊发表的内容包括矫正精神病学、涉及刑事或民事法律体系的个人精神评估、伦理、法律哲学、精神病学的法律规范、教育和培训，以及对行为问题的原因和治疗方面的研究，尤其是与法律体系接触的个体。

接收率：不详

审稿周期：不详

出版模式：订阅出版模式

来稿类型：

[1] 社论：正文=2 000～3 700字，无摘要

[2] 传记：正文≤3 700字，无摘要

[3] 常规文章：正文≤6 000字，摘要≤200字

[4] 分析与评论：正文≤5 000字，摘要≤200字

[5] 反思与叙事：正文≤5 000字

[6] 法律文摘：字数不详

[7] 图书与媒体：正文≤1 000字，如果需要更深入的审查，需要联系编辑，可批准至3 000字

[8] 给编辑的信：正文≤500字

参考文献：文中引用格式"[1]"，文献样式"1. Zheng W, Li XH, Yang XH, *et al*. Adjunctive memantine for schizophrenia: a meta-analysis of randomized, double-blind, placebo-controlled trials. Psychol Med. 2018; 48(1): 72-81"

Journal of the American Psychiatric Nurses Association

1 简介

Journal of the American Psychiatric Nurses Association，简称*J AM PSYCHIAT NURSES*（ISSN-print：1078-3903；ISSN-online：1532-5725），是同行评审的期刊，发表与精神科临床护理相关的研究文章。该期刊旨在描述对精神科护理中新出现的问题和趋势的批判性评论和及时分析，并提出与精神卫生保健系统相关的创新实践模式。该期刊为精神科护士提供了最新的循证护理实践和创新的治疗方法，以及重要的信息趋势和有用的、以临床为重点的精神科心理健康护理及其亚专业的研究。

出版国家或地区：美国（the United States）

主办单位：美国精神科护士协会（American Psychiatric Nurses Association）

出版商：SAGE

出版周期：每年6期

主编：Geraldine S. Pearson, PhD；School of Medicine（Retired），University of Connecticut（UConn），Farmington，Connecticut，the United States；E-mail：gpearson@uchc.edu

年发文量：共94篇

收录的数据库：EBSCO: CINAHL，Excellence in Research for Australia，MEDLINE，PsycINFO，Scopus，Web of Science: Science Citation Index Expanded

官方网址：https://journals.sagepub.com/home/jap

2 影响力

JCR分区：Psychiatry-SCIE（Q4：130/155）；Psychiatry-SSCI（Q4：112/143）；Nursing-SCIE（Q3：65/125）；Nursing-SSCI（Q3：62/123）

JCI分区：Psychiatry-SCIE（Q3：134/258）；Psychiatry-SSCI（Q3：134/258）；Nursing-SCIE（Q3：98/182）；Nursing-SSCI（Q3：98/182）

中国科学院分区：大类-医学（4区）；小类-精神病学（4区），小类-护理（4区）

CiteScore指标：3.5
CiteScore排名：10/39
SJR 2021：0.545
SNIP 2021：0.882
自引率：6.57%
h-index：33

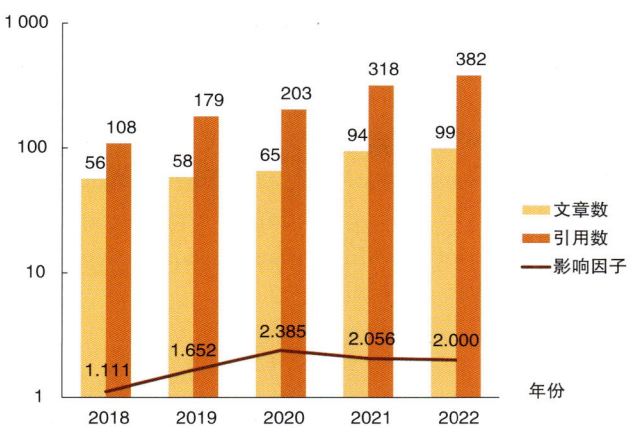

图1-186　Journal of the American Psychiatric Nurses Association历年文章数、引用数和影响因子走势图

3 投稿指南

稿件收录偏好：该期刊致力于发表学术研究（原创性研究和以实践为重点的文章、社论、采访、简报、给编辑的信等）。

接收率：不详

审稿周期：不详

出版模式：开放获取模式（3 750美元/篇）

来稿类型：

[1] 原创性研究：正文≤20页

[2] 系统综述：正文≤25页

[3] 质量改进手稿：正文≤10页，插图和/或表格≤2个

[4] 讨论文件：正文≤10页

[5] 简短报告：正文≤8页

[6] 学生手稿：不详

[7] 给编辑的信：正文=500～1 000字

参考文献：遵循APA风格（6th）；文中引用格式"(Zheng et al., 2018)"，文献样式"Zheng, W., Li, X. H., Yang, X. H., Cai, D. B., Ungvari, G. S., Ng, C. H., Wang, S.B., Wang, Y.Y., Ning, Y.P. Xiang, Y. T.(2018). Adjunctive memantine for schizophrenia: a meta-analysis of randomized, double-blind, placebo-controlled trials. *Psychological Medicine*, 48(1), 72-81. https://doi-org/10.1017/S0033291717001271."

Journal of the American Psychoanalytic Association

1 简介

Journal of the American Psychoanalytic Association，简称*J AM PSYCHOANAL ASS*（ISSN-print：0003-0651；ISSN-online：1941-2460），作为世界上最受尊敬的精神分析刊物之一，美国心理分析协会（American Psychoanalytic Association）的期刊提供了具有深刻见解和广泛基础的原创文章、开创性的研究、深思熟虑的全体演讲、深入的小组报告和敏锐的评论。该期刊于1953年开始出版，是出版伦理委员会（Committee on Publication Ethics）的成员之一。

出版国家或地区：美国（the United States）

主办单位：美国心理分析协会

出版商：SAGE

出版周期：每年6期

主编：Mitchell Wilson；San Francisco Center for Psychoanaysis，the United States；E-mail：jennifer@origineditorial.com

年发文量：共34篇

收录的数据库：Excellence in Research for Australia，MEDLINE，PsycINFO，Scopus，Web of Science

官方网址：https://journals.sagepub.com/home/apa

2 影响力

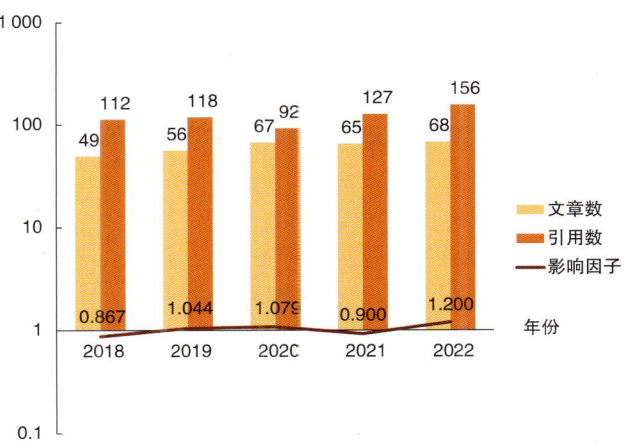

图1-187　Journal of the American Psychoanalytic Association历年文章数、引用数和影响因子走势图

JCR分区：Psychiatry-SSCI（Q4：134/143）；Psychology，Psychoanalysis-SSCI（Q2：5/13）

JCI分区：Psychiatry-SSCI（Q2：109/258）；Psychology，Psychoanalysis-SSCI（Q2：7/24）

中国科学院分区：大类-心理学（3区）；小类-

精神病学（3区），小类–心理学–分析（2区）

CiteScore指标：1.3
CiteScore排名：175/376
SJR 2021：0.453
SNIP 2021：1.301
自引率：16.2%
h-index：49

3 投稿指南

稿件收录偏好：该期刊收录心理学目前所有的重要主题，从临床实际问题到创新研究，从教育发展问题到跨学科研究，此外还有一些新兴理论和技术。

接收率：不详
审稿周期：不详
出版模式：订阅出版模式
来稿类型：
[1] 原创文章：全文≤11 000字，摘要≤200字
[1] 调查研究：全文≤11 000字，摘要≤200字
[2] 全体会议发言：全文≤11 000字，摘要≤200字
[3] 小组报告：全文≤11 000字，摘要≤200字
[4] 社论和通讯：全文≤11 000字，摘要≤200字
参考文献：文中引用格式"（Zheng et al., 2018）"，文献样式"Zheng, W., Li, X. H., Yang, X. H., Cai, D. B., Ungvari, G. S., Ng, C. H., Wang, S.B., Wang, Y.Y., Ning, Y.P., Xiang, Y. T.(2018). Adjunctive memantine for schizophrenia: a meta-analysis of randomized, double-blind, placebo-controlled trials. *Psychological Medicine* 48(1): 72-81."

Journal of the Canadian Academy of Child and Adolescent Psychiatry*

1 简介

Journal of the Canadian Academy of Child and Adolescent Psychiatry，简称*J CAN ACAD CHILD ADO*（ISSN-print：1719-8429；ISSN-online：1955-8429），是加拿大儿童和青少年精神病学学会（Canadian Academy of Child and Adolescent Psychiatry）的官方开放获取期刊，旨在促进儿童和青少年心理健康知识的发展。该期刊涵盖的研究主题广泛，尤为关注有临床意义的研究工作，包括与儿童和青少年精神疾病学各方面相关的原创性研究、先前未发表的经过同行评审的文章。

出版国家或地区：加拿大（Canada）
主办单位：加拿大儿童和青少年精神病学学会
出版商：The Canadian Academy of Child and Adolescent Psychiatry
出版周期：每年4期
主编：John D. McLennan, MD, MPH, PhD, FRCPC；University of Calgary, Canada；E-mail：jmclenna@ucalgary.ca
年发文量：共43篇
收录的数据库：EBSCO: CINAHL，PsycINFO，PubMed，PubMed Central，Scopus
官方网址：https://www.cacap-acpea.org/learn/journal/

2 影响力

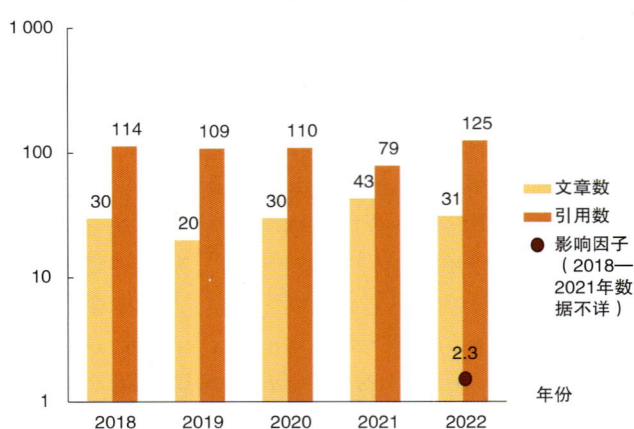

图1-188 *Journal of the Canadian Academy of Child and Adolescent Psychiatry*历年文章数、引用数和影响因子走势图

JCI指数：0.27
CiteScore指标：1.8
CiteScore排名：317/529
SJR 2021：0.298
SNIP 2021：0.667
自引率：2.3%
h-index：38

3 投稿指南

稿件收录偏好：该期刊尤其关注具有临床意义的文章，发表原创性研究、综述、评述，以及艺术、文学与自然类的文章，还有给编辑的信。

接收率：不详
审稿周期：不详
出版模式：开放获取模式（免版面费）

来稿类型：

[1] 原创性研究：正文≤4 000字，摘要≤250字，插图和/或表格≤6个

[2] 综述：正文≤4 000字，摘要≤250字，插图和/或表格≤6个

[3] 评述：正文≤2 500字，摘要≤250字，插图和/或表格≤2个

[4] 艺术、文学与自然类：正文≤500字

[5] 给编辑的信：正文≤500字

参考文献：遵循Vancouver风格；文中引用格式"(1)"，文献样式"1.Zheng W, Li XH, Yang XH, Cai DB, Ungvari GS, Ng CH, et al. Adjunctive memantine for schizophrenia: a meta-analysis of randomized, double-blind, placebo-controlled trials. Psychol Med. 2018; 48(1): 72-81."

Journal of the International Neuropsychological Society

1 简介

Journal of the International Neuropsychological Society，简称J INT NEUROPSYCH SOC（ISSN-print：1355-6177；ISSN-online：1469-7661），是国际神经心理学学会（International Neuropsychological Society）的官方期刊，该组织由来自不同学科的4 500多名国际会员组成。该期刊创办于1995年，发表医学-精神病学领域与神经心理学领域的原创性、高质量的研究论文。

出版国家或地区：美国（the United States）

主办单位：国际神经心理学学会

出版商：Cambridge University Press

出版周期：每年10期

主编：John L. Woodard；Wayne State University, the United States；E-mail：jins@cambridge.org

年发文量：共152篇

收录的数据库：Excellence in Research for Australia，MEDLINE，PsycINFO，Scopus，Web of Science

官方网址：https://www.Cambridge.org/core/journals/journal-of-the-international-neuropsychological-society

2 影响力

JCR分区：Psychiatry-SCIE（Q3：102/155）；Clinical Neurology-SCIE（Q3：124/212）；Neurosciences-SCIE（Q3：187/275）；Psychology-SCIE（Q2：36/80）

JCI分区：Psychiatry-SCIE（Q2：104/258）；Clinical Neurology-SCIE（Q2：1113/267）；Neurosciences-SCIE（Q2：143/306）；Psychology-SCIE（Q2：36/80）

中国科学院分区：大类-心理学（3区）；小类-临床神经病学（3区），小类-神经科学（3区），小类-精神病学（3区），小类-心理学（3区）

CiteScore指标：4.6

CiteScore排名：160/529

SJR 2021：0.837

SNIP 2021：1.39

自引率：5.48%

h-index：132

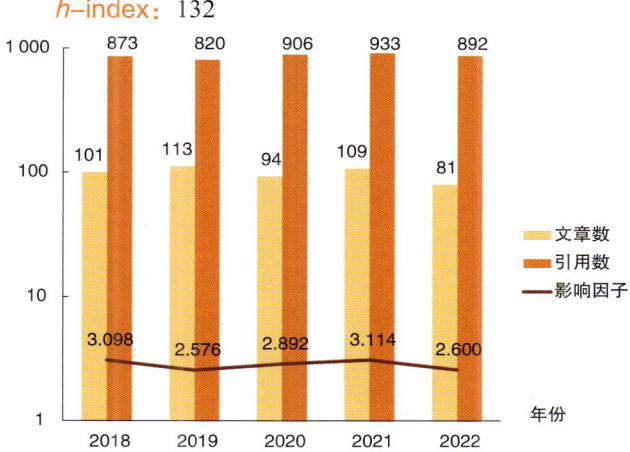

图1-189 Journal of the International Neuropsychological Society 历年文章数、引用数和影响因子走势图

3 投稿指南

稿件收录偏好：该期刊欢迎与神经心理学相关的基础实验和临床应用研究方面的文章，包括但不限于认知过程的发展、大脑与行为的关系、成人和儿童神经心理学、神经行为综合征，以及神经心理学与相关的接口行为神经学、神经影像学、遗传学和认知神经科学。

接收率：不详

审稿周期：审稿平均时间4～8周

出版模式：开放获取模式（3 255美元/篇）

来稿类型：

[1] 原创性研究：正文≈5 000字，摘要≈250字

[2] 简要交流：正文≈2 500字，摘要≈200字，参考文献≈20篇，插图和/或表格≤2个

[3] 病例报告：正文≈3 500字，摘要≈200字，作者≤7位，参考文献≤6篇，插图和/或表格≤2个

[4] 批判性评论：正文≈7 000字，摘要≈250字，

参考文献=50～75篇，插图和/或表格≤5个

[5] 简要评论：正文≤2 500字，摘要≈150字，文献=50～75篇，插图和/或表格≤5个

[6] 对话：正文≤每段2 000字，摘要≈150字，参考文献≈20篇，插图和/或表格≤2个

[7] 特刊：正文≤5 000字，摘要≈250字，插图和/或表格≈1个，参考文献≤7篇，作者≤3位

[8] 书评：正文≤1 000字

[9] 给编辑的信：正文≈500字，参考文献≤5篇，插图和/或表格≈1个

参考文献：遵循Harvard风格；文中引用格式"(Zheng et al., 2018)"，文献样式"Zheng, W., Li, X.H., Yang, X.H., Cai, D. B., Ungvari, G.S., Ng, C.H., Wang, S.B., Wqang, Y.Y., Ning, Y.P., & Xiang, Y.T.(2018). Adjunctive memantine for schizophrenia: a meta-analysis of randomized, double-blind, placebo-controlled trials. *Psychol Med, 48*(1): 72-81. https://doi.org/10.1017/S0033791717001271."

Journal of the Korean Academy of Child and Adolescent Psychiatry*

1 简介

Journal of the Korean Academy of Child and Adolescent Psychiatry，简称*J KOR ACAD CHILD ADO*（ISSN-print：1225-729X；ISSN-online：2233-9183），是韩国儿童和青少年精神病学学会（Korean Academy of Child and Adolescent Psychiatry）的官方开放获取期刊。该协会成立于1983年，自1990年以来每年出版一次，目前每季度出版一次。

出版国家或地区：韩国（South Korea）
主办单位：韩国儿童和青少年精神病学学会
出版商：Korean Academy of Child and Adolescent Psychiatry
出版周期：每年4期
主编：Hee Jeong Yoo，MD；Seoul National University，South Korea；E-mail：hjyoo@snu.ac.kr
年发文量：共25篇
收录的数据库：Crossref，ESCI，Google Scholar，KoreaMed，Scopus，PubMed Central
官方网址：https://www.jkacap.org/main.html

2 影响力

JCR分区：未收录
JCI分区：Psychiatry–SCIE（Q4：206/264）
CiteScore指标：1.4
CiteScore排名：353/529
SJR 2021：0.267
SNIP 2021：0.442
自引率：4.76%
***h*–index**：5

3 投稿指南

稿件收录偏好：该期刊涉及精神障碍、健康政策、立法、宣传、种族问题、文化（包括性别问题）和儿童及其家庭心理健康服务相关的主题，旨在为儿童和青少年心理健康相关主题提供专业的知识。
接收率：不详
审稿周期：初审平均时间8周
出版模式：开放获取模式（原创性研究、综述和专题文章，300美元/篇；简报和病例报告，200美元/篇；勘误，100美元/篇）
来稿类型：

[1] 原创性研究：摘要≤250字，参考文献≤30篇

[2] 综述：摘要≤250字

[3] 专题文章：摘要≤250字，参考文献≤30篇

[4] 简报：摘要≤250字，参考文献≤30篇

[5] 社论：摘要≤250字，参考文献≤30篇

[6] 病例报告：摘要≤250字，参考文献≤30篇

[7] 书评和影评：摘要≤250字，参考文献≤30篇

[8] 给编辑的信：摘要≤250字，参考文献≤30篇

参考文献：文中引用格式"[1]"，文献样式"1) Zheng W, Li XH, Yang XH, Cai DB, Ungvari GS, Ng CH, et al. Adjunctive memantine for schizophrenia: a meta-analysis of randomized, double-blind, placebo-controlled trials. Psychol Med 2018; 48(1): 72-81."

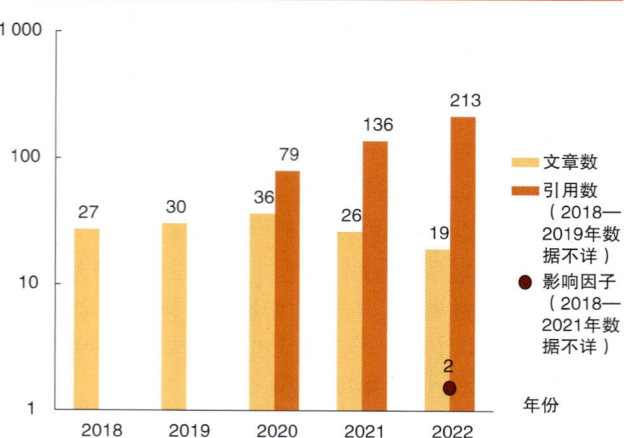

图1-190　*Journal of the Korean Academy of Child and Adolescent Psychiatry*历年文章数、引用数和影响因子走势图

Mental Health Religion & Culture

1 简介

Mental Health Religion & Culture，简称*MENT HEALTH RELIG CU*（ISSN-print：1367-4676；ISSN-online：1469-9737），是一本开放获取的期刊，为心理健康和宗教领域提供权威的专业知识。该期刊涵盖精神病学、心理学、人类学、社会科学、哲学、神学与宗教研究、社区和社会工作、宗教咨询方面的文章。

出版国家或地区：英国（the United Kingdom）
主办单位：不详
出版商：Routledge（Taylor & Francis Group）
出版周期：每年10期
主编：Christopher Alan Lewis，MD；Leeds Trinity University，the United Kingdom；E-mail：c.lewis@leedstrinity.ac.uk
年发文量：共95篇
收录的数据库：EBSCO: CINAHL，Excellence in Research for Australia，PsycINFO，Scopus
官方网址：https://www.tandfonline.com/journals/cmhr20

2 影响力

JCI指数：0.36
CiteScore指标：2
CiteScore排名：307/529
SJR 2021：0.528
SNIP 2021：1.034
自引率：14.29%
h-index：46

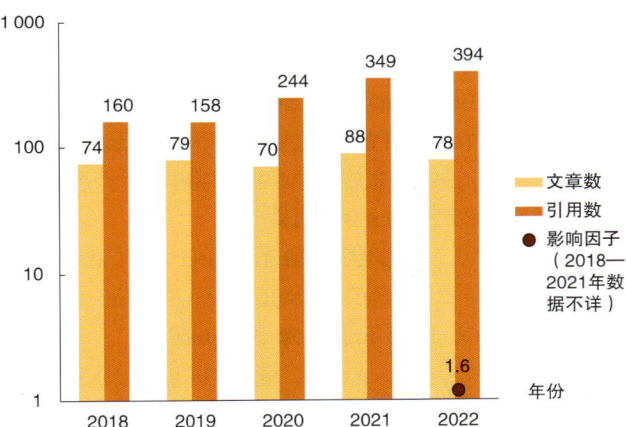

图1-191 *Mental Health Religion & Culture*历年文章数、引用数和影响因子走势图

JCR分区：未收录
JCI分区：Psychiatry-SCIE（Q3：196/264）
中国科学院分区：无

3 投稿指南

稿件收录偏好：该期刊主要发表精神病学、心理健康和临床心理学相关主题的文章。该期刊收录发表的论文包括临床和案例研究、观察和访谈材料、调查、问卷、心理测量和其他量化数据，还会对历史材料、宗教文本和其他材料进行学术审查，并欢迎系统综述、荟萃分析、理论和哲学分析。该期刊发表的文章类型包括原创性研究、书评和信件等。

接收率：约29%
审稿周期：初审平均中位时间40天，从提交到第一轮评审做出决定平均中位时间42天
出版模式：混合出版模式（开放获取：3 500美元/篇）
来稿类型：

[1] 原创性研究：正文≤6 000字，摘要≤150字，参考文献≤40篇

[2] 书评：正文≤6 000字，摘要≤150字，参考文献≤40篇

[3] 给编辑的信：正文≤6 000字，摘要≤150字，参考文献≤40篇

[4] 述评：正文≤6 000字，摘要≤150字，参考文献≤40篇

参考文献：遵循APA风格；文中引用格式"(Zheng et al., 2018)"，文献样式"Zheng, W., Li, X. H., Yang, X. H., Cai, D. B., Ungvari, G. S., Ng, C. H., Wang, S. B., Wang, Y. Y., Ning, Y. P., & Xiang, Y. T.(2018). Adjunctive memantine for schizophrenia: a meta-analysis of randomized, double-blind, placebo-controlled trials. Psychol Med, 48, 72-81.https://doi.org/10.1017/S0033291717001271"

Mental Health Review Journal*

1 简介

Mental Health Review Journal，简称*MENT HEALTH REV J*（ISSN-print：1361-9322；ISSN-online：2042-8758），是一本混合出版模式的开放获取的期刊，自1996年创刊以来专注于心理健康服务。该期刊涵盖心理健康、服务管理、研究方法、服务创新及临床实践等多种主题。

出版国家或地区：英国（United Kindom）
主办单位：不详
出版商：Emerald Publishing
出版周期：每年4期
主编：Mark Freestone，MD；East London Forensic Personality Disorder Service，Queen Mary University of London，London，the United Kingdom；E-mail：m.c.freestone@qmul.ac.uk
年发文量：共30篇
收录的数据库：ProQuest: British Nursing Index，EBSCO: CINAHL，PsycINFO，Scopus
官方网址：https://www.emerald.com/insight/publication/issn/1361-9322

2 影响力

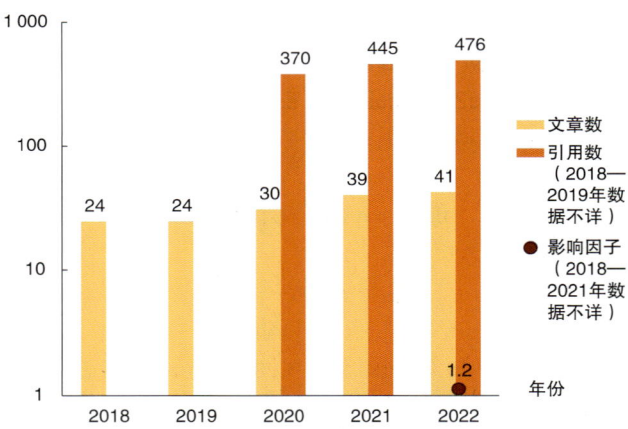

图1-192 *Mental Health Review Journal*历年文章数、引用数和影响因子走势图

JCR分区：未收录
JCI分区：Psychairy-SCIE（Q4：226/264）

JCI指数：0.22
CiteScore指标：1.5
CiteScore排名：342/529
SJR 2021：0.301
SNIP 2021：0.606
自引率：3.09%
h-index：20

3 投稿指南

稿件收录偏好：该期刊主要发表的文章类型包括原创性研究、讨论性评论、政策性评论、书评等，也包含病例报告和综述等类型的文章。
接收率：不详
审稿周期：第一轮审稿时间60天
出版模式：混合订阅模式（开放获取：3 638美元/篇）
来稿类型：

[1] 原创性研究：正文＝4 000～7 000字，摘要≤250字，插图和/或表格内文字≈350字

[2] 观点：正文＝4 000～7 000字，摘要≤250字，插图和/或表格内文字≈350字

[3] 技术型文章：正文＝4 000～7 000字，摘要≤250字，插图和/或表格内文字≈350字

[4] 概念型文章：正文＝4 000～7 000字，摘要≤250字，插图和/或表格内文字≈350字

[5] 病例报告：正文＝4 000～7 000字，摘要≤250字，插图和/或表格内文字≈350字

[6] 一般综述：正文＝4 000～7 000字，摘要≤250字，插图和/或表格内文字≈350字

参考文献：遵循Harvard风格；文中引用格式"(Zheng et al., 2018)"，文献样式"Zheng, W., Li, X. H., Yang, X. H., Cai, D. B., Ungvari, G. S., Ng, C. H., Wang, S. B., Wang, Y. Y., Ning, Y. P. and Xiang, Y. T.(2018), 'Adjunctive memantine for schizophrenia: a meta-analysis of randomized, double-blind, placebo-controlled trials', *Psychol Med*, Vol.48 No.1, pp.72-81. doi:10.1017/S0033291717-001271."

Nervenarzt

1 简介

Nervenarzt（ISSN-print：0028-2804；ISSN-online：1433-0407），是一本面向神经病学、精神病学、神经病理学、神经外科等领域的神经学家和精神病学家的国际期刊。

出版国家或地区：德国（Germany）
主办单位：不详
出版商：Springer
出版周期：每年12期
主编：Martin Grond，MD；Neurologische Klinik am，Klinikum Siegen，Germany；E-mail：M.Grond@kreisklinikum-siegen.de
年发文量：共164篇
收录的数据库：BIOSIS Citation Index，Excellence in Research for Australia，MEDLINE，PsycINFO，Scopus，Web of Science: Science Ctation Index Expanded
官方网址：https://www.springer.com/115

2 影响力

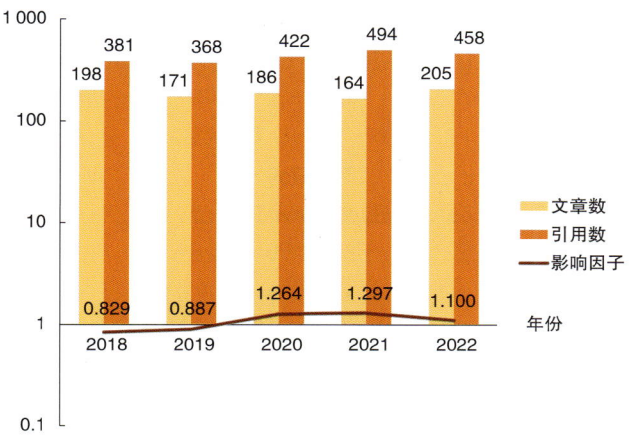

图1-193 *Nervenarzt*历年文章数、引用数和影响因子走势图

JCR分区：Psychiatry-SCIE（Q4：141/155）；Clinical Neurology-SCIE（Q4：197/212）
JCI分区：Psychiatry-SCIE（Q4：198/258）；Clinical Neurology-SCIE（Q4：223/267）
中国科学院分区：大类-医学（4区）；小类-临床神经病学（4区），小类-精神病学（4区）
CiteScore指标：2
CiteScore排名：305/529
SJR 2021：0.309
SNIP 2021：0.58
自引率：15.05%
h-index：45

3 投稿指南

稿件收录偏好：该期刊致力于神经病学、精神病学、神经病理学、神经外科和心理治疗的最新发现和信息。
接收率：不详
审稿周期：审稿平均时间37天
出版模式：混合出版模式（开放获取：3 090美元/篇）
来稿类型：
[1] 原创性研究：正文≤25 000字，包括参考文献、表格
[2] 主题论文：正文≤25 000字，包括参考文献、表格
[3] 综述类型文章、焦点文章：正文≤25 000字，包括参考文献、表格
参考文献：遵循AMA风格；文中引用格式"[1]"，文献样式"1.Zheng W, Li XH, Yang XH et al (2018) Adjunctive memantine for schizophrenia: a meta-analysis of randomized, double-blind, placebo-controlled trials. Psychol Med 48(1): 72-81."

Neuropsychiatrie

1 简介

Neuropsychiatrie（ISSN-print：0948-6259；ISSN-online：2194-1327），是一本混合出版模式开放获取、经过同行评审的期刊，创刊于1995年，是奥地利精神病学、心身医学和心理治疗学协会（Austrian Society of Psychiatry, Psychotherapy and Psychosomatics），以及奥地利儿童和青少年精神病学、心身医学和心理治疗学协会（Austria Society of Child and Adolescent Psychiatry, Psychosomatics and Psychotherapy）的官方期刊，主要刊登精神病学及心理学领域相关问题的综述、原创性研究成果、病例报告和读者来信。此外，还刊登书评、人事和专业政策方面的新闻以及会议通知。

出版国家或地区：奥地利（Austria）
主办单位：奥地利精神病学、心身医学和心理治疗学协会，奥地利儿童和青少年精神病学、心身医学和心理治疗学协会
出版商：Springer
出版周期：每年4期
主编：Andreas Karwautz，MD；Universitätsklinik für Kinder-und Jugendpsychiatrie，Wien，Austria；E-mail：andreas.karwautz@meduniwien.ac.at
Eva Reininghaus，MD；Universitätsklinik für Psychiatrie und Psychotherapeutische Medizin，Graz，Austria；E-mail：eva.reininghaus@medunigraz.at

年发文量： 共38篇

收录的数据库： Baidu, CLOCKSS, CNKI, CNPIEC, Dimensions, EBSCO Discovery Service, EMBASE, EMCare, ESCI, Google Scholar, MEDLINE, Naver, OCLC: WorldCat Discovery, Portico, ProQuest: ExLibris Primo Central, ProQuest: ExLibris Summon, Reaxys, SCImago, Scopus, Semantic Scholar, TD Net Discovery Service, UGC-CARE List（India）, Wanfang

官方网址： https://www.springer.com/40211

2 影响力

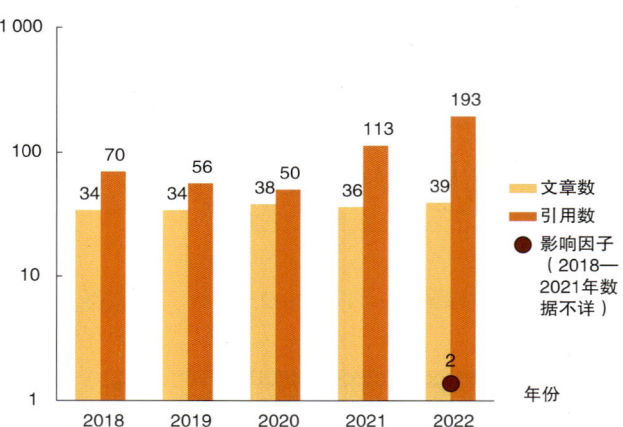

图1-194 Neuropsychiatrie历年文章数、引用数和影响因子走势图

JCR分区： 未收录

JCI分区： Psychiatry-SCIE（Q3：191/264）

中国科学院分区： 无

JCI指数： 0.34

CiteScore指标： 2.4

CiteScore排名： 285/529

SJR 2021： 0.419

SNIP 2021： 0.653

自引率： 2.54%

h-index： 20

3 投稿指南

稿件收录偏好： 该期刊面向所有致力于研究精神障碍的原因、表现和治疗方案的职业群体，发表精神病学及心理学领域原创性研究成果、综述、病例报告、给编辑的信和书评。此外，该期刊还刊登人事和专业政策方面的新闻以及会议通知。

接收率： 不详

审稿周期： 第一轮审稿平均中位时间48天

出版模式： 混合出版模式（开放获取：2 990美元/篇）

来稿类型：

[1] 原创性研究：正文≤27 000字（包括参考文献），摘要=150~250字，参考文献≤30篇，插图≤5个

[2] 综述：正文≤27 000字（包括参考文献），摘要=150~250字，参考文献≤120篇

[3] 病例报告：正文≤10 000字（包括参考文献），参考文献≤10篇，插图=3~4个

参考文献： 文中引用格式"[1]"，文献样式"1. Zheng W, Li XH, Yang XH, Cai DB, Ungvari GS, Ng CH, Wang SB, Wang YY, Ning YP, Xiang YT. Adjunctive memantine for schizophrenia: a meta-analysis of randomized, double-blind, placebo-controlled trials. Psychol Med.2018; 48(1): 72-81. https://doi.org/10.1017/S0033291717001271."

Nordic Journal of Psychiatry

1 简介

Nordic Journal of Psychiatry，简称NORD J PSYCHIAT（ISSN-print：0803-9488；ISSN-online：1502-4725），是北欧和波罗的海国家八个精神病学协会的官方期刊，发表所有关于精神病学的国际研究文章。该期刊旨在为所有精神病学的高质量研究提供一个领先的国际论坛。

出版国家或地区： 挪威（Norway）

主办单位： 北欧精神病学协会（The Nordic Psychiatric Association）

出版商： Taylor & Francis Group

出版周期： 每年8期

主编： Martin Balslev Jørgensen；Psychiatric Center, Copenhagen, Denmark；E-mail：martin.balslev.joergensen@regionh.dk

年发文量： 共126篇

收录的数据库： BIOBASE: Current Awareness in Biological Sciences, Current Contents: Clinical Medicine, Current Contents: Social and Behavioral Sciences, Dansk Artikkelindeks, EMBASE, E-psyche, Index Medicus, Innovation and Research in Clinical Services, Community Support and Rehabilitation, International Review of Psychiatry, MEDLINE, PEDro, PsycINFO: Psychological Abstracts, PsycINFO, PsycLIT, PubMed, PubMed Central Selective Deposit Medicine & Health, Research Alert, Web of Science: Science Citation Index

Expanded，Scopus，SSCI

官方网址：https://www.tandfonline.com/journals/ipsc20

2 影响力

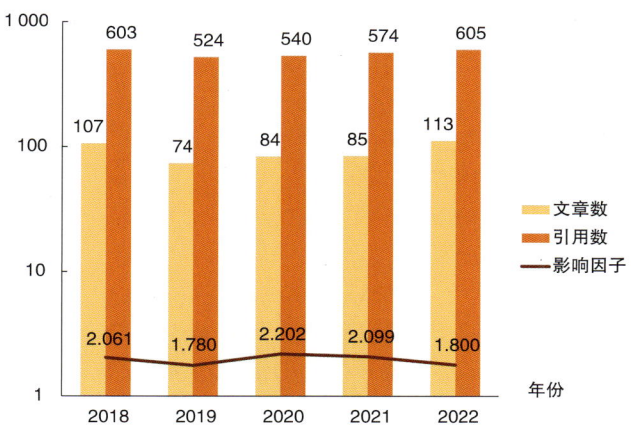

图1-195 *Nordic Journal of Psychiatry*历年文章数、引用数和影响因子走势图

JCR分区：Psychiatry-SCIE（Q4：128/155）；Psychiatry-SSCI（Q4：109/143）

JCI分区：Psychiatry-SCIE（Q3：174/258）；Psychiatry-SSCI（Q3：174/258）

中国科学院分区：大类-医学（4区）；小类-精神病学（4区）

CiteScore指标：3.4
CiteScore排名：228/529
SJR 2021：0.729
SNIP 2021：1.108
自引率：11.74%
h-index：58

3 投稿指南

稿件收录偏好：该期刊致力于发表关于儿童和成人的精神病学、心理治疗、药物治疗、社会精神病学、心身医学等领域的论文。

接收率：约21%

审稿周期：初审平均时间4天，审稿平均时间57天

出版模式：混合出版模式（开放获取：3 085美元/篇）

来稿类型：
[1] 原创性研究：正文≤5 000字
[2] 系统综述：正文≤5 000字
[3] 简短报告：不详
[4] 社论：不详
[5] 给编辑的信：不详

参考文献：可以是任何风格或格式，但风格需一致

Personality and Mental Health

1 简介

Personality and Mental Health，简称PERSONAL MENT HEALTH（ISSN-print：1932-8621；ISSN-online：1932-863X），是一本探究从人格功能障碍到犯罪行为的多学科研究的期刊。该期刊为出版治疗、评估和新形式服务方面的文章提供了一个创新平台。

出版国家或地区：英国（the United Kingdom）
主办单位：不详
出版商：John Wiley & Sons
出版周期：每年4期
主编：Roger Mulder；Department of Psychological Medicine，Christchurch School of Medicine and Health Sciences，University of Otago，New Zealand；E-mail：roger.mulder@chmeds.ac.nz
年发文量：共33篇
收录的数据库：EBSCO: CINAHL，Excellence in Research for Australia，MEDLINE，PsycINFO，Scopus，Web of Science
官方网址：https://onlinelibrary.wiley.com/journal/1932863x

2 影响力

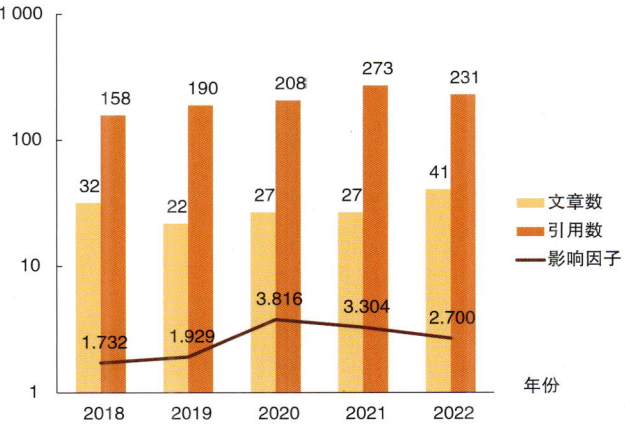

图1-196 *Personality and Mental Health*历年文章数、引用数和影响因子走势图

JCR分区：Psychiatry-SSCI（Q3：74/143）；Psychology，Social（Q3：34/66）

JCI分区：Psychiatry-SSCI（Q2：120/258）；

Psychology, Social（Q3：120/258）

中国科学院分区：大类–医学（3区）；小类–精神病学（3区），小类–心理学–社会（3区）

CiteScore指标：4.2

CiteScore排名：184/529

SJR 2021：0.84

SNIP 2021：1.069

自引率：6.7%

h–index：26

3 投稿指南

稿件收录偏好：该期刊将《精神障碍诊断与统计手册（案头参考书）（第五版）》、《国际疾病分类（第十一次修订本）（ICD–11）》定义的人格障碍、精神病和犯罪行为方面的研究结合起来，致力于引领这一领域在国际上迅速发展。该期刊通过多学科和以服务为导向的方法，为人格与心理健康领域的研究人员、从业人员和政策制定者提供了一个经同行评审的权威资源平台，它鼓励研究人员之间的交流以及从业人员和政策制定者在这一重要领域的交流。

接收率：不详

审稿周期：不详

出版模式：开放获取模式（3 450美元/篇）

来稿类型：

[1] 原创性研究：正文≈5 000字，插图和/或表格≤5个

[2] 简短报告：不详

[3] 案例研究：正文≤2 000字

[4] 案例研究评论：正文＝500～1 500字

[5] 综述类型文章：不详

[6] 叙述性综述：不详

[7] 文章摘要：正文≤200字

[8] 观点：不详

参考文献：遵循Vancouver风格；文中引用格式"(Zheng et al., 2018)"，文献样式"Zheng, W., Li, X.H., Yang, X.M., Cai, D.B., Ungari, G.S., Ng, C.H., Wang, S.B., Wang, Y.Y., Ning, Y.P., &Xiang, Y.Y.(2018). Adjunctive memantine for schizophrenia: a meta-analysis of randomized, double-blind, placebo-controlled trials. *Psychol Med, 48*(1), 72-81. https://doi.drg/10.1017/S0033291717001271"

Perspectives in Psychiatric Care

1 简介

Perspectives in Psychiatric Care，简称*PERSPECT PSYCHIATR C*（ISSN–print：0031–5990；ISSN–online：1744–6163），是一本著名的精神科护士期刊。该期刊为护士提供了最新的研究、临床应用以及有关精神病护理、规范治疗和教育的知识。该期刊发表有关临床实践问题、心理生物学信息和循证综合观点的同行评审论文。该期刊开办了关于精神疾病生物学、药理学、处方规范、综合观点及个人实践问题的专栏。

出版国家或地区：美国（the United States）

主办单位：不详

出版商：Wiley Periodicals

出版周期：每年4期

主编：Francisco Sampaio，MD；Nursing School of Porto，Portugal；E–mail：fsampaio@ufp.edu.pt

年发文量：共414篇

收录的数据库：Academic Search，EBSCO: Academic Search Alumni Edition，EBSCO: Academic Search Elite，EBSCO: Academic Search Premier，EBSCO: AgeLine，ProQuest: British Nursing Index，EBSCO: CINAHL，EBSCO: CINAHL，Current Contents: Social & Behavioral Sciences Expanded Academic ASAP，ProQuest: Health & Medical Collection，ProQuest: Health Research Premium Collection，EBSCO: Health Source: Nursing/Academic Edition，ProQuest: Hospital Premium Collection，InfoTrac，Journal Citation Reports: Science Edition，Journal Citation Reports: Social Science Edition，ProQuest: Medical Database，MEDLINE，PubMed，ProQuest: Nursing & Allied Health Database，ProQuest Central，ProQuest Central K–439，Proquest Pharma Collection，EBSCO: Psychology & Behavioral Sciences Collection，Psychology Collection，ProQuest: Psychology Database，PsycINFO: Psychological Abstracts，ProQuest Research Library，ProQuest: Research Library Prep，Web of Science: Science Citation Index Expanded，Scopus，SSCI，ProQuest: STEM Database

官方网址：http://onlinelibrary.wiley.com/journal/17446163

2 影响力

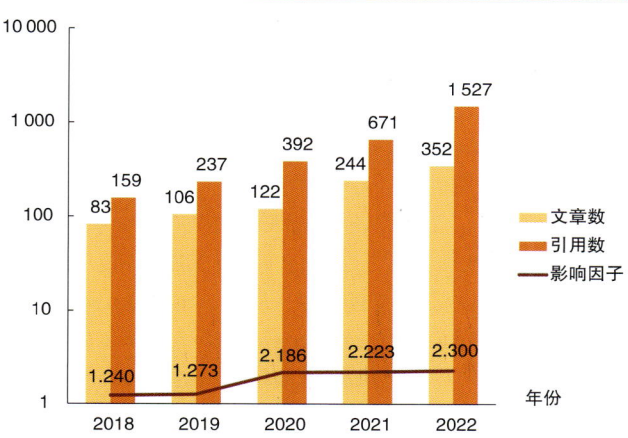

图1-197 *Perspectives in Psychiatric Care*历年文章数、引用数和影响因子走势图

JCR分区：Psychiatry-SCIE（Q4：126/155）；Psychiatry-SSCI（Q4：108/143）；Nursing-SCIE（Q2：55/125）；Nursing-SSCI（Q2：52/123）

JCI分区：Psychiatry-SCIE（Q2：99/258）；Psychiatry-SSCI（Q2：99/258）；Nursing-SCIE（Q2：71/182）；Nursing-SSCI（Q2：71/182）

中国科学院分区：大类-医学（4区）；小类-精神病学（4区），小类-护理（4区）

CiteScore指标：2.8

CiteScore排名：13/39
SJR 2021：0.516
SNIP 2021：0.968
自引率：14.68%
***h*-index**：37

3 投稿指南

稿件收录偏好：该期刊发表有关临床实践、教育和管理创新的原创文章、案例介绍、公共政策信息、综合和原创性研究的结果，适用于精神科护士和心理治疗师。

接收率：不详
审稿周期：审稿平均时间12周
出版模式：开放获取模式（2 500美元/篇）
来稿类型：原创性研究、系统综述
参考文献：遵循Chicago风格；文中引用格式"(Zheng et al., 2018)"，文献样式"Zheng, W., Li, X.M., Yang, X.M., Cai, D.B., Ungvari, G.S., Ng, C.H., Wang, S.B., Wang, Y.Y., Ning, Y.P., & Xiang, Y.Y.(2018) Adjunctive memantine for schizophrenia: a meta-analysis of randomized, double-blind, placebo-controlled trials. *Psychol Med, 48*(1), 72-81. https://doi.org/10.1017/S0033291717001271"

Psychiatria Polska

1 简介

Psychiatria Polska，简称PSYCHIATR POL（ISSN-print：0033-2674；ISSN-online：2391-5854），是一本主要发表精神病学领域研究的科学期刊。

出版国家或地区：波兰（Poland）
主办单位：波兰精神病学协会（Polish Psychiatric Association）
出版商：Wydawniczy Polskiego Towarzystwa
出版周期：每年6期
主编：Dominika Dudek, MD；Klinika Psychiatrii Dorosłych Katedry Psychiatrii UJ CM，Poland；E-mail：redakcja@psychiatriapolska.pl
年发文量：共129篇
收录的数据库：DOAJ，Excellence in Research for Australia，MEDLINE，PsycINFO，Scopus，Web of Science
官方网址：https://www.psychiatriapolska.pl

2 影响力

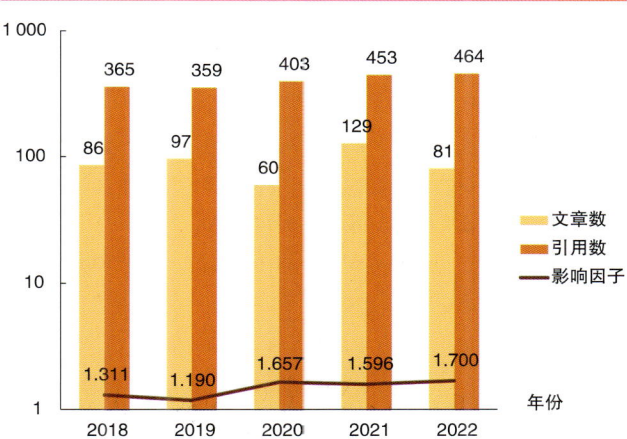

图1-198 *Psychiatria Polska*历年文章数、引用数和影响因子走势图

JCR分区：Psychiatry-SCIE（Q4：139/155）
JCI分区：Psychiatry-SCIE（Q4：185/258）
中国科学院分区：大类-医学（4区）；小类-精神病学（4区）

CiteScore指标：2.4
CiteScore排名：282/529
SJR 2021：0.414
SNIP 2021：0.707
自引率：23.02%
h-index：25

3 投稿指南

稿件收录偏好： 该期刊致力于发表精神病学领域原创的、先进的研究论文和评论。

接收率： 不详

审稿周期： 初审时间不详，审稿平均时间8周

出版模式： 订阅出版模式

来稿类型：

[1] 原创性研究：全文（包括插图、表格、参考文献列表和摘要）≤16页

[2] 综述类型文章：全文（包括插图、表格、参考文献列表和摘要）≤16页

[3] 案例报道：全文（包括插图、表格、参考文献列表和摘要）≤10页

[4] 给编辑的信：全文≤5页

参考文献： 遵循Vancouver风格；文中引用格式"[1]"，文献样式"1. Zheng W, Li XH, Yang XH, Cai DB, Ungvari GS, Ng CH et al. *Adjunctive memantine for schizophrenia: a meta-analysis of randomized, double-blind, placebo-controlled trials*. Psychol Med. 2018; 48(1): 72-81."

Psychiatric Clinics of North America

1 简介

Psychiatric Clinics of North America，简称*PSYCHIAT CLIN N AM*（ISSN-print：0193-953X；ISSN-online：1558-3147），提供最新的患者管理趋势、最新的进展，并为选择治疗方案提供可靠的依据。

出版国家或地区： 美国（the United States）

主办单位： 不详

出版商： Elsevier

出版周期： 每年4期

主编： Harsh K. Trivedi，MD；Sheppard Pratt Health System，Baltimore，the United States；E-mail：htrivedi@sheppardpratt.org

年发文量： 共59篇

收录的数据库： EBSCO: CINAHL，Current Contents: Clinical Medicine，EMBASE，PsycINFO，PubMed，MEDLINE，Research Alert，SSCI

官方网址： https://www.journals.elsevier.com/psychiatric-clinics-of-north-america

2 影响力

JCR分区： Psychiatry-SSCI（Q3：87/143）

JCI分区： Psychiatry-SSCI（Q2：104/258）

中国科学院分区： 大类-医学（3区）；小类-精神病学（4区）

CiteScore指标：5.4
CiteScore排名：121/529
SJR 2021：0.912
SNIP 2021：1.567
自引率：0.8%
h-index：99

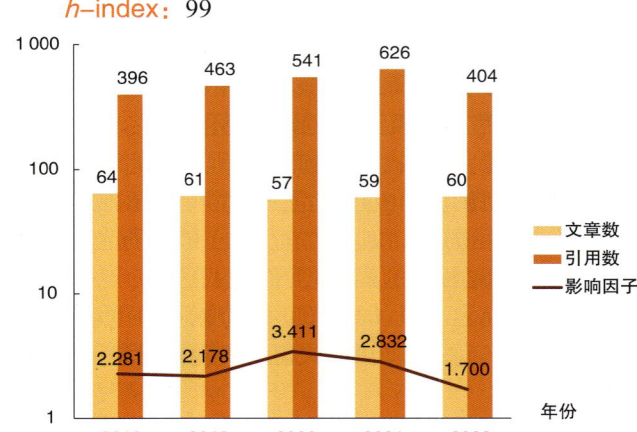

图1-199 *Psychiatric Clinics of North America*历年文章数、引用数和影响因子走势图

3 投稿指南

稿件收录偏好： 该期刊致力于发表关于精神病学主题的文章，并由一位经验丰富的客座编辑指导。

接收率： 不详

审稿周期： 不详

出版模式： 混合出版模式（开放获取：524美元/篇）

来稿类型： 不详

参考文献： 遵循AMA风格；文中引用格式"[1]"，文献样式"1. Zheng W, Li XH, Yang XH, et al. Adjunctive memantine for schizophrenia: a meta-analysis of randomized, double-blind, placebo-controlled trials. Psychol Med 2018; 48(1): 72-81."

Psychiatric Rehabilitation Journal

1 简介

Psychiatric Rehabilitation Journal，简称 *PSYCHIATR REHABIL J*（ISSN-print：1095-158X；ISSN-online：1559-3126），是一本经过同行评审的原创学术著作期刊。该期刊根据精神疾病康复和以人为中心的护理原则和价值观，促进人们对精神疾病患者的心理社会治疗和康复的理解，发表对精神疾病康复的跨学科实践有重要影响的手稿。

出版国家或地区：美国（the United States）
出版商：American Psychological Association
主办单位：精神康复协会（前 United Ptates Psychiattic Rehabilitation Association，现 US Psychiatric Rehabilitation Association）、波士顿大学精神康复中心（Boston Universitys Sargent College of Health）
出版周期：每年4期
主编：Sandra G. Resnick，PhD；Yale School of Medicine，the United States；E-mail：sandy.resnick@yale.edu
年发文量：共59篇
收录的数据库：EBSCO: CINAHL，Excellence in Research for Australia，MEDLINE，PsycINFO，Scopus，Web of Science: Science Citation Index Expanded
官方网址：https://www.apa.org/pubs/journals/prj/

JCR分区：Psychiatry-SSCI（Q3：88/143）；Rehabilitation-SSCI（Q1：15/73）
JCI分区：Psychiatry-SSCI（Q2：103/258）；Rehabilitation-SSCI（Q2：69/163）
中国科学院分区：大类-医学（3区）；小类-精神病学（4区），小类-康复医学（3区）
CiteScore指标：3.3
CiteScore排名：230/529
SJR 2021：0.613
SNIP 2021：1.096
自引率：3.83%
***h*-index**：68

3 投稿指南

稿件收录偏好：该期刊面向广泛的读者群体，涵盖了研究人员、政策制定者以及精神健康康复领域的专业人士。该期刊倡导并支持学术论文的包容性与多样性。期刊内容涵盖了精神疾病康复干预措施的开发、优化和评估；探索精神康复治疗领域的研究；开发与精神康复相关的测量工具或进行心理测量评估的研究；针对精神残疾群体的特殊需求，包括该群体获取差异服务的研究；精神康复干预措施的实施与效果评估；为构建以人为中心的服务体系提供信息支持的研究；以及推动精神康复领域理论创新和前瞻性思考的论文。

接收率：不详
审稿周期：不详
出版模式：订阅出版模式
来稿类型：

[1] 研究：全文≤5 000字
[2] 简短报告：全文≤1 500字
[3] 给编辑的信：全文≤300字

参考文献：遵循APA风格；文中引用格式"(Zheng et al., 2018)"，文献样式"Zheng, W., Li, X. H., Yang, X. H., Cai, D. B., Ungvari, G. S., Ng, C. H., Wang, S. B., Wang, Y. Y., Ning, Y. P., & Xiang, Y. T.(2018). Adjunctive memantine for schizophrenia: a meta-analysis of randomized, double-blind, placebo-controlled trials. *Psychol Med*, *48*(1), 72-81. https://doi.org/10.1017/s0033291717001271"

2 影响力

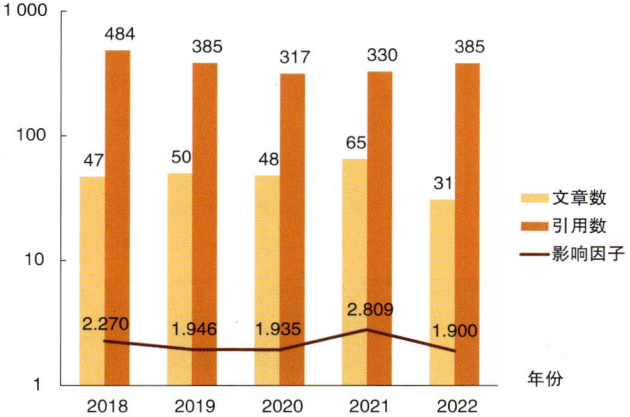

图1-200 *Psychiatric Rehabilitation Journal*历年文章数、引用数和影响因子走势图

Psychiatrische Praxis

1 简介

Psychiatrische Praxis，简称*PSYCHIAT PRAX*（ISSN-print：0303-4259；ISSN-online：1439-0876），专注于社会精神病学、临床精神病学、公共心理健康和卫生服务方面的研究，主要服务于从事精神病患者诊疗工作的临床医生、护理工作者、科学研究者以及在专业团队中的其他成员。

出版国家或地区：德国（Germany）
主办单位：不详
出版商：Thieme
出版周期：每年8期
主编：Ulrike Hoffmann-Richter, MD；Private Practice for Psychiatry and Psychotherapy, Lucerne, Switzerland；E-mail：praxis@hoffmann-richter.ch
年发文量：共124篇
收录的数据库：EBSCO: CINAHL，Excellence in Research for Australia，MEDLINE，PsycINFO，Scopus，Web of Science
官方网址：https://www.thieme.de/de/psychiatrische-praxis/ueber-die-zeitschrift-1918.htm

JCR分区：Psychiatry-SSCI（Q2：68/143）
JCI分区：Psychiatry-SSCI（Q3：167/258）
中国科学院分区：大类-医学（4区）；小类-精神病学（4区）
CiteScore指标：3.2
CiteScore排名：233/529
SJR 2021：0.577
SNIP 2021：1.01
自引率：13.8%
h-index：35

3 投稿指南

稿件收录偏好：该期刊重点发表关于社会精神病学、临床精神病学、公共心理健康和卫生服务领域研究的文章，主要集中在社会心理领域的科学发展，并为以社会精神病学为导向、以社区为基础的护理问题提供支持。
接收率：不详
审稿周期：不详
出版模式：开放获取模式（2 575欧元/篇）
来稿类型：

[1] 原创性研究：正文≤33 000字，参考文献≤30篇

[2] 简短报告：正文≤15 000字，参考文献≤15篇

[3] 综述类型文章：正文≤44 000字，参考文献≤50篇，插图和/或表格≤5个

[4] 精神病学著作：正文≤30 000字，参考文献≤50篇

[5] 案例研究：正文≤13 000字，参考文献≤20篇

参考文献：文中引用格式"[1]"，文献样式"[1] Zheng W, Li XH, Yang XH, et al. Adjunctive memantine for schizophrenia: a meta-analysis of randomized, double-blind, placebo-controlled trials. Psychol Med 2018; 48(1): 72-81. doi: 10.1017/S0033291717001271."

2 影响力

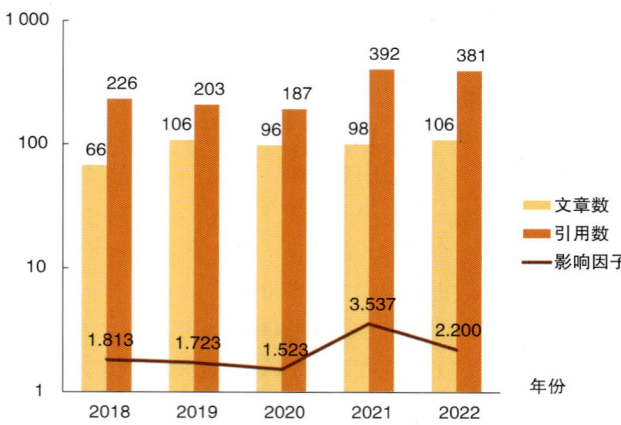

图1-201 *Psychiatrische Praxis*历年文章数、引用数和影响因子走势图

Psychiatry Investigation

1 简介

Psychiatry Investigation，简称*PSYCHIAT INVEST*（ISSN-print：1738-3684；ISSN-online：1976-3026），创刊于2004年，韩国神经精神病学协会（Korean Neuropsychiatric Association）通过Korean Neuropsychiatric Association出版商在每个月的25日以英文出版，内容涵盖心理学、精神病学和神经科学的全部领域。

出版国家或地区：韩国（South Korea）

主办单位：韩国神经精神病学协会

出版商：Korean Neuropsychiatric Association

出版周期：每年12期

主编：Hyun Kook Lim；The Catholic University of Korea，South Korea；E-mail：psychiatryinvest@gmail.com

年发文量：共138篇

收录的数据库：Scopus，Web of Science

官方网址：https://www.psychiatryinvestigation.org/

2 影响力

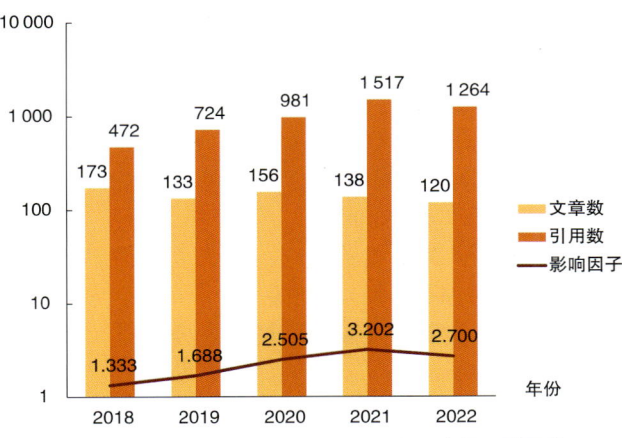

图1-202　*Psychiatry Investigation*历年文章数、引用数和影响因子走势图

JCR分区：Psychiatry-SSCI（Q3：78/143）；Psychiatry-SCIE（Q3：99/155）

JCI分区：Psychiatry-SSCI（Q3：165/258）；Psychiatry-SCIE（Q3：165/258）

中国科学院分区：大类-医学（4区）；小类-精神病学（4区）

CiteScore指标：4.3

CiteScore排名：181/529

SJR 2021：0.794

SNIP 2021：1.157

自引率：1.5%

***h*-index**：42

3 投稿指南

稿件收录偏好：该期刊旨在鼓励所有与神经精神心理疾病的病理生理学相关的基础和临床研究，以及与跨文化精神病学和精神病学的民族问题有关的研究。该期刊主要发表社论、评论性文章、原创性研究成果、简报、观点和信件。

接收率：不详

审稿周期：不详

出版模式：开放获取模式（费用不详）

来稿类型：

[1] 原创性研究：正文≤5 000字

[2] 评论性文章：正文≤5 000字

[3] 研究性方案：正文≤2 000字

[4] 观点：正文≤1 500字，参考文献≤15篇，插图和/或表格=1个

[5] 信件：正文≤1 000字，参考文献≤5篇

参考文献：遵循Vancouver风格；文中引用格式"[1]"，文献样式"1. Zheng W, Li XH, Yang XH, Cai DB, Vngvari GS, Ng CH, et al. Adjunctive memantine for schizophrenia: a meta-analysis of randomized, double-blind, placebo-controlled trials. *Psychol Med* 2018; 48(1): 72-81."

Psychiatry, Psychology and Law

1 简介

Psychiatry，Psychology and Law，简称*PSYCHIAT PSYCHOL LAW*（ISSN-print：1321-8719；ISSN-online：1934-1687），是一本关于精神病学、心理学和法律的同行评审期刊，其编辑委员会包括杰出的学术和专业代表。该期刊向精神病学、心理学和法律领域或交叉领域的学者和专业人员传播高质量的信息，旨在使其了解这些领域的当代研究和实践发展，并促进跨学科的辩论、合作和交流。

出版国家或地区：澳大利亚（Australia）

主办单位：澳大利亚和新西兰精神病学、心理学和法律协会（Australian and New Zealand Association of Psychiatry Psychology and Law）

出版商：Routledge（Taylor & Francis Group）

出版周期：每年6期

主编：Mark Nolan, MD；Charles Sturt University，Australia；E-mail：editorinchiefppl@anzappl.org

年发文量：共68篇

收录的数据库：Excellence in Research for Australia，PsycINFO，Scopus，Web of Science: Science Ctation Index Expanded

官方网址：https://www.tandfonline.com/journals/tppl20

2 影响力

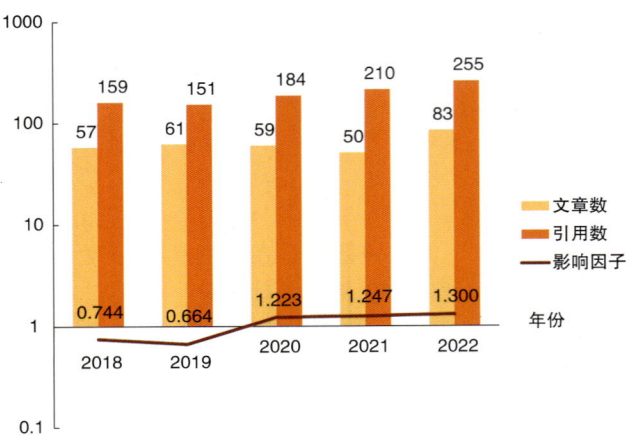

图1-203　*Psychiatry, Psychology and Law*历年文章数、引用数和影响因子走势图

JCR分区：Psychiatry-SSCI（Q4：128/143）；Criminology & Penology-SSCI（Q4：58/69）；Law-SSCI（Q3：85/155）；Psychology, Multidisciplinary-SSCI（Q4：118/148）

JCI分区：Psychiatry-SSCI（Q4：153/258）；Criminology & Penology-SSCI（Q3：67/111）；Law-SSCI（Q4：198/417）；Psychology, Multidisciplinary-SSCI（Q4：107/211）

中国科学院分区：大类-医学（4区）；小类-犯罪学与刑罚学（4区），小类-精神病学（4区），小类-心理学-综合（4区），小类-法学（4区）

CiteScore指标：1.9

CiteScore排名：177/801

SJR 2021：0.366

SNIP 2021：0.754

自引率：9.27%

h-index：34

3 投稿指南

稿件收录偏好：该期刊注重精神病学、心理学和/或法律学科之间的交叉联系，发表促进跨学科的辩论、合作和交流的文章。

接收率：不详

审稿周期：不详

出版模式：开放获取模式（3 175美元/篇）

来稿类型：

[1] 原创性研究：全文（包括表格、参考文献、图表说明）≤12 000字

[2] 分析精神病学、心理学和/或法律学科之间的专业问题、争议和发展：全文（包括表格、参考文献、图表说明）≤12 000字

[3] 案例研究和案例评论：全文（包括表格、参考文献、图表说明）≤12 000字

[4] 书评：全文（包括表格、参考文献、图表说明）≤12 000字

参考文献：遵循APA风格；文中引用格式"(Zheng et al., 2018)"，文献样式"Zheng, W., Li, X. H., Yang, X. H., Cai, D. B., Ungvari, G. S., Ng, C. H., Wang, S.B., Wang, Y.Y., Ning, Y.P., & Xiang, Y. T.(2018). Adjunctive memantine for schizophrenia: a meta-analysis of randomized, double-blind, placebo-controlled trials. *Psychol Med, 48*(1), 72-81. https://doi.org/10.1017/S0033291717001271"

Psychiatry Research-Neuroimaging

1 简介

Psychiatry Research-Neuroimaging，简称*PSYCHIAT RES-NEUROIM*（ISSN-print：0925-4927；ISSN-online：1872-7506），是一本与*Psychiatry Research*类似的出版物，主要刊登与成像技术相关的文章。该期刊主要关注神经精神障碍和精神病理学的研究，以及行为任务、神经生物学、心理治疗和药物治疗效果的报告。

出版国家或地区：荷兰（Netherlands）

主办单位：不详

出版商：Elsevier

出版周期：每年12期

主编：Margaret A. Niznikiewicz, PhD；Department of Psychiatry, Harvard Medical School, the United States；E-mail：margaret_niznikiewicz@hms.harvard.edu

年发文量：共106篇

收录的数据库：BCI, Chemical Abstracts Service, Current Contents: Life Sciences, EMBASE, PsycINFO, PubMed, MEDLINE, Scopus, SIIC Data Bases, Web of Science

官方网址：https://www.sciencedirect.com/journal/psychiatry-research-neuroimaging

2 影响力

JCR分区：Psychiatry-SCIE（Q4：120/155）；Clinical Neurology-SCIE（Q3：155/212）；

Neuroimaging-SCIE（Q3：10/14）

JCI分区：Psychiatry-SCIE（Q3：155/258）；Clinical Neurology-SCIE（Q3：171/267）；Neuroimaging-SCIE（Q3：10/15）

中国科学院分区：大类-医学（4区）；小类-精神病学（4区），小类-临床神经病学（4区），小类-神经成像（4区）

CiteScore指标：4.1

CiteScore排名：189/529

SJR 2021：0.817

SNIP 2021：0.742

自引率：3.11%

h-index：112

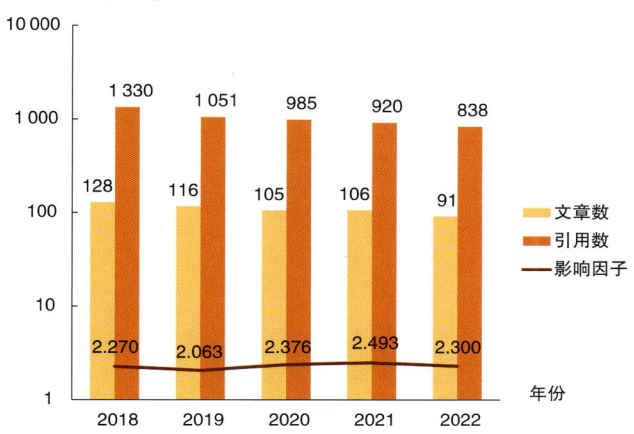

图1-204 *Psychiatry Research-Neuroimaging*历年文章数、引用数和影响因子走势图

3 投稿指南

稿件收录偏好：该期刊致力于发表关于磁共振成像、正电子发射断层成像、多通道电生理学、近红外光谱、计算机断层成像、脑磁图、无创脑刺激、自动放射成像、尸检区域分析和其他成像技术的稿件，也欢迎有关获取图像和图像本身的计算机处理方法的稿件。此外，该期刊还发表综述、荟萃分析和部分病例报告。

接收率：不详

审稿周期：初审平均时间9.6周，审稿平均时间18.1周。

出版模式：开放获取模式（3 030美元/篇）

来稿类型：

[1] 研究性文章：正文≤5 000字

[2] 简短通讯：正文（包括100字的摘要、3个关键词、文本和参考文献及1个表格或1个插图）≤1 500字

[3] 病例报告：正文＝750～1 000字，参考文献≤5篇，无表格和插图

[4] 给编辑的信：正文＝750～1 000字，参考文献≤5篇，无表格和插图

参考文献：文中引用格式"（Zheng et al., 2018）"，文献样式"Zheng, W., Li, X. H., Yang, X. H., Cai, D. B., Ungvari, G. S., Ng, C. H., Wang, S. B., Wang, Y. Y., Ning, Y. P., Xiang, Y. T., 2018. Adjunctive memantine for schizophrenia: a meta-analysis of randomized, double-blind, placebo-controlled trials.Psychol Med 48, 72-81.https://doi.org/10.1017/S0033291717001271."

Psychiatry-Interpersonal and Biological Processes

1 简介

Psychiatry-Interpersonal and Biological Processes，简称*PSYCHIATRY*（ISSN-print：0033-2747；ISSN-online：1943-281X），是一本经国际公认的同行评审期刊。该期刊对精神病学、心理学、神经科学、创伤和精神病理学的快速研究进展做出响应，这些领域的研究主要关于人类整个生命周期的发展，并为处理该领域未解决的主要问题提供广泛、适用和有效的策略。

出版国家或地区：美国（the United States）

主办单位：不详

出版商：Routledge（Taylor & Francis Group）

出版周期：每年4期

主编：Robert Ursano，MD；Uniformed Services University，Bethesda，the United States；E-mail：robert.ursano@usuhs.edu

年发文量：共64篇

收录的数据库：Academic Index，Addiction Abstracts，ASSIA，Bell & Howell Information and Learning，BIOSIS Previews，Chemical Abstracts Service，Child Development Abstracts and Bibliography，Current Contents: Social and Behavioral Sciences，EMBASE，Index Medicus，MEDLINE，International Review of Psychiatry，PsycINFO，Research Alert，Science Citation Index，Web of Science: Science Citation Index Expanded，Scopus，SSCI，Social Science Search，ProQuest：Sociological Abstracts

官方网址：https://www.tandfonline.com/journals/upsy20

2 影响力

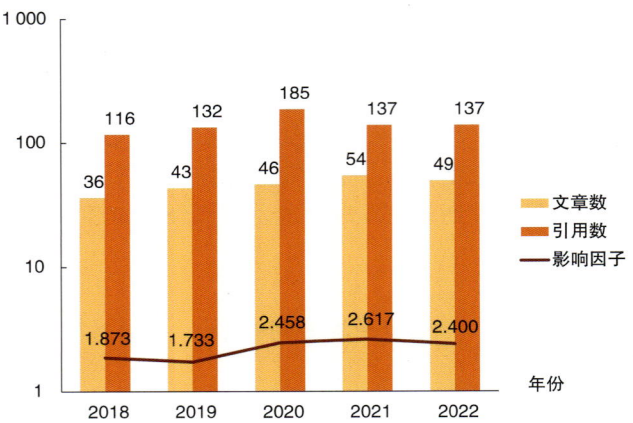

图1-205 *Psychiatry-Interpersonal and Biological Processes*历年文章数、引用数和影响因子走势图

JCR分区：Psychiatry-SCIE（Q4：118/155）；Psychiatry-SSCI（Q3：99/143）

JCI分区：Psychiatry-SCIE（Q3：170/258）；Psychiatry-SSCI（Q3：170/258）

中国科学院分区：大类-医学（4区）；小类-精神病学（4区）

CiteScore指标：2.6

CiteScore排名：279/529

SJR 2021：0.535

SNIP 2021：0.765

自引率：0.67%

h-index：63

3 投稿指南

稿件收录偏好：该期刊致力于发表高质量的原创性研究成果，涵盖精神病学、心理学、神经科学、创伤和精神病理学的研究进展，仅发表英文稿件。

接收率：33%

审稿周期：初审平均时间22天，审稿平均时间61天

出版模式：混合出版模式（开放获取：3 085美元/篇）

来稿类型：

[1] 原创性研究：正文≤5 000字，结构化摘要≈250字，关键词=3~5个

[2] 当代评论：正文≤5 000字，结构化摘要≈250字，关键词=3~5个

[3] 书评：正文≤5 000字，结构化摘要≈250字，关键词=3~5个

[4] 华盛顿精神病学院研讨会摘要：正文≤5 000字，结构化摘要≈250字，关键词=3~5个

参考文献：遵循APA风格（7th）；文中引用格式"(Zheng et al., 2018)"，文献样式"Zheng, W., Li, X. H., Yang, X. H., Cai, D. B., Ungvari, G. S., Ng, C. H., Wang, S. B., Wang, Y. Y., Ning, Y. P., & Xiang, Y. T.(2018). Adjunctive memantine for schizophrenia: a meta-analysis of randomized, double-blind, placebo-controlled trials. *Psychological Medicine*, 48(1), 72-81. https://doi.org/10.1017/S0033291717001271"

Psychogeriatrics

1 简介

Psychogeriatrics，简称PSYCHOGERIATRICS（ISSN-print：1346-3500；ISSN-online：1479-8301），是由日本老年精神医学会（Japanese Psychogeriatric Society）主办的国际期刊，发表同行评审的原创论文，涉及老年精神病学和相关领域的各个方面。该期刊鼓励发表老年精神病学、神经生物学、遗传学、诊断学、社会精神病学、健康政治、心理或心理治疗方面的文章。主题可以通过基础科学、（人类和动物）临床研究、案例研究、流行病学或人文研究来阐明。

出版国家或地区：日本（Japan）

主办单位：日本老年精神医学会

出版商：John Wiley & Sons

出版周期：每年6期

主编：Masatoshi Takeda，MD，PhD；Department of Psychiatry，Osaka University Graduate School of Medicine，Osaka，Japan；E-mail：psyg.eo@wiley.com

年发文量：共131篇

收录的数据库：EBSCO: CINAHL，EMBASE，MEDLINE，PsycINFO，Scopus，Web of Science

官方网址：http://onlinelibrary.wiley.com/journal/14798301

2 影响力

JCR分区：Psychiatry-SCIE（Q4：123/155）；Geriatrics & Gerontology-SCIE（Q4：46/54）

JCI分区：Psychiatry-SCIE（Q3：174/258）；Geriatrics & Gerontology-SCIE（Q3：50/67）

中国科学院分区：大类-医学（4区）；小类-精神病学（4区），小类-老年医学（4区）

CiteScore指标：3

CiteScore排名：259/529

SJR 2021：0.531
SNIP 2021：0.83
自引率：5.65%
h-index：35

生物学、遗传学、诊断学、社会精神病学、心理或心理治疗内容及与卫生政策相关内容的文章。

接收率：不详
审稿周期：审稿平均时间12周
出版模式：开放获取模式（3 400美元/篇）
来稿类型：
[1] 原创性研究：全文≤4 000字
[2] 系统综述：全文≤6 500字
[3] 病理报告：全文≤1 500字，参考文献≤5篇，插图和/或表格≤5个
[4] 笔记：全文≤800字，参考文献≤7篇，插图和/或表格≤1个
[5] 给编辑的信：全文≤500字，参考文献≤5篇，插图和/或表格≤1个

参考文献：遵循Vancouver风格；文中引用格式"1"，文献样式"1 Zheng W, Li XH, Yang XH, et al. Adjunctive memantine for schizophrenia: a meta-analysis of randomized, double-blind, placebo-controlled trials. Psychological medicine 2018; **48**(1): 72-81."

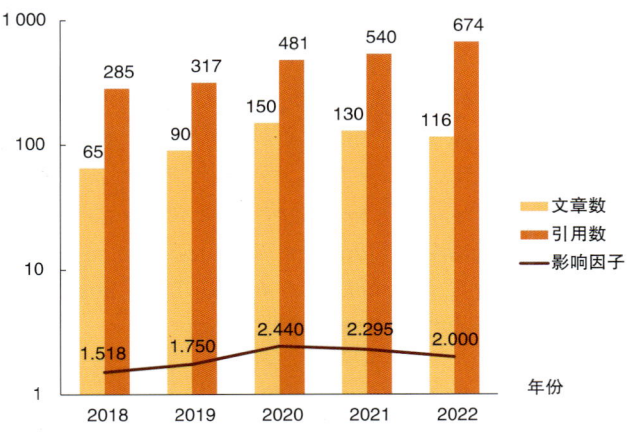

图1-206 *Psychogeriatrics*历年文章数、引用数和影响因子走势图

3 投稿指南

稿件收录偏好：该期刊鼓励老年精神病学、神经

Psychosis-Psychological Social and Integrative Approaches

1 简介

Psychosis-Psychological Social and Integrative Approaches，简称PSYCHOSIS（ISSN-print：1752-2439；ISSN-online：1752-2447），是一本发表关于各种治疗方法的研究［如研究认知行为疗法、精神病治疗学及精神疾病的社会心理原因（如贫穷和药物滥用）］的期刊。

出版国家或地区：英国（the United Kingdom）
主办单位：不详
出版商：Routledga（Taylor & Francis Group）
出版周期：每年4期
主编：John Read，MD；University of East London，the United Kingdom；E-mail：john@uel.ac.uk
年发文量：共64篇
收录的数据库：Excellence in Research for Australia，PsycINFO，Scopus，Web of Science：Science Citation Index Expanded
官方网址：https://www.tandfonline.com/toc/rpsy20/current

2 影响力

JCR分区：Psychiatry-SSCI（Q4：122/143）；Psychology，Clinical-SSCI（Q4：109/131）

JCI分区：Psychiatry-SSCI（Q4：199/258）；Psychology，Clinical-SSCI（Q4：140/178）

中国科学院分区：大类-医学（4区），小类-精神病学（4区），小类-心理学-临床（4区）

CiteScore指标：1.8
CiteScore排名：316/529
SJR 2021：0.463
SNIP 2021：0.644
自引率：6.74%
h-index：26

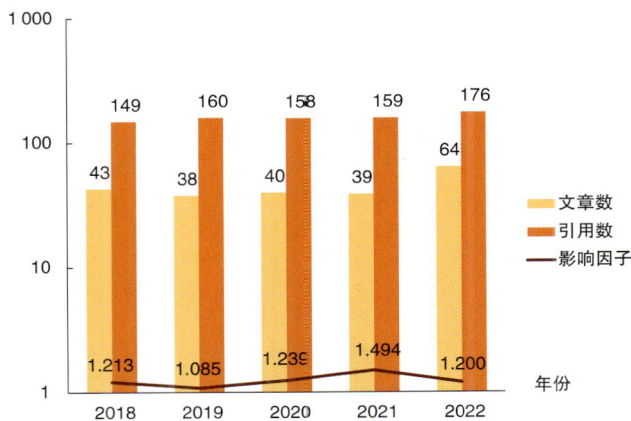

图1-207 *Psychosis-Psychological Social and Integrative Approaches*历年文章数、引用数和影响因子走势图

3 投稿指南

稿件收录偏好：该期刊致力于涉及两个领域的心理、社会和综合方法的研究：精神障碍的心理治疗（如认知行为治疗、心理动力学和家庭治疗等）和精神障碍的心理-社会原因（如药物滥用、虐待和忽视儿童、贫困、强奸、战争创伤、歧视等）。

接收率：40%

审稿周期：初审平均时间5天，审稿平均时间35天

出版模式：开放获取模式（3 175美元/篇）

来稿类型：

[1] 原创性研究：全文（包括表格、参考文献和图表说明）≤6 000字

[2] 第一人称描述：全文≤3 500字

[3] 简短报告：全文≤1 500字

[4] 观点：全文≤1 500字

[5] 给编辑的信：全文≤400字

[6] 书评：全文≤1 000字

参考文献：遵循APA风格；文中引用格式"(Zheng et al., 2018)"，文献样式"Zheng, W., Li, X. H., Yang, X. H., Cai, D. B., Ungvari, G. S., Ng, C. H., Wang, S.B., Wang, Y.Y., Ning, Y.P., & Xiang, Y. T.(2018). Adjunctive memantine for schizophrenia: a meta-analysis of randomized, double-blind, placebo-controlled trials. *Psychol Med, 48*(1), 72-81. https://doi.org/10.1017/S0033291717001271"

Research in Autism Spectrum Disorders

1 简介

Research in Autism Spectrum Disorders，简称*RES AUTISM SPECT DIS*（ISSN-print：1750-9467；ISSN-online：1878-0237），发表高质量的经验性文章和评论，有助于从遗传、神经生物学、认知和行为学各个层面更好地了解孤独症谱系障碍。这些层面包括但不限于诊断、发病率和患病率、评估治疗效果的方法、整个生命周期的教育、药理和心理干预。

出版国家或地区：英国（the United Kingdom）

主办单位：不详

出版商：Elsevier

出版周期：每年10期

主编：David Beversdorf；University of Missouri, Columbia, Missouri, the United States；E-mail: beversdorfd@health.missouri.edu

年发文量：共117篇

收录的数据库：Scopus，EMBASE，Web of Science：Social Science Index，PsycINFO，Web of Science，Excellence in Research for Australia

官方网址：https://www.journals.elsevier.com/research-in-autism-spectrum-disorders

2 影响力

JCR分区：Education, Special-SSCI（Q1：4/44）；Psychiatry-SSCI（Q3：76/143）；Psychology, Developmental-SSCI（Q2：32/78）；Rehabilitation-SSCI（Q1：9/73）

JCI分区：Education, Special-SSCI（Q1：13/62）；Psychiatry-SSCI（Q1：61/258）；Psychology, Developmental-SSCI（Q2：26/92）；Rehabilitation-SSCI（Q1：34/163）

中国科学院分区：大类-医学（3区）；小类-特殊教育学（3区），小类-康复医学（3区），小类-精神病学（4区），小类-心理学-发育（4区）

CiteScore指标：3.7

CiteScore排名：212/529

SJR 2021：0.895

SNIP 2021：1.243

自引率：4.6%

***h*-index**：81

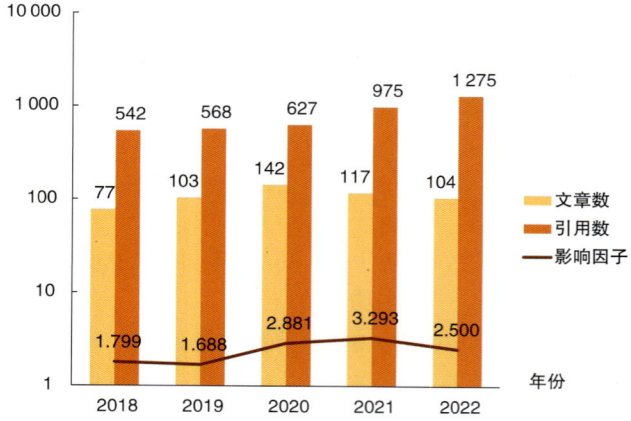

图1-208 *Research in Autism Spectrum Disorders*历年文章数、引用数和影响因子走势图

3 投稿指南

稿件收录偏好：该期刊发表与孤独症谱系障碍的诊断和治疗相关的研究文章，主要包括孤独症在遗传、神经生物学、认知和行为学等方面的基础和临床研究，旨在帮助孤独症患者及其家庭和照顾者、教育者和临床医生解决所面临的实际问题。

接收率：不详

审稿周期：初审平均时间7.2周，审稿平均时间11.9周

出版模式：开放获取模式（1 800美元/篇）

来稿类型：

[1] 原创性研究：正文≤6 000字，插图和/或表格≤5个

[2] 简短报告：正文≤2 500字，参考文献≈15篇，插图和/或表格≤3个

[3] 评论：正文≤1 000字，作者≤7位，参考文献≤6篇，插图和/或表格≤2个

[4] 综述类型文章：正文≤10 000字，参考文献=50～75篇，插图和/或表格≤5个

参考文献：遵循APA风格；文中引用格式"(Zheng et al., 2018)"，文献样式"Zheng, W., Li, X.M., Yang, XM., Cai, D.B., Ungvari, G.S., Ng, C.H., Wang, S.B., Wang, Y.Y., Ning, Y.P., & Xiang, Y.T. (2018). Adjunctive memantine for schizophrenia: a meta-analysis of randomized, double-blind, placebo-controlled trials. *Psychol Med, 48*(1), 72-81. https://doi.org/10.1017/S0033291717001271."

Rivista di Psichiatria

1 简介

Rivista di Psichiatria，简称*RIV PSICHIATR*（ISSN-print：0035-6484；ISSN-online：2038-2502），是意大利最早的精神病学期刊之一。该期刊发表精神病学最新主题的评论，让读者了解最新的主题，如精神病理学、诊断和治疗、实验项目和特殊科学兴趣的病例报告。

出版国家或地区：意大利（Italy）

主办单位：不详

出版商：Il Pensiero Scientifico Editore

出版周期：每年6期

主编：Angela Iannitelli；Department of Biotechnological and Applied Clinical Sciences, University of L'Aquila, L'Aquila, Italy；E-mail：iannitelliangela@gmail.com

年发文量：共48篇

收录的数据库：MEDLINE, Scopus, PsycINFO, Web of Science

官方网址：http://www.rivistadipsichiatria.it/

2 影响力

JCR分区：Psychiatry-SCIE（Q3：106/155）；Psychiatry-SSCI（Q3：82/143）

JCI分区：Psychiatry-SCIE（Q3：181/258）；Psychiatry-SSCI（Q3：181/258）

中国科学院分区：大类-医学（4区）；小类-精神病学（4区）

CiteScore指标：3.1

CiteScore排名：239/529

SJR 2021：0.498

SNIP 2021：0.695

自引率：3.93%

h-index：22

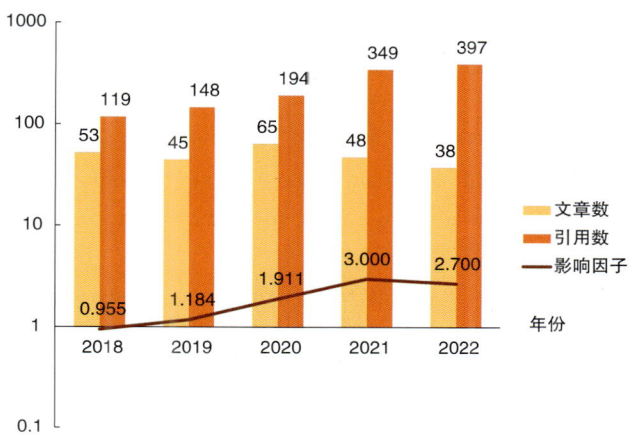

图1-209 *Rivista di Psicaiatria*历年文章数、引用数和影响因子走势图

3 投稿指南

稿件收录偏好：该期刊第一部分主要收集关于精神病学当前热点主题的综述，读者可了解与精神病理学、诊断和治疗相关的主题；第二部分包含实验性研究；第三部分是有科学意义的案例报告；最后一部分包含新书和大会的介绍，读者可以根据个人学习、工作和兴趣，合理选择要探讨的主题。

接收率：不详

审稿周期：不详

出版模式：开放获取模式（≤8页：923.9美元+22%增值税；9页至16页：1086.9美元+22%增值税）

来稿类型：以意大利语和英语发表稿件

[1] 审查：全文≤60 000字

[2] 原创性研究：全文≤40 000字，包括空格

[3] 临床病例：全文≤20 000字，包括空格

[4] 简短报告：全文=10 000～12 000字，包括空格，并附有意大利语和英语摘要（≤500字）

参考文献：遵循Vancouver风格；文中引用格式"[1]"，文献样式"1.Zheng W, Li XH, Yang XH, et al. Adjunctive memantine for schizophrenia: a meta-analysis of randomized, double-blind, placebo-controlled trials. Psychol Med 2018；48(1): 72-81."

Salud Mental

1 简介

Salud Mental，简称SALUD MENT（ISSN-print：0185-3325；ISSN-online：0186-761X），于1977年开始出版。该期刊为墨西哥的一本同行评审期刊，主要涉及心理健康的前瞻性研究，专业领域包括心理学、行为心理学、精神病学、心理健康。

出版国家或地区：墨西哥（Mexico）
主办单位：不详
出版商：Instituto Nacional de Psiquiatría Ramón de La Fuente Muñiz
出版周期：每年6期
主编：Héctor Pérez，MD；Department of Medicine at Albert Einstein College of Medicine，New York，the United States；E-mail：perezrh@imp.edu.mx
年发文量：共36篇
收录的数据库：DOAJ，Excellence in Research for Australia，PsycINFO，Scopus，Web of Science
官方网址：https://revistasaludmental.mx/index.php/salud_mental

2 影响力

JCR分区：Psychiatry-SSCI（Q4：135/143）
JCI分区：Psychiatry-SSCI（Q4：236/258）
中国科学院分区：大类-医学（4区）；小类-精神病学（4区）
CiteScore指标：0.9
CiteScore排名：213/292
SJR 2021：0.219
SNIP 2021：0.426
自引率：5.2%
h-index：24

3 投稿指南

稿件收录偏好：该期刊接收各种心理健康相关主题（如精神病学、神经科学、心理学、流行病学和成瘾问题）的原创稿件。
接收率：不详
审稿周期：不详
出版模式：订阅出版模式
来稿类型：
[1] 原创文章（同行评审部分）：正文≤5 000字
[2] 评论文章（同行评审部分）：正文≤5 000字
[3] 系统性综述：正文≤4 000字
参考文献：文中引用格式"(Zheng at al., 2018)"，文献样式"Zheng, W., Li, X. H., Yang, X. H., Cai, D. B., Ungvari, G. S., Ng, C. H., Wang, S.B., Wang, Y.Y., Ning, Y.P., & Xiang, Y. T. (2018) Adjunctive memantine for schizophrenia: a meta-analysis of randomized, double-blind, placebo-controlled trials. *Psychological Medicine*, 48(1), 72-81."

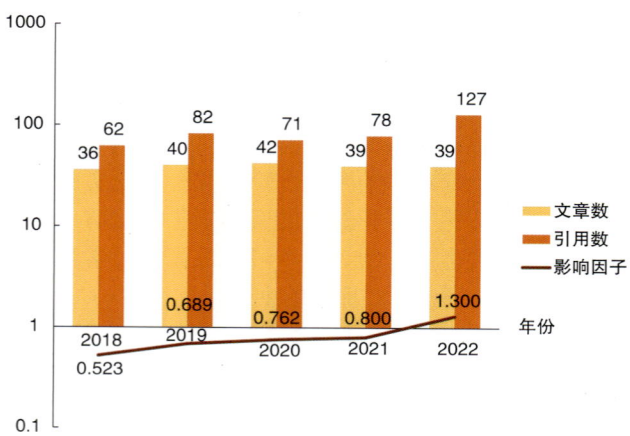

图1-210 Salud Mental历年文章数、引用数和影响因子走势图

Scandinavian Journal of Child and Adolescent Psychiatry and Psychology*

1 简介

Scandinavian Journal of Child and Adolescent Psychiatry and Psychology，简称SCAND J CHILD ADOLES（ISSN-print：2245-8875；ISSN-online：2245-8875），是一本开放获取的国际性的试验和实践科学期刊，创办于2012年，涵盖儿童和青少年精神病学和心理学领域的研究。

出版国家或地区：丹麦（Denmark）
主办单位：丹麦新西兰地区精神病学研究所（Psychiatric Research Unit，Region Zealand，Denmark）

出版商：Sciendo
出版周期：每年1期
主编：Sven Bölte, PhD; Center of Neurodevelopmental Disorders, Karolinska Institutet (KIND), Sweden; E-mail: sven.bolte@ki.se
Ole Jakob Storebø, PhD; Child and Adolescent Psychiatric Department and Psychiatric Research Unit, Region Zealand, Denmark; E-mail: ojstoreboe@health.sdu.dk
年发文量：共20篇
收录的数据库：Baidu, BASE, Cabell's Whitelist, Clarivate: Emerging Sources Citation Index, CNKI, Dimensions, DOAJ, EBSCO, Elsevier: Nursing, Google Scholar, Index Copernicus, J-Gate, Keepers Registry, Miar, MyScienceWork, Naver Academic, PsycINFO, PubMed Central, ReadCube, ResearchGate, Semantic Scholar, Sherpa/RoMEO, Ulrich's Periodicals Directory, WanFang, Web of Science: Emerging Sources Citation Index, WorldCat
官方网址：https://sciendo.com/journal/SJCAPP

2 影响力

JCR分区：未收录
JCI指数：0.21
CiteScore指标：不详
CiteScore排名：不详
SJR 2021：不详
SNIP 2021：不详
自引率：不详
h-index：不详

3 投稿指南

稿件收录偏好：该期刊发表定量和定性研究文章，包括诊断、评估、心理治疗、心理药理学治疗、行为、认知、流行病学、发展、培训、跨文化问题、神经科学及与儿童、青少年和家庭精神障碍相关的遗传等主题。如果与儿童精神病理学相关，该期刊还欢迎跨学科投稿。
接收率：不详
审稿周期：审稿平均时间3周
出版模式：开放获取模式（500欧元/篇）
来稿类型：
[1] 原创性研究：正文≤5 000字，摘要≤300字
[2] 综述：正文≤6 000字，摘要≤300字
[3] 其他类型：正文≤2 000字
参考文献：遵循Vancouver风格；文中引用格式"(1)"，文献样式"1. Zheng W, Li XH, Yang XH, Cai DB, Ungvari GS, Ng CH, Xiang YT. Adjunctive memantine for schizophrenia: a meta-analysis of randomized, double-blind, placebo-controlled trials. Psychol Med.2018; 48(1): 72-81."

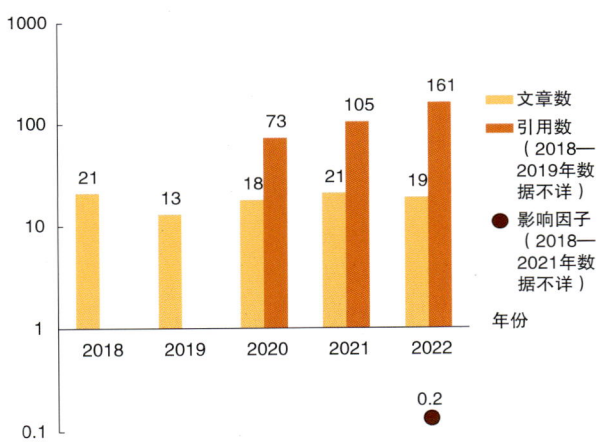

图1-211 *Scandinavian Journal of Child and Adolescent Psychiatry and Psychology* 历年文章数、引用数和影响因子走势图

Schizophrenia Research and Treatment

1 简介

Schizophrenia Research and Treatment，简称 SCHIZOPHR RES TREAT（ISSN-print：2090-2085；ISSN-online：2090-2093），是一本经过同行评审的开放获取期刊，发表与精神分裂症相关的原创性研究和综述。
出版国家或地区：美国（the United States）
主办单位：不详

出版商：Hindawi
出版周期：连续出版
主编：L. Citrome, MD, MPH; New York Medical College, Valhalla, the United States; E-mail: citrome@cnsconsultant.com
年发文量：共5篇
收录的数据库：DOAJ, EMBASE
官方网址：https://www.hindawi.com/journals/schizort/

2 影响力

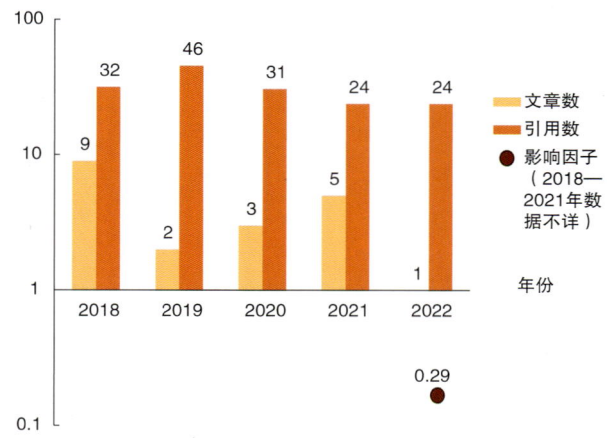

图1-212 Schizophrenia Research and Treatment历年文章数、引用数和影响因子走势图

JCI分区：Psychiatry-ESCI（Q3：191/264）
JCI指数：0.31
CiteScore指标：2.7
CiteScore排名：273/529
SJR 2021：0.391
SNIP 2021：0.569
自引率：0%
h-index：8

3 投稿指南

稿件收录偏好：该期刊主要接收与精神分裂症相关的主题的投稿，包括原创性研究和综述等。
接收率：不详
审稿周期：不详
出版模式：开放获取模式（925美元/篇）
来稿类型：
[1] 原创性研究（包括系统评价）：摘要≤300字
[2] 综述：摘要≤300字
参考文献：遵循Chicago风格；文本中引用格式"[1]"，文献样式"[1]W.Zheng, X. H.Li, X. H.Yang, D. B. Cai, G. S. Ungvari, C. H. Ng, S. B.Wang, Y. Y.Wang, Y. P.Ning, and Y. T. Xiang, 'Adjunctive memantine for schizophrenia: a meta-analysis of randomized, double-blind, placebo-controlled trials,' *Psychological Medicine*, vol.48, no.1, pp.72-81, 2018."

Schizophrenia Research-Cognition

1 简介

Schizophrenia Research-Cognition，简称SCHIZOPHR RES-COGN（ISSN-online：2215-0013），是一本同行评审的国际开放获取期刊，它发表广义定义的精神分裂症认知方面的文章。该期刊接收有关精神分裂症认知方面的投稿，包含临床神经心理学、神经认知、社会认知、情感和社会神经科学等多个领域内容。欢迎关于认知方面的描述特征、遗传影响、药物和非药物治疗及神经影像学方面的文章。该期刊仅在网上发表。

出版国家或地区：美国（the United States）
主办单位：不详
出版商：Elsevier
出版周期：每年4期
主编：Philip D. Harvey, PhD；University of Miami Miller School of Medicine, Miami, Florida, the United States; E-mail: PHarvey@miami.edu
年发文量：共26篇
收录的数据库：DOAJ，EMBASE，Emerging Sources Citation Index，PubMed Central，Scopus，Web of Science
官方网址：https://www.sciencedirect.com/journal/schizophrenia-research-cognition

2 影响力

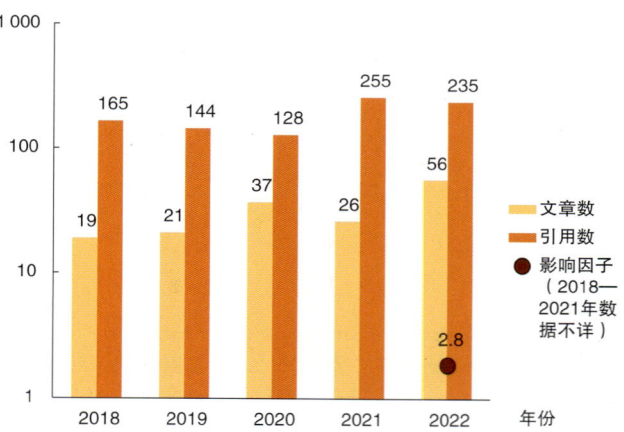

图1-213 Schizophrenia Research-Cognition历年文章数、引用数和影响因子走势图

JCR分区：未收录
JCI指数：0.78
CiteScore指标：4.4
CiteScore排名：174/529
SJR 2021：0.917
SNIP 2021：1.105
自引率：2.71%
h-index：22

3 投稿指南

稿件收录偏好：该期刊接收原创性文章、简明的研究报告、简短的报告、给编辑的信和综述论文。

接收率：不详

审稿周期：审稿时间9.5周，发表周期1.4周

出版模式：开放获取模式（2 630美元/篇）

来稿类型：

[1] 原创性研究：正文≤3 000字，摘要≤250字

[2] 短篇报道：正文≤1 500字，摘要≤250字或无

[3] 综述：正文≤3 000字，摘要≤250字

参考文献：遵循Harvard风格；文中引用格式"(Zheng et al., 2018)"，文献样式"Zheng, W., Li, X.H., Yang, X.H., Cai, D.B., Ungvari, G.S., Ng, C.M., Wang, S.B., Wang, Y.Y., Ning, Y.P., Xiang, Y.T., 2018. Adjunctive memantine for schizophrenia: a meta-analysis of randomized, double-blind, placebo-controlled trials. Psychol. Med.48(1), 72-81. https://doi.org/10.1017/S0033291717001271."

South African Journal of Psychiatry

1 简介

South African Journal of Psychiatry，简称*SAJP-S AFR J PSYCHI*（ISSN-print：1608-9685；ISSN-online：2078-6786），是非洲最重要的精神病学期刊。该期刊为精神病学家、临床心理学家和所有对心理健康感兴趣的人提供开放的学术阅读。

出版国家或地区：南非（South Africa）

主办单位：不详

出版商：小岛屿国家联盟（Alliance of Small Island States）

出版周期：每年4期

主编：Jonathan Burns，MD；Universrty of Exeter，the United Kingdom；E-mail：drjkburns@gmail.com

年发文量：共45篇

收录的数据库：Excellence in Research for Australia，PsycINFO，Scopus，Web of Science：Science Citation Index Expanded

官方网址：https://sajp.org.za/index.php/sajp/index

2 影响力

JCR分区：Psychiatry-SCIE（Q4：143/155）；Psychiatry-SSCI（Q4：129/143）

JCI分区：Psychiatry-SCIE（Q4：203/258）；Psychiatry-SSCI（Q4：203/258）

中国科学院分区：大类-医学（4区）；小类-精神病学（4区）

CiteScore指标：1.8

CiteScore排名：318/529

SJR 2021：0.385

SNIP 2021：0.934

自引率：4.67%

h-index：15

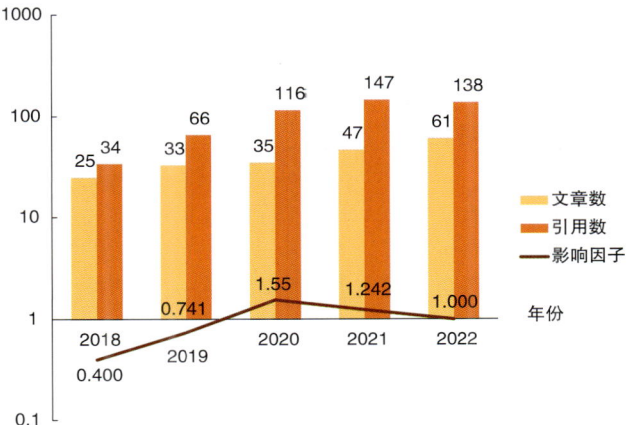

图1-214 *South African Journal of Psychiatry*历年文章数、引用数和影响因子走势图

3 投稿指南

稿件收录偏好：该期刊致力于发表与精神病学相关的经验和概念研究文章、评论、社论和科学信件，旨在为读者和研究人员提供最热门的精神病学内容，用于临床实践和学术追求，包括用于精神病学亚专业领域的工作。

接收率：不详

审稿周期：不详

出版模式：订阅出版模式

来稿类型：

[1] 原创性研究：全文＝3 000～4 000字，摘要≤250字，参考文献≤60篇，插图和/或表格≤7个

[2] 研究信件：全文≈600字，作者≤7人，参考文献≤6篇，插图和/或表格≤2个

[3] 综述文章：全文＝2 500～4 000字，参考文献≈15篇，插图和/或表格≤5个

[4] 科学信件：全文（不包括图、表）≈1 500字，参考文献≈6篇，插图和/或表格≤2个

[5] 给编辑的信：全文（不包括图、表）≈400

字，参考文献≤10篇，插图和/或表格≤1个

　　[6] 讣告：全文（不包括图、表）≈400字，参考文献≤5篇，插图和/或表格≤2个

　　[7] 社论：全文（不包括图、表）≈800字，参考文献≤10篇，插图和/或表格≤2个

　　[8] 案例报道：全文（不包括图、表）≈800字，参考文献≤20篇，插图和/或表格≤1个

　　[9] 书评：全文（不包括图、表）≈1 000字，参考文献≤5篇，插图和/或表格≤2个

参考文献：文中引用格式"[1]"，文献格式"1.Zheng W, Li XH, Yang XH, et al. Adjunctive memantine for schizophrenia: a meta-analysis of randomized, double-blind, placebo-controlled trials. Psychol Med.2018；48(1): 72-81. https://doi.org/10.1071/S0033291717001271"

Substance Use & Misuse

1 简介

　　Substance Use & Misuse，简称*SUBST USE MISUSE*（ISSN-print：1082-6084；ISSN-online：1532-2491），是一本国际同行评审期刊。创刊50多年来，该期刊（原名*International Journal of the Addictions*）为交流有关物质使用和滥用（合法和非法药物、酒精、尼古丁和饮食失调）的原始研究、理论、政策分析和待解决问题提供了一个独特的国际多学科平台。该期刊欢迎专门针对当前关注的单个主题的特刊客座编辑。

　　出版国家或地区：美国（the United States）
　　主办单位：不详
　　出版商：Taylor & Francis Group
　　出版周期：每年14期
　　主编：Stephen Magura, PhD；The Evaluation Center，Western Michigan University，Kalamazoo，Michigan，the United States；E-mail：stephen.magura@wmich.edu
　　年发文量：共231篇
　　收录的数据库：CAB Abstracts，EBSCO: CINAHL，Excellence in Research for Australia，MEDLINE，PsycINFO，Scopus，Web of Science: Science Citation Index Expanded
　　官方网址：http://www.tandfonline.com/loi/isum20

2 影响力

　　JCR分区：Psychiatry-SCIE（Q4：121/155）；Psychology-SCIE（Q3：48/80）；Substance Abuse-SCIE（Q4：19/21）；Substance Abuse-SSCI（Q4：28/37）
　　JCI分区：Psychiatry-SCIE（Q3：156/258）；Psychology-SCIE（Q3：62/90）；Substance Abuse-SCIE（Q3：33/54）；Substance Abuse-SSCI（Q3：33/54）
　　中国科学院分区：大类-医学（4区）；小类-精神病学（4区），小类-心理学（4区），小类-药物滥用（4区）
　　CiteScore指标：3.1
　　CiteScore排名：245/529
　　SJR 2021：0.632
　　SNIP 2021：0.844
　　自引率：5.26%
　　***h*-index**：84

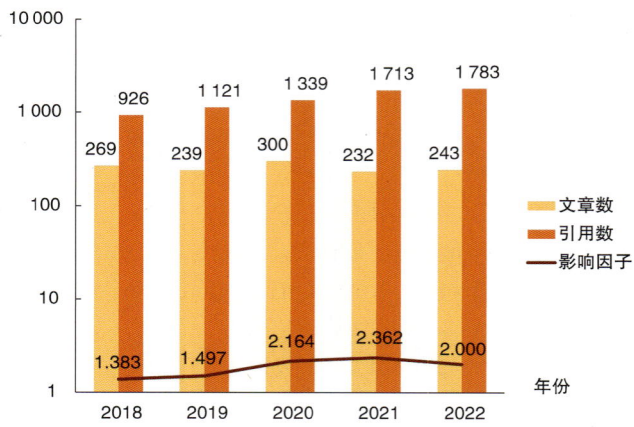

图1-215 *Substance Use & Misuse*历年文章数、引用数和影响因子走势图

3 投稿指南

　　稿件收录偏好：该期刊致力于发表高质量的原创性研究成果，涉及主题包括：临床试验和临床研究（药物滥用和相关传染病的治疗和预防），物质滥用和相关传染病的流行病学，社会药理学，荟萃分析和系统评价，将科学发现转化为现实世界的临床和其他环境，以青少年和学生为中心的研究，最先进的定量和定性研究，政策分析，具有指导意义的负面结果和干预失败案例，对可推广的仪器、量表和测试的有效性研究，关于待解决问题的评论和论文。
　　接收率：33%
　　审稿周期：初审平均时间44天，审稿平均时间78天
　　出版模式：混合出版模式（开放获取：3 400美

元/篇）

来稿类型：

[1] 全文文章：全文（不包括表格、插图和参考文献）≤5 000字

[2] 研究简报：全文（不包括表格、插图和参考文献）≤1 500字

[3] 评论（应尽量简洁）

[4] 不要投稿"给编辑的信"或"社论"，此类稿件将作为评论提交

参考文献：遵循APA风格（7th）；文中引用格式"(Zheng et al., 2018)"，文献样式"Zheng, W., Li, X. H., Yang, X. H., Cai, D. B., Ungvari, G. S., Ng, C. H., Wang, S. B., Wang, Y. Y., Ning, Y. P., & Xiang, Y. T.(2018). Adjunctive memantine for schizophrenia: a meta-analysis of randomized, double-blind, placebo-controlled trials. *Psychological Medicine, 48*(1), 72-81. https://doi.org/10.1017/S0033291717001271"

Transcultural Psychiatry

1 简介

Transcultural Psychiatry，简称*TRANSCULT PSYCHIATRY*（ISSN-print：1363-4615；ISSN-online：1461-7471），是一本完全经过同行评审、开放获取的国际性期刊。该期刊主要关注心理病理学的社会和文化决定因素，以及对个人、家庭和社区的一系列精神和行为问题的社会心理治疗。除了精神病学的研究方法外，该期刊还涉及流行病学、医学人类学和文化心理学等学科。该期刊（原名*Transcultural Psychiatric Research Review*）于1956年开始出版，为世界各地关注文化与心理健康关系的精神病学家和社会科学家提供了一个交流的论坛，对于在多元文化或跨文化环境中工作的临床医生及精神病学、心理学和人类学之间的研究人员来说，本刊不可或缺。

出版国家或地区：英国（the United Kingdom）

主办单位：不详

出版商：SAGE

出版周期：每年6期

主编：Eric Jarvis；McGill University，Montréal，Canada；E-mail：eric.jarvis@mcgill.ca

年发文量：共95篇

收录的数据库：EBSCO: CINAHL，MEDLINE，PsycINFO，Scopus，Web of Science: Science Citation Index Expanded

官方网址：https://journals.sagepub.com/home/TPS

2 影响力

JCR分区：Psychiatry-SSCI（Q3：102/143）；Anthropology-SSCI（Q1：21/93）

JCI分区：Psychiatry-SSCI（Q2：78/258）；Anthropology-SSCI（Q2：40/135）

中国科学院分区：大类-医学（3区）；小类-精神病学（4区），小类-人类学（3区）

CiteScore指标：3.6

CiteScore排名：220/529

SJR 2021：0.681

SNIP 2021：1.299

自引率：5.02%

h-index：58

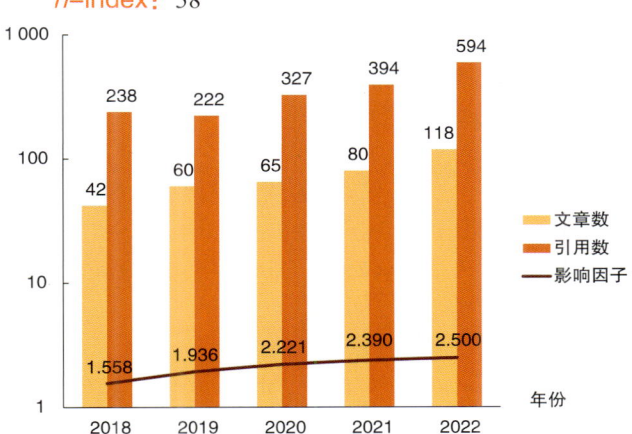

图1-216 *Transcultural Psychiatry*历年文章数、引用数和影响因子走势图

3 投稿指南

稿件收录偏好：本期刊主要发表与文化精神病学和心理健康有关的所有主题的原始研究报告、系统综述、病例报告、书评和给编辑的信。内容包括影响精神障碍的起源、过程和治疗的社会和文化因素，土著人民、民族文化少数群体、移民和难民的心理健康，土著精神病学理论和实践（民族精神病学，包括对传统治疗系统的知识和方法的科学评估），对生物医学（"西方"）精神病学理论和实践的文化批判，国际和跨国的心理健康研究和实践。

接收率：不详

审稿周期：审稿平均时间8～10周

出版模式：开放获取模式（3 000～4 000美元/篇）

来稿类型：

[1] 综述文章：全文＝5 000～7 000字，摘要≈

250字，插图和/或表格≈5个

[2] 论文（原始定量研究）：全文=3 500～5 000字，摘要≈250字，插图和/或表格≈5个

[3] 论文（原始定性或混合方法研究）：全文≈5 000～7 500字，摘要≈250字，插图和/或表格≈5个

参考文献：遵循APA风格（6th）；文中引用格式"(Zheng et al., 2018)"，文献样式"Zheng, W., Li, X. H., Yang, X. H., Cai, D. B., Ungvari, G. S., Ng, C. H., Wang, S.B., Wang, Y.Y., Ning, Y.P., & Xiang, Y. T.(2018). Adjunctive memantine for schizophrenia: a meta-analysis of randomized, double-blind, placebo-controlled trials. *Psychological Medicine*, 48(1), 72-81."

Trends in Psychiatry and Psychotherapy*

1 简介

Trends in Psychiatry and Psychotherapy，简称 TRENDS PSYCHIATR PSY（ISSN-print：2237-6089；ISSN-online：2238-0019），是一本开放获取的期刊，自1979年创刊以来一直提供领先的精神病学研究。该期刊涵盖临床精神病学和基础科学，重点关注实验和临床研究之间的相互作用，也考虑能将基础发现转化为临床实践的其他类型文章，包括心理过程和行为、神经心理学、精神药理学、临床神经科学、心理治疗和精神病理学等多个领域。

出版国家或地区：巴西（Brazil）
主办单位：南里奥格兰德州精神病学协会（Associação de Psiquiatria do Rio Grande do Sul）
出版商：Associação de Psiquiatria do Rio Grande do Sul
出版周期：每年4期
主编：Taiane de Azevedo Cardoso；Deakin University，Geelong，Australia，E-mail：talaneacardoso@hotwail.com
Flávio Kapczinski；McMaster University，Hamilton，Ontario，Canada；E-mail：flavio.kapczinski@gmail.com
年发文量：共39篇
收录的数据库：DOAJ，PsycINFO，Scopus
官方网址：https://www.scielo.br/j/trends/

2 影响力

JCI分区：Psychiatry-ESCI（Q3：183/264）
JCI指数：0.46
CiteScore指标：3
CiteScore排名：250/529
SJR 2021：0.686
SNIP 2021：1.017
自引率：0%
h-index：22

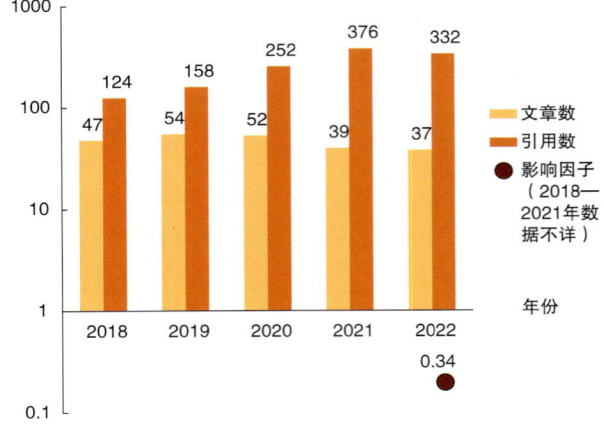

图1-217 Trends in Psychiatry and Psychotherapy 历年文章数、引用数和影响因子走势图

3 投稿指南

稿件收录偏好：该期刊偏好收录的文章类型包括原创性研究、述评、通讯、综述和给编辑的信，还包括针对某个话题进行评判的趋势性文章。
接收率：不详
审稿周期：初审平均中位时间60天
出版模式：开放获取模式（免版面费）
来稿类型：

[1] 原创性研究：正文≤4 500字，摘要≤250字，插图和/或表格≤6个

[2] 综述：正文≤4 500字，摘要≤250字，插图和/或表格≤6个

[3] 给编辑的信：正文≤500字，插图和/或表格≤1个

[4] 通讯：正文≤1 500字，摘要≤200字

[5] 述评：编辑发表或约稿

[6] 趋势性文章：约稿，有兴趣可与编辑联系

参考文献：遵循ICMJE风格；文中引用格式"1"，文献样式"1. Zheng W, Li XH, Yang XH, Cai DB, Ungvari GS, Ng CH, et al. Adjunctive memantine for schizophrenia: a meta-analysis of randomized, double-blind, placebo-controlled trials. Psychol Med. 2018; 48(1): 72-81."

Zeitschrift für Kinder-und Jugendpsychiatrie und Psychotherapie

1 简介

Zeitschrift für Kinder-und Jugendpsychiatrie und Psychotherapie，简称Z KINDER JUG-PSYCH（ISSN-print：1422-4917；ISSN-online：1664-2880），是一本致力于研究和发展德国儿童及青少年精神病学和精神治疗的期刊，为科学家提供一个健康的交流对话论坛。

出版国家或地区：瑞士（Switzerland）
主办单位：不详
出版商：Hogrefe
出版周期：每年6期
主编：Martin Holtmann, MD；LWL-Universitätsklinik Hamm der Ruhr-Universität Bochum, Germany；E-mail：Frankfurt.holtmann@em.uni-frankfurt.de
年发文量：共80篇
收录的数据库：Excellence in Research for Australia，MEDLINE，PsycINFO，Scopus，Web of Science: Science Citation Index Expanded
官方网址：https://econtent.hogrefe.com/loi/kij

2 影响力

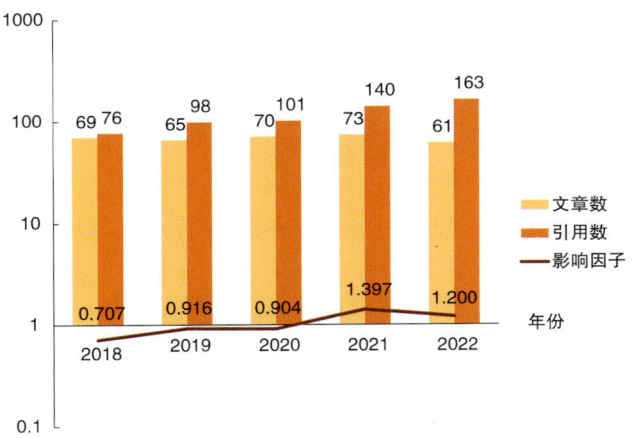

图1-218 *Zeitschrift für Kinder-und Jugendpsychiatrie und Psychotherapie*历年文章数、引用数和影响因子走势图

JCR分区：Psychiatry-SSCI（Q4：125/143）
JCI分区：Psychiatry-SSCI（Q4：211/258）
中国科学院分区：大类-医学（4区）；小类-精神病学（4区）
CiteScore指标：1.5
CiteScore排名：170/292
SJR 2021：0.279
SNIP 2021：0.547
自引率：14.77%
***h*-index**：26

3 投稿指南

稿件收录偏好：该期刊致力于发表关于研究和发展德国儿童及青少年精神病学和精神治疗的文章。
接收率：不详
审稿周期：不详
出版模式：订阅出版模式
来稿类型：原创性研究、审查新专著和国际期刊新作品清单、案例研究、对治疗和治疗评估的贡献
参考文献：遵循APA风格；文中引用格式"(Zheng et al., 2018)"，文献样式"Zheng, W., Li, X. H., Yang, X. H., Cai, D. B., Ungvari, G. S., Ng, C. H., Wang, S.B., Wang, Y.Y., Ning, Y.P., & Xiang, Y. T.(2018). Adjunctive memantine for schizophrenia: a meta-analysis of randomized, double-blind, placebo-controlled trials. *Psychol Med, 48*(1), 72-81. https://doi.org/10.1017/S0033291717001271"

第五节　影响因子1分以下期刊

Acta Psiquiátrica y Psicológica de América Latina*

1 简介

Acta Psiquiátrica y Psicológica de América Latina，简称ACTA PSIQUIÁTR PSICOL（ISSN-print：0001-6896；ISSN-online：2362-3829），是一本非营利性科学出版物，ACTA基金会为了精神健康于1954年创刊。该期刊旨在促进精神病学、心理学和神经科学的发展，以及研究它们在不同方向上与社会科学及其认识论和方法论基础的跨学科关系。其主要目标包括：提高对心理健康的认识、促进心理健康领域的科学研究和知识传播、培训心理健康、精神病学、临床和社会心理学方面的技术人员，深入研究精神和行为障碍的发病机制和流行病学，通过早期识别和治疗精神疾病的初期症状，能够预防这些疾病的进一步发展，并实现对精神疾病的全面治疗。

出版国家或地区：阿根廷（Argentina）
主办单位：ACTA基金会（Buenos Aires：Fundación Acta）
出版商：Fundación Acta Fondo para la Salud Mental
出版周期：每年4期
主编：Hugo R. MD；Mancuso University of Buenos Aires，Argentina；E-mail：director@acta.org.ar
年发文量：共28篇
收录的数据库：Excellence in Research for Australia，PsycINFO
官方网址：http://www.acta.org.ar/

2 影响力

JCI分区：Psychiatry-ESCI（Q4：263/264）
JCI指数：0.02
CiteScore指标：不详
CiteScore排名：不详
SJR 2021：0
SNIP 2021：不详
自引率：10.64%
h-index：0

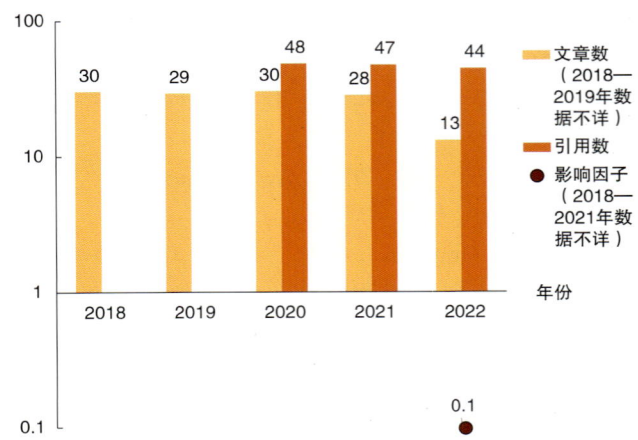

图1-219　*Acta Psiquiátrica y Psicológica de América Latina*历年文章数、引用数和影响因子走势图

3 投稿指南

稿件收录偏好：该期刊出版原创文章、综述（包含系统综述和叙述综述），可以使用西班牙语、葡萄牙语和英语，也会刊发一部分历史、文件、注释、评论、读者来信和其他文章，此外还会发布时事评论和精神病学专业在国家和地区的活动信息。

接收率：不详
审稿周期：审稿平均时间120天
出版模式：订阅出版模式
来稿类型：

[1] 原创性研究：正文≤50 000字，摘要≤1 400字，参考文献≤40篇

[2] 系统性综述：正文≤60 000字，摘要≤1 400字，参考文献≤60篇

[3] 更新：正文≤50 000字，摘要≤1 400字，参考文献≤30篇

[4] 注释：正文≤25 000字，摘要≤1 400字

[5] 读者来信：正文≤5 000字，参考文献≤5篇，插图≤1个，表格≤1个

[6] 书评：正文≤25 000字，参考文献≤30篇

[7] 新闻：字数不限制

参考文献：遵循APA风格（7th）；文中引用格式"(Zheng et al.,2018)"，文献样式"Zheng, W., Li, X. H., Yang, X. H., Cai, D. B., Ungvari, G. S., Ng, C. H., Wang, S. B., Wang, Y. Y., Ning, Y. P. &Xiang, Y. T.

(2018). Adjunctive memantine for schizophrenia: a meta-analysis of randomized , double-blind, placebo-controlled trials. Psychological Medicine, 48(1), 72-81. https://doi.org/10.1017/S0033291717001271."

Alpha Psychiatry

1 简介

Alpha Psychiatry，简称ALPHA PSYCHIAT（ISSN-online：2757-8038）。2000年*Anadolu Psikiyatri Dergisi-anatolian journal of psychiatry*开始出版。2021年，该期刊更名为*Alpha Psychiatry*，停止了印刷出版，出版语言变成了英语。通过新的网页和在线投稿系统，*Alpha Psychiatry*现在为其作者和读者提供了更多的用户体验和不复杂的评估及出版流程。*Alpha Psychiatry*是科学的、开放性的期刊，按照独立、无偏见和双盲的同行评审原则出版。

出版国家或地区：土耳其（Türkiye）
主办单位：不详
出版商：AVES
出版周期：每年6期
主编：Wei Zheng；The Affiliated Brain Hospital of Guangzhou Medical University，Guangzhou，China；E-mail: zhengwei0702@163.com
年发文量：暂无
收录的数据库：CNKI，EBSCO，EMBASE，Gale，TUBITAK ULAKBIM TR Index，ProQuest，PsycINFO，PubMed Central，Web of Science: Science Citation Index Expanded，Scopus
官方网址：https://alpha-psychiatry.com/EN

2 影响力

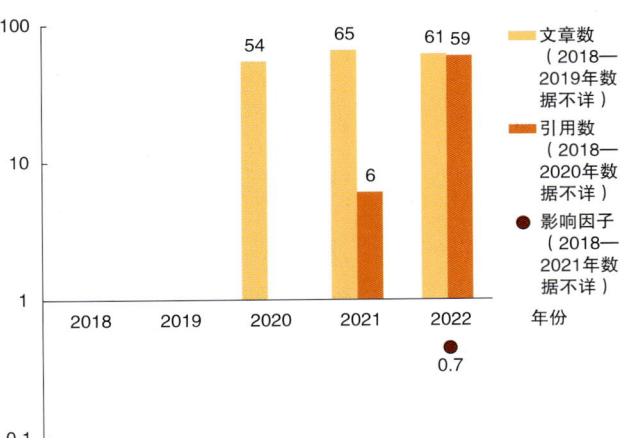

图1-220 *Alpha Psychiatry*历年文章数、引用数和影响因子走势图

JCR分区：未收录
JCI分区：暂无
中国科学院分区：大类-医学（4区）；小类-精神病学（4区）
CiteScore指标：暂无
CiteScore排名：暂无
SJR 2021：暂无
SNIP 2021：暂无
自引率：20.7%
h-index：暂无

3 投稿指南

稿件收录偏好：该期刊是一本同行评审的普通精神病学期刊。该期刊的出版目的是通过出版具有科学和临床意义的高质量的出版物来为科学作出贡献。该期刊的内容范围包括但不限于精神病学、基础和临床神经科学和行为科学领域。

接收率：不详
审稿周期：不详
出版模式：混合出版模式（开放获取：690美元/篇）
来稿类型：

[1] 原创性研究：全文≤4 000字，摘要≤350字，参考文献≤30篇，表格≤6个，插图＝5～10个

[2] 特邀评论：全文≤5 000字，摘要≤350字，参考文献≤75篇，表格≤6个，插图＝5～10个，作者≤4位

[3] 给编辑的信：全文≤400字（无摘要、表格、插图），参考文献≤5篇，作者≤4位

[4] 编辑评论：全文≤1 000字（无摘要、表格、插图），参考文献≤10篇，作者≤4位

[5] 辩论：全文≤1 200字（无摘要、表格、插图），参考文献≤5篇，作者≤3位

[6] 专家意见的指南：全文≤3 000字，摘要≤250字，参考文献≤40篇，表格≤5个，插图≤4个，作者≤3位

参考文献：遵循AMA风格；文中引用格式"[1]"，文献样式"1. Zheng W, Li XH, Yang XH, et al. Adjunctive memantine for schizophrenia: a meta-analysis of randomized, double-blind, placebo-controlled trials. *Psychol Med*.2018；48(1): 72-81."

Anadolu Psikiyatri Dergisi-Anatolian Journal of Psychiatry

1 简介

Anadolu Psikiyatri Dergisi-Anatolian Journal of Psychiatry，简称ANADOLU PSIKIYATR DE（ISSN-online：1302-6631）。该期刊于2000年创刊，在科学层面上展示并分享行为科学领域（主要是精神病学）的理论信息和临床经验，并创建一个论坛。

出版国家或地区：土耳其（Türkiye）
主办单位：不详
出版商：Cukurova University，Faculty of Medicine
出版周期：每年4期
主编：不详
年发文量：共103篇
收录的数据库：Web of Science: Science Citation Index Expanded，Scopus
官方网址：https://www.peeref.com/journals/495/anadolu-psikiyatri-dergisi-anatolian-journal-of-psychiatry

JCR分区：Psychiatry-SCIE（Q4：151/155）
JCI分区：Psychiatry-SCIE（Q1：236/258）
中国科学院分区：大类-医学（4区）；小类-精神病学（4区）
CiteScore指标：0.9
CiteScore排名：428/529
SJR 2021：0.178
SNIP 2021：0.353
自引率：20%
h-index：17

2 影响力

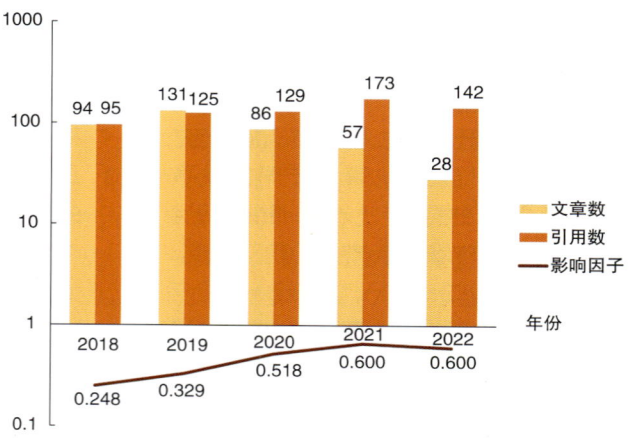

图1-221　Anadolu Psikiyatri Dergisi-Anatolian Journal of Psychiatry 历年文章数、引用数和影响因子走势图

3 投稿指南

稿件收录偏好：该期刊旨在吸引国内和国际读者，并接受来自世界各地作者的投稿。该期刊高度重视临床医生和科学家感兴趣的社会精神病学和相关学科的原创性研究，发表精神病学、心理学、神经学、药理学、应用和基础神经科学、遗传学、生理学、精神病护理和相关科学领域的专家、住院医师和科学家的高质量研究成果。

接收率：不详
审稿周期：审稿平均时间大于12周
出版模式：订阅出版模式
参考文献：文中引用格式"1"，文献样式"1.Zheng, W., Li, X. H., Yang, X. H., Cai, D. B., Ungvari, G. S., Ng, C. H., ... Xiang, Y. T. Adjunctive memantine for schizophrenia: a meta-analysis of randomized, double-blind, placebo-controlled trials. Psychological Medicine 2018；48(1), 72-81."

Annales Medico-Psychologiques

1 简介

Annales Medico-Psychologiques，简称ANN MED-PSYCHOL（ISSN-print：0003-4487；ISSN-online：1769-6631），是一本同行评审的医学期刊，涵盖精神病学领域。文章以法语或英语发表。该期刊创刊于1843年，由Elsevier公司代表Société Médico-Psychologique公司出版。该期刊内容涉及与精神疾病诊断和治疗有关的生物、遗传、心理、法医和文化问题，以及在医学心理协会会议期间提出和讨论的同行评审文章，报道当代精神病学的主要思潮，并发表具有国际水平的临床和生物研究成果。

出版国家或地区：法国（France）
主办单位：医学心理协会（Société médico-Psychologique）
出版商：Elsevier Masson SAS
出版周期：每年10期
主编：Yann A. Auxéméry；Université de

Lorraine, Paris, France; E-mail: 不详

Nayla Chidiac, MD; Paris University Hosprtal Group for Psychiatry & Nenroscieuce, Paris, France; E-mail: 不详

年发文量: 共133篇

收录的数据库: Current Contents: Clinical Medicine, EMBASE, Hinari, Pascal Francis, Research Alert, ScienceDirect, Web of Science

官方网址: https://www.sciencedirect.com/journal/annales-medico-psychologiques-revue-psychiatrique

2 影响力

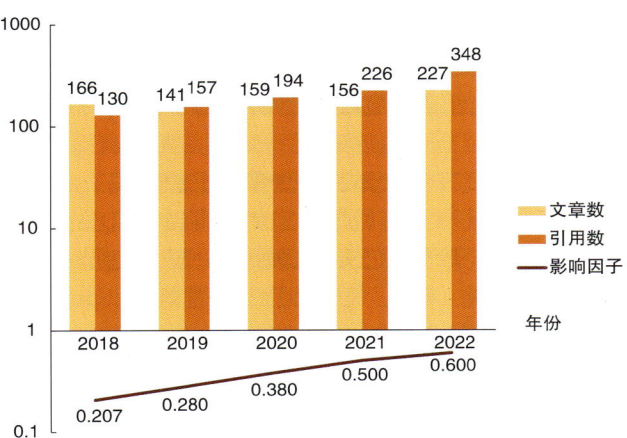

图1-222 *Annales Medico-Psychologiques* 历年文章数、引用数和影响因子走势图

JCR分区: Psychiatry-SCIE (Q4: 153/155); Psychology-SCIE (Q4: 78/80)

JCI分区: Psychiatry-SCIE (Q4: 242/258); Psychology-SCIE (Q4: 88/90)

中国科学院分区: 大类-医学（4区）；小类-精神病学（4区），小类-心理学（4区）

CiteScore指标: 1
CiteScore排名: 406/529
SJR 2021: 0.252
SNIP 2021: 0.659
自引率: 37.9%
h-index: 18

3 投稿指南

稿件收录偏好: 该期刊是医学心理协会的官方刊物，每年发表10次原创文章，涵盖与精神疾病诊断和治疗相关的生物学、遗传学、心理学、法医学和文化问题，以及在医学心理协会会议上发表和讨论的同行评审文章，出版符合国际标准的临床和生物学研究文章，这些都是该期刊的宗旨。

接收率: 31%
审稿周期: 审稿平均时间18.1周
出版模式: 订阅出版模式
来稿类型:

[1] 回忆录或原创文章: 全文≤33 000字，参考文献≤40篇

[2] 交流（在医学心理协会会议期间口头介绍）: 全文≤13 500字，参考文献≤30篇

[3] 档案: 全文≤49 500字，参考文献≤45篇

[4] 书评: 对最近用法语出版的一本书的介绍，对于每本书，介绍的篇幅在8页之内

[5] 传记: 全文≤33 000字，参考文献≤40篇

参考文献: 文中引用格式"[1]"，文献样式"[1] Zheng W, Li XH, Yang XH, et al. Adjunctive memantine for schizophrenia: a meta-analysis of randomized, double-blind, placebo-controlled trials. Psychological Medicine 2018; 48(1): 72-81."

Annals of Indian Psychiatry*

1 简介

Annals of Indian Psychiatry，简称ANN INDIAN PSYCH (ISSN-print: 2588-8358; ISSN-online: 2588-8366)，是印度精神病学会西部地区分会 (Indian Psychiatric Society – Western Zonal Branch) 的出版物，是一本同行评审的期刊。该期刊的全文可在官网获取，并允许免费访问（开放访问）其内容，并允许作者在任何符合OAI标准的机构/基于主题的存储库中获取自我存档文章的最终接受版本。

出版国家或地区: 印度 (India)
主办单位: 印度精神病学会西部地区分会
出版商: Wolters Kluwer Medknow
出版周期: 每年4期
主编: P.M. Chougule, MD; Kolhapur, India; E-mail: 不详
年发文量: 共37篇
收录的数据库: DOAJ, ESCI, Web of Science
官方网址: https://www.anip.co.in/

2 影响力

JCI分区: Psychiatry-ESCI (Q4: 254/264)
JCI指数: 0.04
CiteScore指标: 不详

CiteScore排名：不详
SJR 2021：不详
SNIP 2021：不详
自引率：5.13%
h-index：不详

接收率：不详
审稿周期：审稿平均时间23周
出版模式：订阅出版模式
来稿类型：

[1] 原创性研究：正文≤5 000字，摘要≤250字，参考文献≈30篇，作者≤6位
[2] 短篇论文：正文≤1 500字，摘要≤150字，参考文献≤20篇，插图和/或表格≤1个
[3] 综述：正文≤5 000字，摘要≤250字，插图和/或表格≤5个
[4] 病例报告：正文≤1 500字，摘要≤150字，参考文献≤10篇，作者≤4位
[5] 病例系列：正文≤2 000字，摘要≤150字，参考文献≤12篇，作者≤4位
[6] 读者来信：正文≤500字，参考文献≤5篇
[7] 观点：正文≤3 000字，参考文献≈10篇
[8] 评估专栏：正文≤1 000字，参考文献≤5篇，作者≤2位
[9] 书评/影评：正文≤2 000字，参考文献≤5篇
[10] 评论：正文≤3 000字，参考文献≤20篇，插图和/或表格≤1个
[11] 公告：不详

参考文献：文中引用格式"[1]"，文献样式"1. Zheng W, Li XH, Yang XH, Cai DB, Ungvari GS, Ng CH, et al. Adjunctive memantine for schizophrenia: a meta-analysis of randomized, double-blind, placebo-controlled trials. Psychol Med 2018; 48(1): 72-81."

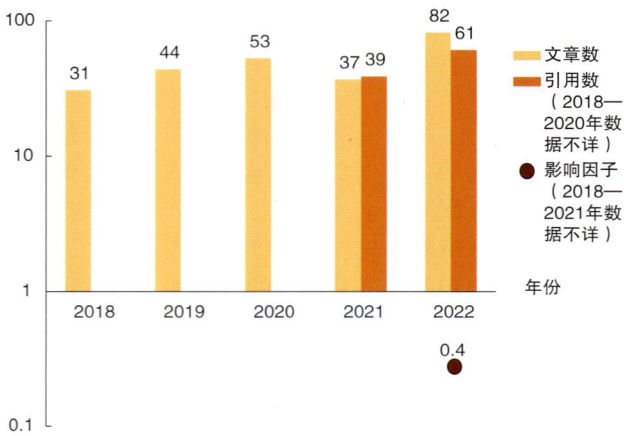

图1-223　Annals of Indian Psychiatry历年文章数、引用数和影响因子走势图

3 投稿指南

稿件收录偏好：该期刊重视基于证据的实践，接收的文章包括原创性研究、案例报告、意见、信件、简要交流、报告、书评，还包括与健康、精神卫生领域的伦理和社会问题相关的技术和临床研究的内容，并设有专门的评估专栏，研究生可以记录在培训中的经验。具有临床意义的文章将被优先考虑。该期刊强制要求每一篇原创和简要的研究论文都必须上传伦理许可和患者声明，以确保符合伦理准则。

Archives of Psychiatry and Psychotherapy

1 简介

Archives of Psychiatry and Psychotherapy，简称ARCH PSYCHIATR PSYCH（ISSN-print：1509-2046；ISSN-online：2083-828X），是由波兰精神病学协会（Polish Psychiatric Association）出版的国际同行评审学术期刊。该期刊发表关于精神病学和心理治疗及相关学科的各个方面的文章、简报和书评。

出版国家或地区：波兰（Poland）
主办单位：波兰精神病学协会
出版商：Komitet Redakcyjno-Wydawniczy Polskiego Towarzystwa Psychiatrycznego
出版周期：每年4期
主编：Jerzy Samochowiec，MD，MSc；Katedra i Klinika Psychiatrii Pomorski Uniwersytetu Medycznego，Szczecin，Poland；E-mail：jerzy.samochowiec@pum.edu.pl
年发文量：共39篇
收录的数据库：DOAJ，Excellence in Research for Australia，PsycINFO，Scopus
官方网址：https://www.archivespp.pl/

2 影响力

JCI分区：Psychiatry-ESCI（Q4：234/264）
JCI指数：0.17
CiteScore指标：1.2
CiteScore排名：381/529
SJR 2021：0.202
SNIP 2021：0.259
自引率：8.7%

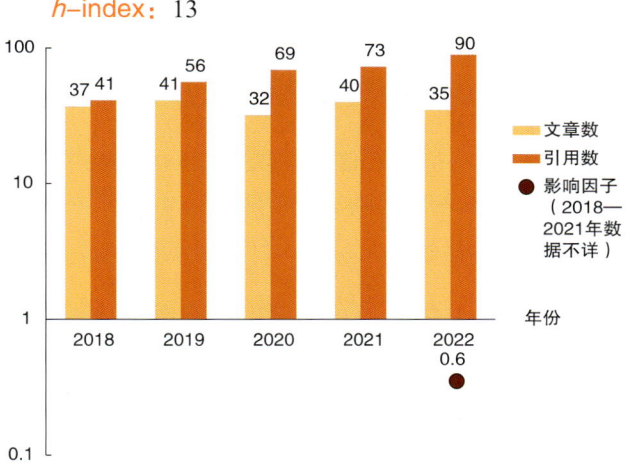

图1-224 *Archives of Psychiatry and Psychotherapy*
历年文章数、引用数和影响因子走势图

3 投稿指南

稿件收录偏好：该期刊接收用英文撰写的实验研究、临床研究、理论论文、病例报告，并且这些论文以前没有在其他期刊上发表过，也没有考虑在其他地方发表。该期刊还接受给编辑的信件、与该期刊主题有关的重要问题的信件或书评。

接收率：不详
审稿周期：不详
出版模式：订阅出版模式
来稿类型：

[1] 原创性研究：全文（包含图表和参考文献，每页不超过1 800个字符，含标点符号）≤20页，关键词＝3～5个，摘要＝100～250字
[2] 信件：全文≤5页
[3] 书评：全文≤5页

参考文献：遵循Vancouver风格；文中引用格式"[1]"，文献样式"1. Zheng W, Li XH, Yang XH, Cai DB, Ungvari GS, Ng CH, et al. Adjunctive memantine for schizophrenia: a meta-analysis of randomized, double-blind, placebo-controlled trials. Psychol Med.2018; 48(1): 72-81."

*Balint-Journal**

1 简介

Balint-Journal，简称*BALINT-J*（ISSN-print：1439-5142；ISSN-online：1439-9008），现已更名为*Journal of the Balint Society*。该期刊为有临床实践和精神病学科学基础的医生和专家提供相关信息。在该期刊上，可以讨论医学专业问题、意见分歧，揭示医生和患者之间的动态联系等，有助于医疗工作人员解决工作中的困扰和处理医患关系，最终达到更好地了解患者并优化医疗行为的目的。

出版国家或地区：德国（Germany）
主办单位：德国巴林特学会（German Balint Society），澳大利亚巴林特学会（Austrian Balint Society），瑞士巴林特学会（Swiss Balint Society）
出版商：Thieme
出版周期：每年2期
主编：G. Bergmann, MD；German Balint Society, Heidelberg, Germany；E-mail：balint@thieme.de
年发文量：共20篇
收录的数据库：ESCI，Psyndex
官方网址：https://balintsociety.org.UK/journal

2 影响力

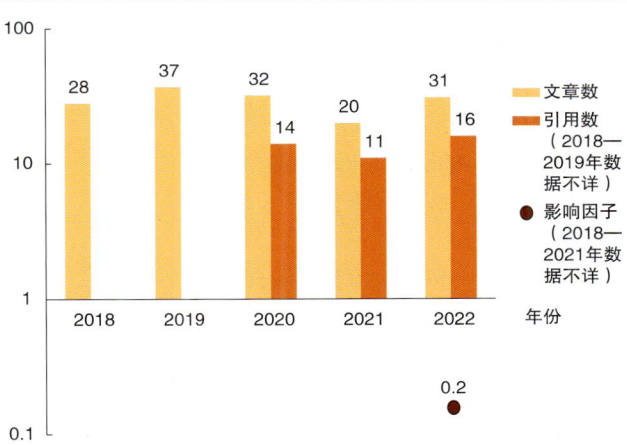

图1-225 *Balint-Journal*历年文章数、引用数和影响因子走势图

JCI分区：未收录
JCI指数：0.06
CiteScore指标：不详
CiteScore排名：不详
SJR 2021：不详
SNIP 2021：不详
自引率：27.27%
h-index：不详

3 投稿指南

稿件收录偏好：该期刊发表巴林特小组工作报告、巴林特小组最新研究结果和进展、医学和文化综述及三个巴林特学会的会议交流等。

接收率：不详

审稿周期：不详

出版模式：不详

来稿类型：

[1] 原创性研究：正文≤30 000字，摘要≤5 000字，参考文献≤30篇

[2] 综述：正文≤42 000字，摘要≤5 000字，参考文献≤50篇

参考文献：不详

British Journal of Psychotherapy*

1 简介

British Journal of Psychotherapy，简称*BR J PSYCHOTHER*（ISSN-print：0265-9883；ISSN-online：1752-0118），是一本涉及精神分析和荣格分析思想的期刊，专注于个人、团体和机构实践中无意识的创新和日常工作。该期刊偏爱临床工作的论文，如病例报告、病例系列、工作强度相关的报告，以及基于个人、团体或机构的临床实践报告等。此外，该期刊还接收以临床为重点的反思性研究论文、无意识在研究临床实践中的作用的研究论文。该期刊主要关注无意识和移情/反移情过程，喜好高质量的工作进展报告、临床医生在职业生涯早期阶段的来稿及国际来稿。

出版国家或地区：英国（the United Kingdom）

主办单位：英国心理治疗基金会（British Psychotherapy Foundation）

出版商：John Wiley & Sons

出版周期：每年4期

主编：Gary Winship, MD；University of Nottingham, the United Kingdom；E-mail：gary.winship@nottingham.ac.uk

年发文量：共46篇

收录的数据库：EBSCO: Academic Search Complete，EBSCO: Academic Search Alumni Edition，Agricultural & Environmental Science Database，EMBASE，ESCI，ProQuest: Natural Science Collection，PsycINFO，PsycINFO: Psychological Abstracts，ProQuest: SciTech Premium Collection，Scopus，ProQuest: Social Science Premium Collection，EBSCO: Social Work Abstracts，Web of Science

官方网址：https://onlinelibrary.wiley.com/journal/17520118

2 影响力

JCR、JCI分区：暂无

JCI指数：0.1

CiteScore指标：0.7

CiteScore排名：445/529

SJR 2021：0.343

SNIP 2021：0.696

自引率：11.76%

h-index：18

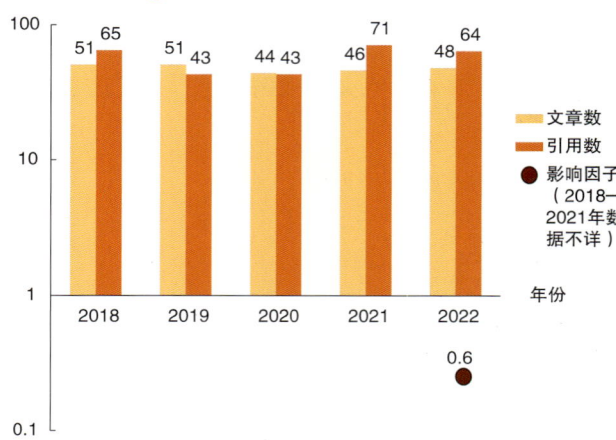

图1-226 *British Journal of Psychotherapy*历年文章数、引用数和影响因子走势图

3 投稿指南

稿件收录偏好：该期刊喜好临床工作方面的论文，如病例报告、病例系列、工作强度相关的报告，以及基于个人、团体或机构的临床实践报告等。内容涵盖临床评估、保密制度、标准、培训和督导等。此外，该期刊还接收以临床为重点的反思性研究论文、无意识在研究临床实践中的作用的研究论文。

接收率：不详

审稿周期：不详

出版模式：混合出版模式（开放获取：3 140美元/篇）

来稿类型：原创性研究：正文（包含参考文献和摘要）=4 000~8 000字，摘要=170~200字，参考文献≤30篇，插图和/或表格≤5个

参考文献：文中引用格式"(Zheng et al., 2018)"，文献样式"Zheng, W., Li, X.H., Yang,

X.H., Cai, D.B., Ungvari, G.S., Ng, C.H., et al.(2018) Adjunctive memantine for schizophrenia: a meta-analysis of randomized, double-blind, placebo-controlled trials. *Psychological Medicine* **48**(1): 72-81."

Contemporary Psychoanalysis

1 简介

Contemporary Psychoanalysis，简称CONTEMP PSYCHOANAL（ISSN-print：0010-7530，ISSN-online：2330-9091）。自1964年创刊以来，该期刊是唯一发表了所有精神分析学派文章的期刊，包括人际关系、弗洛伊德学派、荣格学派和客体关系学派。该期刊还发表关于人类发展和无意识过程的实证研究。

出版国家或地区：美国（the United States）
主办单位：不详
出版商：Routledge（Taylor & Francis Group）
出版周期：每年4期
主编：Ruth H. Livingston，PhD；New York，the United States；E-mail：不详
Susan Fabrick，L.C.W.；New York，United States；E-mail：不详
年发文量：共19篇
收录的数据库：Excellence in Research for Australia，PsycINFO，Scopus，Web of Science
官方网址：https://www.tandfonline.com/toc/uucp20/current

2 影响力

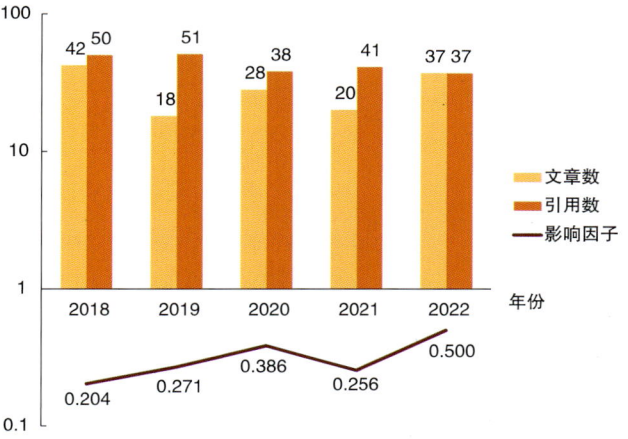

图1-227 *Contemporary Psychoanalysis*历年文章数、引用数和影响因子走势图

JCR分区：Psychiatry-SSCI（Q4：141/143）；Psychology，Psychoanalysis-SSCI（Q4：12/13）
JCI分区：Psychiatry-SSCI（Q3：192/258）；Psychology，Psychoanalysis-SSCI（Q4：19/24）
中国科学院分区：大类-心理学（4区）；小类-精神病学（4区），小类-心理学-分析（3区）
CiteScore指标：1.0
CiteScore排名：405/529
SJR 2021：0.247
SNIP 2021：0.668
自引率：18.4%
***h*-index**：暂无

3 投稿指南

稿件收录偏好：该期刊发表新作者和有经验的作者的具有创造性和原创性的精神分析文章。尽管该期刊非常鼓励不同的观点，但其主要重点是人际关系和关系型精神分析。该期刊页面包括学术性和临床性的内容，致力于为作者提供经过深思熟虑的评论性文章，并与他们进行一对一的合作，以撰写对文献有实质性贡献的文章。
接收率：不详
审稿周期：初审平均时间166天
出版模式：混合出版模式（开放获取：3 175美元/篇）
来稿类型：
[1] 原创文章：无字数限制
[2] 书评：无字数限制
[3] 评论性文章：无字数限制
参考文献：遵循APA风格（7th）；文中引用格式"(Zheng et al., 2018)"，文献样式"Zheng, W., Li, X. H., Yang, X. H., Cai, D. B., Ungvari, G. S., Ng, C. H., Wang, S. B., Wang, Y. Y., Ning, Y. P., & Xiang, Y. T.(2018). Adjunctive memantine for schizophrenia: a meta-analysis of randomized, double-blind, placebo-controlled trials. *Psychological Medicine, 48*(1), 72-81. https://doi.org/10.1017/S0033291717001271"

Current Psychiatry Research and Reviews*

1 简介

Current Psychiatry Research and Reviews，简称 CURR PSYCHIATRY RES REV（ISSN-print：2666-0822；ISSN-online：2666-0830），致力于发表临床精神病学相关领域的最新进展的文章，如药理学、流行病学、临床护理和治疗，是所有临床医生、精神病学家和在精神病学领域工作的研究人员的必备读物。

出版国家或地区：阿拉伯联合酋长国（United Arab Emirates）
主办单位：不详
出版商：Bentham Science
出版周期：每年4期
主编：Rajendra D.Badgaiyan，MD；Department of Psychiatry，University of Texas Health Science Center，San Antonio，the United States；E-mail：thematicissue@benthamscience.net
年发文量：共28篇
收录的数据库：Chemical Abstracts Service：SciFinder，ChemWeb，CNKI，Dimensions，EBSCO，EMBASE，ESCI，EMNursing，Genamics JournalSeek，Google Scholar，J-Gate，JournalTOCs，MediaFinder: Standard Periodical Directory，Norwegian Register，OpenAire，PsycINFO，PubsHub，QOAM，Scilit，Scopus，Suweco CZ，TOC Premier，Ulrich's Periodicals Directory
官方网址：https://www.eurekaselect.com/journal/174

2 影响力

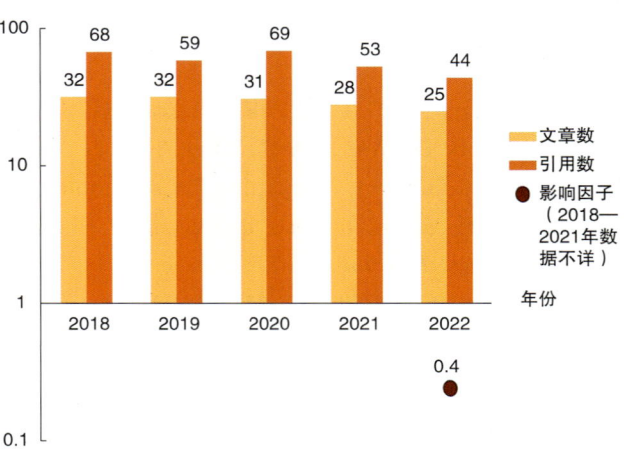

图1-228 Current Psychiatry Research and Reviews 历年文章数、引用数和影响因子走势图

JCI分区：Psychiatry-ESCI（Q4：260/264）
JCI指数：0.06
CiteScore指标：1.1
CiteScore排名：386/529
SJR 2021：0.165
SNIP 2021：0.21
自引率：0%
h-index：27

3 投稿指南

稿件收录偏好：该期刊收录的文章范围包括人类精神、情感和行为障碍等方面，如抑郁症、恐慌症、创伤后应激障碍、焦虑、强迫症、边缘型人格障碍、饮食障碍、妄想和幻觉、精神病、双相情感障碍、失眠、物质使用障碍、成瘾行为等。

接收率：不详
审稿周期：不详
出版模式：混合出版模式（开放获取：915美元/篇）
来稿类型：

[1] 原创性研究：正文＝4 000～6 000字，摘要≤250字，参考文献≥75篇
[2] 系统性综述：正文＝4 000～6 000字，参考文献≥100篇
[3] 叙述性综述：正文＝6 000～10 000字，参考文献≥100篇
[4] 短篇综述：正文＝3 000～6 000字，参考文献≥75篇
[5] 病例报告：正文＝1 500～2 500字，参考文献≥40篇
[6] 前沿进展：正文＝4～5页（每页800～850字），参考文献≈70篇
[7] 社论：正文≤1 500字，参考文献＝10～15篇，无摘要
[8] 评论：正文≤3 000字，摘要不是必需的
[9] 观点：正文＝1 500～1 800字，参考文献≥20篇
[10] 行业新闻与专利新闻：正文≈1 000字，参考文献≥10篇

参考文献：遵循ACS风格或Vancouver风格；文中引用格式"[1]"，文献样式"[1] Zheng W, Li XH, Yang XH, et al. Adjunctive memantine for schizophrenia: a meta-analysis of randomized, double-blind, placebo-controlled trials. Psychol Med.2018; 48(1): 72-81."

L'Évolution Psychiatrique

1 简介

　　L'Évolution Psychiatrique，简称*ÉVOL PSYCHIATR*（ISSN-print：0014-3855，ISSN-online：1769-6674），创刊于1925年，从1927年开始每三个月出版一期，出版广义上的精神病学文章，以临床心理学和精神病理学为导向，不考虑理论方向。该期刊向人文科学开放，也刊登其他学科的文章，只要与精神病学有联系即可。该期刊被编入索引并受到高度重视，从业人员、研究人员和学生都可以阅读。该期刊面向未来，同时又牢牢扎根于精神病学科的历史，并通过在线发表英语文章来扩大其国际读者群。

出版国家或地区：法国（France）
主办单位：不详
出版商：Elsevier
出版周期：每年4期
主编：Christophe Chaperot，MD；Abbeville Hospital Centre Psychiatry Section，Université d'Amiens，Abbeville，France；E-mail：c_chaperot@yahoo.fr
年发文量：56篇
收录的数据库：Current Contents: Social & Behavioral Sciences，EMBASE，Hinar，IBR，IBZ，Science Direct，SSCI，Pascal Francis
官方网址：https://www.sciencedirect.com/journal/levolution-psychiatrique

2 影响力

JCR分区：Psychiatry-SSCI（Q4：140/143）
JCI分区：Psychiatry-SSCI（Q4：245/258）
中国科学院分区：大类-医学（4区）；小类-精神病学（4区）
CiteScore指标：0.5
CiteScore排名：464/529

SJR 2021：0.221
SNIP 2021：0.567
自引率：44%
h-index：暂无

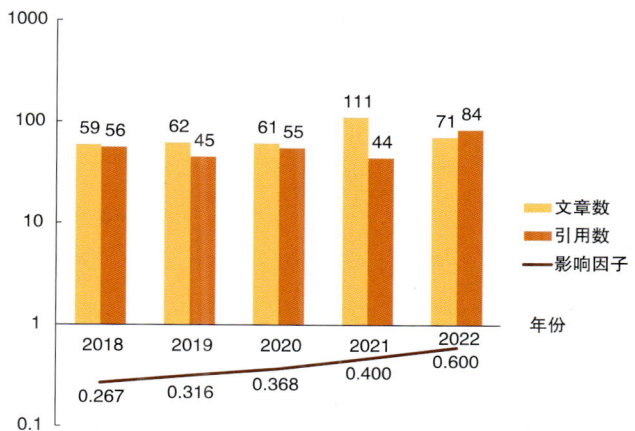

图1-229　*L'Évolution Psychiatrique*历年文章数、引用数和影响因子走势图

3 投稿指南

稿件收录偏好：该期刊关注精神病学和生物学的历史、精神分析和社会科学研究的最新进展，是从业人员、研究人员和学生的信息工具和参考来源。
接收率：46%
审稿周期：初审平均时间13.1周，审稿平均时间16.9周
出版模式：订阅出版模式
来稿类型：
[1] 原创文章：正文≤60页，不包括参考文献
[2] 文献综述：正文≤60页，不包括参考文献
[3] 辩论类：正文≤60页，不包括参考文献
[4] 论坛类：正文≤60页，不包括参考文献
[5] 精神病学史类：正文≤60页，不包括参考文献
参考文献：不详

Forensische Psychiatrie, Psychologie, Kriminologie*

1 简介

　　Forensische Psychiatrie, Psychologie, Kriminologie，简称*FORENS PSYCHIATR PSY*（ISSN-print：1862-7072；ISSN-online：1862-7080）。该期刊是一个从科学角度讨论犯罪原因和后果的论坛。讨论的重点是个人、社会环境和犯罪之间的关系问题，包括起诉、评估、干预和预防方面。该期刊希望促进精神病学、心理学与犯罪学之间的跨学科交流，其目的是开发和讨论法医评估、罪犯治疗和罪犯刑法处理方面的新概念。

出版国家或地区：德国（Germany）
主办单位：不详
出版商：Springer
出版周期：每年4期

主编：Hauke Brettel, MD；Johannes Gutenberg-Universität Mainz, Germany；E-mail：trexei.delossantos@springernature.com

年发文量：共44篇

收录的数据库：ESCI，Scopus

官方网址：https://link.springer.com/journal/11757

2 影响力

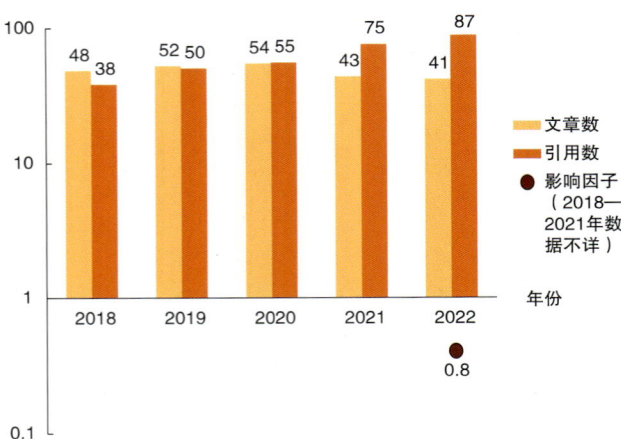

图1-230 *Forensische Psychiatrie, Psychologie, Kriminologie* 历年文章数、引用数和影响因子走势图

JCR、JCI分区：暂无

JCI指数：0.2

CiteScore指标：1.1

CiteScore排名：389/529

SJR 2021：0.23

SNIP 2021：0.434

自引率：30.23%

h-index：15

3 投稿指南

稿件收录偏好：该期刊偏好收录精神病学、心理学与犯罪学之间的跨学科交流的文章，以促进和保障法证诊断的准确性。

接收率：不详

审稿周期：不详

出版模式：混合出版模式（开放获取：3 090美元/篇）

来稿类型：

[1] 原创性研究：全文（包括空格、摘要、参考文献和图表）≈30 000字，摘要＝150～250字

[2] 综述：全文（包括空格、摘要、参考文献和图表）≈36 000字，摘要＝150～250字

[3] 信件或报告：全文（包括空格、摘要、参考文献和图表）≤25 000字，不需要摘要及关键词，参考文献≤10篇

参考文献：文中引用格式"（Zheng et al. 2018）"，文献样式"Zheng W, Li XH, Yang XH, Cai DB, Ungvari GS, Ng CH, Wang SB, Wang YY, NingYP, Xiang YT(2018) Adjunctive memantine for schizophrenia: a meta-analysis of randomized, double-blind, placebo-controlled trials. Psychol Med 48(1): 72-81.https://doi.org/10.1017/S0033291717001271"

Fortschritte der Neurologie. Psychiatrie

1 简介

Fortschritte der Neurologie. Psychiatrie，简称 *FORTSCHR NEUROL PSYC*（ISSN-print：0720-4299；ISSN-online：1439-3522）。该期刊自1981年创刊以来，一直在介绍神经病学和精神病学深刻而重要的相互关系。该期刊提供相关主题内容的评论、有趣的原创论文和有指导意义的案例分析，始终着眼于精神病学和神经病学的跨学科性质。

出版国家或地区：德国（Germany）

主办单位：不详

出版商：Georg Thieme Verlag KG

出版周期：每年12期

主编：Stefan Borgwardt, MD；Zentrum für Intergrative Psychiatrie ZIP gGmbH Campus, Lübeck, Germany；E-mail：Stefan.Borgwardt@uksh.de

年发文量：共74篇

收录的数据库：BIOSIS Previews，Current Contents: Clinical Medicine，SCI，SCIE

官方网址：https://www.thieme.de/de/fortschrtte-neurologie-psychiatrie/profil-1893.htm

2 影响力

JCR分区：Clinical Neurology-SCIE（Q4：207/212）；Psychiatry-SCIE（Q4：149/155）

JCI分区：Clinical Neurology-SCIE（Q4：249/267）；Psychiatry-SCIE（Q4：230/258）

中国科学院分区：大类-医学（4区）；小类-精神病学（4区），小类-临床神经病学（4区）

CiteScore指标：1.1

CiteScore排名：385/529

SJR 2021：0.187

SNIP 2021：0.323
自引率：5.8%
h-index：32

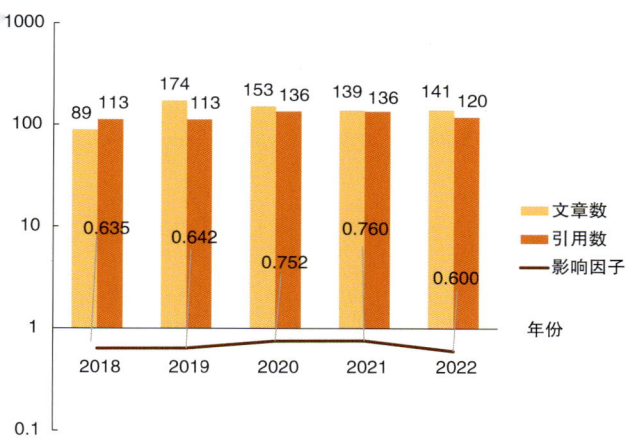

图1-231 *Fortschritte der Neurologie. Psychiatrie*历年文章数、引用数和影响因子走势图

3 投稿指南

稿件收录偏好：该期刊倾向于发表关于评估神经生物学的最新消息的原创作品、关于重要议题的信息性概述、有趣的案例分析、精辟的评论、国际研究。
接收率：不详
审稿周期：6～12周
出版模式：订阅出版模式
来稿类型：论著、其他类型文章
参考文献：文中引用格式"[1]"，文献样式"[1] Zheng W, Li X H, Yang X H, et al. Adjunctive memantine for schizophrenia: a meta-analysis of randomized, double-blind, placebo-controlled trials. Psychological Medicine 2018; 48(1): 72-81"

Gériatrie et Psychologie Neuropsychiatrie du Vieillissement

1 简介

Gériatrie et Psychologie Neuropsychiatrie du Vieillissement，简称GÉRIATR PSYCHOL NEUR（ISSN-print：2115-8789；ISSN-online：2115-7863），自2011年创刊，具有公认的科学质量，是第一本被主要国际数据库收录的法语老年医学和心理学期刊。该期刊涵盖了与监测和照顾老年人有关的医疗、心理、健康和社会方面的内容。该期刊是临床及科研工作者学习、分享、交流专业实践的高质量平台。

出版国家或地区：法国（France）
主办单位：不详
出版商：John Libbey Eurotext
出版周期：每年4期
主编：Christian Derouesné，MD；CHU Pitié-Salpêtrière, Université Paris VI, France；E-mail：christianderouesne@gmail.com
Gilles Berrut，MD；Pôle hospitalo-Universitaire, CHU de Nantes, France；E-mail：不详
年发文量：共41篇
收录的数据库：MEDLINE，PsycINFO，Scopus，Web of Science
官方网址：http://www.jle.com/en/revues/gpn/revue.phtml

2 影响力

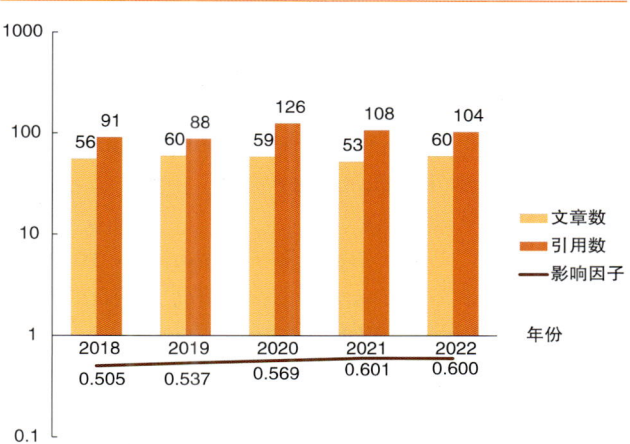

图1-232 *Gériatrie et Psychologie Neuropsychiatrie du Vieillissement*历年文章数、引用数和影响因子走势图

JCR分区：Psychiatry-SCIE（Q4：150/155）；Psychology-SCIE（Q4：75/80）
JCI分区：Psychiatry-SCIE（Q4：4/258）；Psychology-SSCI（Q4：4/253）
中国科学院分区：大类-医学（4区）；小类-精神病学（4区），小类-心理学（4区）
CiteScore指标：1
CiteScore排名：273/359
SJR 2021：0.198
SNIP 2021：0.258
自引率：4.5%
h-index：13

3 投稿指南

稿件收录偏好：该期刊收录的文章涵盖与监测和照顾老年人有关的医疗、心理、健康和社会方面的内容。

接收率：不详

审稿周期：6～12周

出版模式：订阅出版模式

来稿类型：论著：全文（包括图表）≤45 000字

参考文献：文中引用格式"[1]"，文献样式"1 Zheng W, Li XH, Yang XH, *et al.* Adjunctive memantine for schizophrenia: a meta-analysis of randomized, double-blind, placebo-controlled trials. *Psychological Medicine* 2018; 48(1), 72-81."

History of Psychiatry

1 简介

History of Psychiatry，简称*HIST PSYCHIATR*（ISSN-print：0957-154X；ISSN-online：1740-2360），于1990年创刊，出版的研究文章、分析和信息涵盖精神疾病历史的整个领域，以及为理解和治疗精神疾病而演变的医学、精神病学、文化反应和社会政策的形式。该期刊涵盖迄今为止的所有历史时期，以及所有国家和文化。

出版国家或地区：英国（the United Kingdom）

主办单位：不详

出版商：SAGE

出版周期：每年4期

主编：German E. Berrios；Robinson College，University of Cambridge，Cambridge，the United Kingdom；E-mail：geb11@cam.ac.uk

年发文量：共32篇

收录的数据库：British Humanities Index，Excellence in Research for Australia，MEDLINE，PsycINFO，Scopus，Web of Science

官方网址：https://journals.sagepub.com/home/hpy

JCR分区：Psychiatry–SSCI（Q4：139/143）；History of Social Sciences–SSCI（Q3：25/34）

JCI分区：Psychiatry–SSCI（Q3：188/258）；History of Social Sciences–SSCI（Q4：35/38）

中国科学院分区：大类–人文科学（4区）；小类–精神病学（4区），小类–社会科学史（4区）

CiteScore指标：0.8

CiteScore排名：433/529

SJR 2021：0.274

SNIP 2021：1.086

自引率：2.2%

h–index：27

2 影响力

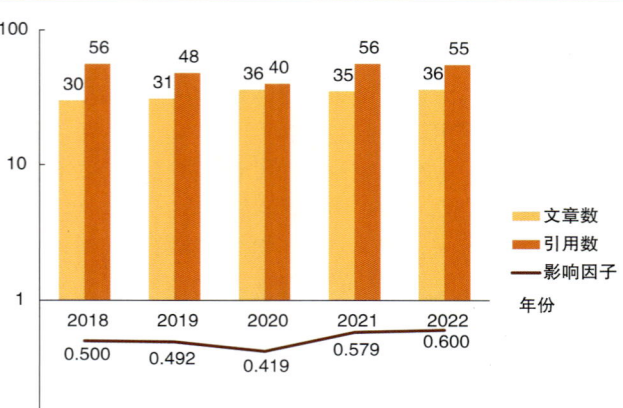

图1-233　*History of Psychiatry*历年文章数、引用数和影响因子走势图

3 投稿指南

稿件收录偏好：该期刊出版研究文章、分析、信息和评论，内容涵盖精神疾病的历史，以及为理解和治疗精神疾病而演变的医学、精神病学、文化反应和社会政策的形式。

接收率：不详

审稿周期：不详

出版模式：订阅出版模式

来稿类型：

[1] 论文：全文≤10 000字

[2] 经典文本：不详

[3] 书评：不详

[4] 不定期的短篇笔记：不详

[5] 注释的论文清单：不详

参考文献：文中引用格式"(Zheng et al., 2018)"，文献样式"Zheng W, et al. (2018) Adjunctive memantine for schizophrenia: a meta-analysis of randomized, double-blind, placebo-controlled trials. *Psychological Medicine* 48(1): 72-81."

Iranian Journal of Psychiatry and Clinical Psychology*

1 简介

Iranian Journal of Psychiatry and Clinical Psychology，简称*IRAN J PSYCHIAT CLIN*（ISSN-print：1735-4315；ISSN-online：2228-7515），是由伊朗医科大学德黑兰精神病研究所、心理健康研究中心出版的同行评审季刊。该期刊的宗旨是发表高质量的研究成果，内容包括病理学、精神药理学、社会与社区精神病学、流行病学、儿童与青少年精神病学、心理疗法、神经精神病学、心理学、精神治疗等。

出版国家或地区：伊朗（Iran）
主办单位：伊朗医科大学（Iran University of Medical Sciences）
出版商：Negah Institnte for Scientific Communication，Negah Scientific Publisher
出版周期：每年4期
主编：Banafsheh Gharraee，PhD；Iran University of Medical Sciences，Tehran，Iran；E-mail：ijpcpjournals@iums.ac.ir
年发文量：共39篇
收录的数据库：CAB Abstracts，PsycINFO
官方网址：https://ijpcp.iums.ac.ir/

JCI分区：Psychiary-ESCI（Q4：238/264）
JCI指数：0.1
CiteScore指标：0.5
CiteScore排名：461/529
SJR 2021：0.166
SNIP 2021：0.337
自引率：12.70%
h-index：3

2 影响力

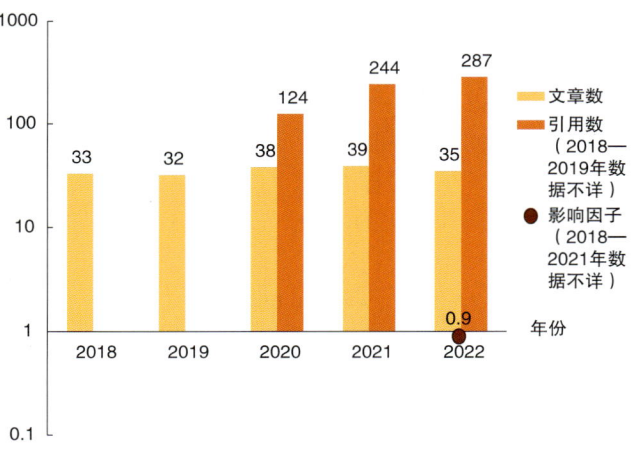

图1-234　*Iranian Journal of Psychiatry and Clinical Psychology*历年文章数、引用数和影响因子走势图

3 投稿指南

稿件收录偏好：该期刊接收原创性研究文章、系统综述、病例报告、简短的科学文章和给编辑的信。正文应使用波斯语书写，摘要可以使用波斯语或英语书写。
接收率：不详
审稿周期：不详
出版模式：混合出版模式（开放获取：300美元/篇）
来稿类型：
[1] 原创性研究：全文＝3 000～7 000字，如必要，可增加至7 500字，摘要≤250字
[2] 系统性综述：全文不限字数，摘要≤250字
[3] 叙述性综述：全文≤8 000字，摘要≤250字
[4] 给编辑的信：全文（不含参考文献）≤400字
[5] 短篇报道：全文≤1 500字，摘要≤250字
[6] 病例报告：全文≤2 000字，摘要≤250字
参考文献：遵循APA风格；文中引用格式"[1]"，文献样式"1. Zheng W, Li XH, Yang XH, et al. Adjunctive memantine for schizophrenia: a meta-analysis of randomized, double-blind, placebo-controlled trials. Psychol Med.2018;48(1):72-81."

Israel Journal of Psychiatry and Related Sciences

1 简介

Israel Journal of Psychiatry and Related Sciences，简称*ISR J PSYCHIATR REL*（ISSN-print：0333-7308；ISSN-online：0333-7308），于1981年创刊。该期刊出版精神病学的生物-心理-社会方面的原创文章。

出版国家或地区：以色列（Israel）

主办单位： 不详

出版商： Mediafarm Group

出版周期： 每年4期

主编： Rael Strous, MD; Beer Yaakov Mental Health Center, Beer Yaakov, Israel; E-mail: raels@post.tau.ac.il

年发文量： 共22篇

收录的数据库： Current Contents: Social & Behavioral Sciences, SSCI, SCIE

官方网址： https://www.peeref.com/journals/8295/israel-journal-of-psychiatry-and-related-sciences

JCR分区： Psychiatry-SCIE（Q4：154/155）; Psychiatry-SSCI（Q4：142/143）

JCI分区： Psychiatry-SCIE（Q4：241/258）; Psychiatry-SSCI（Q4：241/258）

中国科学院分区： 大类-医学（4区）; 小类-精神病学（4区）

CiteScore指标： 0.8

CiteScore排名： 455/529

SJR 2021： 0.196

SNIP 2021： 0.287

自引率： 3.9%

h-index： 30

2 影响力

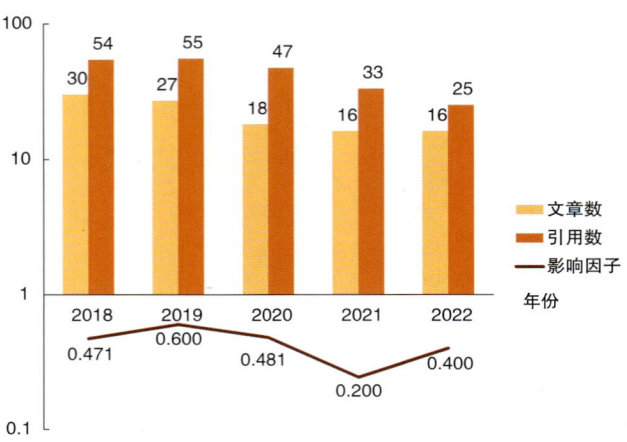

图1-235 *Israel Journal of Psychiatry and Related Sciences*历年文章数、引用数和影响因子走势图

3 投稿指南

稿件收录偏好： 该期刊发表涉及流动性、迁移、文化适应、种族、战争与和平中的压力情况、受害者心理，以及发展中国家的心理健康等方面的文章。此外，该期刊还发表书评。

接收率： 不详

审稿周期： 大于12周

出版模式： 订阅出版模式

来稿类型：

[1] 研究报告：全文≤5 000字，参考文献≤40篇，插图和/或表格≤4个

[2] 简短的报告：全文≤1 500字，参考文献≤5篇

参考文献： 不详

Journal of Mental Health and Human Behaviour*

1 简介

Journal of Mental Health and Human Behaviour，简称*J MENT HEALTH HUM BE*（ISSN-print：0971-8990; ISSN-online：2543-1897），是一本同行评审的在线印刷半年刊。该期刊允许读者对其内容进行免费访问，并允许作者在任何与OAI兼容的机构/基于主题的存储库中获取自我归档文章的最终接受版本。该期刊对稿件的提交、处理和出版不收费，对彩色照片的复制也不收费。

出版国家或地区： 印度（India）

主办单位： 印度精神病学会北区（Indian Psychiatric Society-North Zone）

出版商： Wolters Kluwer Medknow

出版周期： 每年2期

主编： Sandeep Grover, PhD; Department of Psychiatry, Post Graduate Institute of Medical Education and Research, Chandigarh, India; E-mail: drsandeepg2002@yahoo.com, jmhb.ipsnz@gmail.com

年发文量： 共31篇

收录的数据库： DOAJ, ESCI, Indian Science Abstracts

官方网址： http://www.jmhhb.org/

2 影响力

JCI分区： Psychiatry-ESCI（Q4：251/264）

JCI指数： 0.04

CiteScore指标： 不详

CiteScore排名： 不详

SJR 2021： 不详

SNIP 2021： 不详

自引率： 0

h-index： 不详

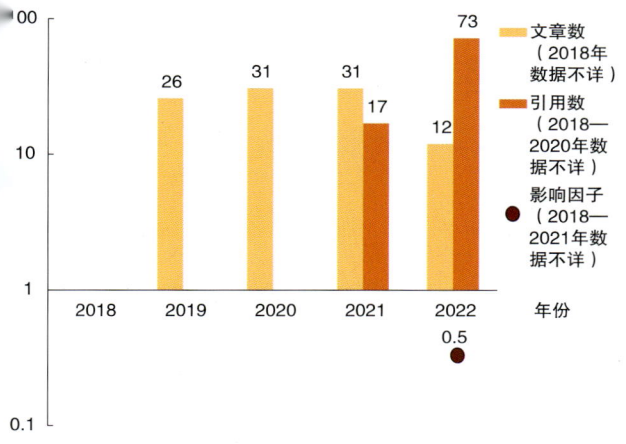

图1-236 *Journal of Mental Health and Human Behaviour*历年文章数、引用数和影响因子走势图

3 投稿指南

稿件收录偏好：该期刊内容涵盖与精神病学、心理学、精神病学护理、精神病学社会工作和所有精神卫生领域的健康、伦理及社会问题有关的技术和临床研究。具有临床意义的文章将优先考虑收录。

接收率：不详

审稿周期：初审平均中位时间3～4周，审稿平均中位时间31周

出版模式：开放获取模式（免版面费）

来稿类型：

[1] 原创性研究：正文≤4 000字，摘要≤300字，参考文献≤50篇，插图和/或表格≤6个

[2] 综述：正文≤5 000字，摘要≤300字，参考文献≤100篇，插图和/或表格≤6个

[3] 观点：全文≤2 000字，无摘要，参考文献≤25篇，插图和/或表格≤2个

[4] 病例报告：全文≤1 500字，摘要≤150字，参考文献≤10篇，插图和/或表格≤2个

[5] 简报：全文≤1 500字，摘要≤150字，参考文献≤25篇，插图和/或表格≤2个

[6] 评论、读者来信、书评：全文≤1 000字，参考文献≤10篇，插图和/或表格≤1个

参考文献：遵循AMA风格；文中引用格式"[1]"，文献样式"1. Zheng W, Li XH, Yang XH, Cai DB, Ungveri GS, Ng CH, et al. Adjunctive memantine for schizophrenia: a meta-analysis of randomized, double-blind, placebo-controlled trials. Psychol Med 2018; 48(1): 72-81."

*Journal of Psychiatric Nursing**

1 简介

Journal of Psychiatric Nursing，简称*J PSYCHIATR NURS*（ISSN-online：2149-374X），是一本开放获取、同行评审的期刊，自2010年创刊以来，一直提供专业的精神病护理学研究。该期刊旨在拓展精神病学护理和精神病学专业知识，涵盖精神病护理实践、教育、管理和研究等相关主题。

出版国家或地区：土耳其（Türkiye）

主办单位：精神病护理协会（Psychiatric Nurses Association）

出版商：KARE Publishing

出版周期：每年4期

主编：Nurhan Eren, MD; İstanbul University, Faculty of Medicine, Department of Psychiatry, Türkiye; E-mail: nurhaneren@yahoo.com

Nazmiye Yildirim; Bolu Abant İzzet Baysal University, Faculty of Health Sciences, Department of Nursing, Division of Psychiatric and Mental Health Nursing, Bolu, Türkiye; E-mail: nazmiyekocaman@yahoo.com

年发文量：共31篇

收录的数据库：DOAJ，EBSCO，Gale，Cengage Learning，Scopus，Turkish Citation Index，Turkish Psychiatric Index，ProQuest，ESCI

官方网址：https://phdergi.org/default.aspx

2 影响力

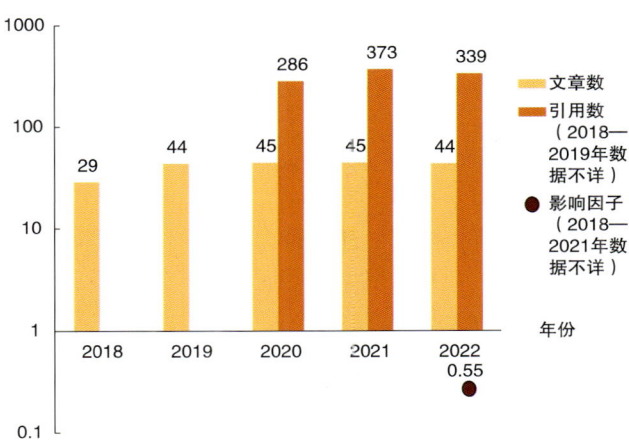

图1-237 *Journal of Psychiatric Nursing*历年文章数、引用数和影响因子走势图

JCI分区：Psychiatry-ESCI（Q4：247/264）

JCI指数：0.16

CiteScore指标：0.3

CiteScore排名：482/529

SJR 2021：0.162

SNIP 2021：0.348

自引率：0.00%

h-index：3

3 投稿指南

稿件收录偏好：该期刊是精神病护理协会的出版物，考虑出版与精神病护理实践、培训、管理和研究等有关的手稿，包括初级精神卫生服务、精神康复和来自不同领域的关于精神健康和精神疾病的文章。该期刊发表原创性研究文章、系统性综述、荟萃分析、文献综述、病例报告、给编辑的信、反映精神病护理和心理健康新知识和发展的教育文章及其他难以归类有价值的主题文章。

接收率：不详

审稿周期：审稿时间21天

出版模式：开放获取模式（免版面费）

来稿类型：

[1] 原创性研究（定量研究）：正文≤4 500字，摘要≤250字，参考文献≤50篇，表格≤6个，插图≤3个

[2] 原创性研究（定性研究）：正文≤5 000字，摘要≤250字，参考文献≤50篇，表格≤6个，插图≤3个

[3] 系统性综述和荟萃分析：正文≤6 000字，摘要≤250字，参考文献≤100篇，表格≤6个，插图≤3个

[4] 评论：正文≤4 000字，摘要≤250字，参考文献≤40篇，表格≤1个，插图≤1个

[5] 病例报告：正文≤2 000字，摘要≤250字，参考文献≤20篇

[6] 给编辑的信：正文≤1 000字，参考文献≤5篇

[7] 教育文章：正文≤2 000字，摘要≤250字，参考文献≤15篇

[8] 其他文章：正文≤2 000字，摘要≤250字，参考文献≤15篇

参考文献：不详

Journal of Psychopathology*

1 简介

Journal of Psychopathology，简称*J PSYCHOPATHOL*（ISSN-print：1592-1107；ISSN-online：2499-6904），意大利名为Giornale Italiano di Psicopatologia（ISSN-print：1592-1107）。该期刊自1999年创刊以来一直提供领先的精神病理学研究。从该学科的历史和早期概念来看，精神病理学一直被认为是从哲学到临床神经科学的"多元学科"。随着各学科的发展，精神病理学也需要不断地精准重组。该期刊涵盖进食障碍、性行为、心理病理学、临床现象学和心理治疗等主题，主要发表社论、原创性研究成果、综述（荟萃分析）、病例报告及包含精神病理学评估和工具的文章。

出版国家或地区：意大利（Italy）

主办单位：意大利精神病理学会（Italian Society of Psychopathology）

出版商：Pacini Editore SRL

出版周期：每年4期

主编：Alessandro Rossi；Università degli Studi dell'Aquila, Italy；E-mail：alessandro.rossi@cc.univaq.it

年发文量：共34篇

收录的数据库：EMBASE，Google Scholar，Index Copernicus，PsycINFO，Scopus，ESCI

官方网址：https://www.jpsychopathol.it/

2 影响力

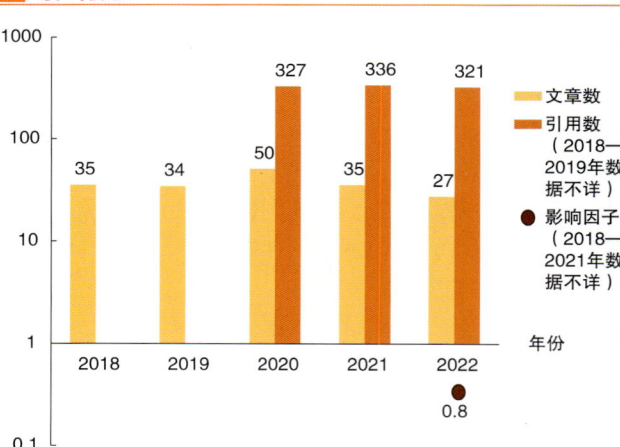

图1-238 *Journal of Psychopathology*历年文章数、引用数和影响因子走势图

JCI分区：Psychiatry-ESCI（Q4：233/264）

JCI指数：0.23

CiteScore指标：1.9

CiteScore排名：313/529

SJR 2021：0.359

SNIP 2021：0.298

自引率：8.2%

h-index：16

3 投稿指南

稿件收录偏好：该期刊是意大利精神病理学会的官方期刊，发表专题文章、述评、临床精神药理学最新研究及精神病理学领域论坛相关文章，收录偏好为精神障碍及病理学主题。

接收率：不详

审稿周期：不详

出版模式：开放获取模式（免版面费）

来稿类型：

[1] 社论：正文≤8 000字符（包含空格），参考文献≤10篇，插图和/或表格≤2个，作者≤2位

[2] 原创性研究：正文≤30 000字符（包含空格），参考文献≤35篇，插图≤5个，表格≤5个

[3] 综述（荟萃分析）：正文≤50 000字符（包含空格），参考文献≤100篇，插图和/或表格≤10个

[4] 病例报告：正文≤20 000字符（包含空格），参考文献≤5篇，插图和/或表格≤5个

[5] 包含精神病理学评估和工具的文章：正文≤30 000字符（包含空格），参考文献≤35篇，插图和/或表格≤5个

参考文献：文中引用格式"[1]"，文献样式"1 Zheng W, Li XH, Yang XH, et al. Adjunctive memantine for schizophrenia: a meta-analysis of randomized, double-blind, placebo-controlled trials. Psychol Med 2018; 48(1): 72-81. https://doi.org/10.1017/S0033291717001271"

Klinik Psikiyatri Dergisi-Turkish Journal of Clinical Psychiatry*

1 简介

Klinik Psikiyatri Dergisi-Turkish Journal of Clinical Psychiatry，简称KLIN PSIKIYATR DERG（ISSN-print：1302-0099；ISSN-online：2146-7153），是一本开放获取的期刊。它自1998年开始出版，接受土耳其语和英语文章。从2023年开始，该期刊全部以英文出版。

出版国家或地区：土耳其（Türkiye）

主办单位：不详

出版商：Klinik Psikiyatri Dergisi

出版周期：每年4期

主编：Nevzat Yüksel，MD；Gazi University，Medical of Faculty，Deparment of Psychiatry，Ankara，Türkiye；E-mail：nyuksel@gazi.edu.tr

Burhanettin Kaya，MD；Istanbul，Türkiye；E-mail：bkaya@inonu.edu.tr

年发文量：共68篇

收录的数据库：PsycINFO

官方网址：https://klinikpsikiyatri.org

2 影响力

JCI分区：Psychiatry-ESCI（Q4：245/264）

JCI指数：0.12

CiteScore指标：0.4

CiteScore排名：474/529

SJR 2021：0.197

SNIP 2021：0.255

自引率：10.91%

***h*-index**：6

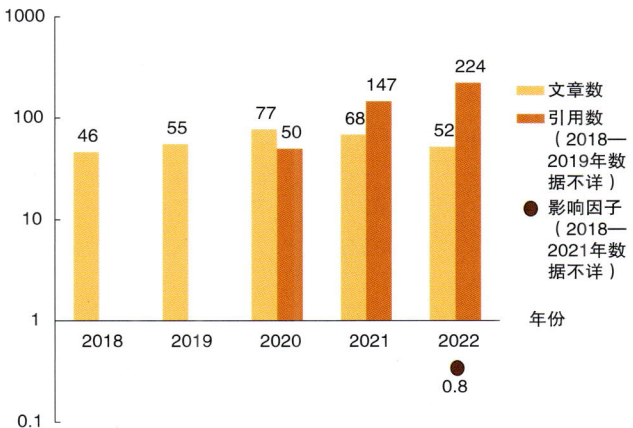

图1-239 *Klinik Psikiyatri Dergisi-Turkish Journal of Clinical Psychiatry*历年文章数、引用数和影响因子走势图

3 投稿指南

稿件收录偏好：该期刊发表精神病学、临床心理学、精神药理学和神经精神病学领域的研究文章、综述、简报和给编辑的信。

接收率：不详

审稿周期：审稿时间15天

出版模式：开放获取模式（免版面费）

来稿类型：

[1] 原创性研究：摘要≤250字

[2] 综述和病例报告：摘要≤250字，参考文献≤50篇

[3] 简报：正文≤2 500字，摘要≤250字

[4] 给编辑的信：简短，无摘要，少量的参考文献

参考文献：遵循Vancouver风格；文中引用格式"(1)"，文献样式"1.Zheng W, Li XH, Yang XH,

Cai DB, Ungvari GS, Ng CH, Wang SB, Wang YY, Ning YP, Xiang YT. Adjunctive memantine for schizophrenia: a meta-analysis of randomized, double-blind, placebo-controlled trials. Psychol Med 2018; 48(1): 72-81."

Minerva Psychiatry*

1 简介

Minerva Psychiatry，简称MINERVA PSYCHIAT（ISSN-print：2724-6612；ISSN-online：2724-6108），是一本混合出版模式、开放获取且经过国际同行评审的精神病学、心理学和精神药理学期刊，致力于在心理健康领域发表主题新颖的相关研究文章，为临床医生、研究人员和所有对心理健康感兴趣的专业人士提供重要的阅读材料，内容涵盖精神病学、神经学及精神障碍等。

出版国家或地区：意大利（Italy）
主办单位：不详
出版商：Edizioni Minerva Medica
出版周期：每年4期
主编：Paolo Brambilla，MD，PhD；University of Milan，Milan，Italy；E-mail：Paolo.Brambilla1@unimi.it
年发文量：共43篇
收录的数据库：EMBASE，PsycINFO，Scopus，ESCI
官方网址：https://www.minervamedica.it/en/journals/minerva-psychiatry/index.php

2 影响力

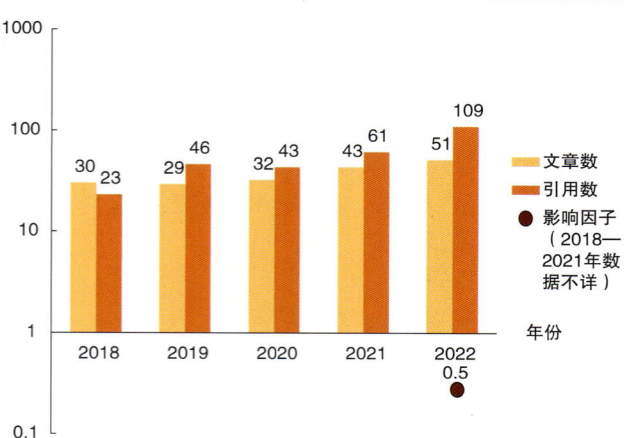

图1-240 *Minerva Psyciatry*历年文章数、引用数和影响因子走势图

JCI分区：Psychiatry-ESCI（Q4：250/264）
JCI指数：0.19
CiteScore指标：1.2
CiteScore排名：374/529
SJR 2021：0.224
SNIP 2021：0.405
自引率：4.23%
h-index：14

3 投稿指南

稿件收录偏好：该期刊接收与精神医学相关的所有主题的投稿，包括精神病学、心理学和精神药理学等。投稿文章可以为社论、原创性研究、综述、病例报告、专题文章、给编辑的信和指南。
接收率：不详
审稿周期：不详
出版模式：混合出版模式（开放获取：1 200欧元/篇；给编辑的信：1 000欧元/篇）
来稿类型：
[1] 原创性研究：正文＝3 000～5 500字，摘要＝200～250字，参考文献≤50篇
[2] 综述：由主编或总编辑委托撰写，正文＝6 000～12 000字，摘要＝200～250字，参考文献≤100篇
[3] 病例报告：正文＝2 000～3 000字，摘要＝200～250字，参考文献≤30篇
[4] 专题文章：正文＝3 000～7 000字，摘要＝200～250字，参考文献≤5篇
[5] 给编辑的信：正文＝500～1 000字，摘要＝200～250字，参考文献≤5篇
[6] 社论：受主编或总编辑委托撰写，正文≤1 000字，摘要＝200～250字，参考文献≤15篇
[7] 指南：由专门委员会或权威来源起草；图表的数量应适合论文的类型和长度
参考文献：遵循ICMJE风格；文中引用格式"[1]"，文献样式"1. Zheng W, Li XH, Yang XH, Cai DB, Ungvari GS, Ng CH, et al. Adjunctive memantine for schizophrenia: a meta-analysis of randomized, double-blind, placebo-controlled trials. Psychol Med 2018; 48(1): 72-81."

Neurocase

1 简介

Neurocase（ISSN-print：1355-4794；ISSN-online：1465-3656），于1995年开始出版，是一本国际同行评审期刊，发表高质量的原创性研究成果。该期刊主要涉及神经心理学、神经精神病学和行为神经学的案例研究和创新小组研究，此外还涉及与认知相关的神经病学基础研究。

出版国家或地区：美国（the United States）
主办单位：不详
出版商：Routledge（Taylor & Francis Group）
出版周期：每年6期
主编：Bruce L. Miller；University of California, San Francisco, California, the United States；E-mail：不详
Hans J. Markowitsch；Bielefeld University, Germany；E-mail：jamapsych@jamanetwork.org
年发文量：共62篇
收录的数据库：Chemical Abstracts Service, EBSCO: CINAHL, EMBASE: Excerpta Medica, ERIH, MEDLINE, Neuroscience Citation Index, PsycINFO, Research Alerts, SCI, SciSearch, Scopus
官方网址：https://www.tandfonline.com/toc/nncs20/current

2 影响力

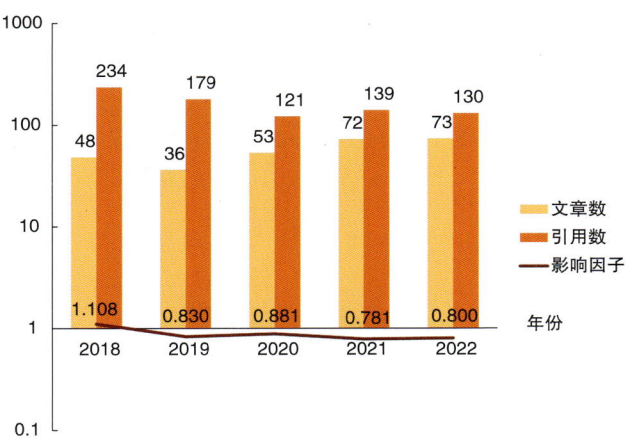

图1-241 *Neurocase*历年文章数、引用数和影响因子走势图

JCR分区：Clinical Neurology-SCIE（Q4：206/212）；Psychiatry-SCIE（Q4：148/155）
JCI分区：Clinical Neurology-SCIE（Q4：240/267）；Psychiatry-SCIE（Q4：219/258）
中国科学院分区：大类-医学（4区）；小类-精神病学（4区），小类-临床神经病学（4区），小类-心理学（4区）
CiteScore指标：1.2
CiteScore排名：177/376
SJR 2021：0.324
SNIP 2021：0.457
自引率：5.20%
***h*-index**：58

3 投稿指南

稿件收录偏好：该期刊偏好于收录以下几种类型的手稿：脑改变导致行为变化的案例调查、对脑功能障碍受试者进行的小组研究、神经心理学及简短的报告。特别感兴趣的研究包括通过成像或其他技术对病变或神经活动进行精确的解剖定位的研究、对神经退行性疾病患者的研究。因为随着人口老龄化，这些疾病变得越来越普遍。

接收率：17%
审稿周期：初审平均时间13天，审稿平均时间45天
出版模式：混合出版模式（开放获取：3 175美元/篇）
来稿类型：
[1] 单例调查：全文≤6 000字，摘要≤200字，关键词=3~7个
[2] 小组研究：全文≤6 000字，摘要≤200字，关键词=3~7个
[3] 简要报告：全文≤2 500字，摘要≤200字，关键词=3~7个
[4] 评论：全文≤6 000字，摘要≤200字，关键词=3~7个

参考文献：文中引用格式"(Zheng et al., 2018)"，文献样式"Zheng, W., Li, X.H., Yang, X.H., Cai, D.B., Ungvari, G. S., Ng, C.H., Wang, S.B., Wang, Y.Y., Ning, Y.P. & Xiang, Y.T.(2018).Adjunctive memantine for schizophrenia: a meta-analysis of randomized, double-blind, placebo-controlled trials. *Psychological Medicine, 48*(1), 72-81. https://doi.org/10.1017/S0033291717001271"

Neuropsychiatria i Neuropsychologia*

1 简介

Neuropsychiatria i Neuropsychologia，简称 NEUROPSYCH NEURO-POL（ISSN-print：1896-6764；ISSN-online：2084-9885），是一本开放获取的期刊。该期刊在当代神经科学的基础上专注于精神病学、神经学和心理学的整合，以波兰语或英语发表研究论文和综述。

出版国家或地区：波兰（Poland）
主办单位：不详
出版商：Termedia
出版周期：每年4期
主编：Maria Barcikowska；Department of Neurodegenerative Disorders，Mossakowski Medical Reserarch Centre，Werszawa，Poland；E-mail：mariab@cmdik.pan.pl
年发文量：共35篇
收录的数据库：DOAJ，Scopus
官方网址：https://www.termedia.pl/Journal/Neuropsychiatria_i_Neuropsychologia-46

2 影响力

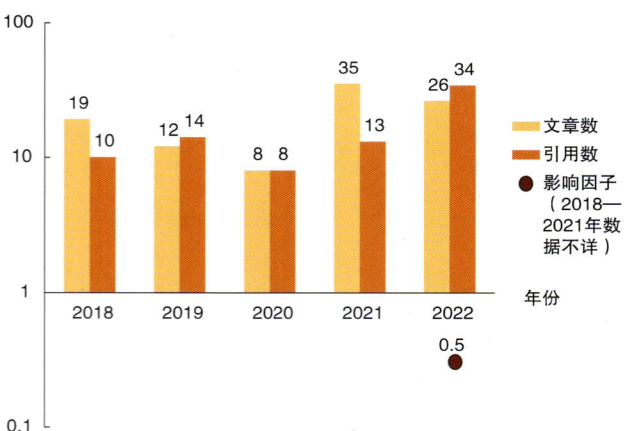

图1-242 *Neuropsychiatria i Neuropsychologia*历年文章数、引用数和影响因子走势图

JCI分区：Psychiatry-ESCI（Q4：251/264）
JCI指数：0.06
CiteScore指标：0.3
CiteScore排名：484/529
SJR 2021：0.127
SNIP 2021：0.176
自引率：7.69%
h-index：7

3 投稿指南

稿件收录偏好：该期刊考虑与精神卫生相关主题的投稿，内容包括：大脑神经影像学，分子遗传学，健康个体和精神疾病、神经疾病患者的大脑认知和情感过程的最新进展，以及药物治疗的神经生物学机制、其他生物干预和心理治疗。该期刊接收原创性研究论文、综述、病例报告、学术会议报告、书评、给编辑的信。

接收率：不详
审稿周期：不详
出版模式：开放获取模式（免版面费）
来稿类型：

[1] 原创性研究：正文≤5 000字（包括表格、数字、参考文献和附录），摘要＝200～250字

[2] 综述：正文≤5 000字（包括表格、数字、参考文献和附录），摘要＝200～250字

[3] 病例报告：摘要≈150字

参考文献：遵循Harvard风格；文中引用格式"(Zheng *et al.*2018)"，文献样式"Zheng, W, Li, XH, Yang, XH et al. Adjunctive memantine for schizophrenia: a meta-analysis of randomized, double-blind, placebo-controlled trials. Psychol Med 2018; 48: 72-81."

Postepy Psychiatrii i Neurologii*

1 简介

Postepy Psychiatrii i Neurologii，简称POSTEP PSYCHIATR NEU（ISSN-print：1230-2813；ISSN-online：2720-5371），是一本开放获取的期刊，于1992年创刊，面向精神病学家、神经病学家及从事基础和临床研究、心理学、社会科学和人文科学等相关领域的科学家。该期刊发表原创论文、综述、病例报告。

出版国家或地区：波兰（Poland）
主办单位：波兰精神病学和神经学研究所（Polish Institute of Psychiatry and Neurology）

出版商：Termedia
出版周期：每年4期
主编：不详
年发文量：共40篇
收录的数据库：Scopus
官方网址：https://www.termedia.pl/Journal/Postepy_Psychiatrii_i_Neurologii-116

2 影响力

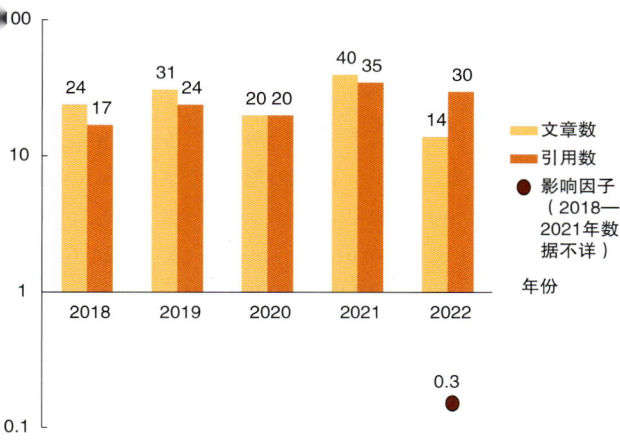

图1-243　*Postepy Psychiatrii i Neurologii*历年文章数、引用数和影响因子走势图

JCR、JCI分区：暂无
JCI指数：0.08
CiteScore指标：0.7
CiteScore排名：447/529

SJR 2021：0.18
SNIP 2021：0.243
自引率：0%
h-index：8

3 投稿指南

稿件收录偏好：该期刊发表精神病学及心理学领域原创性研究论文、综述、病例报告、给编辑的信、编辑论文、特约文章及书评。作者可提交英语或波兰语手稿，波兰语手稿需经过编辑事先同意。

接收率：不详
审稿周期：2～6周
出版模式：开放获取模式（免版面费）
来稿类型：

[1] 原创性研究：正文≤12页，摘要≤250字
[2] 系统性综述：正文≤10页，摘要≤250字
[3] 病例报告：正文≤8页
[4] 给编辑的信：正文≤1页
[5] 社论：正文≤3页
[6] 特约文章：只接受约稿
[7] 书评：正文≤3页

参考文献：文中引用格式"[1]"，文献样式"1. Zheng W, Li XH, Yang XH, Cai DB, Ungvari GS, Ng CH, et al. Adjunctive memantine for schizophrenia: a meta-analysis of randomized, double-blind, placebo-controlled trials. Psychol Med 2018; 48(1): 72-81."

Praxis der Kinderpsychologie und Kinderpsychiatrie

1 简介

Praxis der Kinderpsychologie und Kinderpsychiatrie，简称PRAX KINDERPSYCHOL K（ISSN-print：0032-7034；ISSN-online：2196-8225），由A. Dührssen和W. Schwidder于1961年创刊。该期刊已经索引了27个主要科学领域，与全球239个国家/地区的5 000多家国际出版商合作，该期刊的数据库正在不断扩展并添加新的发布者，研究人员和编辑使用此网站来监控和分析跨领域的科学期刊。

出版国家或地区：德国（Germany）
主办单位：不详
出版商：Vandenhoeck & Ruprecht
出版周期：每年8期
主编：Kay Niebank, MD; Hartwigstr. 2c; D-28209 Bremen, Germany; E-mail: kniebank@uni-bremen.de
年发文量：共28篇
收录的数据库：Excellence in Research for Australia，MEDLINE，PsycINFO，Scopus，Web of Science
官方网址：https://www.vrelibrary.de/journal/prkk

2 影响力

JCR分区：Psychiatry-SSCI（Q4：138/143）；Psychiatry, Developmental-SSCI（Q4：77/78）
JCI分区：Psychiatry-SSCI（Q4：238/258）；Psychiatry, Developmental-SSCI（Q4：89/92）
中国科学院分区：大类-医学（4区）；小类-精神病学（4区），小类-心理学-发育（4区）
CiteScore指标：0.5
CiteScore排名：465/529
SJR 2021：0.201
SNIP 2021：0.428

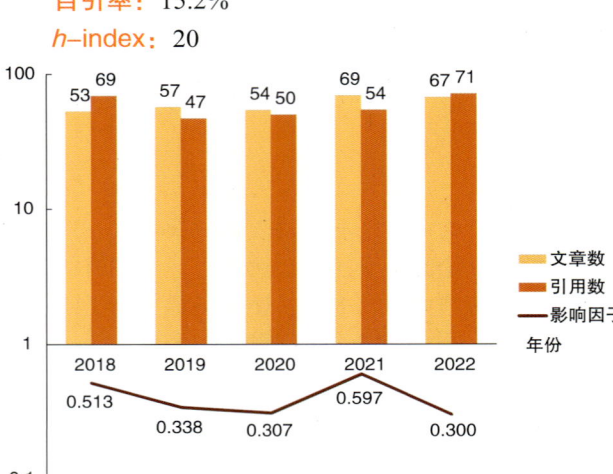

图1-244 *Praxis der Kinderpsychologie und Kinderpsychiatrie*历年文章数、引用数和影响因子走势图

3 投稿指南

稿件收录偏好：该期刊发表儿童和青少年发展中的心因性精神障碍、心身障碍及其心理治疗的实践和研究文章，还出版心理和社会诊断方法、家庭咨询教育、青少年福利和有关儿童及青少年残疾的文章。

接收率：不详

审稿周期：不详

出版模式：开放获取模式（600欧元/篇）

来稿类型：论文：全文≤45 000字

参考文献：文中引用格式"（Zheng et al. 2018）"，文献样式"Zheng, W., Li, X. H., Yang, X. H., Cai, D. B., Ungvari, G. S., Ng, C. H., Wang, S.B., Wang, Y.Y., Ning, Y.P., Xiang, Y. T.(2018). Adjunctive memantine for schizophrenia: a meta-analysis of randomized, double-blind, placebo-controlled trials. Psychological Medicine, 48(1), 72-81."

Psychiatria i Psychologia Kliniczna-Journal of Psychiatry and Clinical Psychology

1 简介

Psychiatria i Psychologia Kliniczna-Journal of Psychiatry and Clinical Psychology，简称*PSYCHIATR PSYCHOL KL*（ISSN-print：1644-6313；ISSN-online：1451-0645），于2001年创刊，是一本同行评审、开放获取的国际医学期刊。该期刊发表原创性研究论文、荟萃分析、综述和病例报告，以促进精神病学和临床心理学的发展。

出版国家或地区：波兰（Poland）

主办单位：不详

出版商：Medical Communications

出版周期：每年4期

主编：Tomasz Sobow，MD；Medical University of Lodz, Lodz, Poland；E-mail：tomaszsobow@yahoo.com

年发文量：共33篇

收录的数据库：Scopus

官方网址：http://www.psychiatria.com.pl/

2 影响力

JCI分区：未收录

JCI指数：0.07

CiteScore指标：0.6

CiteScore排名：456/529

SJR 2021：0.153

SNIP 2021：0.212

自引率：10.42%

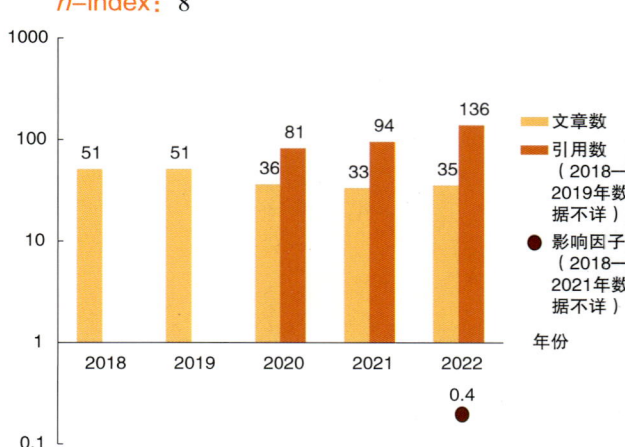

图1-245 *Psychiatria i Psychologia Kliniczna-Journal of Psychiatry and Clinical Psychology*历年文章数、引用数和影响因子走势图

3 投稿指南

稿件收录偏好：该期刊致力于发表精神病学和临床心理学领域的原创性研究论文、荟萃分析、综述和病例报告、有关医学会工作的最新新闻和信息、指南和共识声明，给定论文的编辑评论、短篇通讯、大会新闻和会议记录、给编辑的信、有关新医疗产品的信息、文章的摘要和讨论、各种书籍和论文评论。

接收率：不详

审稿周期：初审时间2周，审稿时间3个月内

出版模式：开放获取模式（免版面费）

来稿类型：

[1] 原创性研究：正文≤2 000字，摘要=200～250

字，参考文献≤30篇

[2] 综述：正文≤3 000字，摘要=200～250字，参考文献≤30篇

[3] 病例报告：正文≤1 500字，摘要=100～150字，参考文献≤15篇

[4] 短篇通讯：正文≤1 500字，摘要=100～150字，参考文献≤15篇

[5] 给编辑的信和社论：正文≤1 000字

参考文献：遵循Harvard规范；文中引用格式"(Zhenget al., 2012)"，文献样式"Zheng W, Li XH, Yang XH et al.: Adjunctive memantine for schizophrenia: a meta-analysis of randomized, double-blind, placebo-controlled trials. Psychol Med 2018; 48: 72-81."

Psychiatric Annals

1 简介

Psychiatric Annals，简称PSYCHIAT ANN（ISSN-print：0048-5713；ISSN-online：1938-2456），是一本发表医学评论的月刊，一直致力于为精神科医生、精神科护士和对精神病学感兴趣的医务人员提供患者护理所需的重要信息。在这个不断发展的专业中，该期刊为从业者提供经医生审查的单一主题文章、经同行审查的研究和病例报告。该期刊为心理健康疾病的诊断和治疗提供高影响力的专业知识。

出版国家或地区：美国（the United States）
主办单位：不详
出版商：SLACK Incorporated
出版周期：每年12期
主编：Andrew A.Nierenberg, MD; Massachusetts General Hospital, Harvard Medical School, Boston, Massachusetts, the United States; E-mail: anierenberg@partners.org
年发文量：共64篇
收录的数据库：Excellence in Research for Australia，PsycINFO，Scopus，Web of Science
官方网址：https://journals.healio.com/journal/psych/submit-an-article

2 影响力

JCR分区：Psychiatry-SSCI（Q4：137/143）
JCI分区：Psychiatry-SSCI（Q4：238/258）
中国科学院分区：大类-医学（4区）；小类-精神病学（4区）
CiteScore指标：0.7
CiteScore排名：444/529
SJR 2021：0.201
SNIP 2021：0.222
自引率：8%
h-index：39

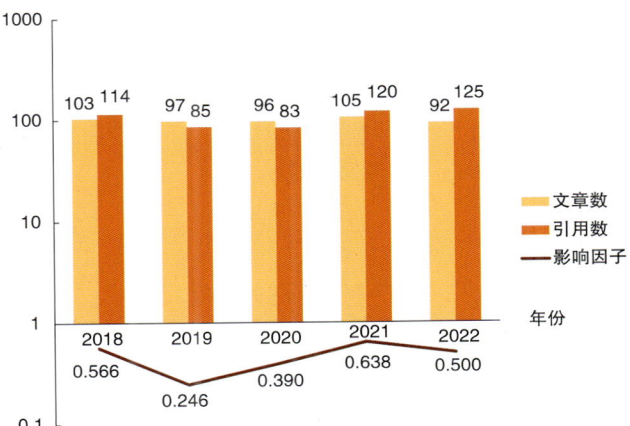

图1-246　*Psychiatric Annals*历年文章数、引用数和影响因子走势图

3 投稿指南

稿件收录偏好：该期刊刊登受邀的单主题CME评论文章和自主投稿，其主题包括心理健康疾病的诊断、管理和治疗等原创性研究、评论和病例报告，以提高精神科医生、精神科住院医生和其他心理健康专业人士的实践能力。

接收率：不详
审稿周期：不详
出版模式：开放获取模式（2 500美元/篇）
来稿类型：

[1] 病例报告：表格≤2个

[2] 原创性研究：正文（不包括参考文献和图表说明）≤3 000字，参考文献≤30篇，插图和/或表格≤10个

[3] 评述：正文≤4 000字，参考文献≤100篇，大部分数据以表格形式呈现

[4] 专题报告：正文≤2 500字，参考文献≤30篇

[5] 病理报告：正文≤1 500字，表格≤2个

参考文献：文中引用格式"[1]"，文献样式"1.Zheng W, Li XH, Yang XH, et al. Adjunctive memantine for schizophrenia: a meta-analysis of randomized, double-blind, placebo-controlled trials. *Psychological Medicine*.2018; 48(1): 72-81."

Psychiatrie de L'Enfant

1 简介

Psychiatrie de L'Enfant，简称PSYCHIAT ENFANT（ISSN-print：0079-726X；ISSN-online：2102-5320），由精神分析师J. de Ajuriaguerra、R. Diatkine、S. Lebovici和R. Crémieux于1958年创刊，研究方向是医学-精神病学，出版语言为法语。该期刊在内容上是多学科的，在作者的选择上是国际化的，旨在成为儿童和青少年心理的多种探索的交叉点。其独创性既归功于其明确的精神分析方向，也归功于对儿童神经心理学、生物学、遗传学、社会学和教育学等不同学科感兴趣的专家的贡献。

出版国家或地区：法国（France）
主办单位：不详
出版商：Presses Universitaires de France
出版周期：每年2期
主编：Bernard Golse；Marie Rose Moro；E-mail：lapsychiatriedelenfant@gmail.com
年发文量：共22篇
收录的数据库：PsycINFO，Scopus，Web of Science
官方网址：https://www.cairn-int.info/journal-la-psychiatrie-de-l-enfant.htm

2 影响力

JCR分区：Psychiatry-SCIE（Q4：155/155）；Psychiatry-SSCI（Q4：143/143）
JCI分区：Psychiatry-SCIE（Q4：256/258）；Psychiatry-SSCI（Q4：256/258）
中国科学院分区：大类-医学（4区）；小类-精神病学（4区）
CiteScore指标：0.4
CiteScore排名：暂无

SJR 2021：0.123
SNIP 2021：0.189
自引率：40.2%
h-index：14

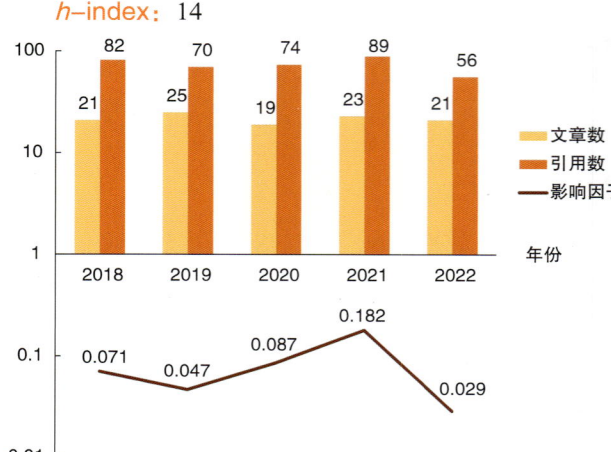

图1-247 *Psychiatrie de L'Enfant*历年文章数、引用数和影响因子走势图

3 投稿指南

稿件收录偏好：该期刊致力于出版与儿童和青少年精神病学相关的心理病理学和治疗学文章。
接收率：不详
审稿周期：12周
出版模式：订阅出版模式
来稿类型：论文：全文≤50 000个字
参考文献：文中引用格式"1"，文献样式"1. Zheng, W., Li, X. H., Yang, X. H., Cai, D. B., Ungvari, G. S., Ng, C. H., ... Xiang, Y. T.Adjunctive memantine for schizophrenia: a meta-analysis of randomized, double-blind, placebo-controlled trials.Psychological Medicine 2018；48(1), 72-81."

Psychiatry and Behavioral Sciences*

1 简介

Psychiatry and Behavioral Sciences，简称PSYCHIAT BEHAV SCI（ISSN-online：2636-834X），于2011年创刊，是开放获取、同行评审的期刊。它是一本关于情绪障碍的科技论文期刊，旨在将土耳其的研究结果加入国际科学知识中，在国际科学环境中分享。

出版国家或地区：土耳其（Türkiye）
主办单位：土耳其精神药理学协会（Turkish Association for Psychopharmacology）
出版商：Yerkure Tanitim & Yayincilik Hizmetleri A S
出版周期：每年4期
主编：Mesut ÇETİN，MD；Caddebostan Mahallesi，Bağdat Caddesi Birgen İş Merkezi 226/7，Çiftehavuzlar，34728 Kadıköy/İstanbul，Türkiye；

-mail：psikofarmakoloji@gmail.com

年发文量：共40篇

收录的数据库：ESCI，Google Scholar，Index cholar，ScopeMed

官方网址：https://www.pbsciences.org/

2 影响力

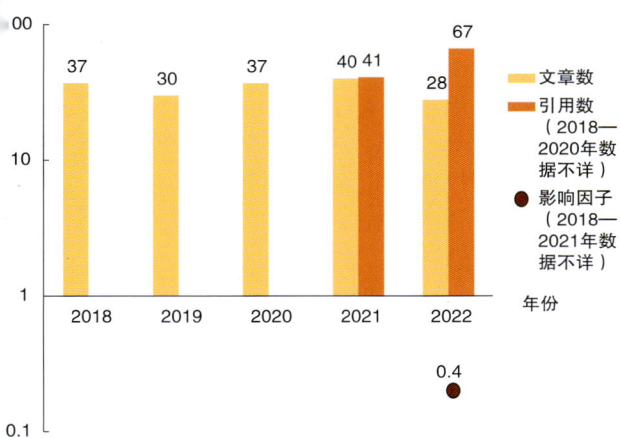

图1-248 *Psychiatry and Behavioral Sciences*历年文章数、引用数和影响因子走势图

JCI分区：未收录
JCI指数：0.06
CiteScore指标：不详
CiteScore排名：不详
SJR 2021：不详
SNIP 2021：不详
自引率：不详
h-index：不详

3 投稿指南

稿件收录偏好：该期刊发表有关双相情感障碍、抑郁和焦虑症的文章，涉及精神药理学、生物精神病学、行为科学和与实验、基础及临床医学相关的青少年精神病学主题。该期刊也考虑发表原创性研究论文、病例报告、综述和给编辑的信。

接收率：不详
审稿周期：不详
出版模式：开放获取模式
来稿类型：
[1] 原创性研究：摘要=400～500字
[2] 综述：摘要=400～500字
[3] 病例报告：正文≤1 000字
[4] 给编辑的信：正文≤500字（包括参考文献；无插图和表格）

参考文献：遵循Uniform Requirements规范；文中引用格式"(1)"，文献样式"[1] Zheng W, Li XH, Yang XH, Cai DB, Ungvari GS, Ng CH, Wang SB, Wang YY, Ning YP, Xiang YT. Adjunctive memantine for schizophrenia: a meta-analysis of randomized, double-blind, placebo-controlled trials. Psychol Med. 2018; 48(1): 72-81."

Psychiatry and Clinical Psychopharmacology

1 简介

Psychiatry and Clinical Psychopharmacology，简称 PSYCHIAT CLIN PSYCH（ISSN-print：2475-0573；ISSN-online：2475-0581），其前身为《临床精神药理学公报2010—2016》，是一本国际性的、科学的、开放获取的、仅限在线查阅的按照独立、公正、双盲和同行评审原则出版的期刊。

出版国家或地区：土耳其（Türkiye）
主办单位：不详
主办商：AVES
出版周期：每年4期
主编：Mesut ÇETİN, MD；Bagdat Cad. Birgen Is Merkezi 226/7 Kadikoy, Türkiye；E-mail：psikofarmakoloji@gmail.com
年发文量：共61篇
收录的数据库：Chemical Abstracts Service，EBSCO，EMBASE，ProQuest，PsycINFO，Scopus

官方网址：https://www.tandfonline.com/toc/TBCP/current

2 影响力

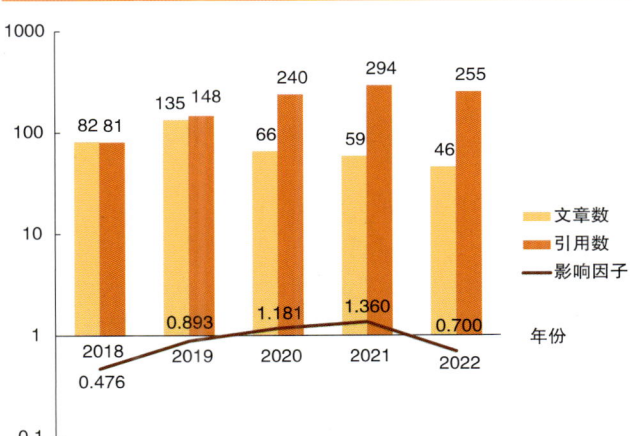

图1-249 *Psychiatry and Clinical Psychopharmacology*历年文章数、引用数和影响因子走势图

JCR分区：Psychiatry-SCIE（Q4：140/155）；

Pharmacology & Pharmacy-SCIE（Q4：256/279）

JCI分区：Psychiatry-SCIE（Q4：206/258）；Pharmacology & Pharmacy-SCIE（Q4：303/361）

中国科学院分区：大类-医学（4区）；小类-精神病学（4区），小类-药学（4区）

CiteScore指标：1.7

CiteScore排名：330/536

SJR 2021：0.313

SNIP 2021：0.641

自引率：0

h-index：19

3 投稿指南

稿件收录偏好：该期刊的目的是通过发表精神病学和临床精神病学方面的高质量研究成果，弥合基础理论和临床应用之间的差距。收录的文章范围包括精神病学、儿童和青少年精神病学、心理学、神经学、药理学、分子学、生物学、遗传学、生理学、神经化学、神经成像、人工智能、机器学习、神经网络及相关科学等。

接收率：不详

审稿周期：30天

出版模式：开放获取模式（750美元/篇）

来稿类型：

[1] 原创性研究：正文＝3 500～5 000字，摘要＝200～250字，参考文献≤30篇，表格≤6个，插图≤7个

[2] 综述类文章：正文＝4 000～6 000字，摘要＝200～250字，参考文献≤50篇，表格≤6个，插图≤15个

[3] 简报：正文≈2 500字，摘要＝200～250字，参考文献≤15篇，表格<6个，插图≤5～10个

[4] 短通讯：正文≈2 500字，摘要＝100～150字，参考文献≤15篇，表格≤3个，插图＝3～6个

[5] 病例报道：正文＝1 000～2 000字，摘要＝100～150字，参考文献≤15篇，无表格，插图≤8个

[6] 给编辑的信：正文＝1 000～2 000字，参考文献≤5篇，无插图和/或表格

[7] 编辑：正文＝1 500～3 000字，参考文献≤20篇，表格≤5个，插图＝5～10个

参考文献：遵循AMA风格；文中引用格式"[1]"，文献样式"[1] Zheng W, Li XH, Yang XH, et al. Adjunctive memantine for schizophrenia: a meta-analysis of randomized, double-blind, placebo-controlled trials. Psychol Med.2018; 48(1): 72-81."

Psychoterapia

1 简介

Psychoterapia（ISSN-print：0239-4170；ISSN-online：2391-5862），是一本开放获取、同行评审的期刊，是波兰精神病学协会心理治疗科学分会的科学期刊。该期刊于1972年开始出版，宗旨是发表心理治疗领域及相关领域的最新科研成果，并传播对实际应用有帮助的知识。

出版国家或地区：波兰（Poland）

主办单位：波兰精神病学协会（Polish Psychiatric Association）

出版商：Polish Psychiatric Association

出版周期：每年4期

主编：Mariusz Furgał；Katedra Psychiatrii Collegium Medicum Uniwersytetu Jagiellońskiego, Poland；E-mail：redakcjapsychoterapii@gmail.com

年发文量：共23篇

收录的数据库：ERIH PLUS, Index Copernicus, Scopus, ESCI

官方网址：https://www.psychoterapiaptp.pl/

2 影响力

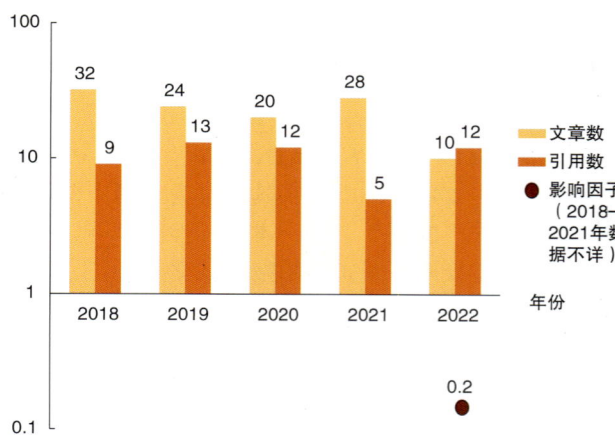

图1-250 *Psychoterapia*历年文章数、引用数和影响因子走势图

JIC分区：Psychiatry-ESCI（Q4：262/264）

JCI指数：0.01

CiteScore指标：0.1

CiteScore排名：507/529

SJR 2021：0.115

SNIP 2021：0.099

自引率：50.0%

h-index：7

3 投稿指南

稿件收录偏好：该期刊涵盖的主题有心理治疗、心理学研究方法、心理咨询、普通精神病学、临床心理学、性心理学、心理治疗技术等领域。接受发表的文章类型包括原创性研究文章（定量和定性）、综述、有研究实例支持的文章、病例报告、年鉴、简报（包括报告）、书评、通讯、给编辑的信、科学讨论和争论。

接收率：不详

审稿周期：不详

出版模式：开放获取模式

来稿类型：

[1] 原创性研究：正文≤20页，摘要＝150～250字，参考文献≤50篇

[2] 系统性综述：正文≤20页，参考文献≤50篇

[3] 病例报告：摘要＝150～250字，正文≤20页

[4] 临时报告和给编辑的信：正文≤5页

[5] 书评、年鉴和简报：正文≤2页

参考文献：遵循Vancouver风格；文中引用格式"[1]"，文献样式"1.Zheng W, Li XH, Yang XH, Cai DB, Ungvari GS, Ng CH, et al. Adjunctive memantine for schizophrenia: a meta-analysis of randomized, double-blind, placebo-controlled trials. Psychol Med 2018; 48(1): 72-81."

Recht & Psychiatrie

1 简介

Recht & Psychiatrie，简称*RECHT PSYCHIATR*（ISSN-print：0724-2247），旨在加强立法、管辖权和精神病学专业团体之间的沟通，为医生、律师和政治家的讨论和信息交流提供论坛，促进法律与精神病学的进一步发展。

出版国家或地区：德国（Germany）

主办单位：不详

出版商：Psychiatrie Verlag GmbH

出版周期：每年4期

主编：Michael Lindemann，MD；Bielefeld，Germany；E-mail：marina.broll@gmx.de

年发文量：共27篇

收录的数据库：Scopus，Web of Science

官方网址：https://www.psychiatrie-verlag.de/zeitschriften/recht-psychiatrie.html

2 影响力

JCR分区：Psychiatry-SCIE（Q4：145/155）；Psychiatry-SSCI（Q4：132/143）；Criminology & Penology-SSCI（Q4：63/69）

JCI分区：Psychiatry-SCIE（Q4：219/258）；Psychiatry-SSCI（Q4：219/258）；Criminology & Penology-SSCI（Q4：99/111）

中国科学院分区：大类-医学（4区）；小类-精神病学（4区），小类-犯罪学与刑法学（4区）

CiteScore指标：1.5

CiteScore排名：308/502

SJR 2021：0.133

SNIP 2021：0.529

自引率：不详

h-index：12

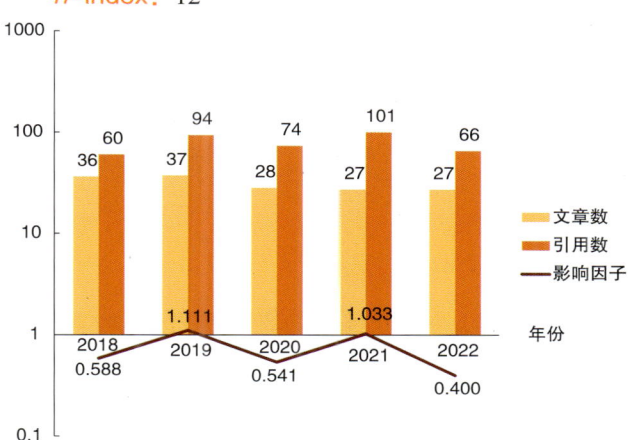

图1-251 *Recht & Psychiatrie*历年文章数、引用数和影响因子走势图

3 投稿指南

稿件收录偏好：该期刊致力于发表关于法律和精神病学主题的文章，内容包括：护理法、强迫住院、强制药物治疗、措施的执行，社会立法，专家意见实践，公民的权利等。

接收率：不详

审稿周期：不详

出版模式：不详

来稿类型：原创性研究：全文（包含空格）≤40 000字

参考文献：不详

Santé Mentale au Québec*

1 简介

Santé Mentale au Québec，简称SANTÉ MENT QUÉ（ISSN-print：0383-6320；ISSN-online：1708-3923），是一本开放获取的期刊，自1976年创刊以来一直向临床医生和研究人员提供心理健康领域的研究。该期刊涵盖心理健康、精神疾病、临床干预和社会工作等相关主题。该期刊主要以法语出版，用英文撰写的文章最多可占同一期所有文章的25%。

出版国家或地区：加拿大（Canada）
主办单位：魁北克精神健康协会（Santé Mentale au Québec）
出版商：Revue Santé Mentale au Québec
出版周期：每年2期
主编：François Lespérance，MD；Département de psychiatrie，Université de Montréal，Canada；E-mail：francois.lesperance@umontreal.ca
年发文量：共14篇
收录的数据库：EBSCO: CINAHL，MEDLINE，Scopus
官方网址：http://www.revue-smq.ca/

2 影响力

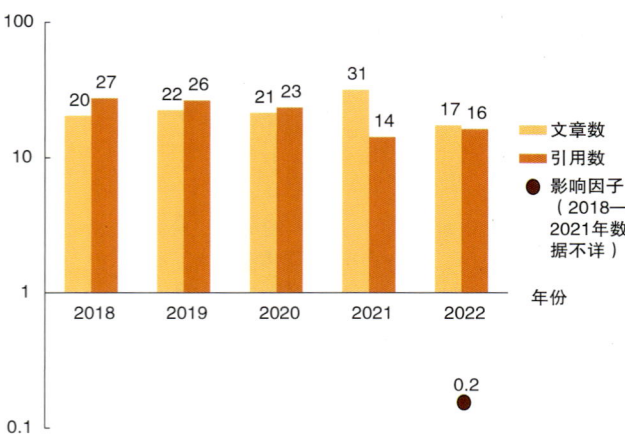

图1-252　Santé Mentale au Québec历年文章数、引用数和影响因子走势图

JCI分区：Psychiatry-ESCI（Q4：261/264）

JCI指数：0.06
CiteScore指标：0.4
CiteScore排名：476/529
SJR 2021：0.125
SNIP 2021：0.181
自引率：0.00%
h-index：12

3 投稿指南

稿件收录偏好：该期刊欢迎三类文章：第一类是基于定性、定量的原创性研究、文献综述、荟萃分析等文章，第二类是针对主题问题的病例报告、创新干预方案等，第三类是观点类型的文章。每期包括8～1□篇第一类文章、1篇第二类文章和1篇第三类文章。
接收率：不详
审稿周期：不详
出版模式：开放获取模式（第一类文章约500加拿大元/篇，第二类文章约250加拿大元/篇，第三类文章免费）
来稿类型：
[1] 原创性研究：正文≤5 000字，摘要≤450字，参考文献≤40篇，插图和/或表格≤5个
[2] 系统性综述/荟萃分析：正文≤5 000字，摘要≤450字，参考文献≤40篇，插图和/或表格≤5个
[3] 病例报告：正文≤2 500字，摘要≤225字，参考文献≤20篇，插图和/或表格≤3个
[4] 创新干预方案：正文≤2 500字，摘要≤225字，参考文献≤20篇，插图和/或表格≤3个
[5] 观点：正文≈1 000字

参考文献：遵循APA风格；文中引用格式"(Zheng et al., 2018)"，文献样式"Zheng, W., Li, X. H., Yang, X. H., Cai, D. B., Ungvari, G. S., Ng, C. H., & Xiang, Y. T.(2018). Adjunctive memantine for schizophrenia: a meta-analysis of randomized, double-blind, placebo-controlled trials. *Psychol Med, 48*(1), 72-81. https://doi.org/10.1017/S0033291717001271"

Suchttherapie

1 简介

Suchttherapie（ISSN-print：1439-9903；ISSN-online：1439-989X），是提供给研究成瘾预防、成瘾治疗和成瘾研究领域人士的论坛。自2000年创刊以来，该期刊一直致力于涵盖精神病学的各个领域，主

要为成瘾护理门诊和住院部门心理治疗师、医生、心理学家、社会工作者以及专注于成瘾研究领域的科学家、家庭医生和内科医生服务。

出版国家或地区：德国（Germany）

主办单位：德国成瘾医学协会和德国成瘾心理学协会（Deutschen Gesellschaft für Suchtmedizin and Deutsche Gesellschaft für Suchtpsychologie）

出版商：Thieme

出版周期：每年4期

主编：Jens Reimer, Hamburg, Germany; E-mail：不详

Gallus Bischof, Lübeck, Germany; E-mail：suchttherapie@thieme.de

年发文量：43篇

收录的数据库：Scopus，Web of Science

官方网址：https://www.thieme.de/de/suchttherapie/profil-1850.htm

JCR分区：Psychiatry-SCIE（Q4：152/155）

JCI分区：Psychiatry-SCIE（Q4：245/258）

中国科学院分区：大类-医学（4区）；小类-精神病学（4区）

CiteScore指标：0.5

CiteScore排名：462/529

SJR 2021：0.134

SNIP 2021：0.124

自引率：30%

h-index：10

2 影响力

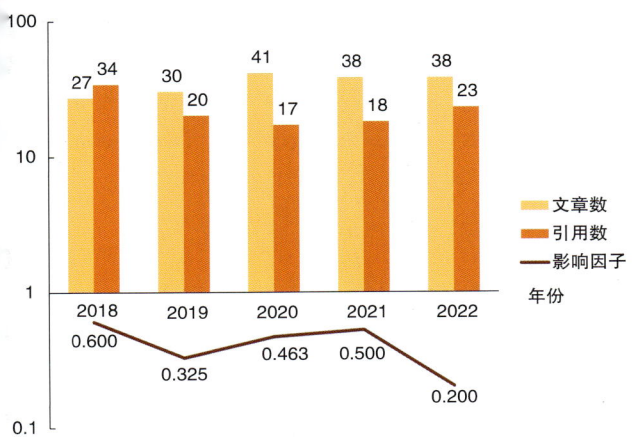

图1-253　Suchttherapie历年文章数、引用数和影响因子走势图

3 投稿指南

稿件收录偏好：该期刊致力于发表介绍和反映成瘾预防、治疗和政策的基本原理和新方法的研究文章，以及讨论基本的科学主题，并展示由此产生的护理和治疗实践建议的相关文章。

接收率：不详

审稿周期：不详

出版模式：订阅出版模式

来稿类型：

[1] 采访：照片＝2～3张

[2] 研究论文：全文＝1 800～3 500字

[3] 报告：全文＝4 400～17 600字

[4] 国会报告：全文＝4 400～8 800字

[5] 书评：全文≤2 000字

参考文献：文中引用格式"[1]"，文献样式"Zheng W, Li XH, Yang XH et al. Adjunctive memantine for schizophrenia: a meta-analysis of randomized, double-blind, placebo-controlled trials. Psychological Medicine 2018; 48(1): 72-81"

Türk Psikiyatri Dergisi

1 简介

Türk Psikiyatri Dergisi，简称*TÜRK PSIKIYATRI DERG*（ISSN-print：1300-2163；ISSN-online：1300-2163），是一本涵盖行为科学的期刊，包含临床精神病学、精神病理学、精神流行病学、精神病治疗学、与精神障碍相关的影像学、神经生理学和遗传学研究。该期刊涉及儿童及青少年心理健康、心理学、精神病学护理等领域，面向医生、其他从事心理健康工作的专业人员（心理学家、心理咨询师、护士、社会工作者）和研究人员。

出版国家或地区：土耳其（Türkiye）

主办单位：土耳其神经和心理健康协会（Türkiye Sinir Ve Ruh Sağliği Derneği'nin）

出版商：Türkiye Sinir Ve Ruh Soğliği Derneği'nin

出版周期：每年4期

主编：Yavuz Ayhan, MD; Hacettepe Üniversitesi Tıp Fakültesi, Ruh Sağlığı ve Hastalıkları Anabilim Dalı, Ankara, Türkiye; E-mail：aertugru@hacetterpe.edu.tr

年发文量：共48篇

收录的数据库：DOAJ，MEDLINE，PsycINFO，Web of Science

官方网址：https://www.turkpsikiyatri.com

2 影响力

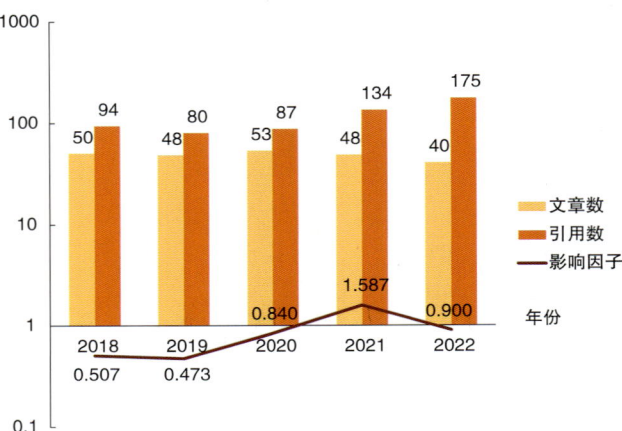

图1-254 *Türk Psikiyatri Dergisi*历年文章数、引用数和影响因子走势图

JCR分区：Psychiatry-SSCI（Q4：121/143）
JCI分区：Psychiatry-SSCI（Q4：215/258）
中国科学院分区：大类-医学（4区）；小类-精神病学（4区）
CiteScore指标：1.1
CiteScore排名：468/826
SJR 2021：0.266
SNIP 2021：0.662
自引率：3.57%

h-index：30

3 投稿指南

稿件收录偏好：该期刊致力于发表临床精神病学、精神病理学、精神流行病学、精神病学治疗（心理疗法、精神药理学和其他躯体治疗）、与精神障碍相关的影像学、神经生理学和遗传学研究的文章。
接收率：不详
审稿周期：不详
出版模式：不详
来稿类型：
[1] 原创性研究：接收根据科学方法和指导指南完成的研究稿件
[2] 综述类文章：接收综合性文章和最新知识讨论
[3] 案例报道：接收有价值的临床案例报道，案例报道行间距加倍，内容≤10页
[4] 语言问题：接收关于精神病学语言问题的讨论
[5] 给编辑的信
[6] 书评
参考文献：文中引用格式为"(Zheng et al 2018)"，文献样式"1.Zheng W, Li XH, Yang XH, et al (2018) Adjunctive memantine for schizophrenia: a meta-analysis of randomized, double-blind, placebo-controlled trials. Psychol Med 48(1): 72-81."

Verhaltenstherapie

1 简介

Verhaltenstherapie（ISSN-print：1016-6262；ISSN-online：1423-0402），创刊于1991年，主要发表基于行为疗法的最新研究发展的文章，为世界各地的科学家和治疗师提供一本全面的、从理论到实践的期刊。

出版国家或地区：瑞士（Switzerland）
主办单位：不详
出版商：S. Karger AG
出版周期：每年4期
主编：Christine Knaevelsrud, MD；Fachbereich Erziehung swissenschaft und Psychologie, Freie Universität Berlin, Germany；E-mail：christine.knaevelsrud@fu-berlin.de
年发文量：共38篇
收录的数据库：Excellence in Research for Australia, PsycINFO, Scopus, Web of Science: Science Citation Index Expanded

官方网址：https://www.karger.com/Journal/Home/224158

2 影响力

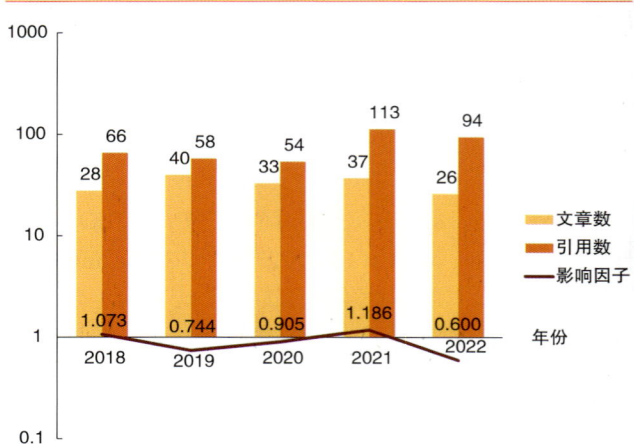

图1-255 *Verhaltenstherapie*历年文章数、引用数和影响因子走势图

JCR分区：Psychiatry-SCIE（Q4：144/155）；Psychiatry-SSCI（Q4：115/131）

JCI分区：Psychiatry-SCIE（Q4：224/258）；Psychiatry-SSCI（Q4：162/178）

中国科学院分区：大类-医学（4区）；小类-精神病学（4区），小类-心理学-临床（4区）

CiteScore指标：1.2
CiteScore排名：373/529
SJR 2021：0.364
SNIP 2021：0.434
自引率：8.65%
h-index：25

投稿指南

稿件收录偏好：该期刊主要发表基于行为疗法的最新研究发展的文章。
接收率：不详
审稿周期：约13周
出版模式：不详
来稿类型：

[1] 原创性研究：全文（包括摘要、插图、表格和参考文献）≈50 000字（10页）

[2] 综述类型文章：全文（包括摘要、插图、表格和参考文献）≈50 000字（10页）

[3] 案例研究：全文（包括摘要、插图、表格和参考文献）≈45 000字（9页）

[4] 练习：全文（包括摘要、插图、表格和参考文献）≈45 000字（9页）

[5] 讨论：全文（包括摘要、插图、表格和参考文献）≈30 000字（6页）

[6] 简短报告：全文（包括摘要、插图、表格和参考文献）≈20 000字（4页）

[7] 问卷和量表：全文（包括摘要、插图、表格和参考文献）≈15 000字（3页）

参考文献：文中引用格式"[Zheng et al., 2018]"，文献格式"Zheng W, Li XH, Yang XH, Cai DB, Ungvari GS, Ng CH, et al: Adjunctive memantine for schizophrenia: a meta-analysis of randomized, double-blind, placebo-controlled trials. Psychol Med. 2018; 48(1): 72-81."

Zeitschrift für Psychosomatische Medizin und Psychotherapie

1 简介

Zeitschrift für Psychosomatische Medizin und Psychotherapie，简称Z PSYCHOSOM MED PSYC（ISSN-print：1438-3608；ISSN-online：2196-8349），提供针对整个心身医学领域的系统概述、讨论心身医学领域跨学科经验的论坛，目标是提高人们对疾病发展中心理和物理因素之间相互作用的科学见解，深化精神分析知识，并为开发新的治疗可能性做出贡献。

出版国家或地区：德国（Germany）
主办单位：不详
出版商：Vandenhoeck & Ruprecht
出版周期：每年4期
主编：Dipl.-Sozialwirtin Gabriele Witte-Lakemann，MD；Bebelstr. 31，D-37081 Göttingen，Germany；E-mail：gwitte@gwdg.de
年发文量：共46篇
收录的数据库：Excellence in Research for Australia，MEDLINE，PsycINFO，Scopus，Web of Science: Science Citation Index Expanded
官方网址：https://www.vr-elibrary.de/zptm/about

2 影响力

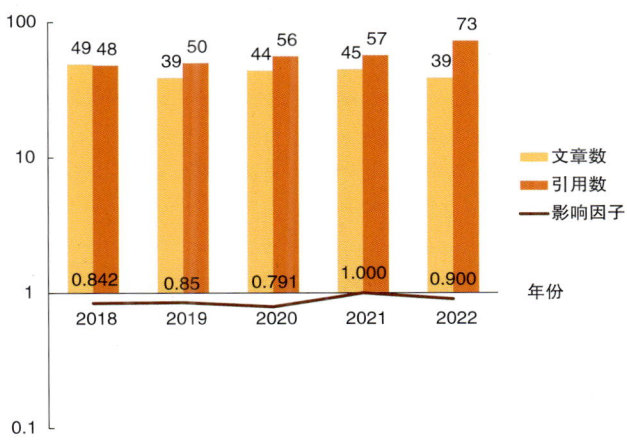

图1-256 *Zeitschrift für Psychosomatische Medizin und Psychotherapie*历年文章数、引用数和影响因子走势图

JCR分区：Psychiatry-SCIE（Q4：146/155）；Psychology-SCIE（Q4：72/80）；Psychology, Clinical-SSCI（Q4：120/131）；Psychology, Multidisciplinary-SCIE（Q4：129/148）；Psychology, Psychoanalysis-SSCI（Q1：3/13）

JCI分区：Psychiatry-SCIE（Q3：138/258）；Psychology-SCIE（Q3：48/90）；Psychology, Clinical-SSCI（Q3：93/178）；Psychology, Multidisciplinary-SCIE（Q2：97/211）；Psychology,

Psychoanalysis–SSCI（Q2：10/24）

中国科学院分区：大类–医学（4区）；小类–精神病学（4区），小类–心理学（4区），小类–心理学–临床（4区），小类–心理学–综合（4区），小类–心理学–分析（4区）

CiteScore指标：1.2
CiteScore排名：444/826
SJR 2021：0.241
SNIP 2021：0.501
自引率：11.11%
h–index：30

3 投稿指南

稿件收录偏好：该期刊致力于发表关于整个心医学领域系统的文章，旨在提供一个讨论心身医学域跨学科经验的论坛。

接收率：不详
审稿周期：大于12周
出版模式：开放获取模式（800欧元加增值税/篇）
来稿类型：不详
参考文献：不详

第二章 精神病学ESCI期刊

Archives of Clinical Psychiatry

1 简介

Archives of Clinical Psychiatry，简称ARCH CLIN PSYCHIAT（ISSN-print：0101-6083；ISSN-online：1806-938X），是由A. C. Pacheco e Silva、Fernando de O. Bastos、J. Carvalhal Ribas和J. R. de Albuquerque Fortes于1972年创立的同行评审的科学期刊，旨在提供对临床实践有潜在影响的与临床信息和临床导向相关的研究，包括基础研究。

出版国家或地区：巴西（Brazil）
主办单位：不详
出版商：São Paulo，Inst Psiquiatria
出版周期：每年6期
主编：Wang wang；Zhejiang Chinese Medical University，China；E-mail：editor@archivespsy.com
年发文量：共33篇
收录的数据库：DOAJ，Excellence in Research for Australia，Scopus，Web of Science
官方网址：https://archivespsy.com

2 影响力

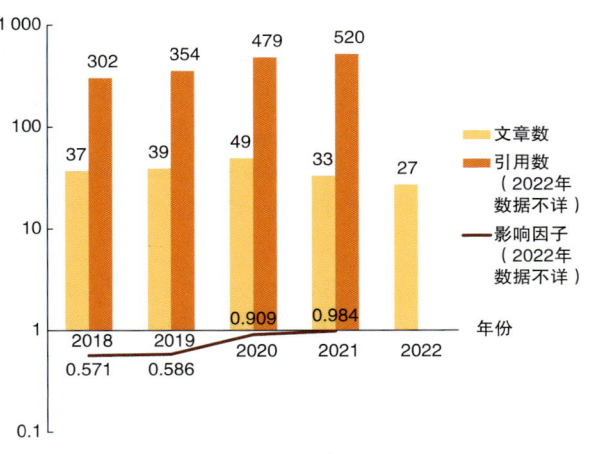

图1-257 Archives of Clinical Psychiatry历年文章数、引用数和影响因子走势图

JCR分区：Psychiatry-SCIE（Q4 147/155）
JCI分区：Psychiatry-SCIE（Q4 224/258）
中国科学院分区：大类-医学（4区）；小类-精神病学（4区）
CiteScore指标：1.2
CiteScore排名：380/529
SJR 2021：0.309
SNIP 2021：0.442
自引率：3.74%
h-index：27

3 投稿指南

稿件收录偏好：该期刊致力发表关于人类科学、基础和临床神经科学、临床精神病学研究的文章，旨在为精神卫生保健专业人员提供信息和教育，并促进对精神卫生问题的性质、原因、治疗和公共卫生重要性的进一步探索。

接收率：不详
审稿周期：不详
出版模式：开放获取模式（3 000美元/篇）
来稿类型：

[1] 原创性文章：正文（不包括表格、插图、摘要或参考文献）≤3 500字，插图和/或表格≤6个，参考文献≤30篇

[2] 简明沟通：正文≤1 500字，插图和/或表格≤2个，参考文献≤15个

[3] 综述性文章：正文≤5 000字，插图和/或表格≤6个，参考文献不限

[4] 给编辑的信：正文≤500字，插图和/或表格≤1个，参考文献≤10篇

[5] 病例报道：病例报告可以以信件的形式提交给编辑，并应遵循相同的指示

参考文献：遵循Vancouver风格；文中引用格式"[1]"，文献样式"1. Zheng W, Li XH, Yang XH, et al. Adjunctive memantine for schizophrenia: a meta-analysis of randomized, double-blind, placebo-controlled trials. Psychol Med.2018; 48(1):72-81.doi: 10.1017/S0033291717001271."

BJPsych Advances

1 简介

BJPsych Advances，简称BJPSYCH ADV（ISSN-print：2056-4678；ISSN-online：2056-4686），将当前临床知识提炼成一个整合的资源，由临床专家撰写和进行同行评审。该期刊主要收录与物理治疗和生物治疗、心理学和社会学干预、管理和治疗相关的约稿文章（包含不同的精神病学亚专科）。文章全面讨论解决临床问题实用的方法，并解释全面的治疗方案，包含摘要和相关的评论等有用的功能。该期刊致力于通过提供精神病学当前思想、技术和发展的基本阅读材料，提高医生治疗患者的效率并增强医生的信心。

出版国家或地区：英国（the United Kingdom）
主办单位：皇家精神科医师学会（Royal College of Psychiatrists）
出版商：Cambridge University Press
出版周期：每年6期
主编：Asit Biswas；University of leicester & leicester Shire Partnership NHS Trust，the United Kingdom；E-mail：asitbiswas@yahoo.co.uk
年发文量：共85篇
收录的数据库：EMBASE，E-psyche，ProQuest：Health Research Premium Collection，ProQuest Central，ProQuest：Psychology Database，PsycINFO，Reactions Weekly，Scopus
官方网址：https://www.cambridge.org/core/journals/bjpsych-advances

2 影响力

JCI分区：Psychiatry-ESCI（Q4：211/264）
JCI指数：0.23
CiteScore指标：1.8
CiteScore排名：324/529
SJR 2021：0.393
SNIP 2021：0.793
自引率：4.78%
h-index：14

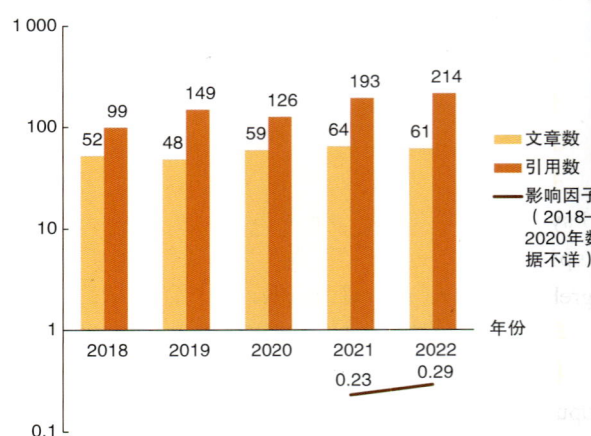

图1-258 BJPsych Advances历年文章数、引用数和影响因子走势

3 投稿指南

稿件收录偏好：该期刊主要收录与物理治疗和生物治疗、心理学和社会学干预、管理和治疗相关的约稿文章，具体到不同的精神病亚专科。

接收率：85%

审稿周期：初审平均中位时间37天，审稿平均中位时间87天

出版模式：混合出版模式（开放获取：2 256美元/篇）

来稿类型：

[1] 原创性研究：全文=4 000~5 000字，摘要≤350字，参考文献≤40篇

[2] 评论：全文=750~1 000字，参考文献≤10篇

[3] 临床反馈：全文=1 000~1 500字，摘要50~75字，参考文献≤6篇，插图和/或表格≤1个

[4] 更新：全文=500~800字，参考文献≤6篇

参考文献：遵循Harvard风格，文中引用格式："(Zheng 2018)"，文献样式"Zheng W, Li XH, Yang XH, et al(2018) Adjunctive memantine for schizophrenia: a meta-analysis of randomized, double-blind, placebo-controlled trials. *Psychological Medicine,* 48(1): 72-81."

Psychiatria Danubina

1 简介

Psychiatria Danubina，简称PSYCHIAT DANUB（ISSN-print：0353-5053；ISSN-online：1849-0867），是多瑙河精神病学协会（Danubian Psychiatric Association）的同行评审、开放获取期刊，旨在发表精神病学、心理医学和相关科学（神经学、生物学、心理学、社会学、哲学、医学伦理、历史、组织和精

卫生服务经济学）的原创科学投稿。该期刊的具体目标是推动多瑙河地区国家的精神病学发展，并促进合作和联合科学项目。

出版国家或地区：克罗地亚（Croatia）
主办单位：多瑙河精神病学协会
出版商：Medicinska Naklada Zagreb
出版周期：每年4期
主编：Miro Jakovljević，MD，PhD；Department of Psychiatry and Psychological Medicine，University Hospital Centre Zagreb，Kišpatićeva 12，10 000 Zagreb，Croatia；E-mail：jakovljevic.miro@yahoo.com
年发文量：共452篇
收录的数据库：MEDLINE，PsycINFO，Scopus，Web of Science
官方网址：https://www.psychiatria-danubina.com/

1 影响力

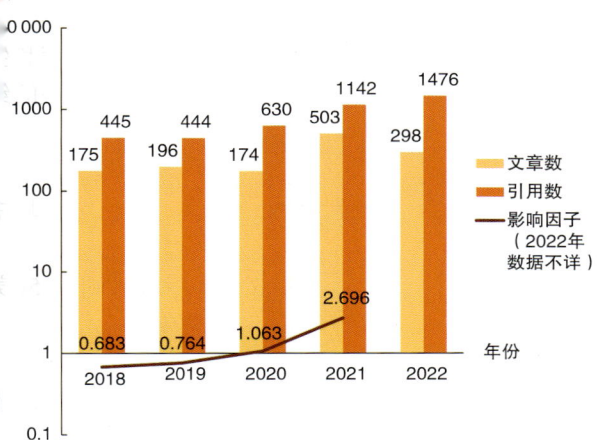

图1-259 *Psychiatria Danubina*历年文章数、引用数和影响因子走势图

JCR分区：Psychiatry-SCIE（Q3：116/155）；Psychiatry-SSCI（Q3：96/143）
JCI分区：Psychiatry-SCIE（Q4：196/258）；Psychiatry-SSCI（Q4：196/258）
中国科学院分区：大类-医学（4区）；小类-精神病学（4区）
CiteScore指标：1.9
CiteScore排名：309/529
SJR 2021：0.493
SNIP 2021：1.05
自引率：25.97%
h-index：38

3 投稿指南

稿件收录偏好：本期刊涵盖了精神病学、心理医学和相关科学（神经学、生物学、心理学、社会学、哲学、医学伦理、历史、组织和精神卫生服务经济学）领域，发表文章的范围包括一般的心理健康、医学、外科或产科分支的所有心理方面，以及精神病学相关临床和基础科学的任何分科。

接收率：不详
审稿周期：不详
出版模式：不详
来稿类型：

[1] 原创性研究：全文≤4 000字，结构化摘要≤300字，插图和/或表格≤7个

[2] 综述或迷你综述：全文≤4 000字，结构化摘要≤300字，插图和/或表格≤7个

[3] 叙述性综述：全文≤4 000字，（非）结构化摘要≤300字，插图和/或表格≤7个

[4] 简短报告：全文≤1 500字，摘要≈100字，关键词≈3个，参考文献≤15篇，表格或插图≈1个

[5] 给编辑的信：全文＝600～800字，参考文献≤6篇

[6] 病例报告：全文（无摘要或关键词）≤1 000词，参考文献≤15篇，表格或插图≈1个

[7] 书评

[8] 邀请/公告

参考文献：文中引用格式"(Zheng et al. 2018)"，文献样式"*Zheng W, Li XH, Yang XH, et al. Adjunctive memantine for schizophrenia: a meta-analysis of randomized, double-blind, placebo-controlled trials. Psychol Med. 2018; 48: 72-81.*"

附录　数据库名称中英对照表

缩写	全称	中文名称
A		
APAIS	Australian Public Affairs Information Service	/
ANVUR	Agenzia Nazionale di Valutazione del Sistema Universitario e Della Ricerca	/
ASSIA	Applied Social Science Index and Abstracts	/
B		
BASE	Bielefeld Academic Search Engine	/
BCI	BIOSIS Citation Index	生命科学信息数据库
BFI List	The Danish Bibliometric Research Indicator List	
BioMed	Biological Medicine	/
BIOSIS Previews	BioScience Information Service Previews	
C		
CAB Abstracts	Centre for Agriculture Bioscience International	国际农业和生物科学研究中心文摘库
CINAHL	Cumulative Index to Nursing and Allied Health Literature	/
CNKI	China National Knowledge Infrastructure	中国知网
CNPIEC	China National Publications Import and Export Corporation	中图报刊
CSA	Cambridge Scientific Abstracts	剑桥科学文摘数据库
D		
DOAJ	Directory of Open Access Journals	/
E		
ESBIOBASE	Elsevier BIOBASE	/
EMBASE	Excerpt Medica Database	/
EMCare	EMCare	/
ERIH	European Reference Index for the Humanities	/
ESCI	Emerging Sources Citation Index	/
F		
FSTA	Food Science and Technology Abstract	食品科技文摘数据库
I		

续表

	缩写	全称	中文名称
	IBR	International Bibliography of Book Reviews of Scholarly Literature in the Humanities and Social Sciences	/
	IBSS	International Bibliography of the Social Sciences	/
	IBZ	International Bibliography of Periodical Literature in the Humanities and Social Sciences	/
	INFOTRIEVE	INFOTRIEVE	/
	INSPEC	Information Service in Physics, Electro-Technology, Computer and Control	/
J			
	JST	Japan Science and Technology Agency	/
K			
	KESLI	Korean E-resource Service for Library	韩国数字资源国家联盟
L			
	LLBA	Linguistics and Language Behavior Abstracts	语言学与语言行为文摘数据库
O			
	OCLC	Online Computer Library Center	联机计算机图书馆中心
	Ovid	Ovid	/
P			
	ProQuest	ProQuest	普若凯斯特数据库
	PsycInfo	APA PsycInfo	/
	PubMed	PubMed	/
	PSYNDEX	PSYNDEX	/
S			
	SIIC	Sociedad Iberoamericana de Informacion Cientifica	/
	SSCI	Social Sciences Citation Index	/
V			
	VINITI	All-Russian Institute of Science & Technological Information	/
W			
	Wanfang	Wanfang Data Knowledge Service Platform	万方数据知识服务平台